实用医学影像检查与常见疾病影像诊断

主编 李怀波 崔 峥 于 璟 孙 闯

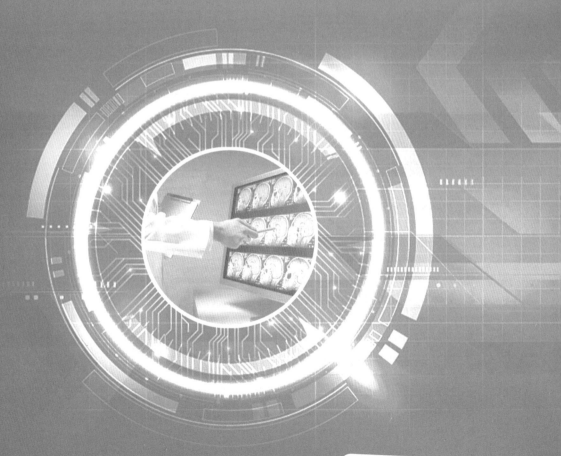

西安交通大学出版社
XI'AN JIAOTONG UNIVERSITY PRESS

国家一级出版社
全国百佳图书出版单位

U0345894

图书在版编目(CIP)数据

实用医学影像检查与常见疾病影像诊断 / 李怀波等
主编. —西安:西安交通大学出版社,2022.8
ISBN 978-7-5693-1649-0

Ⅰ. ①实… Ⅱ. ①李… Ⅲ. ①影像诊断 Ⅳ.
①R445

中国版本图书馆 CIP 数据核字(2021)第 074812 号

书　　名	实用医学影像检查与常见疾病影像诊断
主　　编	李怀波　崔　峥　于　璟　孙　闯
责任编辑	郭泉泉
责任校对	秦金霞
封面设计	任加盟
出版发行	西安交通大学出版社
	(西安市兴庆南路 1 号　邮政编码 710048)
网　　址	http://www.xjtupress.com
电　　话	(029)82668357 82667874(市场营销中心)
	(029)82668315(总编办)
传　　真	(029)82668280
印　　刷	西安五星印刷有限公司
开　　本	787mm×1092mm　1/16　印张　29.25　字数　72.77 千字
版次印次	2022 年 8 月第 1 版　2022 年 8 月第 1 次印刷
书　　号	ISBN 978-7-5693-1649-0
定　　价	99.00 元

如发现印装质量问题,请与本社市场营销中心联系调换。
订购热线:(029)82667874
投稿热线:(029)82668805

编委会

前　言

　　医学影像技术在临床上应用非常广泛，为疾病的诊断提供了科学和直观的依据，可以更好地配合临床疾病诊断工作，对最终准确诊断病情起着不可替代的作用。近年来，随着影像领域的不断发展，影像技术和方法也在不断地创新，影像诊断已从单一依靠形态变化进行诊断发展成为集形态、功能、代谢改变为一体的综合诊断体系，是现代医学临床工作不可缺少的助手。

　　全书分为 10 章，主要阐述了医学影像学基础概论、临床常见疾病的影像诊断及核医学临床诊断等内容，重点强调了常见病变的影像学检查方法、影像学征象、诊断与鉴别诊断等。本书选材新颖、内容简明、图文并茂、科学性与实用性强、易于掌握，适用于医学影像科及相关科室的医护人员阅读参考。

　　在本书的编写过程中，由于参与编写的作者较多，叙述风格有所不同，加上时间紧张、篇幅所限，虽经多次加工修正，仍可能存在不妥之处，恳请广大读者及同仁指正，以便再版时进一步完善。

编者

2022 年 6 月

目 录

第一章

总　论

第一节　X　线

一、X 线的产生

1895 年,德国科学家伦琴偶然发现了一种具有很高能量、肉眼看不见但能穿透不同物质、能使荧光物质发光的射线,他把这种射线称为 X 线。

(一)X 线的产生

X 线是由高速运行的电子群撞击物质突然受阻时产生的。

(二)X 线发生装置

X 线发生装置主要包括 X 线管、变压器和控制器部分。

(三)X 线的发生过程

由降压变压器向 X 线管灯丝供电加热,在阴极附近产生自由电子,当升压变压器向 X 线管两极提供高压电时,阴极与阳极间的电势差陡增,自由电子受到吸引,成束地以高速由阴极向阳极行进,撞击阳极钨靶而发生能量转换,其中约 1% 的能量转换成 X 线,由 X 线管窗口发射,其余约 99% 的能量转换为热能,由散热设施散发。

二、X 线的特性

X 线是电磁波,具有电磁波的通性,如:在均匀的、各向同性的递质中直线传播;它不带电,不受外界磁场或电场的影响。X 线波长很短、能量很大,除具有电磁波的通性外,还具有以下特性。

(一)物理特性

1.穿透性

X 线的穿透性不但与其能量有关,还与物质的密度(density)和原子序数(Z-number)有关。X 线能量大则穿透力强,反之则弱;一般原子序数高、密度大的物质吸收 X 线多,穿透性差,反之则强。如人体各组织对 X 线穿透性可分为可透、中等可透、不可透三等。X 线对人体不同组织穿透性能的差别,是 X 线透视、摄影和 CT 检查的基础,也是选择屏蔽防护材料和滤过板材料的依据。

2.荧光作用

X 线照射某些物质时,物质的原子被激发或电离。当恢复到基态时,便放射出可见的荧光。具有这种特性的物质称为荧光物质,如钨酸钙、铂氰化钡、硫化锌等。透视用的荧光屏、摄影用的增感屏、影像增强器中的输入屏和输出屏、测定辐射量的闪烁晶体、荧光玻璃等都是利用 X 线的荧光作用制造的。

3. 电离作用

具有足够能量的 X 光子不仅能击脱物质原子的轨道电子,产生一次电离,脱离原子的电子再与其他原子碰撞,还会产生二次电离。在固体和液体中,电离后的正、负电荷能很快地复合,不易收集;但气体中的电离电荷却很容易收集起来。临床上通常就是利用电离电荷的多少来测定 X 线的照射量的。多种测定照射量仪器的探头(如电离室、正比计数管、盖革—弥勒计数管等)都是利用这个原理制成的。电离作用是 X 线放射治疗的基础,但对人体有伤害。

4. 热作用

物体吸收的 X 线能量,最终绝大部分都将变为热能,使物体产生温度升高。测定吸收剂量的量热法利用的就是 X 线的热作用。

(二)化学特性

1. 感光作用

X 线具有光化学作用,可使胶片乳剂感光,能使很多物质发生光化学反应。人体 X 线摄影及工业品的无损探伤检查、X 线照射量及其分布的测定等都是利用了这一特性。

2. 着色作用

某些物质(如铂氰化钡、铅玻璃、水晶等)经 X 线长期照射后,其结晶体脱水渐渐改变颜色的现象,称为着色作用。

(三)生物效应特性

X 线在生物体内能产生电离作用和激发作用,使生物体产生生物学效应。生物细胞(特别是增生性强的细胞)经一定量的 X 线照射后可以产生抑制、损伤,甚至坏死。人体组织吸收一定量的 X 线后,因其对 X 线敏感限度的不同而出现种种反应,这一作用可在放射治疗中得到充分应用。当然,X 线对人体的正常组织也有损伤作用,因此必须注意对非受检部位和非治疗部位的屏蔽防护,同时放射工作者也应注意对自身(特别是敏感部位)的防护。

三、X 线成像原理

X 线能使人体在荧光屏上或胶片上形成影像,一方面是基于 X 线的穿透性、荧光作用和感光作用,其中荧光作用是 X 线透视的基础,感光作用是 X 线摄影的基础;另一方面是基于人体组织结构之间有密度和厚度的差别,当 X 线透过人体不同的组织结构时,被吸收的程度不同,到达荧光屏或胶片上的 X 线量出现差异,从而在荧光屏或 X 线片上形成黑白对比的不同影像。

(一)形成 X 线影像的三个必备基本条件

(1)X 线要具备一定的穿透力。

(2)被穿透的组织结构必须有密度和厚度的差异,从而导致穿透物质后剩余 X 线量的差别。

(3)有差别的剩余 X 线量,仍为不可见的,必须经过载体显像的过程才能获得有黑白对比差异的 X 线影像。

(二)人体组织结构和器官的密度、厚度的差别

这是产生影像对比的基础,是 X 线成像的基本条件。

不同的人体组织结构影像,根据其密度的高低及其对 X 线吸收的不同可分为以下三类。

1.高密度影像

高密度影像见于骨骼或钙化灶,密度大,吸收 X 线量多,X 线片上显示为白色。

2.中等密度影像

中等密度影像见于皮肤、肌肉、实质器官、结缔组织、内脏及体液等软组织,密度中等,X 线片上显示为灰白色。

3.低密度影像

低密度影像见于脂肪及气体,密度低,在 X 线片上分别显示为灰黑色和深黑色。

四、常规 X 线图像的特点和临床应用

(一)常规 X 线的图像特点

基于 X 线具有穿透人体的特性,加之人体组织、器官原子类型的组成和器官厚度的不同,故穿透人体的 X 线会发生不同程度的衰减(被吸收),这些非均匀性衰减后的 X 线到达胶片或者平板探测器后可产生不同对比的灰度影像,从而让我们能够分辨器官的界限以及正常组织与病变组织的对比差别(即灰度差别)。由此可见,X 线图像是直接模拟的灰度图像,人体组织器官密度和厚度的差别是产生影像对比的基础,是 X 线成像的基本条件。

X 线图像为直接模拟灰度图像,骨骼包括肋骨、锁骨和肩胛骨,密度高,呈白影;纵隔包括心脏大血管,以及肺纹理,也呈白影;肺组织密度低,呈黑影;两侧乳房与下肺野重叠,呈灰影。

根据人体组织结构原子序数和密度的不同,一般可将 X 线图像的密度分为三类。①高密度:骨组织和钙化灶,其影像呈白色。②中等密度:肌肉、软骨、实质器官、结缔组织和体液,其影像呈灰色。③低密度:脂肪组织和存在于体腔内的空气,其影像呈黑色。骨骼含钙量高,故呈高密度;肺内富含空气,故呈低密度(图 1-1);肝、胆、胰、脾、肾及胃肠道为中等密度,呈灰色,缺乏天然对比,故在 X 线图像上多不易辨别。肺为低密度器官,如发生实变,则可呈密度增高改变;骨组织若出现肉芽肿或坏死,则可在病变处呈密度降低改变。由此可见,要识别出组织器官的病变,应首先熟悉正常组织器官的 X 线解剖特点和密度特点,结合病理学知识来解释 X 线图像上的改变,并密切结合临床表现才能做出正确诊断。

人体实质脏器和空腔器官因 X 线密度相似,缺乏天然对比,故不能在图像上被显示出灰度差别,但当引入人工对比剂后,则可显示它们的形态和功能。人工对比剂可依据原子序数分为高密度对比剂(如钡剂、碘剂)、低密度对比剂(如空气、氧气、二氧化碳)。依据引入方式的不同,可将引入法分为直接引入法和间接引入法。口服钡剂行消化道检查,钡剂灌肠行结肠检查,或者应用气钡双重造影行胃肠道检查(图 1-2),直接穿刺血管、胆管等注入对比剂来显示胆系、血管和血流都属于对比剂的直接引入法。间接引入法是利用器官对碘剂的特异性排泄和浓聚来显示器官的形态和功能,如通过注入含碘对比剂可显示泌尿系统器官的形态,再根据对比剂排泄的程度和速度来大致评估肾脏的分泌功能,即为临床上常用的排泄性尿路造影。

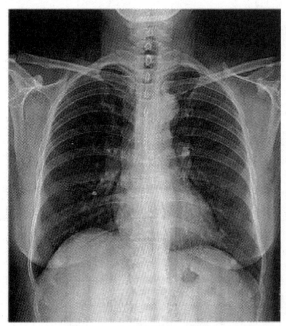

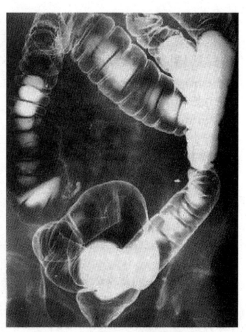

图 1-1　胸部后前位 X 线图像　　　　　　图 1-2　结肠气钡双重造影图像

经肛门插管注入适量钡剂和气体后摄片,高密度钡剂呈白影,低密度气体呈黑影,高低密度对比剂相互衬托,清晰显示结肠腔、结肠带和肠壁的轮廓。

(二)X线检查的临床应用

常规 X 线检查技术包括透视、X 线片及软组织摄影。透视因诊断价值有限现已少用。X线摄影是临床上最常用的检查方法,现多应用非晶硒 X 线成像板来摄取数字 X 射线摄影(digital radiography, DR)。常规胸部 X 线片是最经济、实用的了解肺及胸壁病变的检查方法,其缺点是不易显示肺内微小病灶和被心脏及纵隔所重叠的病灶,辅以多方位透视,有助于提高诊断率;因 CT 及磁共振成像(magnetic resonance imaging, MRI)的出现,胸部摄片已不再作为心血管疾病检查的首选方法,有时仅用来评估肺淤血情况;腹部 X 线摄影可根据腹腔内有无游离气体来判断消化道有无穿孔,也可根据胃肠道内积气、积液的形态学表现来判断有无消化道梗阻及其类型。此外,腹部平片也是显示有无泌尿系结石最常用的检查方法。骨骼系统疾病还是以 X 线片为首选检查方法,它不仅能显示病变的范围和程度,有时还可做出定性诊断。X 线片不能显示肌肉、肌腱和软骨等软组织病变,而 CT 和 MRI 对此具有较高价值。

目前,软组织摄影主要是指乳腺的钼靶 X 线摄影,其 X 线剂量只有常规 X 线摄影的 1/50左右,主要用于高危人群乳腺癌的筛查工作,以发现早期的隐匿性乳腺癌;其次,对已发现的病变在钼靶 X 光机上可进行定位穿刺活检,或推荐至磁共振检查以明确诊断。乳腺的钼靶 X 线摄影已被公认为乳腺检查的首选方法。

五、血管造影的图像特点和临床应用

目前,血管造影技术主要是指数字减影血管造影(digital subtraction angiography, DSA)。它的成像原理为,当透过人体已被衰减了的 X 线到达被分隔成许多微小探测器的成像板上时(每一个微小探测器是图像的一个像素,平板探测器由 1024×1024 个像素组成),X

线能量被转换成不同强度的电信号,经过模/数转换器,电信号被转换成数字信号,再经过计算机运算和图像重建,这些数字经数/模转换器又转换成模拟信号,并将图像以不同的灰度显示在荧光屏上。

在行 DSA 检查时,先在靶区摄取一张无对比剂的平片(也称为 mask 片或蒙片),再快速注入对比剂,并高速拍摄一系列含有对比剂的造影片,这样就得到了 mask 片的像素数字和一系列造影片的像素数字,然后将 mask 片数字分别与造影片数字相减,并进行图像重建,此时重现的是一幅去掉了骨骼和软组织重叠的高对比度的血管图像。DSA 主要是用时间减影法。行单纯血管造影的摄片速率一般为 6 帧/秒以下,行心脏和冠脉造影的摄片速率为 25～30 帧/秒。

由于无创性的 CT 及 MRI 的出现。目前,血管造影已不再是重要的诊断工具,它更多的是作为一种导向工具对疾病进行微创治疗。

DSA 目前主要的应用适应证为:①血管性病变的诊断,显示血管的狭窄、阻塞、血栓形成、动静脉畸形及一些静脉性疾病,并行相应的介入治疗;②出血性疾病的诊断,诊断各种原因导致实质脏器的急性出血,如大咯血、大呕血、外伤性或医源性出血,并行血管栓塞治疗;③实质器官肿瘤的确诊及化学性栓塞治疗,如肝癌、肾癌、膀胱癌、子宫肌瘤等的经导管栓塞治疗;④在少数情况下,也用于良恶性疾病的鉴别诊断,如鉴别肝癌与肝海绵状血管瘤;⑤某些先天性心脏病的诊断和介入治疗,如动脉导管未闭的堵塞术,心房、室间隔缺损的封堵术等;⑥冠心病的诊断与介入治疗。

(崔 峥)

第二节 CT

一、CT 成像原理

(一)数据采集

CT 扫描和数据的采集是指由 CT 成像系统产生的、一束具有一定形状的射线束透过人体后,产生足以形成图像的信号被探测器接收的过程。在成像系统中,基本组成或必备的条件是具有一定穿透力的射线束和产生、接收衰减射线的硬件设备,其中,对射线束的要求包括它的形状、大小、运动的路径和方向。总之,CT 的成像是 X 线按照特定的方式通过被成像的人体横断面,探测器接收穿过人体的 X 线,将 X 线衰减信号送给计算机处理,经计算机重建处理后形成一幅人体内部脏器的横断面图像。

现代临床应用的 CT 机,一般有两种不同的数据采集方法:一种是一层一层(即逐层)采集法;另一种是容积数据采集法。逐层采集是 X 线球管围绕患者旋转,探测器同时接收采样数据,然后球管停止旋转,将患者床移到下一个扫描层面,重复进行下一次扫描,一直到预订的全部部位扫描完成。其间每一次只扫描一个层面。容积数据采集法是螺旋 CT 扫描时采用的方法,即患者屏住呼吸,在 X 线球管曝光期间,将患者床同时不停顿地单向移动并采集数据。

CT 扫描最终形成一幅 CT 图像,这个过程包括下述 8 个步骤。

(1)患者被送入机架后,X 线球管和探测器围绕患者旋转扫描采集数据,其发出的 X 线经由球管端的准直器高度准直。

(2)X线通过患者后,源射线被衰减,衰减的射线由探测器接收。探测器阵列由前组探测器和后组探测器两部分组成,前组探测器主要是测量射线的强度,后组探测器则主要是记录通过患者后的衰减射线。

(3)参考射线和衰减射线都转换为电信号,由放大电路进行放大;再由逻辑放大电路根据衰减系数和体厚指数进行计算、放大。

(4)经计算后的数据在送给计算机前,还需由模数转换器将模拟信号转换为数字信号,然后再由数据传送器将数据传送给计算机。

(5)计算机开始处理数据。数据处理过程包括校正和检验。校正是去除探测器接收到的位于预订标准偏差以外的数据;检验是将探测器接收到的空气参考信号和射线衰减信号进行比较。校正和检验是利用计算机软件重新组合原始数据的过程。

(6)通过阵列处理器的各种校正后,计算机开始做成像的卷积处理。

(7)根据扫描获得的解剖结构数据,计算机采用滤过反投影重建算法重建图像。

(8)重建处理完的图像再由数模转换器转换成模拟图像,或到显示器显示,或送到硬盘暂时储存,或交激光相机摄制成照片。

(二)CT 图像的重建

用数学方法来描述图像重建过程是最易于理解的。在一个 $N \times N$ 的像素矩阵中,未知值可以通过线性方程组计算得到(图 1-3),更大的矩阵则可以通过迭代来完成。

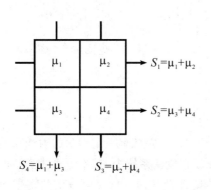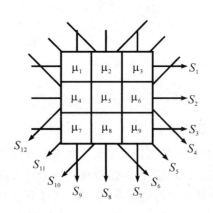

μ为像素值,S为某条射线的投影值。

图 1-3　CT 图像的重建计算

1. 反投影法

反投影法又称总和法或线性叠加法。它是利用所有射线的投影累加值计算各像素的吸收值,从而形成 CT 图像,或者说是某一点(像素)的(吸收)值正比于通过这一点(像素)射线投影的累加。

直接反投影法的最主要缺点是成像不够清晰,需花大量的计算时间并且分辨率不够,目前已不采用这种算法成像,但这种方法是 CT 其他成像算法的基础(图 1-4)。

对衰减波形直接进行反投影会产生不锐利的图像。而先进行卷积,然后再进行反投影,从本质上来说是一种高通滤波,就可以抵消导致这种不锐利图像的因素。

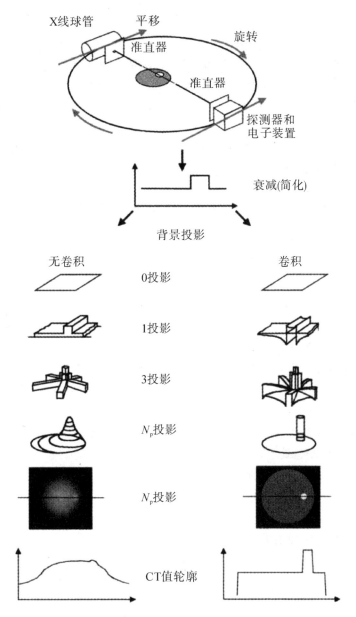

图 1-4 CT 图像重建主要是通过卷积和反投影方法

2. 迭代法

迭代法又称逐次近似法。迭代法包括代数重建法、迭代最小平方法和联立方程重建法。

代数重建法首先对一幅图像的各像素给予一个任意的初始值，并利用这些假设数据计算射线束穿过物体时可能获得的投影值，然后用这些计算值与实际投影值比较，根据两者的差异获得一个修正值，再用这些修正值修正各对应射线穿过物体后的诸像素值。如此反复迭代，直到计算值与实测值接近并达到要求的精度为止。

迭代法早在1956年就被用于太阳图像的重建，后来被亨斯菲尔德用于 EMI-1型头颅 CT 扫描机中。由于重建速度慢等一些原因，在 CT 面世后的几十年间临床上并未采用这种方法。

3. 滤波反投影法

滤波反投影法是解析法之一。解析法包括二维傅里叶重建法和滤波反投影法,它们都是采用投影来重建图像。目前的 CT 机基本都采用这两种图像重建方法。

滤波反投影法又称卷积反投影法。它的成像方法是在反投影之前,对所有的投影数据进行滤过或卷积,去除结果图像所谓的"星状"晕伪影。其成像的过程大致可分成以下三步。首先是获取全部的投影数据并做预处理,先取得各投影数据的衰减吸收值并将其转换成重建所需的形式,如果数据中有射线硬化产生,同时将其校正。经过预处理的数据又称为原始数据,该原始数据可存入硬盘,在需要时再取出为重建图像所用。其次是将所得数据的对数值与滤波函数进行卷积,其间须通过大量的数学运算,同时采用的滤波函数还须考虑图像的分辨率和噪声等。通常,高分辨率的算法可使解剖结构的边缘得到增强并改善分辨率,但噪声也相应增加。最后,进行反投影,并根据系统显示的不同选定矩阵大小(512×512 或 1024×1024),经滤波后的原始数据被反投影成像并可通过监视器显示。通常,重建后图像的大小与是否采用放大有关;每一像素的灰度与 X 线通过物体后的衰减有关。

4. 傅里叶重建法

傅里叶重建法也是解析法之一。傅里叶重建法是用空间和频率的概念表达一幅图像的数学计算方法。假定有一张 X 线片,那么我们可将该片看成是一幅空间图像,也就是说,在空间概念中不同的解剖结构是由灰阶来表示的。一幅 X 线片的空间图像可由 $f(x,y)$ 表示,并可用傅里叶变换的方法转换成由频率 (μ,v) 表示的图像,经过运算再将频率图像用反傅里叶变换的方法转换成空间图像。

采用傅里叶方法重建图像有下述优点。第一,一幅频率图像可采用改变频率的幅度来做图像的处理,如边缘增强、平滑处理;第二,这种处理方法能被计算机的工作方法接受;第三,频率信号便于图像质量的测试,如采用调制传递函数(modulation transfer function, MTF)的方法。

解析法与迭代法相比有两个优点。在成像速度方面,因为图像重建的时间与被重建图像的大小、投影数有关,所以解析法要快于迭代法;在精确性方面,根据数据利用的情况,解析法也优于迭代法。但迭代法能用于不完整的原始数据,而解析法则不能。

5. 基于模式的迭代重建

在沉默了多年后,迭代重建再次回到了 CT 重建技术的前台。早年,由于迭代重建技术需要反复迭代才能重建出一幅图像,非常耗时且精确性较差,同时由于计算机技术发展还处在早期阶段,运算速度较慢,无法满足实际应用的需要,故迭代重建技术未被用于 CT 图像的重建。

随着计算机技术的发展和运算速度的提高,运算速度不再是迭代重建技术的主要障碍。2009 年,CT 机的全球生产厂商在北美放射年会上首次推出了 CT 图像重建新的迭代算法:基于模式的迭代重建。新的迭代重建算法的基础仍是早期的迭代法,只是在原迭代法的基础上做了一些修改和完善。基于模式迭代重建算法的主要内容是将点焦点(实际并非是一个理想的点焦点)的成像源看作一个实焦点;将点探测(图像重建时)考虑为实探测和立方体素;将早期迭代法的笔形束修改为锥形束;将早期迭代法的线性迭代方式改为统计方法的物理模式;用复杂的计算方法替代过去较为简单的计算方法。

基于模式迭代重建的最大优点是可大幅降低扫描时的辐射剂量,根据厂商推荐与传统的滤过反投影方法比较可降低辐射剂量约 50%;同时,采用基于模式迭代重建后还可降低影像的噪声,提高图像的空间分辨率。

二、CT图像的特点

(一)CT图像是数字化模拟灰度图像

CT图像是经数字转换的重建模拟图像,是由一定数目从黑到白不同灰度的像素(pixel)按固有矩阵排列而成。这些像素的灰度反映的是相应体素的X线吸收系数。

如同X线图像,CT图像也是用灰度反映器官和组织对X线的吸收程度。如含气的肺组织吸收X线少,在CT图像上呈黑色影像,即低密度影像;肌肉或脏器等软组织吸收中等剂量的X线后呈灰色影像,即中等密度影像;骨组织含钙量高,吸收X线多,呈白色影像,即高密度影像。

(二)CT图像具有较高的密度分辨力

CT图像的密度分辨力较常规X线图像的高,相当于常规X线图像的10~20倍。因此,人体不同的软组织虽然对X线的吸收差别小,但在CT图像上也可形成对比,这是CT图像的优点。因此,CT能清楚显示由软组织构成的,如脑、纵隔、肝、胰、脾、肾及盆腔等,并可在良好图像的背景上确切显示出病变影像,这种病灶的检出能力是常规X线图像难以达到的。然而,应当明确,组成CT图像的基本单位是像素。CT装置不同,所选择的显示技术不同,像素的大小和矩阵数目也就不同,像素大小可以是1.0 mm×1.0 mm或0.5 mm×0.5 mm,矩阵数目可以是256×256、512×512或1024×1024。虽然像素越小,矩阵数目越多,构成的图像越细致,空间分辨力越高,但总体而言,CT图像组成的基本单位(即像素)仍显较大,故其空间分辨力不及常规X线图像的。然而,CT图像的高密度分辨力所产生的诊断价值仍远远超过空间分辨力不足带来的负面影响。

如同X线造影检查,CT增强检查也是用人工的方法且通常采用静脉注射高密度对比剂来增加病变与周围组织结构的密度对比,以利病变的检出和诊断。

(三)CT图像的密度能够进行量化评估

CT图像不但能从形态学上以不同的灰度来显示组织、器官和病变的密度高低,而且还可以应用X线吸收系数量化评估密度高低的程度,这是常规X线检查所无法达到的。在临床工作中,CT密度的量化标准不用X线吸收系数表示,而是用CT值,单位为Hu。因此,在描述某一组织、器官或病变密度时,不但能够用高密度、中等密度或低密度来形容,也可用它们的CT值来说明密度的高低程度。X线吸收系数与CT值的换算关系如下:水的吸收系数为1,CT值定为0 Hu;人体内密度最高的骨皮质吸收系数为2,CT值定为+1000 Hu;人体内密度最低的气体吸收系数为0,CT值定为-1000 Hu。因此,人体内密度不同的各种组织的CT值就位于-1000~+1000 Hu的2000个分度之间(图1-5)。由图1-5可见,人体软组织的CT值范围小,且与水的CT值近似,但由于CT具有较高的密度分辨力,仍可将密度差别小的软组织及其病变分辨出来(如脑皮质、髓质与脑梗死灶)。临床工作中,为了使CT图像上欲观察的组织结构和病变达到最佳显示效果,需依据它们的CT值范围,选用不同的窗技术,如窗位和窗宽(图1-6)。提高窗位,荧光屏上所显示的图像变黑;降低窗位,则图像变白。增大窗宽,图像上的层次增多,组织间的对比度下降;缩小窗宽,图像上的层次减少,组织间的对比度增加。

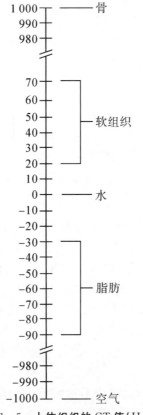

图 1-5　人体组织的 CT 值(Hu)

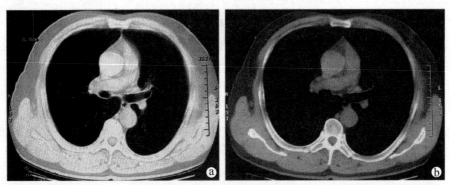

图 a、b 为同一扫描层面,应用两种不同的窗位和窗宽进行显示,分别获得最佳观察肺组织和纵隔结构的图像。图 a 为肺窗,窗位-700 Hu,窗宽 1500 Hu;图 b 为纵隔窗,窗位+35 Hu、窗宽 450 Hu。

图 1-6　CT 检查窗技术的应用

(四)CT 图像为断层图像

CT 图像常规是横轴位断层图像,克服了普通 X 线检查各组织结构影像重叠的缺点,从而使各个器官的组织结构得以清楚显示,明显提高了病灶的检出率。然而,断层图像不利于器官结构和病灶的整体显示,需要连续观察多帧图像,经人脑思维整合或运用图像后处理重组技术,才能形成完整的概念。

CT 横轴位断层图像是含有一定层面厚度的组织结构的重建图像。当一个扫描层面厚度内只含有一种组织时,所测量的 CT 值代表该组织的密度。但是,在一个扫描层面的厚度方向内同时含有两种或两种以上密度不同且走行与层面平行的组织时,其所显示的密度并非代表任何一种组织,所测得的 CT 值为它们的平均值。这种现象称为部分容积效应或部分容积现象,其可影响微小病变的显示和诊断。为了克服这一不利因素,可采用更薄的准直、更小的重建层厚和特殊算法进行图像重建,如高分辨力 CT 检查,以利于微小结构和病变的显示。

随着 CT 设备的发展和各向同性技术的产生及应用,CT 扫描的层厚可小于 1 mm,在亚毫米薄层扫描的基础上,利用计算机软件对 CT 轴位断面图像信息进行图像重组,可获得冠状位、矢状位二维图像以及三维立体的 CT 图像等,这称为 CT 图像后处理技术。

三、CT 图像后处理

CT 图像后处理技术涵盖了各种二维显示技术、三维显示技术,以及其他多种分析、处理和显示技术。其中二维显示技术包括电影显示、多平面重组和曲面重组;三维显示技术有最大密度投影、最小密度投影、表面遮盖显示、容积再现技术、CT 仿真内镜和组织透明投影;其他的分析、处理和显示技术包括各种分离技术、肺结节分析技术、骨密度分析技术、心脏(包括冠状动脉和心肌灌注)分析技术、CT 灌注分析和显示技术,以及各种叠加显示技术等。这些分析和显示技术的开发和应用极大地拓展了 CT 的应用领域,并显著提高了 CT 的诊断价值。

(一)多平面重组和曲面重组

多平面重组是指在一组横断面图像的基础上,通过计算机软件重新排列体素,获得同一组织结构冠状面、矢状面以及任意斜面的二维图像的后处理技术(图 1 - 7a、b)。曲面重组是多平面重组的一种特殊方式,指操作者沿组织结构的中轴画一条曲线作为参照平面,用计算机软件对该曲线经过的层面体素进行重组,显示为拉直展开的二维图像的过程(图 1 - 7c、d)。

(二)最大密度投影

最大密度投影是利用投影成像原理,将容积组织或容积数据中的投影线经过的每个像素的最大密度值进行投影,所获得的图像称为最大密度投影图像,它普遍用于 CT 血管造影中(图 1 - 7e)。

(三)容积再现技术

利用选取层面容积数据的所有体素,通过计算机将各个层面不同密度的体素分类、设定阻光率等处理,重组出含有空间结构和密度信息的三维立体图像(图 1 - 7f)。

(四)表面遮盖显示

表面遮盖显示采用阈值成像,预先设定一个阈值,通过计算机软件将被扫描的组织、器官表面大于该阈值的所有像素连接起来,并用阴影(明暗)技术进行处理,从而得到该组织、器官表面轮廓的三维图像(图 1 - 7g)。

(五)CT 仿真内镜

利用计算机软件对螺旋 CT 扫描所获得的容积数据进行处理,重建出空腔器官内表面的三维立体图像,效果类似纤维内镜,称为 CT 仿真内镜(图 1 - 7h)。

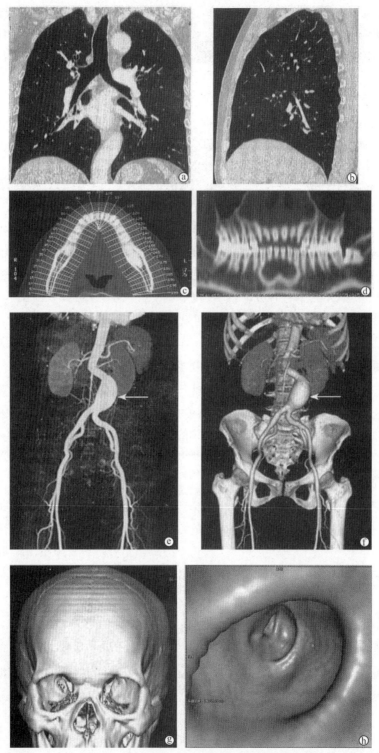

　　a.、b.胸部多平面重组图像;图 a 为冠状位重组图像;图 b 为矢状位重组图像。图 c.、d.曲面重组图像;图 c 为颌骨曲面重组的参考横断面;图 d 为曲面重组后颌骨齿槽突和牙齿的整体观。e.腹主动脉 MIP 重组图像,箭头所示为腹主动脉瘤。f.(与 e 为同一病例)主动脉和骨骼的 VR 重组图像,箭头所示为腹主动脉瘤。g.颅骨表面遮盖显示图像。h.结肠仿真内镜图像。

图 1-7　CT 图像处理后

四、CT 检查的临床应用价值及限度

(一)CT 检查的临床应用价值

1.CT 平扫及增强检查基本可用于全身各器官系统病变诊断

CT 检查的突出优点是具有很高的密度分辨力,易于检出病变,特别是能够较早地发现小病变和较准确显示病变范围,因而广泛用于临床。随着 CT 设备的不断改进和完善,16 层、64 层、256 层和 320 层 CT 及双能、双源 CT 的相继应用,以及多种后处理软件的开发,使得 CT 的应用领域在不断地扩大。

目前,CT 检查的应用范围几乎涵盖了全身各个系统,特别是对于中枢神经系统、头颈部、呼吸系统、消化系统、泌尿系统和内分泌系统病变的检出和诊断具有突出的优越性。对于心血管系统、生殖系统和骨骼肌肉系统病变,CT 检查也具有较高的诊断价值。随着 CT 血管造影的应用,使得 CT 检查在心血管系统的应用更为广泛。CT 检查所能检出和诊断的病种包括各种先天性发育异常、炎症性疾病、代谢异常病变、外伤性改变、退行性和变性疾病、良恶性肿瘤以及心血管疾病等。

2.CT 后处理图像能多角度、多方位、三维立体地显示器官及其病变

多平面重组可以从冠状面、矢状面、斜面显示器官及其病变的位置、范围,病变与周围组织结构的空间关系,可以在不同方位上测量病变的密度、大小等。曲面重组有利于显示走行迂曲的结构,如血管、颅骨等,但曲面重组图像不能真实反映被显示组织器官的位置和毗邻关系。

最大密度投影广泛应用于显示具有较高密度的组织和结构,如充盈对比剂的血管腔。表面遮盖显示可立体显示器官的外形,对骨骼系统有较高的应用价值,如颅骨、骨盆和脊柱等,可 360°旋转进行观察。

容积再现技术通过对不同结构的色彩编码和使用不同的透明度,显示表浅和深在组织结构的影像,使得图像有较强的真实感和三维立体感。也可 360°旋转进行观察。临床上常用于显示器官及病变的形态,如耳蜗及半规管、血管的走行,对肿瘤组织与血管的空间关系显示良好。

CT 仿真内镜有仿真光纤内镜的效果,能沿着受检管腔的视点和线路行进观察,还能按电影序列反复回放,用于观察气道、消化道、血管等管道器官的内表面形态。与纤维内镜比较,患者无创伤、无痛苦、无感染的风险,且可以从狭窄或梗阻的远端观察。但不能观察病灶的真实颜色,不能对病灶取组织进行活检,对黏膜和扁平病灶显示不敏感,易受到技术参数和器官运动等影响。

3.CT 能够提供血流灌注等功能性信息

由于 CT 检查技术的不断创新,使得 CT 的诊断信息除了来源于病灶形态学表现外,还能提供功能性信息,这就为获得准确诊断提供了新的依据。CT 灌注成像为一种功能成像,可以反映组织器官和病灶的血流灌注改变,从而有利于病变的检出及定性诊断。此外,应用快速电影模式进行 CT 检查可实时观察器官的活动,如心脏各房室的收缩和舒张、胃肠道的蠕动以及关节的运动,这就为疾病诊断提供了新的信息。

4.在急诊医学中有重要作用

值得提出的是,近几年来随着设备软硬件的发展,CT 检查在急症医学中的地位也越来越

重要。例如疑为脑梗死时,可一站式快速完成 CT 平扫、计算机体层摄影血管造影(computed tomography angiography,CTA)检查和灌注成像;对胸痛三病症(心绞痛、主动脉夹层和肺动脉栓塞)患者,可一站式完成主动脉、肺动脉及冠状动脉的 CTA 检查及其病变的诊断;对急腹症的 CT 检查有利于快速明确病因,为及时、合理、有效的治疗提供可靠依据。

(二)CT 检查的应用限度

首先,CT 检查使用 X 线,且辐射剂量显著高于传统 X 线检查,在一定程度上限制了 CT 的应用,尤其是在妇产科、儿科等领域中的应用。如何降低 CT 检查的辐射剂量已成为当前关注的重要焦点,也是今后 CT 发展和应用的一个重要的努力方向。目前,胸部低剂量 CT 扫描已初步用于肺癌高危人群的筛查,冠状动脉 CTA 检查也在通过设备软、硬件的改进,不断降低辐射剂量。此外,新型双能 CT 的开发则能通过一次增强检查,同时获得平扫、增强 CT 图像,从而显著降低了患者的辐射剂量。

CT 检查应用的另一个限度是对某些病变的检出尚有困难。例如,CT 对中枢神经系统微小转移灶的发现以及对脊髓病变的显示还远不及 MRI 检查;CT 对消化系统胃肠道黏膜小病灶的识别也不及 X 线造影检查;CT 对骨骼肌肉系统软骨、关节盘和韧带病变的显示仍十分困难。CT 检查虽能发现大多数病变,准确地显示病灶的部位和范围,然而同其他影像学检查一样,CT 对疾病的定性诊断仍然存在一定的限度。例如,CT 检查有时难以确定肿瘤性疾病与非肿瘤性疾病;有时虽能确定为肿瘤性疾病,却难以鉴别肿瘤的良、恶性;有时即使确定为恶性或良性肿瘤,但仍难以判断肿瘤的病理类型。

因此,使用 CT 检查各系统疾病时,应当明确其应用价值、对不同疾病检查的适应证以及它的限度,只有这样才能充分发挥 CT 检查的优势,减少和避免不必要的 CT 检查。

(李怀波)

第三节　MRI

一、基本原理

MRI 检查技术是在物理学领域发现磁共振现象的基础上,于 20 世纪 70 年代继 CT 之后,借助电子计算机技术和图像重建数学的进展与成果而发展起来的一种新型医学影像检查技术。

MRI 是通过对静磁场中的人体施加某种特定频率的射频(radio frequency,RF)脉冲,使人体组织中的氢质子受到激励而发生磁共振现象,当终止射频脉冲后,质子在弛豫过程中感应出磁共振(magnetic resonance,MR)信号;经过对 MR 信号的接收、空间编码和图像重建等处理过程,即产生 MR 图像。人体内氢核丰富,而且用它进行磁共振成像的效果最好,因此目前 MRI 常规用氢核来成像。

二、基本概念

(一)质子的纵向磁化

氢原子核只有一个质子,没有中子。质子带正电荷,并做自旋运动,因此产生磁场,每个质子均为一个小磁体,其磁场强度和方向用磁矩或磁矢量来描述。在人体进入静磁场以前,体内质子的磁矩取向是任意和无规律的,因此磁矩相互抵消,质子总的净磁矢量为零。如果进入一个强度均匀的静磁场(即外磁场),则质子的磁矩按外磁场的磁力线方向呈有序排列,其中平行于外磁场磁力线的质子处于低能级状态,数目略多,而反平行于外磁场磁力线的质子处于高能级状态,数目略少,相互抵消的结果产生一个与静磁场磁力线方向一致的净磁矢量,称为纵向磁化。

(二)进动

在静磁场中,有序排列的质子不是静止的,而是做快速锥形旋转,称为进动。进动速度用进动频率表示,即每秒进动的次数。外磁场场强越强,则进动频率越快。

(三)磁共振现象与横向磁化

当向静磁场中的人体发射与质子进动频率相同的射频脉冲时,质子才能吸收射频脉冲的能量,即受到激励,由低能级跃迁到高能级,从而使纵向磁化减少,与此同时,射频脉冲还可使质子处于同步同速进动,即处于同相位,这样,质子在同一时间指向同一方向,其磁矢量也在该方向叠加起来,产生横向磁化。

(四)弛豫与弛豫时间

终止射频脉冲后,宏观磁化矢量并不立即停止转动,而是逐渐向平衡态恢复,此过程称为弛豫,所用的时间称为弛豫时间。弛豫的过程即为释放能量和产生 MR 信号的过程。

(1)纵向弛豫与横向弛豫。中断射频脉冲后,质子释放能量,逐一从高能状态返回到低能状态,因此纵向磁化逐渐增大,直至缓慢恢复到原来的状态,此过程呈指数规律增长,称为纵向弛豫;与此同时,质子不再被强制处于同步状态(同相位),由于每个质子处于稍有差别的磁场中,开始按稍有不同的频率进动,指向同一方向的质子散开,导致横向磁化很快减少到零,此过程也呈指数规律衰减,称为横向弛豫。

(2)纵向弛豫时间与横向弛豫时间。纵向磁化由零恢复到原来数值的 63% 时所需的时间,称为纵向弛豫时间,简称 T_1;横向磁化由最大值衰减到原来值的 37% 时所需的时间,称为横向弛豫时间,简称 T_2。T_1 和 T_2 反映物质特征,而不是绝对值。T_1 的长短与组织成分、结构和磁环境有关,与外磁场场强也有关系;T_2 的长短与外磁场和组织内磁场的匀性有关。人体正常与病变组织的 T_1、T_2 值是相对恒定的,而且相互之间有一定的差别,这种组织间弛豫时间上的差别,是 MRI 的成像基础。

(五)脉冲序列与信号加权

MRI 是通过一定的脉冲序列实现的。

(1)脉冲序列(pulse sequence):施加射频脉冲后,纵向磁化减少、消失,横向磁化出现。使纵向磁化倾斜 90°的脉冲为 90°脉冲,而倾斜 180°的脉冲则为 180°脉冲。增加 90°脉冲后,等待一定时间,施加第二个 90°脉冲或 180°脉冲,这种连续施加的脉冲即为脉冲序列。脉冲序列决定着将从组织获得何种信号。

(2)重复时间(repetition time,TR)指在脉冲序列中,两次射频激励脉冲之间的间隔时间。TR 的长短决定着能否显示出组织间 T_1 的差别,使用短 TR 可获得 T_1 信号对比,而长 TR 则不能。

（3）回波时间(echo time，TE)指从射频激励脉冲开始至获得回波的时间。TE决定T_2信号加权，使用长TE可获得T_2信号对比。

（4）T_1加权像(T_1 weighted image，T_1WI)、T_2加权像(T_2 weighted image，T_2WI)、质子密度加权像(proton density weighted image，PDWI)和自旋回波序列(spin echo，SE)等脉冲序列是临床最常用的脉冲序列之一。在SE中，选用短TR(通常小于500 ms)、短TE(通常小于30 ms)所获图像的影像对比主要由T_1信号对比决定，此种图像称为T_1WI；选用长TR(通常大于1500 ms)、长TE(通常大于80 ms)所获图像的影像对比主要由T_2信号对比决定，此种图像称为T_2WI；选用长TR、短TE所获图像的影像对比，既不由T_1信号对比决定，也不由T_2信号对比决定，而主要由组织间的质子密度差别决定，此种图像称为PDWI。

三、MRI图像的特点

(一)MRI图像是数字化模拟灰度图像

同CT图像一样，MRI图像也是数字化的模拟灰度图像，也具有窗技术显示和能够进行各种图像后处理的特点。然而，与CT不同的是，MRI图像上的灰度并非表示组织和病变的密度，而是代表它们的信号强度，反映的是弛豫时间的长短。

(二)MRI图像具有多个成像参数

与CT检查的单一密度参数成像不同，MRI检查有多个成像参数，即T_1弛豫时间、T_2弛豫时间和质子密度弛豫时间等，主要反映相应弛豫时间差别的MRI图像分别称为T_1WI、T_2WI和PDWI。人体不同组织及其病变具有不同的弛豫时间，故在相应加权图像上产生不同的信号强度，表现为不同的灰度。因此，正常组织与病变之间弛豫时间的差别，是磁共振成像诊断疾病的基础。在T_1WI图像和T_2WI图像上，T_1和T_2的长短与信号强度的高低之间的关系有所不同：短的T_1值(简称为短T_1)呈高信号，如脂肪组织；长的T_1值(简称长T_1)为低信号，如脑脊液；短的T_2值(简称短T_2)为低信号，如骨皮质；长的T_2值(简称长T_2)为高信号，如脑脊液(图1-8)。表1-1列举了一些正常组织和病变组织在T_1WI和T_2WI上的信号强度。

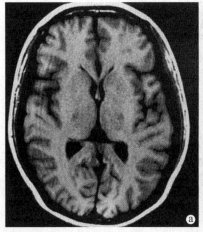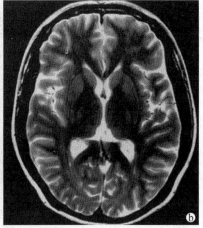

a. SE T_1WI检查，脑白质和脑灰质分别为中高信号和中低信号，脑脊液为低信号；b. SE T_2WI检查，脑白质和脑灰质分别为中低信号和中高信号，脑脊液为高信号。

图1-8 颅脑MRI检查图像

表 1-1　人体正常组织和病变组织的信号强度

组织	T_1WI	T_2WI	组织	T_1WI	T_2WI
脑白质	中高	中低	水肿组织	低	高
脑灰质	中低	中高	含水囊肿组织	低	高
脑脊液	低	高	亚急性血肿组织	低	高
脂肪组织	高	中高	瘤结节	中低	中高
骨皮质	低	低	钙化灶	低	低

MRI 增强检查是通过给予对比剂,人为改变正常组织与病变组织在 T_1WI 或 T_2WI 图像的信号强度对比,以利于病变的检出和诊断。常用的对比剂为含钆(Gd)的顺磁性螯合物,其可缩短 T_1 值,增加图像上病变的信号强度,提高与正常组织间的信号强度对比。

(三)MRI 图像具有多种成像序列

MRI 图像的另一个特点是能够行多种序列成像。其中,最常用的是 SE 和快速 SE,其他成像序列,如梯度回波(gradient echo,GRE)序列、反转恢复(inversion recovery,IR)序列和平面回波成像(echo planar imaging,EPI)等,也经常应用。在这些成像序列中,通过改变成像的具体参数,还可衍生出更多的成像序列和方法。这些成像序列和方法具有不同的成像速度、不同的组织对比,因此具有不同的临床应用价值(图 1-9a)。

(四)MRI 图像为直接获取的多方位断层图像

如同 CT 图像一样,在临床应用中,MRI 检查常规获取横轴位断层图像。然而,根据需要,MRI 检查还可直接进行冠状位、矢状位乃至任何方位的斜面断层成像(图 1-9b)。直接获得的多方位图像有利于显示组织结构间的解剖关系,也有利于明确病变的起源部位及范围。

(五)MRI 图像具有高的软组织分辨力

MRI 图像基于成像原理和多参数、多序列成像的特点,具有高的软组织分辨。表 1-1 中列举了不同正常组织和病变组织在常规 SE T_1WI 和 T_2WI 上的信号强度,这就为识别正常组织和病变组织的类型提供有力依据。此外,一些特定的成像序列和成像方法还有利于进一步确认病变的组织学特征。例如,亚急性血肿组织和脂肪组织在 T_2WI 上均呈相似的高信号,然而应用脂肪抑制技术后,可使脂肪组织呈低信号(图 1-9c、d),而亚急性血肿组织依然为高信号。应用 MRI 的不同成像序列和成像方法,常能够准确识别正常组织和病变组织的不同类型,有助于病变的检出及诊断。因此,软组织分辨力高是 MRI 图像的一个突出优点。

(六)MRI 图像受流动效应影响

基于 MRI 成像原理,流动的液体如血流和脑脊液的信号表现复杂,取决于流体的流速、流动类型和成像序列等多种因素。例如,在 SE 图像上,高速血流由于流空效应表现为信号丢失;而在大多数 GRE 序列图像上,血流因流入相关增强效应而呈高信号。此外,流体的流速还可诱导流动的质子发生相位改变。流入相关增强效应和流速诱导的流动质子的相位改变分别为磁共振血管成像(magnetic resonance angiography,MRA)时间飞跃法成像和相位对比法成像的物理基础。MRA 检查不但能显示血管的形态,还能提供血流方向和流速方面的信息(图 1-9e)。

(七)MRI 图像可显示组织磁敏感性差异

GRE 序列和磁敏感加权成像(susceptibility weighted imaging,SWI)均可显示正常组织

之间或正常组织与病变组织之间磁敏感性的差异,可用于显示小静脉、微出血、铁沉积和钙化灶等。

(八)MRI 图像可直接显示含水的管道系统

磁共振水成像(magnetic resonance hydrography,MRH)可以利用重 T_2WI 序列,不需要使用对比剂就能显示含有液体的管道系统。例如,磁共振胆胰管成像(magnetic resonance cholangio-pancreatography,MRCP)可以显示胆总管、胰管、胆囊、胆囊管及肝内外胆管的管腔形态;磁共振尿路成像(magnetic resonance urography,MRU)可显示肾盂、肾盏、输尿管及膀胱的形态。

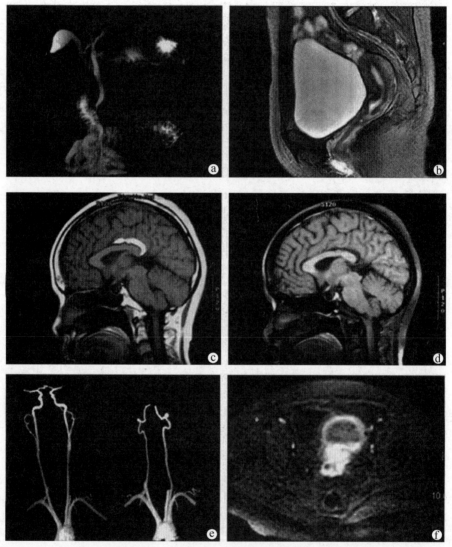

a. 在正常的 MRCP(属于磁共振水成像)上,胆囊、左右肝管、肝总管、胆总管、主胰管显影,未见异常;b. 盆腔矢状面 T_2WI 压脂检查可见,子宫呈前屈前倾位,并可清楚显示子宫各解剖带及子宫与膀胱的关系;c.、d. 对胼胝体脂肪瘤来说,T_1WI(c)示胼胝体体部及压部上方有弯曲条带状高信号,于 T_1WI 压脂像(d)上高信号脂肪被抑制成低信号;e. 由正常的颈部 MRA 可见,双侧颈总动脉、颈内动脉颈段,双侧锁骨下动脉近段,双侧椎动脉颅内段走行自然,信号均匀,管腔无局限性狭窄、扩张;f. 患子宫颈癌的子宫颈于 DWI 上可见团块状高信号,这是由肿瘤内水分子扩散运动受限所致。

图 1-9　MRI 的检查技术和图像特点

(九)MRI 可活体检测组织成分

磁共振波谱(magnetic resonance spectroscopy，MRS)是利用磁共振化学位移现象来测定组成物质的分子成分的一种检测方法，也是目前唯一可测得活体组织代谢物的化学成分和含量的检查方法。当前常用的是氢质子波谱技术。因为在不同化合物中的共振频率存在差异，所以它们在 MRS 的谱线中共振峰的位置也就有所不同，据此可判断化合物的性质，而共振峰的峰下面积反映了化合物的浓度，还可据此进行定量分析。

(十)MRI 图像可显示水分子扩散运动

弥散加权成像(diffusion weighted imaging，DWI)是通过特定成像序列对正常组织和病变组织内水分子扩散运动及其受限程度进行成像的方法(图 1-9)。弥散张量成像(diffusion tensor imaging，DTI)可更全面、准确地刻画水分子在不同方向的扩散运动，也可用于重建脑白质纤维束。

(十一)MRI 图像可反映组织血流灌注信息

目前，有 2 种基于 MRI 的灌注加权成像(perfusion weighted imaging，PWI)方法：①动态磁敏感对比(dynamic susceptibility contrast，DSC)法；②动脉自旋标记(arterial spin labeling，ASL)法。前者需要注射对比剂，利用顺磁性对比剂所引起的，磁敏感效进行成像；后者无须注射对比剂，通过标记动脉内的血流进行成像。

(十二)MRI 图像可显示脑区功能与连接

功能磁共振成像(functional magnetic resonance imaging，fMRI)可反映人脑功能信息以及病变导致的功能变化，包括任务态 fMRI 和静息态 fMRI。任务态 fMRI 是研究特定任务所引起的脑区激活的方法，临床上常被用于运动和语言区定位。静息态 fMRI 可通过分析脑区之间活动的相关性研究脑区之间的功能连接。

四、MRI 检查的临床应用价值与限度

(一)MRI 检查的临床应用价值

MRI 检查以其多参数、多序列、多方位成像的特点，软组织分辨力高且无 X 线辐射损伤的特性，能够行磁共振水成像、磁共振血管成像、磁共振弥散成像、磁共振功能成像和磁共振波谱检查等优势，目前已广泛用于人体各系统和各部位疾病的检查和诊断。与其他成像检查相比，MRI 对病变的检出更为敏感，可早期发现小病变(图 1-10a)，例如对垂体微腺瘤(图 1-10b)、脊髓病变、早期小的肝细胞癌以及软骨损伤(图 1-10c)的检出。此外，MRI 对病变的诊断更为准确，尤其是应用各种特定成像序列和成像方法，能进一步显示病变的特征，从而提高了对病变诊断和鉴别诊断的能力，例如应用同反相位检查对肾上腺腺瘤的诊断及与非腺瘤的鉴别，应用 MRS 对前列腺癌的诊断及与良性前列腺增生的鉴别等。基于这些优势，MRI 在临床上的应用已日趋广泛。

目前，随着 MR 设备软、硬件的持续发展、成像序列和成像方法的不断开发以及对病变影像学表现认识的逐步深化，进一步拓宽了 MRI 的应用领域。例如，SWI 可清晰显示脑内小静脉发育异常；应用 3.0 T 的 MRS 能够分辨更多的代谢物谱峰，而有利于病变的诊断和鉴别诊断；对于恶性肿瘤患者，通过全身的 DWI 检查，能够较准确地检出转移灶，有助于对肿瘤的正确分期和治疗，此外，DWI 检查还有望用于预测和早期监测恶性肿瘤对放、化疗的疗效；目前，

全身性 MRA 检查已成为可能,因而能整体评估全身的动脉病变,可为临床合理治疗提供依据。这些示例说明了 MRI 的应用领域仍在持续拓展中。

　　值得注意的是,在 MRI 检查的临床应用中,虽然有众多的成像序列和成像方法,但并非每一患者均需进行这些检查。应当结合临床拟诊的具体情况和其他影像学检查资料,并在常规 T_1WI 和 T_2WI 表现的基础上,有针对性地进一步选择成像序列和方法,以期发现和显示病变的特征性表现。只有这样,才能在充分获得诊断信息的前提条件下,缩短患者的检查时间,提高 MR 设备的使用效率。

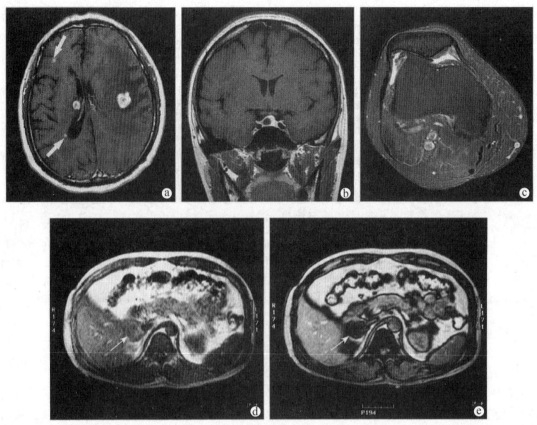

　　a.颅脑多发转移瘤,T_1WI 增强检查不仅能显示右侧基底核区和左侧岛叶较大的结节样异常强化瘤灶,而且可清楚显示右额和右侧脑室旁的点状强化瘤灶(↑);b.垂体微腺瘤,T_1WI 增强冠状位检查显示垂体偏右侧可见类圆形低信号灶;c.膝关节软骨损伤,PDWI 显示髌骨软骨偏外侧变薄,局部消失,髌股关节间隙变窄;d.、e.同反相位成像,右侧肾上腺结节在反相位图像(e)上的信号强度明显低于同相位图像(d),有助于肾上腺腺瘤的诊断。

图 1 - 10　MRI 临床应用价值的例证

(二)MRI 检查的应用限度

　　MRI 在临床应用中,也有一些限度和不足。首先,若患者体内有铁磁性植入物、心脏起搏器或为早期妊娠、幽闭恐惧症患者,则不能进行 MRI 检查;其次,MRI 图像易产生不同类型的伪影,例如运动性伪影、外磁场不均性伪影、磁化率伪影、梯度相关伪影和流动相关伪影等,尽管可采用不同的补偿技术对其进行纠正,但有时伪影并不能完全消除,这就给图像解释带来困难;再次,MRI 对某些系统疾病的检出和诊断还有限度,例如 MRI 对呼吸系统大多数疾病的诊断价值不高,对胃肠道黏膜小病变的显示也有困难。此外,与 CT 含碘对比剂相比,MRI 检查所用的 Gd 对比剂虽很少引起副反应,但对肾功能受损患者仍有发生肾源性系统性纤维化的危险。这些限度和不足在一定程度上限制了 MRI 检查在临床上的应用。

(李怀波)

第四节 超 声

一、基本原理

超声检查是根据声像图特征对疾病做出诊断的检查方法。超声波为一种机械波,具有反射、散射、衰减及多普勒效应等物理特性,通过各种类型的超声诊断仪,将超声发射到人体内,在传播过程中遇到同组织或器官的分界面时,将发生反射或散射,形成回声信号,这些携带信息的回声信号经过接收、放大和处理后,以不同形式将图像显示于荧光屏上,即为声像图,观察分析声像图并结合临床表现可对疾病做出诊断。

二、相关概念

(一)超声波

超声波是指频率超过人耳听觉范围,即大于 20000 Hz 的声波。能传播声波的物质叫递质。临床上常用的超声频率为 2~10 MHz。

(二)反射与折射

声波在人体组织内按一定方向传播的过程中遇到不同声阻抗的分界面,即产生反射与折射,可利用超声波的这一特性来显示不同组织界面、轮廓,分辨其相对密度。

(三)分辨率与穿透力

超声波具有纵向分辨率和横向分辨率。纵向分辨率与超声频率有关,频率越高,纵向分辨率越高;横向分辨率与声束的宽窄有关,声束变窄,可提高横向分辨率。

(四)声能的吸收与衰减

在递质的传播过程中,超声波的声能逐渐减少,称为衰减。在人体组织中衰减的一般规律是骨组织>肝组织>脂肪>血液>纯液体。其衰减对特定递质来说是常数,超声通过液体几乎无衰减,而致密的骨化灶、钙化灶和结石,衰减值特别大。穿过骨化灶、钙化灶和结石后,超声会减弱甚至消失,出现声影。

(五)超声波的人体生物效应

超声波在人体组织中被吸收后转化为热能,使局部升温,并向周围组织传导。另外,超声波对人体组织还有空化作用和机械作用。声波超剂量的照射会对人体组织产生一定的损伤,临床应用中应注意超声照射的剂量和时间,根据不同个体和检查器官限制在安全范围内。与此同时,临床上也可有目的地利用超声的人体生物效应达到某种治疗目的,如用高能聚焦超声治疗肿瘤。

(六)多普勒效应

多普勒效应是指当发射声源与接收器之间存在相对运动时,接收器收到的频率因运动而发生变化的物理现象。发射频率与接收频率之间的差值称为频移,频移与运动速度成正比。根据这一原理,多普勒技术可用于测量血流速度、血流方向及血流的性质(层流或湍流)。多普勒超声即根据这一效应研制,分为频谱多普勒成像和彩色多普勒成像两大类。

三、图像特点

(一)回声强度

通常把人体组织反射回声强度分为四级,即高回声、中等回声、低回声、无回声。后方伴有声影的高回声,也称为强回声。

(1)强回声主要见于骨骼、转化、结石和含气的肺等,超声图像上会形成非常明亮的点状或团块状回声,后方伴声影。但小结石、小钙化点可无声影。

(2)高回声主要见于血管壁、脏器包膜、瓣膜、肌腱、组织纤维化等,高回声与强回声的差别是不伴有后方声影。

(3)中等回声主要见于肝、脾、胰腺实质等,表现为中等强度的点状或团块状回声。

(4)低回声又称弱回声,为暗淡的点状或团块状回声,典型低回声主要见于脂肪组织。

(5)无回声病灶或正常组织内不产生回声的区域,典型者主要见于尿液、胆汁、囊肿液和胸/腹腔漏出液。

(6)暗区超声图像上无回声或仅有低回声的区域,称为暗区。暗区又可分为实性暗区和液性暗区。

(7)声影由于障碍物的反射或折射,声波不能到达的区域,即强回声后方的无回声区,称为声影。声影见于结石、钙化及致密软组织回声之后。

(二)超声图像的分析与诊断

观察分析声像图时,应注意以下内容。

(1)定位:超声检查中为明确脏器或病变的方位,通常以体表解剖标志或体内重要脏器为标志标明方位,定位观察还应包括病变位于某脏器或脏器的某一部位。

(2)大小:测量脏器及病变组织的大小时,通常测三维径线的最大值,即前后径、上下径及左右径,也可测面积和周径。

(3)外形:脏器的形态和轮廓是否正常、有无肿大或缩小;如是占位性病变,其外形是圆形、椭圆形、分叶形或不规则形。

(4)边缘轮廓:脏器或肿块有无边界回声、是否光滑完整、有无模糊中断以及边缘回声强度如何,对病变性质的鉴别以及了解肿瘤的生物学活性等均有一定意义。

(5)内部结构特征:应注意观察内部回声的强度大小、分布是否均匀、回声形态如何以及结构是否清晰。

(6)后壁及后方回声:根据不同的后壁及后方回声,可对病变性质做进一步鉴别。

(7)周围回声及毗邻关系:根据局部解剖判断病变与周围结构的关系,有压迫移位、粘连或浸润,周围结构内有无异常回声,有无局部淋巴结肿大和继发性管道扩张。

(8)位置及活动度:脏器位置是否偏移,固有的活动规律是否存在,病变的确切位置是否随体位变动或呼吸运动而移动。

（9）量化分析：包括对脏器或病变进行径线、面积、体积等测量，以及应用多普勒超声观察病变或脏器内部的血流分布、走行及形态，对有关血流动力学参数进行测量。

四、主要应用

（一）超声解剖学和病变的形态学研究

超声检查可获得各脏器的断面声像图，显示器官或病变的形态及组织学改变，对病变做出定位、定量及定性诊断。

（二）功能性检查

通过检测某些脏器、组织的生理功能的声像图变化或超声多普勒图上的变化做出功能性诊断，如用超声心动图和多普勒超声检测心脏的收缩功能及舒张功能；用实时超声观察胆囊的收缩功能和胃的排空功能。多普勒超声技术的发展使超声从形态学检查上升至"形态—血流动力学"联合检查，使检查水平进一步提高。

（三）器官声学造影的研究

声学造影即将某种物质引入靶器官或病灶内，以提高图像信息量的方法。此技术在心脏疾病的诊断方面已经取得良好效果，能够观察心腔分流、室壁运动和心肌灌注情况，测定心肌缺血区或心肌梗死范围及冠状动脉血流储备。目前，此技术已推广至腹部及小器官的检查。

（四）介入性超声的应用

介入性超声包括内镜超声、术中超声和超声引导下进行经皮穿刺、引流等介入治疗。高能聚焦超声还可用来治疗肿瘤等病变。

五、优点和限度

（一）优点

（1）无放射性损伤，属无创性检查技术。

（2）能取得多种方位的断面图像，并能根据声像图特点对病灶进行定位和测量。

（3）实时动态显示，可观察器官的功能状态和血流动力学情况。

（4）能及时得到检查结果，并可反复多次重复观察。

（5）设备轻便、易操作，对危重患者可行床边检查。

（二）限度

（1）超声对骨骼、肺和胃肠道的显示较差，会影响成像效果和检查范围。

（2）声像图表现的是器官和组织的声阻抗差改变，缺乏特异性，对病变的定性诊断需要综合分析，并与其他影像学表现和临床资料相结合。

（3）声像图显示的是某局部断面，对脏器和病灶整体的空间位置和构型很难在一幅图上清晰显示。三维超声技术可部分解决此问题。

（4）病变过小或声阻抗差不大，不引起反射，则难以在声像图上显示。

（5）超声检查结果的准确性与超声设备的性能，以及检查人员的操作技术和经验有很大关系，为操作人员依赖性技术。

（崔　峥）

第五节 常用成像方法的选择原则与综合应用

近年来,医学影像检查技术的发展十分迅速,已形成了包括 X 线、超声、CT、MRI 和核素显像等多种成像技术的检查体系。因此,对某一系统疾病、某一类疾病或某一种疾病,我们能够运用不同的成像技术进行检查,即使是同一成像技术,还可选用不同的检查方法。然而,这些成像技术和检查方法对于不同系统的不同疾病的发现和诊断,都具有各自的优势和不足,也就是说它们的诊断价值各异。如对某一疾病,可能仅用一种成像技术的某种检查方法就可发现病变并能做出明确诊断;也有可能这一成像技术的某种检查方法虽能发现病变,但不能明确诊断,而需选用该成像技术的其他检查方法才能确诊;还有可能一种成像技术的各种检查方法均难以发现病变,而需选用其他成像技术和检查方法;再有,某一疾病有时还要综合应用几种成像技术与检查方法,方能满足诊断的需要。因此,作为一名影像诊断医师,不但要熟悉和掌握各种疾病在不同成像技术和检查方法中的异常表现和诊断要点,而且还要了解和比较不同成像技术和检查方法的各自优势和限度,明确它们的适应范围、诊断能力和价值。只有这样,才能针对某一疾病,合理、有序、有效地选用一种或综合应用几种成像技术和检查方法,使疾病在最短时间和最低花费的情况下获得可靠、准确的影像学诊断。

一、不同成像技术和方法的比较

对于不同系统和解剖部位,各种成像技术的适用范围和诊断效果有很大的差异。例如,在中枢神经系统,X 线检查的应用价值有限,基本不再使用,超声检查的能力也有很大的限度,目前广泛应用的是 CT 和 MRI 检查;相比较而言,对于乳腺,尽管 CT 和 MRI 检查有一定的应用价值,甚至 MRI 检查有较高的诊断和鉴别诊断意义,但 X 线和超声检查仍然是首选和主要的检查技术。又如,在呼吸系统,由于有良好的密度自然对比,X 线检查仍是常用的检查技术;CT 检查基于密度分辨力高等特点,对疾病的检出和诊断要明显优于 X 线检查,已成为呼吸系统疾病诊断的主要手段;超声检查则受肺组织和胸壁骨组织对入射超声波全反射的影响,而 MRI 检查也由于肺组织含气、质子密度低致信号强度弱,因此这两种成像技术极少用于检查呼吸系统疾病。上述示例说明,由于各种成像技术的成像原理和图像特点不同,而且各个系统和解剖部位的组织类型也不同,因此在影像学检查时,应有针对性地选用显示疾病效果好、诊断价值高的成像技术。

同一种成像技术,还包括不同的检查方法,这些检查方法的适用范围和诊断效果也有很大差异。因此,对某一系统和解剖部位的检查,在选用特定的成像技术后,还要根据具体情况,进一步选用最佳的检查方法。例如,急性脑梗死属于中枢神经系统疾病,可选用 CT 或 MRI 检查,但在超急性期脑梗死时,常规 CT 和 MRI 检查常不能显示病灶,而需进一步选用 CT 灌注检查或 MRI 的 DWI 检查,方能发现病灶和明确诊断。又如,CT 检查是呼吸系统疾病诊断的主要手段,而对于常见的孤立性肺结节,还应选用高分辨力 CT 检查,以显示结节内部、边缘及周围肺组织的细节,必要时随诊检查并应用肺结节软件进行分析,以利于对结节的定性诊断。因此,对某一疾病的检查,确定所用成像技术后,根据具体情况,进一步选用适当的检查方法,对于疾病的检出及其诊断同样具有非常重要的意义。

二、不同成像技术和方法的综合应用

　　进行影像学检查时,不同成像技术和方法的综合应用十分重要,目的是为了更敏感地发现病变、明确病变的范围、显示病变的特点、提高病变的诊断准确性和正确评估病变的分期,以利于临床制订合理、有效的治疗方案。这种综合应用既包括 X 线检查、超声、CT 和 MRI 这些不同成像技术间的综合应用,也包括每一成像技术中不同检查方法的综合应用。例如,对急性脑血管病患者,通常首先行平扫 CT 检查,确定颅内有无急性出血。当发现急性出血时,根据出血部位、表现特征以及相关的临床资料,有可能为高血压性脑出血而明确诊断,也有可能疑为动脉瘤、脑血管畸形所导致的出血,此时需进一步行 DSA 检查或 CTA、MRA 检查,以明确出血的病因;若 CT 检查未发现有急性颅内出血表现,则可能为超急性期脑梗死,在这种情况下,需进一步行 CT 灌注检查或 MRI 检查,其中 MRI 检查时除常规序列外,尚应行对超急性期脑梗死检出敏感的 DWI 序列(图 1 - 11)。

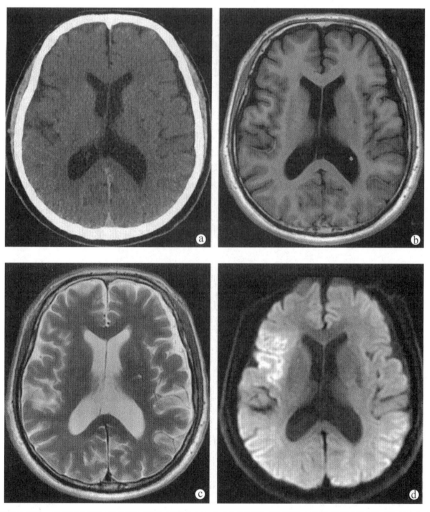

　　急性期脑梗死(同一病例)的 CT 和 MRI 表现,CT 平扫(a)、T_1WI(b)、T_2WI(c)均未见确切异常;DWI(d)上右侧额、颞、岛叶交界区呈明显高信号。

图 1 - 11　急性期脑梗死的 CT 和 MRI 检查表现

　　对于胃肠道恶性肿瘤,X 线钡剂造影检查常为首选的成像技术,然而这种检查只能观察胃肠道内壁和腔内改变,无法显示肿瘤的壁外侵犯,更不能发现有否周围和远端淋巴结转移及肝转移等,在这种情况下,通常需行超声、CT 或 MRI 检查,以进一步显示病变范围,明确肿瘤的分期和治疗。当选用某一种成像技术进行检查时,有时还要综合应用该成像技术中的不同检查方法,例如对于前列腺癌的检查应选用 MRI 技术,除了行常规序列的 T_1WI 和 T_2WI 外,还常需行 DWI、PWI 或 MRS 检查。这些检查不但能进一步明确是否为前列腺癌,而且还能准确指明肿瘤的范围,有利于肿瘤的分期和治疗。

(崔　峥)

第二章

颅脑影像诊断

第一节 概述

一、颅脑影像检查方法

(一)头颅 X 线片

头颅 X 线片方法简单、经济实用,临床应用较广泛。其主要优点在于对颅骨病变有较好的显示,如对颅骨先天性发育异常,外伤性颅骨骨折,颅骨疾病(如炎症、肿瘤等)最适用。常规照片选用头颅正位(后前位)及侧位,根据需要还可选择病变区切线位、颅底位、汤氏位等体位。

对于脑内一些病变,头颅 X 线片可起到提示性的作用:如脑积水颅内压增高引起颅骨脑回压迹增多、加深;靠近颅骨的脑内病变对颅骨的破坏或增生、脑内病变的钙化等,这些 X 线征象大多数不能确诊。对大多数脑肿瘤及炎症性病变等,头颅 X 线片难以显示。

(二)头颅 CT

1.CT 平扫

CT 平扫是不使用对比剂的扫描方式。头颅 CT 扫描分为单排逐层扫描和多排螺旋 CT 扫描。目前,大多利用多排螺旋 CT 的各向同性扫描方式,容积采集后进行横断面、冠状面和矢状面三维重建、解剖结构更直观清晰。目前,对于急性脑血管疾病(如脑梗死、脑出血和颅脑外伤),CT 平扫均为首选的检查方法。

2.CT 增强扫描

CT 增强扫描是静脉注入含碘的水溶性对比剂后再行扫描。一般从静脉注入剂量 1.5～2.0 mL/kg,快速注射或 2.5～3 mL/s 团注法。病灶密度的增高即为强化,强化的程度和强化的形式有助于对病变的定性。

3.CT 薄层扫描(5 mm 以下)

目前,随着多排螺旋 CT 的应用,原始扫描数据便可以达到薄层效果(可以达到每层 0.5 mm)。CT 薄层扫描减少了容积效应,更能反映病灶内部的真实结构,主要用于细微结构的显示或功能后处理。临床上 CT 薄层扫描常用于对垂体微腺瘤、视神经、三叉神经、听神经等的显示或对它们的骨性通道的显示。

4.CTA

CTA 是静脉注射对比剂后,利用螺旋 CT 对包括脑血管在内的受检层面进行连续不间断的薄层立体容积扫描,然后经计算机进行图像后处理,并立体显影的血管成像技术。目前,

CTA 三维血管显示的后处理技术主要有表面阴影显示(shaded surface display,SSD)、最大密度投影(maximum intensity projection,MIP)。CTA 具有下列优点：①非创伤性检查,对动脉的显示可以与 DSA 媲美；②能较好地显示血管壁的钙化灶及血管的狭窄程度；③三维图像能从各个角度观察血管形态,并提供血管内外的组织信息,很好地显示血管及其与邻近结构的关系；④检查和成像快速,扫描时间一般不超过 60 秒,更适合于不能长时间检查的患者。CTA 的局限：不能显示脑循环由动脉至静脉的动态变化过程,不能代替常规脑血管造影显示末梢小血管及肿瘤血供的细节。

5. CT 灌注成像

在静脉团注对比剂的同时,对选定的层面进行连续动态 CT 扫描,利用首过效应显示毛细血管内对比剂通过时引起的组织密度变化,检测不同时间的密度值,最终获得该层面对比剂通过时每一像素的时间-密度曲线(time-density curve,TDC)。TDC 反映的是对比剂在该器官中浓度的变化,可间接反映组织、器官灌注量的变化。最后根据该曲线,利用不同的数学模型计算脑血流量、脑血容量、暂时性阈移、达峰时间、平均通过时间等各项血流动力学参数。

(三)头颅 MRI

1. 头颅 MRI 平扫磁共振成像检查

头颅 MRI 平扫磁共振成像检查有着良好的软组织分辨率,大部分颅脑疾病可以先行 MRI 平扫来发现病灶,这一点远远优于 CT 平扫。①扫描主要以横断面为观察面：若观察脑中线结构(三脑室、脑干、四脑室)和后颅窝病变,则以矢状面扫描为主要观察面,若观察垂体及鞍区结构病变,则需以冠状面、矢状面扫描为主要观察面。②扫描层厚：为 6～10 mm,垂体和内耳道选用2～5 mm 或更薄,目的是为了显示微小病变。③扫描序列：常规采用 SE 序列 T_1WI、T_2WI 等显示解剖结构较清晰。一些功能成像技术,如 DWI 主要用于急性脑缺血的研究,特别是急性脑梗死的早期诊断,PWI 则可用来反映脑组织微循环的分布及血流灌注情况,主要用于脑血管性疾病及肿瘤的良性与恶性的鉴别。

2. 头颅 MRI 增强扫描

静脉注射顺磁性钆对比剂后进行横断面、冠状面、矢状面扫描。头颅 MRI 增强扫描应在 MRI 平扫后进行,并结合增强扫描前后进行分析。头颅 MRI 增强扫描的主要作用：①使病灶显示更清晰,利于对肿瘤和水肿的鉴别,为定性诊断提供依据；②有助于对微小病变(如垂体微腺瘤、微小听神经瘤及小转移灶)的显示；③有助于对脑血管疾病的诊断；④有助于对神经系统感染性病变的诊断。

3. MRA

MRA 有两类：①无须造影剂的 MRA,又分为时间飞跃法 MRA(time of flight magentic resonance angiography,TOF-MRA)和相位对比法 MRA(phase contrasc magnetic resonance angiograping,PC-MRA)；其中 TOF-MRA 在脑血管成像中最常用,其显示脑的大血管较好；②增强 MRA,静脉注射对比剂后用血管成像扫描序列扫描,原始图像经后处理得到血管图,可显示血管的细微结构和静脉。

近年来,随着磁共振技术的发展,功能磁共振在临床及科研(尤其是对中枢神经系统各种疾病的研究)中占据着重要的位置。广义的功能磁共振包括三部分：①脑血流测定,包括注射造影剂的 PWI、不打药灌注的 ASL 和基于 BOLD 效应的 fMRI；②脑代谢测定；③水分子随机运动的测定,包括 DWI 和神经纤维示踪技术——DTI。狭义的功能磁共振通常是指基于 BOLD 效应的 fMRI。

（四）DSA

DSA 是一种新的 X 线成像系统,是常规血管造影术和电子计算机图像处理技术相结合的产物。普通血管造影图像具有很多的解剖结构信息,如骨骼、肌肉、血管及含气腔隙等,彼此相互重叠影响,若要想单纯对某一结构或组织进行细微观察就较为困难。

DSA 的成像基本原理是将受检部位没有注入造影剂和注入造影剂后的血管造影 X 线荧光图像,分别经影像增强器增益后,再用高分辨率的电视摄像管扫描,将图像分割成许多的小方格,做成矩阵化,形成由小方格中的像素所组成的视频图像,经对数增幅和模/数转换为不同数值的数字,形成数字图像并分别存储起来,然后输入电子计算机处理并将两幅图像的数字信息相减,获得的不同数值的差值信号,再经对比度增强和数/模转换成普通的模拟信号,获得去除骨骼、肌肉和其他软组织,只留下单纯血管影像的减影图像,通过显示器显示出来。通过 DSA 处理的图像,可使血管的影像更为清晰,在进行介入手术时更为安全。

二、正常影像学表现

（一）X 线片表现

正常头颅 X 线片表现因个体、性别和年龄有明显差异。儿童 6 岁以前,常不能分辨内外板结构。成人颅骨板分内板、外板和板障 3 层。内、外板由密质骨构成,呈高密度线形影,板障居中,由松质骨构成,密度较低。颅板厚度因年龄和部位的不同而不同,枕骨粗隆最厚,颞骨鳞部最薄。颅缝包括冠状缝、矢状缝和"人"字缝,呈锯齿形透亮影。小儿清晰,可见不规则多角形透明区(即囟门),随着年龄的增长,囟门逐渐变为颅缝。成人后颅缝内可有缝间骨,不要误认为骨折。侧位上可显示蝶鞍的形态、大小及结构。蝶鞍正常前后径平均为 11.5 mm,深径平均为 9.5 mm,形状分为椭圆形、扁平形和圆形。后前位上,内耳道显示在眼眶内,两侧对称,宽径不超过 10 mm,两侧相差不超过 0.5 mm,除此以外,还可以见到颅壁上有压迹,常见的有脑回压迹、脑膜中动脉压迹、板障静脉压迹和蛛网膜颗粒压迹。生理性钙化主要有松果体、大脑镰、床突间韧带和脉络膜丛等部位钙化,生理性钙化的移位仅对颅内占位病变的定位诊断有一定的提示作用。

（二）CT 表现

(1)颅骨及空腔:用骨窗观察,层厚不宜较厚,一般选择 5 mm。枕骨大孔上方层面可见颈静脉结节、岩骨、蝶骨小翼、蝶鞍和视神经孔等主要结构。颅底层面可见低密度的颈静脉孔、卵圆孔、破裂孔等,鼻窦及乳突小房内气体呈低密度。高位层面可清晰显示颅骨的内板、外板、板障及颅缝结构。

(2)脑实质:脑实质可分为额叶、颞叶、顶叶、枕叶、小脑及脑干。皮质密度比髓质密度高约 7 Hu,分界清楚。大脑深部的灰质核团密度与皮质密度相近,在髓质的对比下显示清楚。脑实质内非常重要的部位是基底节。基底节包括尾状核和豆状核。尾状核头部位于侧脑室前角外侧,体部沿丘脑和侧脑室体部之间向后下走行。豆状核位于尾状核与丘脑的外侧,呈楔形,自内而外分为苍白球和壳核。老年人的苍白球可钙化,呈高密度,一般双侧对称。豆状核外侧近岛叶皮层下的带状灰质为屏状核。丘脑位于第三脑室的两侧。尾状核、丘脑和豆状核之间的带状白质结构为内囊,内囊分为前肢、膝部和后肢。豆状核与屏状核之间的带状白质结构为外囊。老年人的脑实质(尤其是脑髓质)的密度随年龄的增长而下降,显示较为清晰。

(3)脑室系统:包括双侧侧脑室、第三脑室和第四脑室,内含脑脊液,为均匀水样低密度。双侧侧脑室通过室间孔分别与第三脑室连通,第三脑室通过中脑导水管与第四脑室连通。双侧侧脑室对称分为前角、体部、后角、三角部和下角。

(4)蛛网膜下隙:包括脑沟、脑裂和脑池,其内充满脑脊液,呈均匀水样低密度。脑池主要有枕大池、脑前池、桥小脑角池、鞍上池、环池、四叠体池、外侧裂池和大脑纵裂池等。其中鞍上池位于蝶鞍上方,形态与扫描基线有关,呈五角形或六角形低密度区。

(5)增强扫描:由于血脑屏障的存在,正常脑实质仅轻度强化,血管结构(尤其是基底动脉环)强化明显,垂体、松果体属于脑外结构,不受血脑屏障的影响,故强化明显。硬脑膜具有丰富的血供,因此强化明显。

(三)脑 DSA

脑 DSA 分为颈动脉造影和椎动脉造影,可以显示脑血管的形态及病变的血供情况。颈内动脉造影显示颈内动脉经颅底入颅后,先后发出眼动脉、脉络膜前动脉和后交通动脉,终支为大脑前、中动脉。大脑前动脉的主要分支依次是额极动脉、胼缘动脉、胼周动脉等;大脑中动脉的主要分支依次是额顶升支、额顶后支、角回支和颞后支等。这些分支血管多相互重叠,需结合正侧位造影片进行辨认。正常脑动脉走行迂曲、自然,由近及远逐渐增多分支、变细,管壁光滑,分布均匀、自然,各分支走行较为恒定,与脑组织有一定的对应关系。

(四)MRI 表现

(1)脑实质:脑髓质和脑皮质相比,含水量少而含脂量多,其氢质子比脑皮质少 10% 左右,其 T_1 值和 T_2 值较脑皮质短,故 T_1WI 脑髓质信号稍高于脑皮质信号,T_2WI 则脑髓质信号稍低于脑皮质信号。脑皮质、脑髓质对比较清晰。

(2)含脑脊液结构:脑室系统和蛛网膜下隙含有大量的脑脊液,其主要成分是水,信号均匀,T_1WI 为低信号,T_2WI 为高信号,水抑制像呈低信号正是由于这样的特点,因而可清楚地显示各脑室、脑池、脑沟、脑裂的位置、形态、大小、内部结构及与周围组织结构的比邻关系。

(3)颅骨:骨密质、钙化灶和脑膜组织的含水量与氢质子很少,T_1WI 和 T_2WI 均呈低信号。颅骨板障和脂肪组织在 T_1WI 和 T_2WI 上均为高信号。

(4)血管:动脉因其血流速度快,造成血管内流空效应,常显示为无信号区,静脉内血流速度慢,因而呈高信号。利用流空效应,MRI 可以直接显示脑血管的位置、形态和分布。

(5)增强扫描:组织的强化情况与 CT 的相似。

(王　晋)

第二节　颅脑先天畸形

一、胼胝体发育不全

胼胝体发育在胚胎第 6 或 7 周时开始,从前到后的顺序是前连合最先形成,以后是胼胝体膝部、体部、压部和胼胝体嘴。胼胝体发育不全包括胼胝体全部缺如及部分缺如。

（一）病理与临床表现

胼胝体发育不全常伴有第三脑室上移，两侧侧脑室分离，也可伴有颅脑其他发育畸形，如胼胝体脂肪瘤等。许多患者无明显症状；有些仅有轻度视觉障碍和交叉触觉定位障碍，而智力正常；严重者有精神发育迟滞和癫痫，可发生脑积水及颅内高压，呈痉挛状态和锥体束受损的表现。

（二）影像学表现

1. CT

两侧侧脑室明显分离，侧脑室后角扩张。第三脑室扩大上移，插入双侧侧脑室体部之间。严重时第三脑室上移可达到两侧半球纵裂的顶部。合并脂肪瘤时，呈低密度，CT 值为负值。

2. MRI 矢状面

T_1WI 显示胼胝体发育不全最清楚，可见大脑半球内侧面的脑沟随上移的第三脑室顶部呈放射状排列，顶叶、枕叶和距状裂的会聚点消失。横断面及冠状面 T_1WI 显示双侧侧脑室分离，后角大而前角小，形成典型的蝙蝠翼状侧脑室外形，第三脑室抬高。常合并脂肪瘤，T_2WI 呈高信号，脂肪抑制序列呈低信号（图 2-1）。

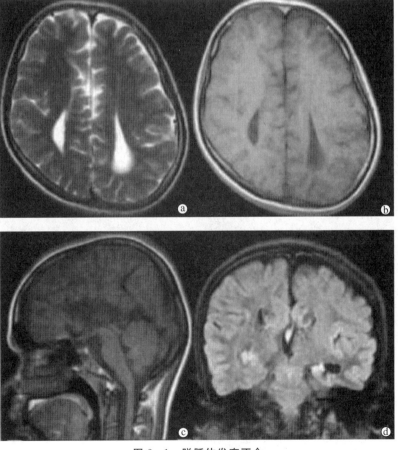

图 2-1　胼胝体发育不全

(三)诊断与鉴别诊断

根据上述影像学表现,不难做出诊断。鉴别诊断须与透明隔囊肿相鉴别。后者在 CT 和 MRI 的冠状面、横断面图像上,可显示为第三脑室位置正常,胼胝体形态、位置正常。

二、小脑扁桃体下疝畸形

本病又称阿-基二氏畸形,为小脑先天性发育异常,小脑扁桃体延长,经枕骨大孔疝入上颈段椎管内,部分延髓和第四脑室同时向下延伸,常伴脊髓空洞症、脊髓纵裂、脑积水和颅颈部畸形等。一般认为,小脑扁桃体低于枕骨大孔 3 mm 为正常,低于 3~5 mm 为可疑异常,低于 5 mm 以上可诊断为小脑扁桃体下疝畸形。

本病临床主要表现为锥体束征、深感觉障碍及共济失调,合并脑积水时有颅内压增高症状。

(一)影像学表现

1. CT

在行头颈联合 CT 扫描时,可在枕骨大孔平面的颅颈交界处椎管内类圆形脊髓的后方见一较厚的新月形软组织影,或行螺旋 CT 扫描后矢状面重建时,可见脊髓后方附着一舌状软组织影;若合并明显的脊髓空洞症,则上颈段脊髓可表现为膨大和密度稍低改变。

2. MRI

矢状位图像可清楚直观显示小脑扁桃体、延髓、脑桥和第四脑室的形态、位置和相互关系,表现为小脑扁桃体呈舌状,附于上颈髓后方,20%~25%合并有脊髓空洞(图 2-2),严重者延髓及第四脑室位置下移,可见幕上脑积水。

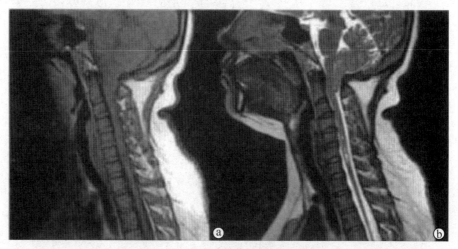

图 2-2　小脑扁桃体下疝畸形 Ⅰ 型

(二)诊断与鉴别诊断

1. 诊断

诊断要点:①小脑扁桃体下疝至枕骨大孔下缘大于 5.0 mm;②常合并有脊髓空洞,严重时合并脑积水;③可能合并有颅颈部畸形。小脑扁桃体下疝畸形应首选 MRI 扫描。

2. 鉴别诊断

本病应与颅内压增高所致的小脑扁桃体枕骨大孔疝相鉴别:前者扁桃体呈舌状,常合并其他多种畸形;后者扁桃体呈圆锥状下移,疝入枕骨大孔,且伴有颅内占位性病变及颅高压征象。

三、蛛网膜囊肿

蛛网膜囊肿是一种先天性的良性占位性病变,是指脑脊液样液体被包裹在蛛网膜所构成的袋状结构内而形成的囊肿。

(一)病理与临床表现

其发生率占颅内占位性病变的 0.4%～1%,临床表现因部位的不同而各异,可发生于各种年龄,多见于婴幼儿。其多为单侧,其中幕上囊肿占 75%～90%,最常见于颞极和颞叶侧裂区,其次是桥小脑三角区,其他好发部位包括后颅窝、鞍上池、四叠体池、大脑半球及小脑半球,极少数蛛网膜囊肿可发生在脑实质内。

(1)60%～80%的患者可有临床症状,主要表现为颅内压增高造成的头痛、呕吐、癫痫发作(是常见的首发症状),也可有头颅增大、局部颅骨隆起(颞、枕部)、偏瘫、智力障碍、小脑共济失调,视力减退、双颞侧偏盲、感觉减退和听力下降等。

(2)病变位于颅后窝、大脑深部和中线部位者常较早出现梗阻性脑积水和颅内高压。

(3)病变位于大脑半球凸面和颅中窝前部者常首先出现进行性加重的症状性癫痫。

(4)患者头部轻微外伤后出现不易解释的临床症状者应考虑有蛛网膜囊肿的可能。

(二)影像学表现

1. CT

行 CT 平扫时,蛛网膜囊肿表现为局部脑裂或脑池扩大,囊肿内容物的密度与脑脊液的密度完全一致,囊肿较大时可造成局部颅骨变薄、膨隆,局部脑组织推压移位,甚至脑萎缩。脑池造影 CT 扫描既可勾画出囊肿的范围,也可显示囊肿是否与蛛网膜下隙相通。

2. MRI

蛛网膜囊肿在 T_1WI 上呈低信号,在 T_2WI 上呈高信号,在 DWI 上呈低信号,与脑脊液信号完全一致,但当囊液内蛋白质和脂类含量较高时,其信号均可稍高于正常脑脊液的信号,增强扫描示无强化,增强前后均无法显示囊肿壁。因为 MRI 可以多轴位观察及无骨性伪影干扰,所以它对中线和颅后窝囊肿显示更佳(图 2-3)。

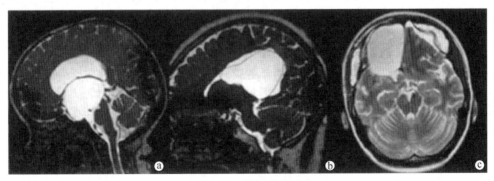

图 2-3　蛛网膜囊肿

3.CT脑池造影

即刻成像蛛网膜囊肿内不见药液充盈,延迟1.5～4.5小时成像可见对比剂逐渐进入囊内并均匀分布,可了解囊肿的范围及其与蛛网膜下隙的通畅程度。

4.单光子发射计算机断层成像

单光子发射计算机断层成像(singlephoton emission computed tomography,SPECT)可了解囊肿的位置、形态、大小、交通情况、交通部位和循环速率,根据显像和半定量指标的不同可将结果分为闭合型(囊肿不显影)、交通良好开放型(2小时内显影、高峰时间＜3小时、高峰摄取率为60％,24小时潴留率＜30％)和交通不良开放型。

(三)诊断与鉴别诊断

1.诊断

根据上述影像学表现,CT及MRI诊断不难,且可以明确囊肿的性质、部位及大小,还可以了解病灶对周围重要组织的压迫情况。

2.鉴别诊断

(1)鞍上池的囊肿应与第三脑室扩大相鉴别:应行脑池造影CT检查。如为囊肿,则无对比剂进入;如第三脑室扩大,则对比剂进入。

(2)后颅窝蛛网膜囊肿应与胆脂瘤、大枕大池、脑穿通畸形囊肿相鉴别:胆脂瘤在FLAIR序列为等或稍高信号,大枕大池一般无骨质压迫,穿通性畸形形态不规则,并与脑室或蛛网膜下隙相通。

四、结节性硬化症

结节性硬化症是一种常染色体显性遗传的神经皮肤综合征,也有散发病例,多由外胚叶组织的器官发育异常所致,可出现脑、皮肤、周围神经、肾等多器官受累,临床特征为面部皮脂腺瘤、癫痫发作和智能减退。其发病率约为1/6000活婴,男女之比为2:1。

(一)病理与临床表现

病理特征为大脑皮质、大脑白质、基底节及室管膜下有多发性神经胶质增生性结节,其数目、大小不一,结节内常有钙盐沉着,以室管膜下结节钙化最常见。结节可转变为胶质瘤,结节位于室管膜下者可演变为巨细胞性星形细胞瘤。本病也可合并其他器官畸形和错构瘤。

本病的主要特征为面部皮脂腺瘤、癫痫发作和智力低下"三联征"。

(二)影像学表现

1.X线片

X线片难以发现病变,偶尔可见颅内有散在钙化点,不能定性。

2.CT

CT典型表现为室管膜下多发钙化结节,常由脑室壁突入脑室内,钙化结节不强化。此外,大脑各部、小脑、脑干也可发生钙化或非钙化性结节,常为双侧多发。结节阻塞脑脊液通道后,可出现脑积水。部分病例有脑室扩大和脑萎缩。少数病例可出现室管膜下巨细胞性星形细胞瘤,这时可见肿块强化。

3. MRI

室管膜下钙化结节在 MRI 上显示不敏感,在脑室内的脑脊液的衬托下多表现为 T_1WI 等或稍高信号,T_2WI 等信号。脑实质内的胶质增生,T_2WI 表现为形态不规则的稍高信号影。脑积水、脑萎缩征象与 CT 所见一致。因此,本病 CT 平扫示双侧侧脑室室管膜下多发。

(三)诊断与鉴别诊断

1. 诊断

根据面部皮脂腺瘤、癫痫、智力发育障碍的临床特点,结合 CT 及 MRI 表现特征,诊断并不困难,关键是要注意室管膜下的结节的征象。

2. 鉴别诊断

本病应与脑囊虫病相鉴别,后者虽然也可表现为钙化或非钙化的结节或小囊,但分布多见于脑实质内,偶尔也可在脑室内形成囊肿,脑囊虫病的皮肤结节多在皮下呈类圆形,质韧略隆起,无皮肤颜色改变,结合临床病史、皮肤改变可对两病做出鉴别。

(王　晋)

第三节　颅脑损伤

颅脑损伤是神经外科的常见病,多系暴力直接作用的结果,主要由交通事故、工业外伤所致。在交通事故死亡病例中,颅脑损伤占 80%。对颅脑损伤者而言,及时做出正确诊断,尽快清除血肿,可显著改善患者的预后。影像学检查是明确诊断颅脑损伤最主要的手段,在颅脑损伤的诊治中发挥着至关重要的作用。

一、概述

(一)病理生理

根据颅腔与外界是否相通,可将颅脑损伤分为闭合性颅脑损伤和开放性颅脑损伤两种。前者的硬脑膜完整,而后者的硬脑膜破裂。依据颅脑损伤出现的时间顺序,还可将颅脑损伤分为原发性颅脑损伤和继发性颅脑损伤。原发性颅脑损伤是指与外伤同时发生的损伤(如穿通伤或剪切伤);继发性颅脑损伤是指受外伤时,头部并未与任何物体相撞,但是因惯性作用导致脑灰、白质发生的剪切损伤。原发性颅脑损伤主要包括脑挫裂伤、脑出血、脑血管损伤、脑实质剪切伤,以及弥漫性轴索损伤等。继发性颅脑损伤主要包括脑水肿、脑梗死、脑疝和穿通伤引起的颅内感染等。

(二)临床表现

目前,多数颅脑外伤由车祸所致,其中以酒后驾车更为常见。这些伤者的病史不可靠或者因神志不清无法获得病史,伤者通常不配合体格检查,经常很难判断其临床表现是由外伤所致,还是由神经系统疾病(如脑卒中、癫痫等)发作而导致的继发损伤。因此,颅脑外伤的神经系统影像学检查至关重要。

因为脑组织位于一个密闭的骨性颅腔中,自由活动度很小,所以颅脑损伤的病理生理改变具有与其他部位不同的特殊之处,颅脑损伤所致的脑出血、脑水肿和脑肿胀,均可使患者的颅内压不断升高,进而引起毛细血管外压力升高,造成脑血流灌注减少,后者又可使脑组织损伤进一步加重,颅内压继续升高,形成恶性循环。因此,治疗颅脑损伤的关键是及时有效地解除脑组织受压。临床通常进行开颅手术(如对急性血肿者行颅骨钻孔引流术)以降低颅内压,另外,还可配合内科治疗。例如,注射肝素增加血管内渗透压、减少液体从毛细血管渗出,采用过度通气造成低碳酸血症等,均有利于降低充血性脑肿胀。

脑充血、脑水肿引起的弥漫性脑肿胀和颅内血肿均可导致脑组织受压,颅内压增高。当一侧半球病变严重时,则可引起同侧侧脑室消失,脑组织向对侧移位,严重者可引发大脑镰下疝,即同侧大脑从大脑镰下穿过,进入对侧;若幕上颅内压过高,则可引起脑钩回疝,即内颞叶的钩回向脑中线、向下移动,压迫动眼神经、大脑后动脉和中脑,分别引起动眼神经麻痹、失明、瞳孔扩大,甚至死亡;颅内压增高明显,可导致枕大孔疝,使小脑扁桃体(甚至小脑半球)向下疝入椎管,压迫生命中枢,引起患者死亡。

(三)影像学表现

在怀疑或已知为急性头外伤时,首选 CT 检查,以显示急性脑出血及骨折等情况。因为脑挫裂伤一般无须手术治疗,而颅内血肿则应尽早实施开颅手术加以清除,CT 扫描可直接显示颅内血肿和脑挫裂伤的部位、范围和数目,所以 CT 检查能指导临床制订正确的治疗方案。CT 检查简便易行,扫描室内能放置监护与抢救所必需的设备,适用于对危重颅脑损伤患者的抢救。

应该注意,对颅脑损伤者,头颅 CT 除常规观察软组织窗外,还必须进行骨窗观察,以便显示颅骨(尤其是颅底)的骨折。如果应用多排螺旋 CT,应该进行三维重建,以免漏诊与扫描层面平行、无错位的骨折。

颅骨常规 X 线片能清楚地显示颅骨骨折(尤其是非凹陷性颅骨骨折),如果条件有限,不能进行 CT 检查,也可以选择进行头颅 X 线检查。

MRI 检查时间较长,检查室难以放置监护设备和抢救设备,因此,急性颅脑损伤患者不适于进行急诊 MRI 检查。但是,因为 MRI 显示脑实质损伤病灶更清楚、更敏感,尤其是对弥漫性轴索损伤有独到之处,所以在伤者病情稳定的情况下,必要时也可选择进行 MRI 检查。

需要对哪些外伤患者进行中枢神经系统的影像学检查是神经外科医师经常需要面对的问题。原则上对神经系统出现阳性体征、意识丧失或严重创伤者应及时进行抢救。对病情稳定,因年老或饮酒不能提供病史,所提供的病史与外伤不符合,病史不可靠,或因饮酒、癫痫导致外伤而体格检查结果不可靠的患者,应该选择行 CT 扫描。在行 CT 检查前,如果外伤的范围较大,应先拍摄颈椎正侧位 X 线片,以排除椎体不稳或脱位。若怀疑为颈髓损伤,则应立即行颈段脊髓 MRI 扫描,以评估颈髓损伤的情况。

二、硬膜外血肿

硬膜外血肿是位于颅骨内板与硬脑膜之间的血肿,好发于幕上半球凸面,约占外伤性颅内血肿的 30%,其中大部分属于急性血肿,其次为亚急性,慢性较少。硬膜外血肿的形成与颅骨损伤有密切关系,骨折或颅骨的短暂变形可撕破位于骨沟的硬脑膜动脉或静脉窦,引起出血,90% 的硬脑膜外血肿与颅骨线形骨折有关。

(一)病理与临床表现

在正常情况下,颅骨内板与硬脑膜紧密相贴,不易分离,同时,硬脑膜在颅缝处相嵌入其内,所以硬膜外血肿多呈梭形或凸透镜样,并且血肿不易越过颅缝。临床上因血肿部位的不同,表现不尽一致,可有脑受压的症状和体征。若头部外伤后开始昏迷时间较短,再度昏迷前出现中间清醒期,要考虑为硬膜外血肿的可能。当较大的血肿推压脑实质时,严重者可出现脑疝。

(二)影像学表现

1. CT

颅骨内板下有梭形或凸透镜样高密度影,其多在骨折部位下方,一般比较局限,边界清楚,血肿范围一般不超过颅缝。血肿密度多均匀。不均匀的血肿,早期可能与血清溢出、脑脊液或气体进入有关,后期则与血块溶解有关。CT检查可见中线结构移位,侧脑室受压、变形和移位等占位效应。骨窗可显示局部颅骨骨折,当血肿压迫邻近的脑血管时可出现脑水肿。

2. MRI

MRI所见的血肿形态与CT的相似,呈梭形,边界锐利。血肿信号强度变化与血肿的期龄及MRI的磁场强度有关。血肿急性期,T_1WI呈等信号,T_2WI呈低信号;血肿亚急性期,T_1WI和T_2WI均呈高信号,血肿内缘可见低信号强度的硬膜(图2-4)。

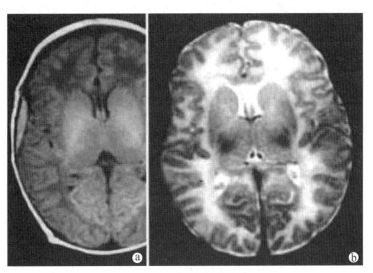

图2-4　急性硬膜外血肿

(二)诊断与鉴别诊断

本病的影像学特征为颅骨下方有梭形或凸透镜样高密度影,边界清晰,一般不超过颅缝,可有骨折。CT和MRI均有确诊意义。急性期首选CT,但对于慢性期血肿和亚急性期血肿的显示,MRI优于CT。

三、硬膜下血肿

硬膜下血肿是指颅内出血后,血液积聚在硬脑膜下腔所引发的病症。硬膜下血肿在颅内血肿中发生率最高。根据伤后血肿发生时间的不同,可将硬膜下血肿分为急性硬膜下血肿(伤后3天以内发生)、亚急性硬膜下血肿(伤后3天至3周内发生)和慢性硬膜下血肿(伤后3周以上发生)。

（一）病理与临床表现

急性血肿一般是由较严重的外伤所致,病程短、症状重且进展迅速,多数呈持续性昏迷,且进行性加重,很少有中间清醒期。

局灶性体征和颅内高压症状出现早,生命体征变化明显,较早出现的是脑疝与去大脑强直。慢性硬膜下血肿的特点是轻度头部外伤或没有明确外伤史,经过至少3周以上时间逐渐出现颅内高压和脑压迫症状。因为硬膜下腔是一个潜在的自由腔隙,血液容易沿着间隙流动蔓延,所以硬膜下血肿的形态多呈新月形。

（二）影像学表现

1. CT

（1）急性硬膜下血肿:可由直接外伤或对冲伤所致,常合并脑挫裂伤和(或)蛛网膜下隙出血,硬膜下血肿的特点是颅骨内板下有新月形高密度影,范围广,严重时覆盖大脑半球大部。另外,急性硬膜下血肿造成的脑室压迫及中线结构移位常比硬膜外血肿的更加显著。值得注意的是,如果窗宽、窗位不当,则薄层硬膜下血肿将无法与颅骨分辨,可能被漏诊(图 2-5)。

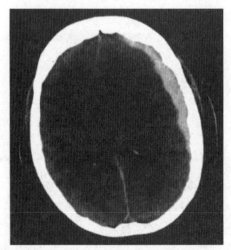

图 2-5　急性硬膜下血肿

（2）亚急性硬膜下血肿:依血肿溶解、吸收情况的不同,可呈现出稍高密度、混杂密度或等密度新月形影。其中,等密度血肿与脑皮质无密度差异,CT 容易漏诊,这时要注意观察新月形血肿影有无脑回和脑沟裂,局部是否呈占位效应和脑回是否受推压并内移。CT 增强扫描可见脑表面血肿包膜强化,而血肿不强化。

（3）慢性硬膜下血肿:一般呈低密度,但血肿包膜的毛细血管可因破裂后发生再出血而呈混杂密度,其形态可为新月形或半月形。血肿包膜呈线条状,CT 增强扫描示有强化,时间很长的慢性血肿可见包膜钙化。

2. MRI

硬膜下血肿的 MRI 信号改变随期龄而异。急性者 T_1WI 呈等信号,T_2WI 呈低信号;亚急性者 T_1WI 和 T_2WI 均呈高信号。这种血肿在 CT 上有可能为等密度。MRI 信号变化主要是由血肿内血红蛋白的演变所决定,随时间推移,正铁血红蛋白变成含铁血黄素,血肿液化,T_1WI 呈低信号,T_2WI 呈高信号,类似于硬膜下积液的表现。

(三)诊断与鉴别诊断

1.诊断

硬膜下血肿的 CT 及 MRI 征象典型,一般易于诊断。在 CT 上应主要注意的是认识亚急性硬膜下血肿的等密度征象,观察脑回有无受压内移,脑表面有无脑沟裂。

2.鉴别诊断

(1)慢性硬膜下血肿的后期,血肿完全液化,即演变为硬膜下积液。

(2)CT 检查有时较小的慢性硬膜下血肿应与颅骨所产生的容积效应相鉴别,注意调节观察的窗宽、窗位,必要时行 MRI 检查可以区分。

(3)本病还应与静脉窦相鉴别,尤其是儿童,其静脉窦在 CT 上往往密度较高,表现类似新月形,但静脉窦有固定的解剖位置和形态,上下层面分析可以鉴别。

四、脑挫裂伤

脑挫裂伤是指颅脑外伤所致的脑组织的钝性损伤,多发生于着力点及其附近,也可发生于对冲部位,常并发蛛网膜下隙出血。

(一)病理与临床表现

其病理改变包括脑外伤引起的局部脑水肿、坏死、液化及多发散在小出血等变化。其临床表现有伤后头痛、恶心、呕吐和意识障碍,有或无神经系统定位体征及生命体征的变化,多有蛛网膜下隙出血的表现。病情的轻重与脑挫裂伤的部位、范围和程度直接相关。

(二)影像学表现

1.CT

(1)局部低密度改变:其大小、形态不一,边缘模糊,数天至数周后部分可恢复至正常脑组织密度,部分则进一步发展为更低密度区,提示为脑组织软化。

(2)散在点片状出血:位于低密度区内,形态常不规则,有些可融合为较大血肿。3~7 天开始吸收,1 或 2 个月内完全吸收为低密度区。

(3)蛛网膜下隙出血较重的脑挫裂伤:常合并蛛网膜下隙出血,表现为大脑纵裂池、脑池、脑沟密度增高,但数天后密度即减低、消失。

(4)占位及萎缩表现:挫裂伤范围越大,则占位效应越明显。其表现为同侧侧脑室受压,中线结构移位,重者可出现脑疝征象。水肿高峰期过后,占位征象逐渐减轻,后期可出现脑萎缩改变。

(5)合并其他征象:如脑内血肿、脑外血肿、颅骨骨折、颅内积气等。

2.MRI

病灶信号随脑水肿、脑出血和脑挫裂伤的程度而异。脑水肿呈长 T_1 长 T_2 信号,点片状出血与脑出血信号变化一致,脑挫裂伤大多为信号不均匀。经治疗后,脑挫裂伤可以不留痕迹,也可以形成软化灶,这时表现为 T_1WI 低信号和 T_2WI 高信号,伴有相邻部位脑萎缩。

(三)诊断与鉴别诊断

诊断要点:①外伤史;②意识障碍重、时间长,有颅内压增高和局灶性脑损伤的症状和体征;③CT平扫,急性期显示脑内低密度病灶,伴有点片状高密度出血影及明显的占位征象;

④MRI表现为 T_1WI 低信号， T_2WI 高信号，早期有占位征象。

五、蛛网膜下腔出血

蛛网膜下腔出血指脑底部或脑表面的病变血管破裂，血液直接流入蛛网膜下腔引起的一种临床综合征，又称为原发性蛛网膜下腔出血，约占急性脑卒中的 10%，是一种非常严重的常见疾病。世界卫生组织调查显示，中国蛛网膜下腔出血的发病率约为 2.0/10 万人。临床上还可见因脑实质或脑室出血，硬膜外或硬膜下血管破裂，血液穿破脑组织，流入蛛网膜下腔，这称为继发性蛛网膜下腔出血。

(一)病理与临床表现

(1)颅内血管破裂，血液进入蛛网膜下腔，引起无菌性脑膜炎，可能是由红细胞的氧合血红蛋白在脑脊液中所致。

(2)脑血管痉挛，使脑组织水肿，重者发生脑梗死。血管痉挛的发生可能与化学刺激产生的血管收缩因子或机械刺激等有关。

(3)急性期过后形成正压性脑积水，慢性期由于阻塞蛛网膜粒或脑膜增厚、粘连等，可继发梗阻性脑积水或交通性脑积水。

其临床表现特点为"三联征"：剧烈头痛、脑膜刺激征、血性脑脊液。

(二)影像学表现

1. CT

蛛网膜下腔出血的直接征象为脑沟、脑裂、脑池由血液所填充的密度增高影。由出血的分布大致可以推论出血点：如大脑前动脉破裂，血液多积聚于视交叉池、侧裂池前部；大脑中动脉破裂，血液多积聚于一侧的外侧裂池附近，也可向内流；颈内动脉破裂，血液也以大脑外侧裂池为多；椎-基底动脉破裂，血液主要积聚于脚间池和环池，出血量较多时，呈广泛性分布，甚至逆流到脑室内。蛛网膜下腔出血的间接征象有急性期脑血管痉挛引起脑水肿、脑梗死，外伤性蛛网膜下隙出血可以合并脑内血肿、脑疝等，慢性期血液吸收不良，引起脑脊液循环障碍，出现脑积水。

2. MRI

24 小时内的急性蛛网膜下腔出血在 T_1WI、T_2WI 均为等信号或 T_2WI 低信号，对出血的敏感性不如 CT。亚急性期 T_1WI 可在脑沟内见条状高信号，T_2WI 呈低信号或条状高信号，依血红蛋白的演变而定。FXAIR 序列可能对蛛网膜下腔出血较敏感，脑沟内可出现高信号影。MRA 对发现动脉瘤、动静脉畸形等血管破裂的出血有一定帮助。

(三)诊断与鉴别诊断

根据典型 CT 和 MRI 表现，结合头痛、脑膜刺激征和血性脑脊液"三联征"的临床特点，诊断蛛网膜下腔出血不难。当仅少量蛛网膜下腔出血时，CT 和 MRI 可无阳性发现，但腰穿脑脊液可为血性。急性期蛛网膜下腔出血，CT 较 MRI 敏感，而亚急性和慢性期，则 MRI 优于 CT。

六、颅骨骨折

颅骨骨折指颅骨受暴力作用所致骨结构改变，占颅脑损伤的 15%～20%，可发生于颅骨的任何部位,以顶骨最多,额骨次之,颞骨和枕骨又次之。颅骨骨折按骨折部位的不同可分为颅盖骨折与颅底骨折;按骨折形态的不同可分为线性骨折、凹陷骨折、粉碎骨折、儿童生长性骨折(随年龄增长而骨折线增宽的骨折);按骨折与外界是否相通可分为开放性骨折与闭合性骨折。颅骨骨折的重要性不在于颅骨骨折本身,而在于其既可损伤脑膜及脑,又可损伤脑血管及脑神经。

(一)影像学表现

1. X 线片

颅骨线性骨折在 X 线片上显示为僵硬线条状低密度影,走向和长短各异;若骨折在内板与外板不一致,在 X 线片上可显示两条大致相近且平行的低密度线状影。若为颅骨凹陷骨折,当投影的中心线切过凹入部位时,可显示骨折片呈圆锥状凹入;3 岁以下的儿童,骨板多如乒乓球凹陷状,常无明显骨折线。颅骨粉碎骨折,呈放射状裂成数块,碎片可重叠,有的嵌入脑内,严重者有颅骨变形。对于颅底骨折和骨折引起的颅内出血、脑脊液漏来说,由于组织重叠和缺乏对比,普通 X 线检查常显示不佳。

2. CT

CT 是颅骨骨折的主要检查方法,可见骨质的连续性中断、移位,还可见颅缝增宽分离,并能确定颅内血肿的位置、范围和周围的脑水肿,以及脑室变形和中线移位等情况。颅底骨折常累及颅底孔道,从而损伤通过的神经、血管,并可发生鼻窦黏膜增厚、窦腔积血。以前、中颅底骨折多见。前颅底筛板骨折易造成脑膜撕裂,形成脑脊液鼻漏;中颅底骨折易累及视神经管、眶上裂、圆孔、卵圆孔、棘孔和破裂孔,上述结构均有脑神经、血管通过,损伤后会引起相应的临床症状。进行 CT 检查时应根据临床表现,重点观察以免遗漏病变。三维重组可立体显示骨折与周围结构的关系,有利于手术治疗。

(二)诊断与鉴别诊断

颅骨 X 线片可发现颅盖部的骨折,怀疑凹陷骨折需拍摄切线位片以了解其深度,但颅骨 X 线片密度分辨率低,图像为重叠影像,对细微骨折显示困难。高分辨率 CT(high resolution CT, HRCT)技术常可发现较隐蔽的骨折,尤其是颅底骨折 CT 扫描不仅可显示骨折缝隙的大小、走行方向,并能确定并存的颅内血肿的位置、范围和周围脑水肿,还可显示窦腔积血和脑脊液漏,粉碎性骨折进入脑内的骨片也可通过 CT 扫描三维定位而利于手术治疗。骨折需与颅缝、血管沟、蛛网膜颗粒压迹等正常解剖结构鉴别。颅缝有特定部位,呈锯齿状,有硬化边,未闭合颅缝需与外伤时颅缝分离鉴别,正常成人颅缝间宽度不超过 2 mm,婴儿不超过 4 mm,血管沟呈条形凹痕,沿血管走行,表面光滑,有硬化边。蛛网膜颗粒压迹表现为颅骨内板局限性凹陷,颅板光滑、无骨质破坏,典型部位在旁矢状窦和横窦,有硬化边。

结合病史,CT 即可明确诊断,一般不需要 MRI 检查。

七、弥漫性轴突损伤

弥漫性轴突损伤(diffuse axonal injury,DAI)是头部受到瞬间旋转暴力或弥漫施力所致的脑内剪切伤,可引起脑灰质、脑白质、胼胝体、脑干及小脑神经轴突肿胀、断裂、点片状出血和水肿,常合并其他脑损伤。以往 DAI 均是尸检病理诊断,随着医学影像的发展,特别是 CT 和 MRI 的广泛临床应用,对该病的认识有了很大的提高。

DAI 患者在临床上常有持续性昏迷,可达数周至数月,存活者常有严重的神经系统后遗症。

(一)影像学表现

1. CT

双侧幕上半球多脑叶弥漫性脑水肿和脑肿胀,灰白质界限不清,表现为广泛的低密度区,半卵圆中心、内囊、穹隆柱、前后联合结构不清,严重者脑干、胼胝体也可受累;脑室、脑池因普遍受压而变小,脑池和脑沟界限模糊;大脑半球灰白质交界处、基底核区、胼胝体、脑干及小脑可见单发或多发的点状至 15 mm 以下的小出血灶;少有中线移位或仅有轻度移位(<5 mm)。部分病例可见蛛网膜下腔出血、脑室内出血或薄层硬膜下出血;对于临床症状严重,而头颅 CT 未发现异常或改变轻者,要考虑有 DAI 的可能。

2. MRI

MRI 检查对 DAI 的诊断敏感性明显优于 CT,MRI 能够显示更小的和改变更轻微的病灶,特别是对胼胝体和颅后窝的观察效果更是 CT 所不能及。如病变为非出血性,则 T_2WI 表现为脑白质、灰白质交界处和胼胝体、脑干及小脑散在、分布不对称的点片状异常高信号,AWI 呈等或低信号;急性期出血病灶呈 T_2WI 低信号,T_1WI 等信号或高信号,周围可见水肿信号;亚急性和慢性期出血的信号强度随时间而异。DWI 对诊断超急性期及急性期 DAI 具有很高的敏感性,可显示出血为低信号而水肿为高信号。

(二)诊断与鉴别诊断

根据严重的脑外伤史,CT 和 MRI 有上述表现,且患者病情危重,无颅内大的血肿或不能用颅内血肿解释临床表现,提示有 DAI 可能。CT 对非出血性 DAI 检出敏感性较低,仅为 $20\%\sim50\%$;MRI 比 CT 敏感,T_2WI 优于 T_1WI,DWI 序列对诊断 DAI 具有很高的敏感性,SWI 对微小出血有更高的检出能力。

(王　晋)

第四节　　脑感染性疾病

一、脑脓肿

脑脓肿是颅脑较常见的感染性病变,指由化脓性细菌引起的脑组织的化脓性感染。根据病因的不同可分为耳源性、鼻源性、血源性、隐源性或损伤性脑脓肿。其主要表现为隐性感染、颅内压增高及脑局灶性症状和体征。

(一)病理与临床表现

化脓性细菌等致病菌侵入脑实质后,首先导致脑炎及邻近脑膜炎,脑组织坏死、液化后形成脓腔,脓腔的外侧为炎症、肉芽组织和水肿,最后化脓灶由肉芽组织及增生的胶质细胞包绕形成包膜。临床上多有畏寒、发热、头痛、抽搐及脑膜刺激征等,血中性粒细胞计数增高、血沉加快,脑脊液中白细胞增多等。

(二)影像学表现

1. CT

(1)急性脑炎期:表现为边界不清的低密度区,或不均匀的混杂密度区;增强一般无强化,或呈斑点状强化。有占位效应。

(2)化脓期和包膜形成期:平扫脓肿壁为等密度,壁可完整或不完整,厚 $5\sim6$ mm;约 50% 的病例可见脓腔,呈水样低密度或更低密度,部分脓腔可有气-液平面。水肿逐渐减退。增强扫描示脓腔无强化,化脓期脓肿壁轻度强化,壁略厚而不均匀,外缘模糊;包膜形成期脓肿壁明显强化,有完整、光滑、均匀、薄壁的特点。脓肿呈圆形、椭圆形或不规则形。

(3)小脓肿的 CT 表现:①平扫示脓肿与水肿分界不清,呈不规则低密度区,脓肿壁及脓腔模糊;②增强扫描示脓肿呈环状强化,少数呈结节状强化;③多位于幕上皮层区;④占位效应轻。

(4)非典型脑脓肿的 CT 表现:①平扫呈低密度,脓肿壁未显示;②脓肿壁强化不连续;③呈环状及片状强化;④脓肿内有分隔,呈多环或分房状强化。

2. MRI

(1)急性脑炎期:初期,病变小,位于皮层或皮髓质交界处,T_2WI 呈略高信号。随着病变范围增大,T_1WI 呈低信号,T_2WI 呈高信号,占位效应明显。

(2)化脓期和包膜形成期:脓腔和周围水肿 T_1WI 呈低信号,T_2WI 呈高信号,脓肿壁 T_1WI 呈等信号,T_2WI 呈等或低信号。增强脓肿壁显著强化,壁光滑、无结节。多房脓肿可有壁结节假象,少数脓肿也可形成壁结节、花环状结构。因脓液黏稠,水分子扩散受限,脓腔 DWI 呈显著高信号,此为脑脓肿的特征性表现。

(三)诊断与鉴别诊断

1. 诊断

CT、MRI 都能作为诊断脑脓肿很好的检查技术,在脑炎期,MRI 要比 CT 敏感。脓肿形成后诊断要点主要在脓肿壁,其在 CT 平扫上呈等密度,T_1WI 呈等信号,T_2WI 呈低信号,增强扫描呈明显的均匀强化、壁薄、内缘光滑。

2. 鉴别诊断

脓肿早期主要应与胶质瘤鉴别,临床上畏寒、发热等症状是鉴别诊断的重要依据,胶质瘤一般早期反复的癫痫发作是其主要症状。脓肿形成后主要与转移瘤鉴别,转移瘤的囊壁厚度不均匀,内缘可有壁结节,多数易鉴别,肿瘤病史也是重要的鉴别依据。

二、颅内结核

颅内结核的发病率不是很高,仅占全身结核感染的不到 5%,但病情重,危险性高,预后不良多见。

(一)病理与临床表现

颅内结核多由结核分枝杆菌经血液播散而来,常见的类型有结核性脑膜脑炎、粟粒样结核和结核球,结核脓肿少见。结核分枝杆菌植入蛛网膜下腔,引起增生性脑膜炎,以脑基底池和鞍上池为著。粟粒样结核是直径为 $2\sim3$ mm 的结核结节,位于脑实质内,数量较多。结核球体积较大,常位于脑表浅部位,为黄色结节状,质地较硬,中心为干酪样坏死及钙化。因为大量渗出物沉积于脑池及蛛网膜炎症，所以继发脑积水常见。临床症状多有发热、头痛、盗汗、烦躁不安、呕吐，晚期表现为意识丧失，可有抽搐。颅神经受损后面、视、动眼、外展等神经较易受累，常有颈项强直、布氏征、克氏征阳性等。

（二）影像学表现

1. CT

（1）结核性脑膜炎：平扫示蛛网膜下腔密度增高，以鞍上池、外侧裂池尤为明显，晚期可见点状钙化。增强扫描上述区域可见不规则的明显强化，类似出血或阳性对比剂脑池造影的CT表现。

（2）脑结核球：平扫为等密度、高密度或混杂密度的结节，部分结节内有钙化。其中约80%为单发，约20%为多发。周围有轻度水肿，有占位效应。

（3）结核性脑脓肿：平扫和增强扫描的表现类似化脓性脑脓肿，但其内无气体。病变多发（约70%）或单发。平扫示脑实质内有多发小的等密度或低密度结节影，弥漫分布于大脑与小脑区；增强扫描结节有强化。

2. MRI

（1）结核性脑膜炎以颅底部为重，视交叉池和桥前池结构分辨不清。T_1WI 信号增高，T_2WI 信号更高，增强扫描示明显强化（图 2-6）。

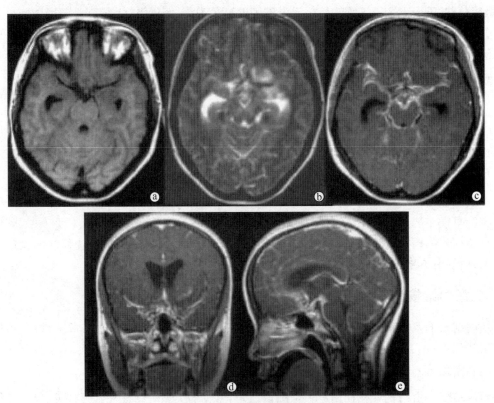

图 2-6　结核性脑膜炎

（2）结核球 T_1WI 信号低，包膜为等信号，T_2WI 多数信号不均匀，包膜信号可低可高；DWI 呈等或混杂低信号，部分呈高信号。钙化在 T_2WI 一般为低信号。

(3)结核性脑脓肿在 T_1WI 呈等信号或稍低信号，T_2WI 呈等信号或稍高信号，脓腔 DWI 多呈高信号。增强扫描示囊壁明显强化。

(三)诊断与鉴别诊断

结核性脑膜炎因其主要位于基底池和侧裂池，脑膜增厚明显，易于同其他原因所致的脑膜炎鉴别。粟粒样结核体积小，平扫不易显示，增强扫描十分必要，其主要应与某些表现类似的转移瘤鉴别，且鉴别主要依赖病史和实验室检查，影像学上难以完成。结核瘤主要应与胶质瘤、转移瘤鉴别。CT 上的钙化，特别是环状钙化，T_2WI 的低信号及增强环状强化是其诊断的要点。总体来说，MRI 显示颅内结核要优于 CT。

三、脑囊虫病

脑囊虫病是由寄生虫(猪肉绦虫为主)所传染的一种顽固性颅内疾病。该病占囊虫病的 80% 以上。猪肉绦虫虫卵被食入人体后，发育成囊尾蚴，经消化道穿出肠壁进入肠系膜小静脉，再经体循环而到达脑膜、脑实质及脑室内，引发本病。本病可分为脑实质型、脑室型、脑膜型及混合型。患此病后脑组织及大脑中枢损伤严重，患者会有头痛、浑身无力、肢体运动障碍等症状，严重的还会继发癫痫、视物不清甚至失明等。

(一)病理与临床表现

脑囊虫在颅内按病程可分为囊虫存活期、囊虫变性期和囊虫死亡期，病理上最具特征的是囊虫结节，囊虫退变死亡时常引起免疫反应性脑炎。临床上脑囊虫病常无任何症状，多在检查中偶然被发现。

(二)影像学表现

1. CT

脑实质型脑囊虫病最多见，囊虫可分布于脑实质的任何部位，包括脑干，以白质区较多，数目少则一两个，多者可达上百个。囊虫存活期的 CT 表现较典型，平扫时表现为低密度的小囊，直径 5～20 mm，囊壁很薄，内见偏心的头节，头节直径 2～3 mm，囊周水肿较少见，增强扫描示头节可强化。变性期囊虫囊液密度增高，头节变模糊或消失，CT 平扫界限不清，增强扫描由于囊壁纤维化肉芽组织形成，可有环状强化。坏死期主要表现为钙化，CT 上为脑实质内多发的点状高密度影。在囊虫变性期和死亡早期，囊周脑组织可发生反应性脑炎，表现为囊周脑水肿增加，也可有轻度强化。脑室内囊虫 CT 平扫较难显示，增强扫描后的头节强化和虫体死亡后的钙化是重要的证据。脑膜型较少见，CT 表现不典型，有时表现为多发串珠状，常导致脑积水。混合型是指上述三种类型中有两种或三种同时存在。

2. MRI

脑实质内囊虫存活期的 MRI 表现典型，平扫 T_1WI 呈小圆形低信号，其内偏心附壁的头节呈小点状等信号，T_2WI 及 FLAIR 序列呈高信号，头节呈等低信号，囊周水肿较少，但 T_2WI 显示较 CT 敏感，增强扫描头节呈点状强化。囊虫变性、死亡期囊内头节显示模糊或消失，囊壁增厚，增强扫描呈环形强化，囊周水肿明显增加，反映了脑的炎性改变。囊虫死亡后的钙化则在各序列上均表现为低信号。脑室内囊虫 MRI 显示比 CT 要好，囊虫在 FLAIR 序列呈稍高信号，可区别于脑脊液，囊壁有时也可显示，T_1WI 呈薄的等信号，T_2WI 呈低信号。脑膜型囊虫多为发散存在或呈串珠状存在，MRI 表现与脑室内囊虫相似(图 2-7)。

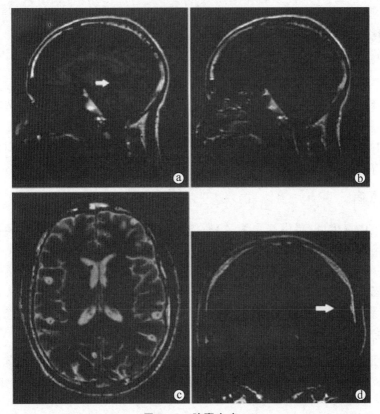

图 2-7　脑囊虫病

(三)诊断与鉴别诊断

1.诊断要点

(1)临床表现多样,主要有癫痫发作、颅内高压、运动障碍、精神异常和脑膜刺激征等。

(2)有绦虫病史和皮下结节。

(3)囊虫补体结合试验或囊虫间接血凝试验阳性。

(4)CT 及 MRI 各型表现如上。

2.鉴别诊断

(1)脑炎型需与多发性硬化、多发性脑梗死、皮质下动脉粥样硬化性脑病鉴别。

(2)单发大囊型需与皮样囊肿、表皮样囊肿、蛛网膜囊肿、脑穿通畸形鉴别。

(3)多发小囊型需与脑转移瘤、脑脓肿鉴别。

3.诊断价值

MRI 与 CT 相比,MRI 显示脑囊虫病的优势在于可评估囊虫存活。此外,对 CT 不易显示的部位,如脑底、眼眶等,MRI 的检出率高。

四、脑包虫病

人体感染包虫病是由细粒棘球绦虫棘球蚴引起的一种慢性脑、肝、肺、心、肾等部位的寄生虫病,脑包虫占包虫病患者的 1% 左右。其本病的传染源为狗。其主要症状有颅内占位效应,并可对脑室系统压迫和梗阻,以至于出现颅内压增高,以及局灶性症状(如偏瘫、失语、偏身感觉障碍及癫痫发作)。

(一)病理与临床表现

棘球绦虫卵在十二指肠成为幼虫,入门静脉,经血流进入肝、肺和颅。在颅内,脑细粒棘球蚴发育成囊状,常见于脑实质内,偶见于脑室内或硬膜外;多为单发、单房性,也可为多发或多房性;囊常较大,直径可达数厘米以上。囊内含有头节,可形成子囊。囊虫死后,透明的囊液变混浊,囊壁可钙化。与细粒棘球蚴不同,泡状棘球蚴呈芽生方式向外生长、浸润,形成无数小囊,呈蜂窝状;周围组织发生慢性炎性肉芽肿,无包膜;病灶中心常有坏死和钙盐沉着。

临床上,患者有局部占位症状、癫痫发作和颅内压增高表现;皮内试验和脑脊液补体结合试验呈阳性,周围血常规及脑脊液中嗜酸性粒细胞计数增高;常伴有颅外棘球蚴病,多见于肺和肝。

(二)影像学表现

1. CT

(1)脑细粒棘球蚴病:表现为脑内较大的类圆形囊性病灶,边界清楚,密度与脑脊液相似或略高,无水肿,有明显的占位表现;如囊壁钙化则呈完整或不完整的环状高密度带;增强扫描示囊壁无强化或有环状强化。当病变阻塞脑脊液循环路径时,可见脑室扩大。

(2)脑泡状棘球蚴病:表现为单发或多发的略高密度肿块,边界欠清楚,其内可见钙化,周围常有明显的脑水肿表现;增强扫描示,病灶周边有不规则的环状强化,并于边缘处可见境界较清楚的无强化小囊状影。

2. MRI

(1)脑细粒棘球蚴病:病灶呈圆形、边缘光滑,为囊性病变,T_1WI 和 T_2WI 信号强度与脑脊液的相似,囊周无水肿。当病灶母囊内存在子囊时,则呈分房状表现。MRI对钙化显示不敏感。

(2)脑泡状棘球蚴病:病灶于 T_1WI 上常呈略高信号,于 T_2WI 上则呈低信号,其内和边缘常见小囊状高信号灶。病灶周围常有明显的脑水肿表现。增强扫描的表现类似CT增强扫描所见(图2-8)。

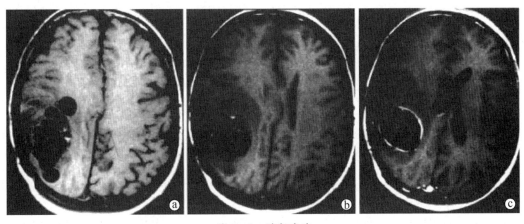

图2-8　脑包虫病

(三)诊断与鉴别诊断

脑细粒棘球蚴病影像学表现特殊,在本病流行地区,若患者有颅内症状,补体结合试验阳性,尤其是患者有肝或肺细粒棘球蚴病时,若见到上述典型的 CT 和 MRI 征象,可确诊。本病主要应与脑脓肿、囊变的胶质瘤、表皮样囊肿及蛛网膜囊肿鉴别。

脑泡状棘球蚴病也具有一定特征,即 CT 上病变呈不规则环状强化且边缘可见无强化的小囊,以及 T_2WI 上病变主要呈低信号,并有高信号的小囊,结合居住地和实验室检查,也可提示诊断。本病应与脑脓肿、转移瘤和胶质瘤等病变鉴别。

五、急性单纯疱疹病毒性脑炎

急性单纯疱疹病毒性脑炎是由单纯疱疹病毒引起的中枢神经系统最常见的病毒感染性疾病。其常累及大脑颞叶、额叶及边缘系统,引起脑组织出血性坏死和变态反应性脑损害。

(一)临床与病理

急性单纯疱疹病毒性脑炎主要是病毒对脑实质细胞的损害,病毒随血液通过血-脑脊液屏障侵入中枢神经系统,导致脑炎和机体免疫功能异常。不同病毒学类型脑炎均可有脑组织的局限性或弥漫性水肿、神经细胞变性坏死、胶质细胞增生、脑膜或脑实质的炎症细胞浸润,病毒感染诱发下产生的变态反应可致急性脱髓鞘脑炎。急性单纯疱疹病毒性脑炎病死率高,易致后遗症;肠道病毒所致脑炎、脑膜炎等病死率低,一般无后遗症。本病的临床主要表现为发热、头痛、呕吐、意识障碍、惊厥,并可出现脑神经麻痹、肢体瘫痪和精神症状;本病的体征可有脑膜刺激征和巴宾斯基征阳性等。确诊本病必须靠病毒分离及血清学检查。

(二)影像学表现

1. CT

早期 CT 阴性,发病后 1 周左右可见颞叶前内侧与脑岛、边缘系统低密度区,边界模糊,占位效应及轻度强化或无强化表现。病变向额叶深部和枕叶深部发展,但基底节区的神经核团较少受侵犯。严重病变晚期,患者可出现脑萎缩或脑实质破坏和多发的钙化。

2. MRI

(1)病变主要累及颞叶、脑岛、额叶底部和扣带回,呈单侧性或双侧不对称分布,但较少累及基底节区的神经核团。

(2)T_1WI 为稍低信号,T_2WI 为高信号,信号形态不规则。

(3)增强扫描,早期强化多不明显,第 2~4 周时可出现明显强化,多呈脑回状或斑片状。

(三)诊断与鉴别诊断

1. 诊断

急性单纯疱疹病毒性脑炎的 CT、MRI 诊断,主要表现为双侧大脑半球额、顶、颞叶对称性或不对称性分布,形态不规则的异常密度/信号影,影像学缺乏特征性,主要通过病毒学、免疫学检查而确定。

2. 鉴别诊断

当急性单纯疱疹病毒性脑炎累及双侧基底节、丘脑区时,应与 Wilson's 病、一氧化碳中毒及霉变甘蔗中毒性脑病等鉴别。累及双侧大脑半球白质的急性脱髓鞘脑炎应与多发性硬化相鉴别。当急性单纯疱疹病毒性脑炎出现占位效应时，其表现类似于脑肿瘤，需予以鉴别。

六、人类免疫缺陷病毒性脑炎

人类免疫缺陷病毒（human immunodeficiency virus，HIV）是一种感染人类免疫系统细胞的病毒。人类免疫缺陷病毒的感染导致艾滋病（acquired immune deficiency syndrome，AIDS），AIDS 患者中，中枢神经受累者可达 73%～80%。

(一)病理与临床表现

HIV 为嗜神经性病毒，对神经系统有亲和性，可直接侵犯脑实质和脑膜，引起非化脓性脑炎和(或)脑膜炎。脑炎的病理改变主要是以多核巨细胞为特征的神经胶质细胞小结，广泛分布于大脑白质、基底节区和大脑皮质。受累的脑白质内可见散在的灶性脱髓鞘和空泡变性，伴有胶质结节和多核巨细胞，有脑水肿，但无炎性细胞，后期表现为脑萎缩。

人类免疫缺陷病毒性脑炎的临床表现主要有：①记忆力下降、注意力受损、性格改变、阅读困难及精细运动功能减退，称为艾滋病痴呆综合征；②急性脑膜脑炎；③慢性脑膜脑炎。

(二)影像学表现

1.CT

本病 CT 多表现为脑内单发、多发的低密度灶；常见于一侧或双侧大脑半球额、顶、颞、岛叶及基底核-丘脑区，也可累及脑干和小脑。早期，以病变累及灰质为主，主要表现为脑组织弥漫性肿胀；急性脱髓鞘性脑炎则主要累及皮层下及侧脑室周围白质；晚期出现脑软化、脑萎缩，可有钙化。

2.MRI

MRI 较 CT 优越，表现为脑内的多发或单发病灶，呈对称或不对称分布，T_1WI 呈低信号，T_2WI 呈高信号；当炎症蛋白渗出较多时，T_1WI 可呈稍低或等信号。FLAIR 序列可通过抑制脑脊液信号，使脑室旁及灰质区的小病灶显示更清晰。DWI 可比常规 MRI 更早发现病灶，当出现细胞毒性水肿时、水分子扩散受限，DWI 可出现异常高信号。增强扫描示病变区实质内发生弥漫或脑回样强化，但强化程度低于软脑膜的强化。

(三)诊断与鉴别诊断

人类免疫缺陷病毒性脑炎影像学诊断缺乏特异性征象，主要应结合临床病史及实验室检查来确诊。本病需与其他原因引起的脑炎、脑膜脑炎、脑白质病及脱髓鞘疾病等鉴别。

（王　晋）

第五节　脑血管疾病

一、脑梗死

脑梗死是一种缺血性脑血管疾病，其发病率在脑血管病中占首位，常见的有大、中动脉闭塞性脑梗死和小动脉闭塞性脑梗死(腔隙性脑梗死)。

(一)大、中动脉闭塞性脑梗死

其主要病因是脑的大或中等管径的动脉发生粥样硬化,继发血栓形成,导致管腔狭窄、闭塞。其中以大脑中动脉闭塞最多见,其次为大脑后、大脑前动脉及小脑的主要动脉闭塞,可引起病变血管供应区脑组织坏死。本病多见于50岁以上患有动脉粥样硬化、糖尿病、高脂血症者,常于休息或睡眠时发病。

1.病理与临床表现

梗死发生后4~6小时脑组织会发生缺血与水肿,继而出现坏死,1或2周后脑水肿逐渐减轻,坏死脑组织液化,梗死区出现吞噬细胞浸润,清除坏死组织,同时有胶质细胞增生和肉芽组织形成,8~10周后形成含液体的囊腔(即软化灶)。少数缺血性脑梗死在发病24~48小时后可因再灌注而发生梗死区内出血,转为出血性脑梗死。临床表现因梗死区部位的不同而异。常见的临床症状和体征包括偏瘫和偏身感觉障碍、偏盲、失语等,小脑或脑干梗死时常有共济失调、吞咽困难、呛咳等症状。

2.影像学表现

(1)X线:脑血管造影早期可见病变血管闭塞,为特征性表现,可见于50%的病例。其他征象可见到病变区动脉血流缓慢、循环时间延长,对比剂排空延迟,出现逆向血流或无灌注区,动静脉短路,对比剂提前进入引流静脉及占位效应等。

(2)CT:具体如下。

平扫:具体如下。①脑组织内的低密度区:在脑梗死24小时内,CT检查可无阳性发现,或仅显示模糊的低密度区。部分病例可于早期显示动脉致密征(大脑中动脉或颈内动脉等较大动脉的某一段,由于栓塞或血栓形成而密度增高);大脑中动脉闭塞的早期可出现岛带区(脑岛、最外囊和屏状核)灰白质交界消失,此即"岛带征"。脑梗死24小时后,CT检查可显示清楚的低密度区,其特点是低密度区的范围与闭塞血管供血区相一致,同时累及皮质和髓质。低密度区的大小和形态与闭塞的血管有关:大脑中动脉主干闭塞,病灶呈三角形低密度区,基底朝向脑凸面,尖端指向第三脑室;大脑中动脉闭塞在豆纹动脉的远端,病灶多为矩形低密度区,出现基底核回避现象;大脑前动脉闭塞,表现为长条状的低密度区,位于大脑镰旁;大脑后动脉闭塞,在顶叶后部及枕叶可见半圆形的低密度区,位于大脑镰旁的后部;局灶性脑皮层梗死,表现为脑回丢失;室管膜下脑梗死,脑室边缘低密度呈波浪状。因为血管闭塞可以是左侧大脑前动脉闭塞致左侧额上支,所以低密度的形态有时变异也很大。脑梗死后2或3周,CT扫描可出现模糊效应,CT平扫病灶为等密度,分辨困难。这是脑水肿消失而吞噬细胞浸润,使组织密度增加的缘故。脑梗死后期,坏死组织清除,可形成囊腔,CT显示密度更低。②占位效应:脑梗死后2~5天为脑水肿高峰期,此时可有占位效应,但相对较轻,一般见于梗死区广的病例,表现为同侧脑室受压,中线结构移位。大脑中动脉主干闭塞后,偶尔可见脑疝征象。小的梗死,一般没有明显的占位效应。如果占位效应超过1个月,应注意有无肿瘤的可能。③脑萎缩:脑梗死相邻部位的脑室、脑池或脑沟扩大,患侧半球变小,中线结构移向患侧。脑萎缩一般在脑梗死1个月以后才出现,但小梗死病灶上述变化不明显(图2-9)。

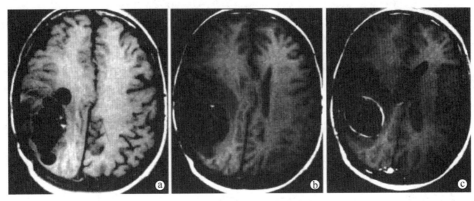

图 2-9　脑梗死 CT 表现演变

增强扫描:脑梗死后可出现强化,大多数为不均匀强化,表现为脑回状、条状、环状或结节状强化,偶尔为均匀强化。梗死区强化是由血-脑脊液屏障破坏、新生毛细血管和血液灌注过度所致。CT 灌注成像对血流灌注状况的判断有参考意义。

(3)MRI:在梗死 6 小时内,由于细胞毒性水肿,DWI 即可发现高信号;此后发生血管源性水肿、细胞死亡、髓鞘脱失、血-脑脊液屏障破坏,则 T_1 与 T_2 弛豫时间延长。梗死 1 天后至第 1 周末,水肿进一步加重,占位效应更明显。梗死区仍呈长 T_1 信号和长 T_2 信号。但与以前相比(梗死第 1 天),T_1 渐渐变短,这是由水肿区蛋白含量升高所致。有时还可见病变动脉变实或消失。脑梗死后期,小的病灶可以不显示,主要表现为局灶脑萎缩;大的病灶可形成软化灶,T_1 与 T_2 显著延长,出现类似脑脊液的信号。应用 DWI 和 PWI,不但能诊断早期脑梗死,而且可以判断脑梗死周边半暗带的存在。所谓半暗带是指急性脑缺血后局部血流量降低,该组织恢复血供后仍可以存活的区域。

3.诊断与鉴别诊断

(1)诊断:脑实质内在 CT 上呈低密度,在 MRI 上呈长信号病变区,与某一血管供应区相一致,呈楔形或扇形,同时累及皮、髓质,增强扫描呈脑回状强化,为缺血性脑梗死的典型表现。急性期 CT 征象可不典型或呈阴性,应注意结合临床并于近期内复查或行 MRI 检查。梗死后第 2~3 周可因模糊效应使 CT 平扫无异常发现,应行增强检查,此时大多数病例可呈脑回状强化而明确诊断。MRI 发现脑梗死比 CT 更敏感,对显示脑干、小脑的梗死更优于 CT。CT 则因伪影影响而对小脑、脑干梗死的诊断存在困难。脑血管造影检查一般仅用于拟行溶栓治疗的病例,而不作为常规的检查方法。

(2)鉴别诊断:当 CT 或 MRI 上脑梗死表现不典型时,应注意将本病与胶质瘤、转移瘤、脑脓肿及脑脱髓鞘病等相鉴别。脑肿瘤的占位表现常较脑梗死的更显著,胶质瘤多呈不规则强化,转移瘤常呈均匀或环形强化,均不同于脑梗死的强化,对个别鉴别困难的病例应结合临床表现或行动态观察以明确。脑脓肿常呈规则的环形强化,可以鉴别。脑脱髓鞘的病灶形态常不规则,多位于侧脑室周围,呈不规则形斑片状强化或无强化,结合临床常能鉴别。

(3)诊断价值比较:①早期脑梗死(<6 小时)MRI 能显示,CT 显示有困难;②显示幕下脑梗死 MRI 优于 CT。

(二)小动脉闭塞性脑梗死(腔隙性脑梗死)

腔隙性脑梗死是由脑穿支小动脉闭塞引起的深部脑组织较小面积的缺血性坏死,主要病因是高血压和脑动脉粥样硬化,好发部位为基底核区和丘脑区,也可发生于脑干、小脑等区域,可多发。

1.病理与临床表现

病理改变为局部脑组织缺血、坏死,约 1 个月后可形成软化灶,腔隙灶直径 5～15 mm,大于 10 mm 者称为巨腔隙灶。临床表现可有轻偏瘫、偏身感觉异常或障碍等局限性症状。梗死部位不同,临床表现各异。总体认为症状轻而且局限,预后也好。但个别严重者可发展为多发腔隙梗死,使中枢神经系统广泛损害,病灶可进一步发展,最终导致痴呆、延髓性麻痹等。相当一部分患者可以没有明显的临床症状。

2.影像学表现

(1)CT:平扫示基底核区或丘脑区有类圆形低密度灶,边界清楚,直径为 10～15 mm,无明显占位表现,可多发。4 周左右形成脑脊液样低密度软化灶,同时出现病灶附近脑室扩大,脑沟、脑池增宽等局部萎缩性变化。

增强扫描示梗死后 30 天可发生均匀或不规则形的斑片状强化,第 2～3 周最明显,形成软化灶后不再强化,并难与其他原因所致的软化灶相鉴别。

(2)MRI:病灶呈长 T_1、长 T_2 信号,没有占位征象。MRI 对腔隙性脑梗死的检出比 CT 更敏感,能发现 CT 上难以显示的小病灶(<8 mm),尤其是 DWI 检查更有利于检出早期腔隙性梗死灶。

3.诊断与鉴别诊断

基底核区、丘脑区或脑干有类圆形小病灶,在 CT 上呈低密度,在 MRI 上呈长 T_1、长 T_2 信号,边界清楚,无明显占位表现,可多发,结合病史可以诊断。腔隙性梗死有时难与小囊肿、血管周围间隙鉴别,需结合临床资料,必要时可行增强扫描。

二、脑出血

脑出血是指原发性非外伤性脑实质内出血,也称自发性脑出血。脑出血具有高病死率和高致残率的特点,占卒中的 10%～15%,30 日的病死率为 35%～52%,半数的死亡患者发生在发病的前两天,仅 20% 的患者在发病 6 个月时还具有独立的生活能力。

脑出血病因较多,高血压合并小动脉粥样硬化最常见,其他如脑动脉粥样硬化、动静脉畸形、动脉瘤、夹层动脉瘤、淀粉样脑血管病,以及血液病(如白血病、再生障碍性贫血、血小板减少性紫癜、血友病、红细胞增多症和镰状细胞贫血等)、原发性或转移性肿瘤、抗凝治疗或溶栓治疗、脑底异常血管网病、脑动脉炎和静脉窦血栓形成等。

(一)病理与临床

颅内出血分为四期。

1.超急性期(4～6 小时)

出血区内红细胞完整,主要含有氧合血红蛋白,一般在出血 3 小时后出现病灶周围水肿。

2.急性期(7～72 小时)

血肿凝成血块,红细胞明显脱水、萎缩,棘状红细胞形成,氧合血红蛋白逐渐变为脱氧血红蛋白,病灶周围水肿,占位效应明显。

3.亚急性期

（1）亚急性早期（3～6天）：红细胞内的脱氧血红蛋白转变为正铁血红蛋白，上述改变先从血块的外周向中心发展，病灶周围水肿、占位效应仍存在。

（2）亚急性晚期（1～2周）：红细胞皱缩、溶解，并将正铁血红蛋白释放到细胞外。病灶周围水肿、占位效应减轻。血肿周围、血管周围出现炎性反应，并有巨噬细胞沉积。

4.慢性期

（1）慢性期早期：病灶周围水肿消失，炎性反应开始消退。血管增生，血块缩小，病灶周围反应性星形细胞增生，还有细胞外正铁血红蛋白和巨噬细胞。巨噬细胞内含有铁蛋白和含铁血黄素。

（2）慢性期晚期：为血肿退变期，血肿边缘有致密的胶原包膜，其内包括新生毛细血管、血管纤维基质、蛋白、含铁血黄素等。

（二）MRI 表现

高血压动脉粥样硬化所致脑内血肿的影像表现与血肿发生的时间密切相关。对于早期脑出血的检查，CT 优于 MRI。急性期脑出血，CT 表现为高密度，尽管由于颅底骨性伪影使少量幕下出血有时难以诊断，但大多数脑出血可清楚地显示，一般出血后6～8周，由于出血溶解，在 CT 表现为脑脊液密度。血肿的 MRI 信号多变，并受多种因素影响，除血红蛋白状态外，其他因素包括磁场强度、脉冲序列、红细胞状态、凝血块的时间、氧合作用等。MRI 的优点是可以观察出血的溶解过程。了解出血的生理学改变，是理解出血信号在 MRI 变化的基础。简单地说，急性出血由于含氧合血红蛋白及脱氧血红蛋白，在 T_1WI 呈等信号至轻度低信号，在 T_2WI 呈灰至黑色（低信号）；亚急性期出血（一般指3～21天）由于正铁血红蛋白形成，在 T_1WI 及 T_2WI 均呈高信号（图2-10）。随着正铁血红蛋白被巨噬细胞吞噬、转化为含铁血黄素，在 T_2WI 可见在血肿周围形成一低信号环。以上出血过程的 MRI 特征，在高场强磁共振仪显像时尤为明显。

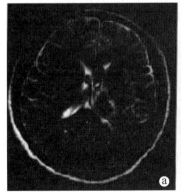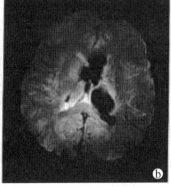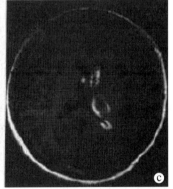

a.轴面粗 T_2WI；b.轴面梯度回波像；c.轴面 T_2WI；MRI 显示左侧丘脑血肿，破入双侧侧脑室体部和左侧侧脑室枕角。

图 2 - 10　脑出血的 MRI 表现

MRI 同样可明确出血部位、范围、脑水肿及脑室情况，但出血的 MRI 信号变化取决于血肿内去氧血红蛋白与正铁血红蛋白的含量。

1.出血急性期（0～2天）

外渗血中的红细胞尚完整，血红蛋白主要为去氧血红蛋白，初时顺磁性作用弱，T_1WI 呈等信号，T_2WI 呈低信号或稍高信号，对病灶的显示不如 CT 清楚。

2. 出血亚急性期(3～14 天)

去氧血红蛋白进一步氧化，形成具有顺磁性(即短 T_1、短 T_2)的正铁血红蛋白，T_1WI 呈高信号，T_2WI 呈低信号。但随着红细胞进一步破坏溶解，细胞外正铁血红蛋白使 T_2 时间延长，在 T_1WI 与 T_2WI 上血肿均呈高信号，此时高信号的血肿与高信号的周围水肿之间可见一低信号环(即血肿包膜)。

3. 出血慢性期(15 天以上)

进入慢性期，血肿周边由于含铁血黄素沉着，T_2 明显缩短，低信号环更明显。以后周边水肿消失，血肿中央的铁被吞噬细胞移除，遗留一长 T_1、长 T_2 软化灶。

(三)鉴别诊断

根据 CT、MRI 表现诊断不难。高血压性脑出血有一定的好发部位，常见于基底核区内囊的内外侧，多见于年龄较大且有高血压病史者；在脑叶血肿诊断上要注意排除动脉瘤或血管畸形破裂出血；肿瘤出血常在血肿近处见肿瘤组织，增强扫描更明显。

1. 脑血栓形成

患者多有短暂性脑缺血发作或心脏病史；常在安静休息时发病；进展缓慢，在一两天后逐渐加重；发作时血压多较正常，也无头痛、呕吐等症状；神志清醒，脑脊液压力不高，清晰无色；中枢性呼吸障碍少见，瞳孔两侧对称，眼球少见偏斜、浮动。CT、MRI 检查可明确识别病变。

2. 外伤性脑出血

有明确的闭合性头部外伤史，多发生于受冲击颅骨下或对冲部位，常见于额叶和颞极，CT检查可显示血肿。

3. 中毒

突然发病、迅速陷入昏迷的脑出血须与急性中毒(乙醇、药物、一氧化碳中毒)及代谢性疾病(糖尿病、低血糖、肝性昏迷、尿毒症)昏迷相鉴别，主要根据原发病病史、相关实验室检查和头部 CT 检查鉴别。

三、脑动静脉畸形

动静脉畸形是脑血管畸形中最多见的一种，约占颅内幕上血管畸形的 62.7%，占幕下血管畸形的 42.7%。

(一)病理与临床表现

脑动静脉畸形的病理表现为迂曲、扩张的供血动脉与引流静脉之间无正常的毛细血管床，而通过畸形的血管袢直接相通，形成异常的血管团。其体积可随人体发育而变化，小的病灶直径不及 1 cm，大的可达 10 cm。畸形血管团内夹杂的与其相邻的脑组织，常因缺血而萎缩，病理表现为神经元变性和胶质细胞增生，可伴陈旧性出血。脑动静脉畸形可位于颅内的任何部位，但最常见于大脑中动脉分布区的脑皮质，也可发生于侧脑室、硬脑膜、软脑膜、脑干和小脑。临床多在 20～40 岁发病，最常见的是脑出血，导致意识障碍、头痛、呕吐等症状，相当多的病例以抽搐为首发症状，也可以表现为神经功能缺损。

(二)影像学表现

1. CT

有并发症与无并发症的 CT 表现差异很大,无并发症 CT 平扫时,病灶呈边界不清的混杂密度灶,其内可见等密度或高密度的点状、条状血管影,高密度钙化及低密度软化灶,增强扫描呈点状、条索状、迂曲状或小片状强化,常累及邻近软脑膜,CTA 可显示脑动静脉畸形的供血动脉和引流静脉。脑动静脉畸形的并发症主要有出血、脑梗死、软化和萎缩。伴出血时,出血的时期不同,则 CT 表现不同,急性出血为高密度,亚急性、慢性出血分别可表现为等密度、低密度,常见有多种密度共存,代表有不同时期的出血,急性出血时畸形血管有时易被掩盖。

2. MRI

由于流空效应,脑动静脉畸形在各序列都表现出点状、条状或蜂窝状低信号灶,常规扫描大多能确定病变的部位和范围,MRA 多可显示其供血动脉、异常血管团、引流静脉及静脉窦。伴出血时,其不同时期的血肿表现与高血压出血一样。脑梗死、软化的 MRI 表现与缺血性的 MRI 表现类似。

(三)诊断与鉴别诊断

CT、MRI 都能准确诊断脑动静脉畸形,MRI 诊断更敏感,特别是对一些小的和无并发症的脑动静脉畸形显示更好,且无须造影剂增强扫描。

四、颅内动脉瘤

(一)病理与临床表现

颅内动脉瘤是脑动脉的局限性扩张,发病率较高。患者的主要症状有出血、局灶性神经功能障碍、脑血管痉挛等。绝大多数颅内动脉瘤是先天性血管发育不良和后天获得性脑血管病变共同作用的结果,此外,创伤和感染也可引起颅内动脉瘤,高血压、吸烟、饮酒、滥用可卡因、滥用避孕药、某些遗传因素等也被认为与颅内动脉瘤的形成有一定关系。

颅内动脉瘤破裂的危险因素包括瘤体大小、部位、形状、多发、性别、年龄等,其中瘤体大小是最主要因素。基底动脉末端动脉瘤最易出血,高血压、吸烟、饮酒可增加破裂的危险性。$32\% \sim 52\%$ 的蛛网膜下腔出血为颅内动脉瘤破裂引起。治疗时机不同,治疗方法、预后和康复差别很大。对于未破裂的颅内动脉瘤,目前主张早期诊断及早期外科手术。

(二)MRI 表现

颅内动脉瘤在 MRI 呈边界清楚的低信号,与动脉相连。血栓形成后,颅内动脉瘤可呈不同信号强度(图 2-11),据此可判断血栓的范围、瘤腔的大小及是否并发出血。瘤腔多位于动脉瘤的中央,呈低信号,如血液滞留可呈高信号。血栓因血红蛋白代谢阶段不同,其信号也不同。

颅内动脉瘤破裂时常伴有蛛网膜下腔出血。两侧大脑间裂的蛛网膜下腔出血常与前交通动脉瘤破裂有关,外侧裂的蛛网膜下腔出血常与大脑中动脉动脉瘤破裂有关,第四脑室内血块常与小脑后下动脉动脉瘤破裂有关,第三脑室或双侧侧脑室内血块常与前交通动脉动脉瘤和大脑中动脉动脉瘤破裂有关。

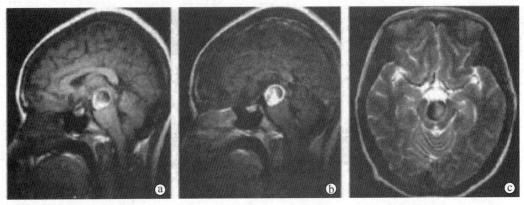

a.矢状面 T_1WI 示脚间池有圆形混杂信号,可见流动伪影;b.增强 T_1WI 示颅内动脉瘤瘤壁明显强化;c.轴面 T_2WI 示颅内动脉瘤内有混杂信号。

图 2-11　基底动脉动脉瘤

五、皮质下动脉硬化性脑病

皮质下动脉硬化性脑病又称宾斯旺格病(Binswanger disease)、进行性皮质下血管性脑病,为老年人在脑动脉粥样硬化基础上,大脑半球白质弥漫性脱髓鞘性脑病。本病大多发生在 50 岁以上人群中,在老年人中的发病率为 $1\% \sim 5\%$,男女发病率相等。本病主要累及侧脑室周围、半卵圆中心等皮质下脑深部白质,多为双侧性,常伴有腔隙性脑梗死、脑萎缩。

(一)病理与临床表现

皮质下动脉硬化性脑病主要累及侧脑室周围、半卵圆中心等皮质下脑深部白质,多为双侧性,这些区域是皮质长髓支和白质深穿支血管供血分界区,两者均为终末动脉,其间缺少血管吻合,且行程长、陡直、细小,越近脑室周围的越少,因此在多种因素影响下容易导致脑室周围白质长期慢性缺血、缺氧,进而引起神经纤维脱髓鞘和轴突裸露,甚至出现软化、坏死。主要临床表现为缓慢进行性痴呆,记忆力、认知功能障碍,情感和人格改变,表情淡漠,妄想,轻度神经错乱等。

(二)影像学表现

1. CT

CT 平扫侧脑室周围及半卵圆中心脑白质可见斑片状低密度影,以侧脑室前角、后角周围最为明显,边界欠清楚,双侧对称分布。增强扫描示病灶强化不明显,常合并有基底节区、丘脑、脑室旁白质单发或多发性腔隙性梗死灶及脑萎缩。

2. MRI

MRI 示双侧脑室旁深部白质及半卵圆中心有大小不等的异常信号,T_1WI 呈低信号,T_2WI 及 FLAIR 序列呈高信号,形状不规则,边缘不清晰,无占位效应,增强扫描示无强化。

(三)诊断与鉴别诊断

CT、MRI 检查多容易发现病变,MRI 比 CT 更敏感,但这些病变与其他原因导致的脱髓鞘、变性改变难以区分,必须结合临床,临床上进行性痴呆,记忆力、认知功能障碍是其特点。

六、脑静脉窦闭塞

(一)病理与临床表现

脑静脉窦闭塞是一种特殊类型的脑血管病,分为非感染性与感染性两大类。前者多由外伤、消耗性疾病、某些血液病、妊娠、严重脱水、口服避孕药等所致;后者多继发于头面部感染,以及化脓性脑膜炎、脑脓肿、败血症等疾病。本病的主要临床表现为颅内高压,如头痛、呕吐、视力下降、视盘水肿、偏侧肢体无力、偏瘫等。

本病的发病机制和病理变化不同于动脉血栓形成,脑静脉回流障碍和脑脊液吸收障碍是本病的主要改变。若静脉窦完全阻塞并累及大量侧支静脉,或血栓扩展到脑皮质静脉时,会出现颅内压增高和脑静脉、脑脊液循环障碍,导致脑水肿、出血、坏死。疾病晚期,严重的静脉血流淤滞和颅内高压将继发动脉血流减慢,导致脑组织缺血、缺氧,甚至梗死。因此,临床表现多样性是病因及病期不同、血栓范围和部位不同,以及继发脑内病变综合作用的结果。

(二)MRI 表现

MRI 在诊断脑静脉窦闭塞方面有一定优势,一般不需要进行增强扫描。MRV 可替代DSA 检查。脑静脉窦闭塞最常发生于上矢状窦。随着形成时间长短的不同,则 MRI 表现复杂多样(图 2-12)。

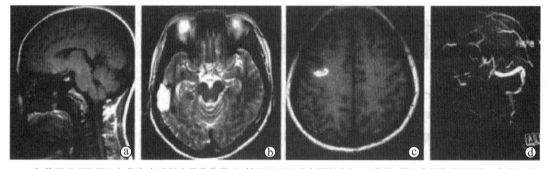

a.矢状面 T_1WI 示上矢状窦中后部有异常信号;b.轴面 T_2WI 示右颞部有长 T_2 信号,周边有低信号(含铁血黄素沉积);c.轴面 T_1WI 示右额叶有出血灶;D.MRV 示上矢状窦、右侧横窦及乙状窦闭塞。

图 2-12　脑静脉窦闭塞

(三)诊断与鉴别诊断

急性期静脉窦闭塞通常在 T_1WI 呈中等信号或明显高信号,T_2WI 示静脉窦内有极低信号,而静脉窦壁呈高信号。随着病程延长,T_1WI 及 T_2WI 均呈高信号;有时在血栓边缘呈高信号,中心呈等信号,这与脑内血肿的演变一致。T_2WI 示静脉窦内流空信号消失,随病程发展,静脑窦甚至发生萎缩、闭塞。

需要注意,缩短重复时间可使正常人脑静脉窦信号增高,与静脉窦闭塞混淆。由于磁共振的流入增强效应,在正常人脑静脉窦可由流空信号变为明亮信号,与静脉窦血栓表现相同,给诊断带来一定困难。另外,血流缓慢可使静脉窦信号强度增高;颞静脉存在较大逆流,可使部分发育较小的横窦呈高信号;乙状窦和颈静脉球内的涡流也常在自旋回波序列图像上呈高信号。因此,对于疑似病例,应通过延长重复时间、改变扫描层面,以及 MRV 检查进一步鉴别。

MRV 可反映脑静脉窦的形态和血流状态,对诊断脑静脉窦闭塞具有一定优势。脑静脉窦的直接征象为受累静脉窦闭塞、不规则狭窄和充盈缺损。由于静脉回流障碍,常见脑表面及深部静脉扩张、静脉血淤滞及侧支循环形成。但是,当存在静脉窦发育不良时,MRI 及 MRV 诊断本病存在困难。对比剂增强 MRV 可弥补这方面的不足,得到更清晰的静脉图像。大脑除了浅静脉系统,还有深静脉系统。后者由 Galen 静脉和基底静脉组成。增强 MRV 显示深静脉比 MRV 更清晰。若 Galen 静脉形成血栓,可见局部引流区域(如双侧丘脑、尾状核、壳核、苍白球)水肿,侧脑室扩大。一般认为空间孔梗阻由水肿造成,而非静脉压升高导致。

(王　晋)

第六节　颅内肿瘤

一、星形细胞瘤

(一)弥漫性星形细胞瘤

弥漫性星形细胞瘤(diffuse astrocytoma,DA)是一种以好发于青年人、组织学高分化、缓慢生长为特点的肿瘤,呈弥漫性、浸润性生长,累及多个脑区,与正常脑组织界限不清,造成中线结构移位。弥漫性星形细胞瘤包括纤维型星形细胞瘤、原浆型星形细胞瘤和肥胖型星形细胞瘤。

弥漫性星形细胞瘤相当于 WHO Ⅱ级。

DA 远没有间变型星形细胞瘤和胶质母细胞瘤常见,占星形细胞来源肿瘤的 10%～15%,其中以纤维型星形细胞瘤最常见。其肿瘤分化程度好,但呈浸润性缓慢生长,有恶变成间变型星形细胞瘤的潜能。其好发于青年人,峰值年龄为 30～40 岁,男性多见。约 30%有肿瘤抑制基因 $p53$ 的畸变,也可有第 13、17 和 22 对染色体的异常。

1.临床表现

临床上主要表现为癫痫样抽搐、头痛、头晕及呕吐等症状,这与肿瘤的浸润生长及颅内压升高有关;或表现为亚急性进展病程、难治性高颅压征及有精神、智能障碍。DA 可发生于任何脑叶,绝大多数位于大脑半球白质,以额叶、颞叶及其相邻区域最多见,极少数可发生在小脑和脑干。

DA 常有转变为间变型星形细胞瘤和胶质母细胞瘤的恶性倾向,其中位生存期为 5～10 年。DA 目前尚无有效的治疗方法。外科治疗的原则是充分减压,术后再辅以放疗及化疗。

2.病理特点

大体标本:肿瘤呈胶冻状,为弥漫性浸润性生长,与正常脑组织边界常不清楚,肿瘤内可有微囊变。组织学由相对分化较高的纤维型或肥胖型星形细胞构成,依据核的变化可辨认肿瘤性星形细胞,其呈中等密度,细胞核大部分无异形性,只有少数核有异形性,这也是与正常星形细胞的特征性区别,同时核分裂象少见,肿瘤无坏死及微血管增生。

免疫组化:发现肿瘤胶质纤维酸性蛋白弥漫表达,波形蛋白、S-100 可表达阳性,Ki-67/MIB-1 标记确定的生长指数常<4%。

分子病理:弥漫性星形细胞瘤包括 WHO 分级 Ⅱ级和 Ⅲ级的星形细胞瘤、Ⅱ级和 Ⅲ级的少突星形细胞瘤、Ⅳ级的星形母细胞瘤,以及与儿童相关的弥漫性星形细胞瘤。这种分类使得那些具有局限生长方式、缺乏 *IDH* 基因家族突变及频繁伴随 *BRAF* 突变(毛细胞型星形细胞瘤,多形性黄色星形细胞瘤)或 *TSC1/TSC2* 突变(室管膜下巨细胞星形细胞瘤)者显著区分于弥漫性星形细胞瘤。

3.影像学表现及诊断

DA 常表现为额、颞叶白质区边界欠清楚的较均质肿块,邻近灰质可因受累而致脑回肿胀,瘤周水肿轻微或无,占位效应多较轻。CT 平扫,大多数肿瘤表现为脑白质内低密度病灶,均质或不均质。由于浸润性生长,边界多不清楚,少数边界也可较清楚。15%～20% 的病例,肿瘤内可有小的斑点状钙化,表现为不同程度的占位效应,但多较轻。肿瘤内一般无出血。增强 CT 扫描示肿瘤多不强化或呈轻度斑片状强化,极少数明显强化。肿瘤在 T_1WI 多表现为低信号,也可表现为低或等混杂信号,T_2WI 呈高信号(图 2-13a～图 2-13c),可非常均质,也可不均质,不均质是因为部分肿瘤组织在 T_2WI 信号增加不显著,明显低于周围水肿,或因肿瘤内有钙化或囊变(即星形细胞密度分布不均所致)。DWI 上多为等或稍高信号(图 2-13d)。增强扫描示肿瘤多不强化或呈轻度斑片状强化(图 2-13e)。影像学中 CT 的高密度区和 MRI 长 T_1、长 T_2 区,组织学上与星形细胞密度高、细胞分化低有关。肿瘤的少见表现为瘤内出血,其出血可能的原因包括肿瘤异常血管壁菲薄、血管内皮细胞增生、肿瘤侵犯血管壁、肿瘤坏死、与静脉压增高相关的颅内压增高、动脉瘤或血管畸形。对于无颅内出血危险因素(高血压或出血倾向)的患者,出现皮层下出血时需要考虑到脑部肿瘤(包括低级星形细胞瘤)的可能。肿瘤磁共振波谱(magnetic resonance spectroscopy,MRS)典型表现为中子活化分析波(neutron activation analysis,NAA)波显著降低,Cr 波中度降低,Cho 波显著升高,Cho/Cr 值通常大于 2。

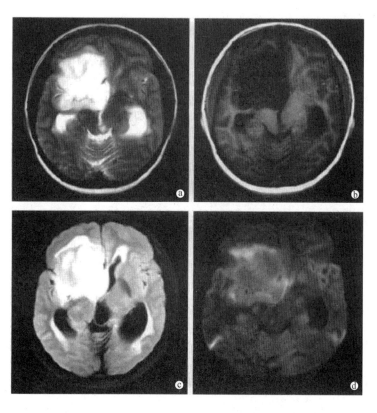

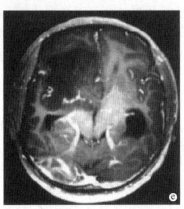

a. T₂WI 轴位:右额叶见团块状长 T_2 信号影,信号欠均匀,病变边界较清楚,有占位效应,中线结构偏左,瘤周轻度水肿。
b. T₁WI 轴位:病变呈长 T_1 信号。c. 轴位 T_2-FLAIR:病变为欠均匀较高信号,侧脑室周缘见间质性水肿征象。d. 轴位 DWI:病变呈等或稍高信号,边缘水肿为较高信号;e. 增强后轴位 T_1WI:病变呈轻度不均匀强化,周边见受压移位的强化血管影。

图 2 - 13　弥漫性星形细胞瘤

弥漫性星形细胞瘤诊断提示:发生于额、颞叶白质区域,肿瘤边界不清楚,病灶较弥漫,瘤周水肿轻微,可以完全发生囊性变,增强后强化轻微或无。

4. 鉴别诊断

(1)少突胶质细胞瘤:为弥漫性浸润、分化良好的成人胶质瘤,主要位于大脑半球额颞叶皮层下,由少突胶质细胞样瘤细胞构成。为 WHOⅡ级,多见于 40～45 岁成人,儿童少见,男性发病率略高于女性。50%～65% 位于额叶,癫痫发作为其常见症状。CT 表现为大脑皮质或皮质下白质内等或低密度影,边界清楚,常伴有条带状钙化;MRI 呈较长 T_1、较长 T_2 信号,周围水肿不明显。肿瘤内可有出血和(或)囊性变;增强后强化轻微。

(2)大脑胶质瘤病:一种少见的原发神经系统浸润性肿瘤,多具有 WHOⅢ级生物学特性,常侵及三叶以上大脑组织,也可侵及幕下或脊髓。发病高峰年龄为 40～50 岁,男性比女性发病早,男女性别发病率一致。临床上表现为头痛、呕吐等颅内压增高症状及癫痫等。影像表现为受累脑组织弥漫肿胀,但无组织结构破坏和局部肿块形成,MRI 可显示肿瘤范围。T_1WI 为等/低信号;T_2WI 为弥漫性高信号,Flair 为显著高信号;增强扫描可无强化,或瘤体斑点状强化、肿瘤周边斑片状/环形强化。

(二)间变性星形细胞瘤

间变性星形细胞瘤(anaplastic astrocytoma, AA)是弥漫性浸润的恶性星形细胞瘤,组织学是 WHOⅢ级,具有发展成胶质母细胞瘤的倾向。

神经上皮源性肿瘤占成人原发性颅内肿瘤的 50%～60%,其中星形细胞瘤约占神经上皮源性肿瘤的 3/4。按肿瘤生物学特性的不同可将间变性星形细胞瘤分成局限性和弥漫性两类。AA 的发病高峰年龄为 50～60 岁,以额叶和颞叶最多见,小脑少见。

1. 临床表现

大脑半球病灶的主要临床症状为头痛、精神症状、肢体无力、呕吐、言语困难、视力改变及嗜睡。神经系统检查可发现偏瘫、视盘水肿、脑神经损害表现、偏盲、偏身感觉缺失。病程呈进行性加重,部分可出现突然恶化,间脑肿瘤早期即可有颅内压增高表现,有偏瘫、神经性无力、记忆力减退、意识混乱、癫痫及内分泌紊乱症状。AA 呈灶状或弥漫性生长，早期阶段即可发生扩散，扩散路径多变，可以沿着脑白质纤维束及脑膜扩散。病程较星形细胞瘤短，平均为 6～24 个月。AA 经手术和（或）放疗后预后差，一般认为肿瘤的手术切除程度、发病年龄、病程、临床表现均可决定患者的预后。肿瘤易复发，平均 2 年可演变为胶质母细胞瘤。

2.病理特点

瘤组织色灰红，质地较软，在脑内呈浸润性生长，与周围脑组织有边界。肿瘤细胞可向皮质浸润生长，组织学改变为灶状或弥漫性分化不良的星形细胞，密度增加，呈多形性、核异形及有核分裂象，无微血管增生和坏死。

3.影像学表现及诊断

AA 的好发位置为额叶、颞叶、额顶叶交界区，极少数肿瘤可呈多发病灶改变；肿瘤主要累及皮层，相邻白质往往受累，肿瘤小者占位效应轻、无水肿，大者占位效应重、水肿严重，其内部常伴坏死或钙化；肿瘤较大者边界常不清楚，周围组织受压明显，中线结构偏移，但病变很少向对侧大脑半球侵犯。

CT 图像上可见边界不清楚的低密度病变，也可为高或等混杂密度，增强后大部分可呈局部强化，小部分强化不明显。MRI 图像上可见病灶边界不清楚，病灶 T_1WI 呈低信号，T_2WI 呈等或高混杂信号（图 2－15a、图 2－15b），较多形性胶质母细胞瘤影像稍均匀，一般无坏死或出血灶。增强扫描后可见 80％～90％的肿瘤有强化。肿瘤强化表现不一，常呈明显的不规则环形强化，也可为结节形、不规则形等强化，另有部分肿瘤强化均匀一致（图 2－14c、图 2－14d）。弥散加权图像上肿瘤呈等信号，囊变坏死区呈低信号。

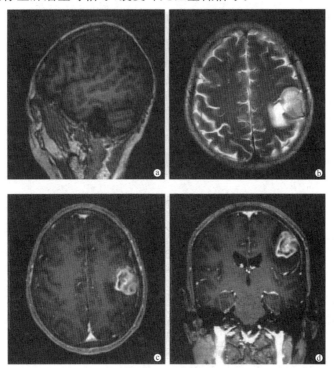

a. T_1WI 矢状位图：左额顶叶长 T_1 病灶，信号不均匀，周围可见水肿。b. T_2WI 轴位图：病灶呈稍高信号。c.、d.增强扫描轴/冠状位图：病灶呈不均匀环状强化。

图 2－14　间变性星形细胞瘤

总之,皮层下病灶,占位效应明显,水肿多见,MRI 信号较胶质母细胞瘤均匀,不规则环形或结节状强化,多提示为 AA。

4.鉴别诊断

(1)胶质母细胞瘤:多见于中老年患者,95％会出现瘤内坏死,增强扫描后强化明显,内出血常见,常沿白质束扩展,通过胼胝体、前联合和后联合扩展到对侧大脑半球,呈蝴蝶样形状为其典型表现。

(2)弥漫性星形细胞瘤:患者年龄相对较轻,随病程进展,部分会演变为 AA,常表现为弥漫性肿块,边界不清楚,增强扫描后强化不明显。

(3)脑梗死:为老年性血管性病变,临床表现典型,呈楔形改变,累及灰白质,但因细胞扩散受限,弥散加权图像呈高信号,增强扫描后呈脑回样强化。

(4)单纯疱疹病毒性脑炎:该病多见于颞叶和边缘系统,出血常见,增强扫描后强化明显,多为急性发作,结合临床症状容易诊断。

二、少突胶质细胞瘤

(一)病理与临床表现

少突胶质细胞瘤为一种颅内少见疾病,主要的临床症状有头痛、记忆力下降、性格改变及精神异常等,病程数周至数年不等。其病理组织学特点是胶质瘤细胞(通常为星形细胞)在中枢神经系统内弥漫性过度增生,病变沿血管及神经轴突周围浸润性生长,神经结构保持相对正常。病灶主要累及脑白质,累及脑灰质少见;病灶区域脑组织弥漫性轻微肿胀,边界不清楚;肿瘤浸润区域脑实质结构破坏不明显,坏死、囊变或出血很少见。

(二)影像学表现

1.CT

(1)为略高密度混杂的肿块,边缘清楚;囊变区呈低密度。

(2)瘤内有钙化,呈条状、斑点状或大而不规则,其中弯曲条带状钙化具有特征性。

(3)瘤周水肿轻,占位效应轻。

(4)增强扫描示肿瘤有轻至中度强化,也可不强化;不典型病例可表现为皮质低密度,类似于脑梗死灶。

2.MRI

肿瘤细胞多侵犯大脑半球的 2 个或 2 个以上部位,皮质及皮质下白质均可受累,白质受累更著,引起邻近脑中线结构对称性的弥漫性浸润,尤以胼胝体弥漫性肿胀最常见。病变多侵犯额、颞叶,还可累及基底核、脑干、小脑、软脑膜及脊髓等处。MRI 检查结果的特点为,在 T_1WI 呈片状弥散性低信号,在 T_2WI 上呈高信号,信号强度较均匀(图 2-15)。T_2WI 显示病变更清楚。病灶边界模糊,常有脑水肿表现。病变呈弥漫性浸润生长,受累区域脑组织肿胀,脑沟变浅或消失,脑室变小。因为神经胶质细胞只是弥漫性瘤样增生,保存了原有的神经解剖结构,所以 MRI 多无明显灶性出血及坏死。

(三)诊断与鉴别诊断

少突胶质细胞瘤是肿瘤性质的疾病,但肿瘤细胞在脑组织中呈浸润性散在生长,不形成团块,影像表现不典型,易误诊。本病的鉴别诊断主要应排除下列疾病。

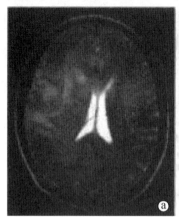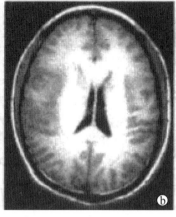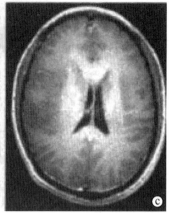

　　a.、b.轴面 T_2WI 及 T_1WI 示双侧额颞叶及体膝部有片状稍长 T_1、稍长 T_2 异常信号,弥漫性浸润生长,边界不清楚;c.轴面增强扫描 T_1WI 示肿瘤强化不明显。

图 2-15　少突胶质细胞瘤

　　(1)多中心胶质瘤:本病系颅内同时原发 2 个以上胶质瘤,各瘤体间彼此分离,无组织学联系。少突胶质细胞瘤为胶质瘤细胞弥漫性浸润生长,影像表现为大片状。

　　(2)其他恶性浸润胶质瘤:如多形性胶质母细胞瘤。此类胶质瘤有囊变、坏死,MRI 信号不均匀,占位效应明显,增强扫描示有不同形式的明显强化。

　　(3)各种脑白质病及病毒性脑炎:少突胶质细胞瘤早期影像与其有相似之处,有时无法鉴别。但大多数患者在应用大量的抗生素和激素类药物后,病情仍进行性加重,复查 MRI 多显示肿瘤细胞浸润发展,肿瘤增大,占位效应逐渐明显,可资鉴别。

三、髓母细胞瘤

　　髓母细胞瘤是颅内恶性程度最高的胶质瘤。其高度恶性表现在三个方面:①生长极其迅速;②手术不易全部切除;③肿瘤细胞有沿脑脊液产生播散性种植的倾向。本病主要发生于 14 岁以下的儿童,少数见于 20 岁以上者。多伦多和费城儿童医院皆报道髓母细胞瘤的发病率仅次于小脑星形细胞瘤,居儿童后颅窝肿瘤的第二位,在儿童占神经胶质瘤的 10.7%,占颅内肿瘤 7.6%。在儿童病变大多位于小脑蚓部,突入第四脑室,甚至充满小脑延髓池,偶见于小脑半球。在成人多见于小脑,偶见于大脑半球。

　　(一)病理与临床表现

　　髓母细胞瘤是一种恶性肿瘤,主要发生在小脑蚓部,容易突入第四脑室。肿瘤生长迅速,易发生脑脊液转移,并广泛种植于脑室系统、蛛网膜下腔和椎管内。肿瘤质脆、软似果酱,呈浸润生长,边界不清楚,但有时因有假包膜而边界清楚。肿瘤囊变、钙化、出血均少见。临床表现主要有躯体平衡障碍、共济运动差、颅内高压症状等。

　　(二)影像学表现

　　1.头颅 X 线片

　　大多数颅内压增高征,在儿童可有骨缝分离、头颅增大、骨质变薄等。肿瘤发生钙化者较罕见。

2.脑血管造影

椎动脉造影可见邻近肿瘤的动脉不规则,可显示有微细的肿瘤血管,也可见静脉早期充盈。

3.脑室造影

脑室造影示导水管以上的脑室系统均匀性扩大,可见导水管下段及第四脑室向前移位,但很少侧移,第四脑室可有充盈缺损,甚至不充盈。导水管和第四脑室的充盈情况对术前评估肿瘤的大小和部位有重要的价值,主要表现有以下几种情况:①若肿瘤突出导水管而使之不显影,表现为导水管梗阻,则只有依靠临床表现及 CT 检查才能鉴别;②上蚓部肿瘤可使导水管变短并呈直角向下屈,汤氏位上导水管无左右移位;③当肿瘤位于下蚓部时,导水管呈喇叭口状扩张,第四脑室无侧方移位。

4.CT 扫描

典型髓母细胞瘤的直径一般大于 3.5 cm,位于后颅窝中线小脑蚓部。累及上蚓部的肿瘤可延伸到小脑幕切迹之上。CT 平扫示肿瘤多呈均匀一致的高或等密度病灶,边界较清楚。增强扫描呈均匀一致强化。当病灶中有小坏死灶时,平扫也可呈不均匀的混杂密度,注药后有增强。肿瘤钙化多见,有时病灶周围环绕有一条薄的低密度水肿带。第四脑室常被向前推移,可伴有梗阻性脑积水征。髓母细胞瘤与室管膜瘤的鉴别主要是其钙化及囊变少见,病灶密度均一。当出现脑室膜下移时,可在脑室周边出现完全或不完全的略高密度影像,呈带状,有明显强化。

5.MRI 检查

髓母细胞瘤的实质部分表现为长 T_1、长 T_2 信号,信号强度上的特点不突出,正中矢状扫描图对诊断尤为重要,髓母细胞瘤一般信号强度均匀,当发生坏死或囊变时,内部可见到比肿瘤更长 T_1、更长 T_2 的病灶区。Gd-DTPA 增强扫描、肿瘤的实质部分呈显著增强,对于髓母细胞瘤沿脑脊液发生播散性种植的检查,MRI 矢状位或冠状扫描更有价值,同时种植病灶也可被 Gd-DTPA 显著增强(图 2-16)。

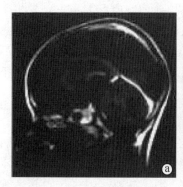 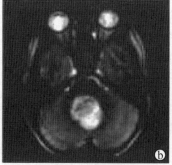 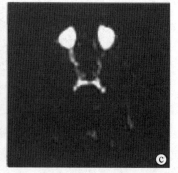

图 2-16　髓母细胞瘤

(三)诊断与鉴别诊断

儿童颅后窝中线区实体性肿块,增强扫描示有明显强化,多为髓母细胞瘤。但需与星形细胞瘤、室管膜瘤鉴别,肿瘤位于小脑蚓部是髓母细胞瘤与其他肿瘤鉴别的关键点。

CT 和 MRI 对髓母细胞瘤的定位和定性均有很高的价值,评估肿瘤与小脑蚓部关系时 MRI 优于 CT。

四、室管膜瘤

(一)病理与临床表现

室管膜瘤起源于室管膜或室管膜残余部位,比较少见。本病主要发生在儿童和青少年,5 岁以下占 50%,居儿童期幕下肿瘤第三位。男多于女。其病程与临床表现主要取决于肿瘤的部位,位于第四脑室者病程较短,侧脑室者病程较长。常有颅内压增高表现。

颅内好发部位依次为第四脑室、侧脑室、第三脑室和导水管。幕下占 60%~70%,特别是第四脑室。脑实质内好发部位是顶、颞、枕叶交界处,绝大多数含有大囊,50%有钙化。病理学诊断主要依靠瘤细胞排列呈菊形团或血管周假菊形团这一特点。肿瘤细胞脱落后,可随脑脊液种植转移。

(二)影像学表现

1. CT

(1)平扫示肿瘤呈菜花状的等密度或混杂密度肿块。

(2)当肿瘤位于第四脑室时,一般在瘤周可见残存的脑室;呈带状或新月形阳性脑脊液密度区;幕上肿瘤常发生在脑室周围,多位于顶、枕叶。

(3)20%的肿瘤有钙化,呈单发或点状多发,幕下者多见,幕上者少见。

(4)肿瘤常有囊性变;增强扫描示肿瘤呈中等强化。

(5)可发生阻塞性脑积水。

(6)当发生室管膜下转移时,侧脑室周边可见局灶性块状密度增高影或条状密度增高影。

2. MRI

(1)脑室内或以脑室为中心的肿物,以不规则形为主,边界不整,或呈分叶状边界清楚的实质性占位病变。

(2)脑室内病变边缘光滑,周围无水肿,质地略均匀,其内可有斑点状钙化或小囊变区;脑实质内者以不规则形为主,常见大片囊变区及不规则钙化区,周围有水肿带。

(3)脑室系统者常伴不同程度的脑积水,脑实质者脑室系统受压改变。

(4)实质成分在 CT 主要为混杂密度,或略高密度病灶;在 T_1WI 呈低信号,T_2WI 呈略高信号或高信号,增强扫描呈不均匀强化(图 2-17)。

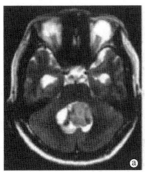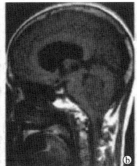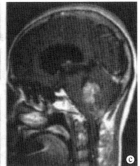

a.轴面 T_2WI 示第四脑室内有不规则形肿物,信号不均匀;b.、c.矢状面 T_1WI 和增强 T_1WI 示肿瘤突入小脑延髓池,强化不均匀,幕上脑积水。

图 2-17　室管膜瘤

(三)诊断与鉴别诊断

室管膜瘤需要与以下疾病鉴别。

(1)局限于第四脑室的室管膜瘤应与髓母细胞瘤鉴别:前者多为良性,病程长,发展慢,病变多有囊变及钙化;后者为恶性肿瘤,起源于小脑蚓部,常突向第四脑室,与脑干间常有一间隙(内含脑脊液),其表面较光滑,强化表现较室管膜瘤更明显,病程短,发展快,囊变及钙化少见,病变密度、信号多均匀一致。此外,髓母细胞瘤成人少见,其瘤体周围有一环形水肿区,而室管膜瘤不常见。

(2)脉络丛乳头状瘤:好发于第四脑室,肿瘤呈结节状,边界清楚,悬浮于脑脊液中,脑积水症状出现更早、更严重,脑室扩大明显,其钙化与强化较室管膜瘤明显。

(3)侧脑室室管膜瘤应与侧脑室内脑膜瘤鉴别:后者多位于侧脑室三角区,形状较规则,表面光整,密度均匀,强化明显。室管膜下室管膜瘤常发生于孟氏孔附近,大多完全位于侧脑室内,边界清楚,很少侵犯周围脑组织,脑水肿及钙化均少见,强化轻微或无。

(4)大脑半球伴有囊变的室管膜瘤需与脑脓肿鉴别:后者起病急,常有脑膜脑炎等临床表现,病灶强化与周围水肿较前者更显著。

(5)星形细胞瘤及转移瘤:发病年龄多在 40 岁以上,有明显的花环状强化,瘤周水肿与占位效应重。

五、脑膜瘤

(一)病理与临床表现

脑膜瘤起病慢,病程长,可达数年之久。初期症状及体征可不明显,以后逐渐出现颅内高压及局部定位症状和体征。主要表现为剧烈头痛、喷射状呕吐、血压升高及眼底视盘水肿。

脑膜瘤起源于蛛网膜颗粒的内皮细胞和成纤维细胞,是颅内最常见的非胶质原发脑肿瘤,占颅内肿瘤的 15%~20%。常为单发,偶可多发。较大的肿瘤可分叶。WHO 根据细胞形态和组织学特征有不同,将其分为脑膜细胞型、成纤维细胞型、过渡型、乳头型、透明细胞型、化生型脑膜瘤、脊索样脑膜瘤和富于淋巴浆细胞的脑膜瘤。

(二)影像学表现

1. CT

肿瘤呈圆形或类圆形,边界清楚,等密度或略高密度,瘤体内可见小点状或不规则的低密度区,也可有小点状或不规则的钙化灶,甚至整个肿瘤发生钙化,瘤内可出血和囊变,瘤周水肿程度不一,占位效应多较明显。肿瘤多为广基,与邻近颅板、大脑镰或天幕相连,邻近骨质多有增生,少数可有骨质破坏。增强扫描多呈均一强化,边界更显清楚,瘤体轮廓光滑整齐。少数病例还可显示肿瘤周边有一薄层环状强化影,极少数可呈不规则强化。

2. MRI

多数脑膜瘤在 T_1WI 和 T_2WI 上信号强度均匀,在 T_1WI 上呈等或略低信号,在 T_2WI 上呈等或略高信号,少数信号不均匀,可呈等信号、高信号、低信号。由于无血脑屏障破坏,绝大多数在增强扫描后呈均一强化,硬脑膜尾征对脑膜瘤的诊断特异性高达81%(图2-18)。MRI可以显示脑脊液、血管间隙,广基与硬膜相连,骨质增生或受压变薄膨隆,邻近脑池、脑沟扩大,静脉窦阻塞等脑外占位征象。

约15%的脑膜瘤影像表现不典型,主要包括以下几种情况:①少数脑膜瘤可发生整个肿瘤钙化,即弥漫性钙化的沙砾型脑膜瘤,增强扫描示轻度强化;②囊性脑膜瘤;③多发性脑膜瘤,常见部位依次为大脑凸面、上矢状窦旁、大脑镰旁、蝶骨嵴、鞍上及脑室内。

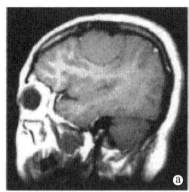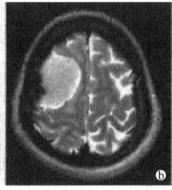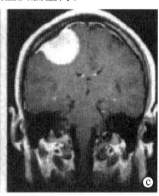

a.、b.矢状面T₁WI、T₂WI,轴面T₂WI示右侧额叶凸面有等T₁、等T₂占位病变,边界清楚,相邻皮质受压、移位;c.冠状面增强扫描示肿物明显均匀强化,可见硬脑膜尾征。

图2-18　脑膜瘤

(三)诊断与鉴别诊断

常见部位的脑膜瘤,诊断不难。少见部位的脑膜瘤须与其他肿瘤鉴别。

(1)位于大脑半球凸面、完全钙化的脑膜瘤应与颅骨致密骨肿瘤鉴别:当进行MRI增强扫描时,可见前者有强化,后者无强化。

(2)鞍上脑膜瘤主要应与突入鞍上的垂体巨腺瘤鉴别:鞍结节有骨硬化表现,无蝶鞍扩大,矢状面MRI示肿瘤中心位于鞍结节上方,而非垂体腺上方,鞍隔位置正常。

(3)侧脑室内脑膜瘤应与脉络丛乳头状瘤及室管膜瘤鉴别:侧脑室内脉络丛乳头状瘤和室管膜瘤常见于青少年,而脑膜瘤常见于中年人;脉络丛乳头状瘤可有脑脊液分泌过多,表现为脑室普遍扩大,而脑膜瘤仅有同侧侧脑室颞角扩大;脉络丛乳头状瘤表面常呈颗粒状,脑膜瘤边缘较圆滑;室管膜瘤强化欠均匀,脑膜瘤强化较均匀。

六、颅内生殖细胞瘤

颅内生殖细胞瘤是临床上比较少见的一种恶性肿瘤,发病率在3.5%左右,多见于青少年,在老年人群及幼儿中较为罕见,好发部位是鞍区及松果体区,在丘脑、基底节部位较为少见,颅内生殖细胞瘤极易导致脑脊液播散种植,并对周围的结构进行侵犯,早期精确、有效的诊断对于疾病的治疗具有十分重要的意义。

(一)病理与临床表现

颅内生殖细胞瘤好发于松果体区,也可位于鞍上(约30%)、背侧丘脑和基底节(约10%),其他部位少见,该肿瘤通常无包膜,钙化、出血、坏死或囊性变少见,属低度恶性肿瘤,多呈浸润性生长,易向蛛网膜下腔及脑室系统播散、种植。组织学上,肿瘤主要含有两种细胞成分,即上皮样细胞和淋巴样细胞。临床表现包括内分泌紊乱、上视障碍和性早熟,同时可伴有下丘脑功能障碍,如尿崩、口渴、嗜睡及肥胖等。其他症状与肿瘤部位有关,松果体区肿瘤可阻塞中脑导水管,造成颅内高压。鞍区肿瘤则首先表现出视力障碍,然后出现头痛、呕吐、多饮多尿及垂体功能低下等。

(二)影像学表现

1. CT

平扫示肿瘤位于松果体区,位于鞍上区的肿块常累及漏斗,多呈圆形或类圆形的等密度或稍高密度肿块,少数也可呈分叶状,肿瘤边界清楚,出血、坏死及囊性变较少,瘤体本身钙化少见,但松果体区生殖细胞瘤常见肿瘤包埋松果体钙化灶。增强扫描呈中度至明显均匀强化。松果体区的肿瘤常压迫导水管致梗阻性脑积水,鞍上区的肿瘤则推挤、压迫垂体、垂体柄和视交叉。肿瘤可沿室管膜下转移,表现为沿脑室壁线状或条片状强化,也可沿脑脊液向蛛网膜下腔播散,表现为脑表面、脑池的线状或结节状强化影。

2. MRI

平扫 T_1WI 呈稍低或等信号,T_2WI 及 FLAIR 序列呈稍高或高信号,T_1WI 易显示瘤内的小囊变、坏死区,表现为比瘤体实质更高的信号;增强扫描示多数肿瘤呈明显均匀强化,同时很容易发现肿瘤沿室管膜下转移及沿脑脊液向蛛网膜下腔播散的病灶。

(三)诊断与鉴别诊断

典型的生殖细胞瘤用 CT、MRI 诊断不难,肿瘤有一定的影像学特点,包括:①部位多在松果体或鞍上区;②平扫时密度或信号较均匀,边界清楚;③增强扫描呈均匀中度以上强化。

生殖细胞瘤应与以下肿瘤鉴别:①松果体细胞瘤,该瘤以均匀等或稍高密度(或信号)为主,增强扫描强化的程度不如生殖细胞瘤的明显;②鞍区脑膜瘤,脑膜瘤的密度(信号)及强化特征与生殖细胞瘤相似,但脑膜瘤边缘更光滑、锐利,可见脑膜尾征,其邻近骨质多有改变;③颅咽管瘤,该瘤囊变率高,囊变区域较大,囊壁或实质钙化常见,鉴别多不难;④基底节、丘脑胶质瘤,胶质瘤平扫 CT 以低或不均匀密度为主,MRI 信号不均匀,T_2WI 信号较高,肿瘤瘤周水肿明显,增强扫描呈不均匀强化,MRS 有助于鉴别,生殖细胞瘤无 NAA 峰,而大多数胶质瘤可见小的 NAA 峰。

七、颅内转移瘤

颅内转移瘤是颅内肿瘤的一种,多指原发于身体其他部位的肿瘤细胞通过某种途径转移到颅内,并在颅内形成新的病灶。颅内转移瘤的发病年龄高峰为 40~60 岁,男性多于女性。颅内转移瘤的来源,男性以肺最多见,女性以乳腺最多见,其中肺癌脑转移占 30%~40%。颅内转移瘤以多发性最为常见,血行转移为最常见的转移途径。

(一)病理与临床表现

颅内转移瘤以肺癌脑转移最多见,其次是消化道肿瘤、泌尿生殖系肿瘤和黑色素瘤。有相当一部分患者找不到原发灶,即使有颅内转移瘤,手术后仍不能确定肿瘤来源。颅内转移瘤可发生于任何位置,以幕上大脑中动脉供血区的灰白质交界区多见,多数为多发,少数为单发。本病的临床症状与肿瘤所致占位效应的程度有关,早期仅表现为头痛日渐加重、呕吐、视盘水肿、癫痫。根据病变部位的不同可出现局限性定位体征,如偏瘫、偏身感觉障碍、失语、共济失调等。

(二)影像学表现

1. CT

平扫示肿瘤密度不等,高、等、低、混杂密度均可。70%～80%的病例为多发,肿瘤小者为实性结节,大者中间多有坏死、出血。87%的病例有脑水肿,中至重度水肿占57%,且多表现为很小的有广泛水肿的肿瘤,此为转移瘤的特征。增强扫描示95%的瘤灶发生强化,多为结节状或环形强化。

2. MRI

在 T_1WI 上为低信号,在 T_2WI 上为高信号。由于病理情况复杂,肿瘤信号变化较多。通常肿瘤周围水肿广泛,占位效应明显。注射 Gd-DTPA 后,肿瘤有明显强化,强化形态多种多样,如结节状、环形、花环状,有时内部还有不规则的小结节。在 T_2WI 上肿瘤表现为低信号或等信号者,多半来自结肠癌、骨肉瘤、黑色素瘤。有出血的转移瘤,提示来自黑色素瘤、绒癌、甲状腺癌和肺癌等。

(三)诊断与鉴别诊断

多发的颅内转移瘤用 CT、MRI 诊断多不难,MRI 比 CT 发现病灶更敏感,是首选的检查方法,单发的转移灶应与以下病变鉴别。

1. 脑脓肿

脑脓肿多呈薄壁环形强化,内、外壁光滑,常有感染病史。

2. 胶质瘤

胶质瘤形态多不规则,密度或信号多不均匀,增强呈不均匀强化,病史较长,癫痫为主。

3. 脑膜瘤

脑膜瘤为脑外病变,与脑膜关系密切,多可见脑膜尾征。

八、垂体腺瘤

(一)病理与临床表现

垂体腺瘤是常见的良性肿瘤,起源于脑腺垂体,系脑外肿瘤,约占颅内肿瘤的10%。本病的发病年龄一般在20～70岁,高峰在40～50岁,10岁以下罕见。本病的临床症状包括占位效应所致的非特异性头痛、头晕、视力下降、视野障碍等。根据分泌的激素水平不同,可有不同的内分泌紊乱症状:催乳素瘤表现为月经减少、闭经、泌乳等;促肾上腺皮质激素腺瘤及促甲状腺素腺瘤对垂体正常功能影响最严重,可引起肾上腺功能不全及继发甲状腺功能低下;促生长素腺瘤表现为肢端肥大症;部分患者临床表现不明显。

依据生物学行为的不同,垂体腺瘤可分为侵袭性垂体腺瘤和非侵袭性垂体腺瘤。垂体腺瘤生长、突破包膜,并侵犯邻近的硬脑膜、视神经、骨质等结构时称为侵袭性垂体腺瘤。后者的组织学形态属于良性,而生物学特征却似恶性肿瘤,且其细胞形态大部分与非侵袭性垂体腺瘤无法区别。

(二)影像学表现

1. MRI

肿块起自鞍内,多呈中等或低信号,当有囊变、出血时呈更低或高信号。增强扫描时,除囊变、出血、钙化区外,肿瘤均有强化。

MRI 显示非侵袭性垂体腺瘤具有优势。诊断依据可参考:典型临床表现、实验室化验检查有相关内分泌异常;高场强 3 mm 薄层 MRI 示垂体内局限性信号异常(以低、中信号为主);鞍底受压侵蚀、垂体柄偏移;垂体上缘局限性不对称性隆起、垂体高度异常。依据病灶部位,可对各种非侵袭性垂体腺瘤进行功能诊断。腺垂体内 5 种主要内分泌细胞通常按功能排列:分泌催乳素和促生长素的细胞位于两侧,分泌促甲状腺素和促性腺激素的细胞位于中间;分泌促肾上腺素皮质激素的细胞主要在中间偏后部位。这种解剖关系与垂体腺瘤的发生率相符。注射 Gd - DTPA 后即刻扫描,非侵袭性垂体腺瘤的低信号与正常垂体组织的对比明显,冠状面 WRI 显示更清晰。在动态增强扫描早期,肿瘤信号低于正常垂体信号,晚期信号强度则高于或等于正常垂体信号。

MRI 可预测肿瘤侵袭与否。垂体腺瘤浸润性生长的指征包括:垂体腺瘤突破鞍底,向蝶窦内突出;海绵窦正常形态消失,边缘向外膨隆,海绵窦与肿瘤间无明显分界,在增强扫描早期见肿瘤强化等海绵窦受侵表现;颈内动脉被包绕,管径缩小、变窄,或颈内动脉分支受累;斜坡骨质信号异常,边缘不光整。

2. X 线

正侧位片示蝶鞍增大、变形、鞍底下陷,有双底,鞍背变薄向后竖起,骨质常吸收破坏。

3. CT

CT 示垂体密度高于脑组织密度。

(三)鉴别诊断

绝大多数垂体大腺瘤具有典型的 MRI 表现,可明确诊断。但鞍内颅咽管瘤及鞍上脑膜瘤与巨大侵袭性垂体腺瘤有时较难鉴别。

1. 颅咽管瘤

鞍内颅咽管瘤,或对来源于鞍内、鞍上不甚明确时,以下征象有利于颅咽管瘤的诊断:①MRI示有囊性信号区,囊壁相对较薄,伴有或不伴有实质性部分;②CT 示半数以上囊壁伴蛋壳样钙化,或瘤内斑状钙化;③在囊性部分呈现高信号,或含有高、低信号成分,而垂体腺瘤囊变部分为低信号区。

2. 鞍上脑膜瘤

脑膜瘤在 MRI 信号强度及强化表现方面颇似垂体瘤。少数鞍上脑膜瘤可向鞍内延伸,长入视交叉池,与垂体瘤难以区分。以下 MRI 所见有利于脑膜瘤诊断:①显示平直状鞍隔,无"腰身征";②鞍结节或前床突有骨质改变;③肿瘤内存在流空信号(尤其是肿瘤内血管蒂)为脑膜瘤的佐证。

九、颅咽管瘤

颅咽管瘤是由外胚叶形成的颅咽管残余的上皮细胞发展起来的一种常见的胚胎残余组织

肿瘤,为颅内最常见的先天性肿瘤,常见于儿童,成年人较少见,好发于鞍上。

(一)病理与临床表现

颅咽管瘤一般位于鞍上,也可侵犯蝶鞍,肿瘤多为囊性,也可为囊实性,少数为完全实性,囊内成分复杂,含有胆固醇结晶、蛋白等,囊壁及实质常有钙化灶。临床表现主要有下丘脑-垂体功能紊乱、颅内压增高、视力障碍、尿崩症及神经精神症状等。

(二)影像学表现

1. CT

平扫表现为鞍上卵圆形或分叶状肿物,边界清楚,囊性肿瘤密度变化多样,可呈混杂密度,实质部分呈等密度,囊壁及实质部分常见钙化,呈蛋壳状或斑块状。增强扫描示囊性部分不强化,囊壁强化,呈环形或多环状,实性肿块呈均匀或不均匀强化。肿瘤所致的占位效应包括垂体柄,垂体向一侧或向下移位,鞍上池闭塞,视交叉向上抬,三脑室变形、移位等。

2. MRI

信号变化复杂,主要与肿瘤成分有关,囊性区 T_1WI 多呈高信号,也可呈等或低信号,囊壁及实质部分呈等或稍低信号,T_2WI 及 FLAIR 序列囊性区呈高信号,囊壁及实质部分呈稍高信号,增强扫描示囊壁及实质部分强化,MRI 对肿瘤的钙化不敏感,大的钙化在 T_1WI、T_2WI 上均呈低信号。矢、冠状面 MRI 对肿瘤所致的占位效应显示良好。

(三)诊断与鉴别诊断

CT、MRI 诊断颅咽管瘤多较易,典型的颅咽管瘤影像征象包括:①部位主要位于鞍上;②囊性肿瘤密度或信号的多样性;③肿瘤的蛋壳状或斑块状钙化;④囊壁的环形强化和肿瘤实质的强化。

需要鉴别的肿瘤包括:①垂体瘤,钙化少见,囊变也较少,与残存垂体关系密切;②Rathke 囊肿多位于鞍内,囊液清亮单一,与脑脊液相近,无强化;③鞍隔脑膜瘤,强化程度较颅咽管瘤明显,部分可见脑膜尾征,但与部分实性颅咽管瘤鉴别困难。

十、颅神经肿瘤

颅神经肿瘤包括听神经瘤、三叉神经瘤、神经鞘瘤、神经纤维瘤、神经束膜瘤和少量的恶性周围神经鞘膜肿瘤等,其中以听神经瘤、三叉神经瘤多见。

(一)听神经瘤

听神经瘤是指起源于听神经鞘的肿瘤,为良性肿瘤,少部分仅限于桥小脑区。听神经瘤是桥小脑角区最常见的肿瘤,占 80%～95%。其多见于成年人,无明显的性别差异,左、右发生率相仿,偶见双侧性。

1. 病理与临床表现

听神经瘤形态多不规则,易囊变、坏死。早期临床表现为一侧听力障碍,继而有面神经、三叉神经受损症状,以及脑干、小脑受压和颅内高压等症状。

2. 影像学表现

MRI 对听神经瘤的确诊率可达 100%,CT 检查不如 MRI,小于 1 cm 的听神经瘤横断 CT 难以显示。要观察肿瘤与基底动脉的关系,MRA 或者血管造影则有帮助。

（1）X线表现：头颅X线片的常见表现是内耳道、内耳道口的扩大和邻近骨质破坏。严重破坏则见不到内耳道，而形成骨缺损。肿瘤很少发生钙化。椎动脉造影可见小脑上动脉和大脑后动脉近段向上向内移位，基底动脉位置正常或稍向后移。

（2）CT表现：肿瘤多为类圆形，位于内耳道内或内耳道口处，并可见内耳道扩大。平扫多数呈等密度，也可为低密度、高密度或混杂密度，可有坏死囊变区。脑干、小脑、四脑室可受压、变形。增强扫描示明显强化，坏死囊变区不强化。

（3）MRI表现：肿瘤位于小脑脑桥角，与硬脑膜呈锐角相交，为圆形或分叶状，多呈不均匀长 T_1、长 T_2 信号，常有囊变。囊变区在 T_1WI 上为明显低信号，在 T_2WI 上为高信号，有时与肿瘤实质部分难以区分，少数情况下肿瘤内可伴有出血，明显者可与囊液的交界处形成液平面。MRI可清晰显示内耳道内的肿瘤。大部分肿瘤伴有一定程度的内耳道扩大，在 T_1WI 上难于显示。行 Gd-DPTA 增强检查，肿瘤实性部分明显增强，囊变部分无强化，肿瘤显示更为清楚。当听神经瘤较大时可出现明显的脑外占位征象，其表现与 CT 扫描所见相同，但因为 MRI 无骨性伪影的影响，所以显示更加清楚。

3.诊断与鉴别诊断

（1）诊断：典型的听神经瘤用 CT、MRI 诊断不难，以下征象有助于听神经瘤的诊断：①肿瘤位于桥小脑角伴有内耳道扩大；②肿瘤呈低、等或混杂密度或信号改变，肿瘤内可有多个大小不等的坏死、囊变区；③增强扫描呈环状或不规则明显强化。

（2）鉴别诊断：听神经瘤应与以下病变鉴别。①脑膜瘤：脑膜瘤中心多偏离内耳道，以宽基附于岩骨上，内耳道也无扩大，肿瘤囊变少，CT 密度较高，而 T_2WI 信号较听神经瘤的低。②上皮样囊肿：CT 呈均匀低密度，T_1WI 呈均匀低信号，T_2WI 呈均匀高信号，增强扫描示无强化，其形态不规则，沿脑池塑形。

（二）三叉神经瘤

三叉神经瘤起源于三叉神经髓鞘的神经膜细胞，常见囊性变、出血及坏死，有包膜。

1.病理与临床表现

三叉神经瘤可起源于三叉神经半月节，居颅中窝的硬膜外，生长缓慢，可向海绵窦及眶上裂扩展；也可起源于三叉神经根，居颅后窝的硬膜内，可侵犯周围脑神经，约 25% 的三叉神经瘤可位于颞骨岩部尖端，跨越颅中、后窝的硬膜内外。三叉神经瘤的临床症状主要为三叉神经刺激或破坏症状，表现为三叉神经分布区疼痛、麻木等，当肿瘤增大后，会相继出现其他颅神经或颅高压症状。

2.影像学表现

（1）CT：平扫可见颅中窝和颅后窝交界处有卵圆形或哑铃形肿物，这些肿物多数跨中、后颅窝生长，呈低、等或混杂密度，瘤周无水肿带。增强扫描示较小的实性肿瘤呈均一强化，囊变者呈环状或不均匀强化。瘤体小者可无占位效应，瘤体较大者鞍上池、脑干及颞叶受压移位，四脑室、导水管也可受压并继发脑积水，岩骨、蝶骨体及前床突可受压变薄。

（2）MRI：肿瘤呈圆形、卵圆形或哑铃形，T_1WI 呈低、等或混杂信号，T_2WI 呈高信号，囊变区信号更高。增强扫描示小的实性肿瘤呈明显均匀强化，囊变者呈环形强化。矢状面成像有助于显示肿瘤跨中、后颅窝的情况，但 MRI 对颅骨的改变不敏感。

3.诊断与鉴别诊断

典型的三叉神经瘤根据其位置、密度(信号)、形态及强化特征诊断较容易,但需与以下病变鉴别。

(1)鞍旁脑膜瘤:脑膜瘤密度较高,T_2WI 信号较低,增强扫描示强化明显,囊变少,邻近骨质增生而非受压变薄。

(2)鞍旁巨大动脉瘤:CT 平扫呈高密度,增强扫描示明显均匀强化,MRI 多不用鉴别,因动脉瘤表现出流空效应。

(3)上皮样囊肿:瘤内含脂成分最重要,该区在 T_1WI 上呈高信号,在压脂序列上呈低信号。

(王　晋)

第七节　颅脑其他疾病

一、肾上腺脑白质营养不良

肾上腺脑白质营养不良是 X 连锁隐性遗传病,是一种最常见的过氧化物酶体病,主要累及肾上腺和脑白质,半数以上的患者于儿童或青少年期起病,主要表现为进行性的精神运动障碍、视力及听力下降和(或)肾上腺皮质功能低下等。本病的发病率为 0.5/10 万～1/10 万,95%是男性,5%为女性杂合子,无种族和地域特异性。

(一)病理与临床表现

本病的病理特点是大体可见脑白质病变区呈固状或橡胶状,肾上腺皮质萎缩,镜下可见脑组织、肾上腺等内有特征性的包涵体,包涵体内富含极长链脂肪酸酯化的胆固醇。脑部最显著的特征是沿大脑前后轴由枕部向额顶方向发展的脱髓鞘改变,故在任何情况下,总是枕区白质受累最重,而 U 型纤维保留。主要临床表现为进行性的精神运动障碍、视力及听力下降和肾上腺皮质功能低下等。

(二)影像学表现

1.CT

平扫见双侧侧脑室三角区周围白质大片对称性密度减低区,通过胼胝体压部,两侧病灶相连续,呈"蝶翼状"分布,增强扫描示部分病灶周边强化,呈花边样或狭带样。随着病情发展,可见病变向四周扩展,主要是向前发展侵犯额叶,也可向下发展侵犯脑干和脊髓,增强扫描示新的病灶出现类似强化,而旧的病灶不再强化,病灶一般无占位效应。

2.MRI

病灶的分布显示与CT 所见一样,即表现为双侧顶、枕叶白质对称性,T_1WI 呈低信号,T_2WI 呈高信号,周边呈毛糙指状,胼胝体压部早期受累,整体病灶呈"蝶翼状",增强扫描示病灶周边呈花边状强化,提示处于活动期,本病的一个显著特点是病变由后向前进展,逐一累及枕、顶、颞、额叶,也可累及脑干皮质脊髓束,但皮质下 U 形纤维免于受累,晚期病灶增强扫描后无强化,多伴有脑萎缩。MRS 表现为 Cho 峰显著增高,NAA 峰降低或消失,Lac 波峰增高。这些改变在疾病早期就会出现,因此对早期诊断有重要帮助。

（三）诊断与鉴别诊断

典型的肾上腺脑白质营养不良诊断不难，因其 CT、MRI 表现均有明确的特征，包括：①顶、枕叶对称性的白质密度或信号异常，呈典型的蝶翼状；②增强扫描示病灶的边缘呈花边样强化；③随着病程发展，病变向前、向下扩散。肾上腺脑白质营养不良应与其他的白质脑病鉴别，如异染性脑白质营养不良、海绵状脑白质营养不良等，这些白质脑病都不像肾上腺脑白质营养不良有典型的病变分布和病变进展特点，这一点可资鉴别。

二、系统性红斑狼疮性脑病

系统性红斑狼疮是一种累及全身各脏器和组织的免疫性疾病，当出现中枢神经系统病变时称为系统性红斑狼疮性脑病（CNS‑SLE），其发病率为 50％～75％。

（一）病理与临床表现

本病的病理表现为弥漫性血管炎或局灶性血栓形成、血管闭塞，可致脑组织出现斑片状出血灶、坏死灶、血管壁增厚、玻璃样变、大单核细胞或多核细胞浸润、淀粉样变、脑内有颗粒状物质沉积等。狼疮脑病的临床表现多种多样，包括神经症状和精神症状，神经系统损害以癫痫最常见，其次是脑血管病、颅神经麻痹、颅内高压、无菌性脑膜炎及横贯性脊髓炎等。

（二）影像学表现

1. CT

CT 表现无特异性，平扫时可出现单侧或双侧脑白质斑片状低密度灶，边缘模糊，多位于额、顶叶皮质下区，增强扫描示边缘有轻度强化；大脑中、前动脉分支供血区域的脑梗死，基底节、脑干也可出现梗死；脑萎缩，表现为脑室扩大，脑沟增宽；少数可出现基底节钙化和局灶脑出血。

2. MRI

MRI 可见单侧或双侧额、顶叶白质斑片状病灶，T_1WI 呈低信号，T_2WI 及 FLAIR 序列呈高信号，边界较模糊，增强扫描示仅边缘有轻度强化，大脑半球、基底节及脑干梗死的表现与其他血管疾病所致梗死的表现相似，部分可见少量脑出血。

（三）诊断与鉴别诊断

系统性红斑狼疮性脑病 CT、MRI 检查无明显特异性，主要表现在大脑半球白质的脱髓鞘改变，以及大脑半球、基底节和脑干的梗死、出血，临床上系统性红斑狼疮的病史具有重要的参考意义，是诊断的关键。鉴别诊断中主要是排除其他原因所致的脱髓鞘和脑梗死。

三、多发性硬化

多发性硬化是以中枢神经系统白质炎性脱髓鞘病变为主要特点的自身免疫病。本病最常累及的部位为脑室周围白质、视神经、脊髓、脑干和小脑，主要临床特点为中枢神经系统白质散在分布的多病灶与病程中呈现的缓解复发、症状和体征的空间多发性和病程的时间多发性。

（一）病理与临床表现

本病的病因不明，可能与自身免疫反应和病毒感染有关，急性活动期时脑白质有多发性炎性脱髓鞘斑，陈旧病变则由于胶质纤维增生而形成钙化斑。本病的临床症状和体征比较复杂，以多发病灶、缓解-复发病程为特点,可出现颅神经功能障碍、运动障碍、语言障碍、感觉障碍、精神障碍等多种症状和体征,早期比较多见的是单个或多个肢体无力、球后视神经炎、感觉障碍、步态不稳等。

(二)影像学表现

1. CT

CT 平扫时为脑白质内多发的低密度灶,多位于侧脑室旁,呈卵圆形,长轴与脑室壁垂直,且多不与侧脑室相连,最大径多小于 10 mm,左右较对称,增强扫描示大多数病灶无强化,但急性期病灶也可出现边缘强化或病灶内结节状强化,急性期可出现占位效应,表现为侧脑室受压。

2. MRI

MRI 显示病灶比 CT 多且敏感,大多数病灶发生于侧脑室旁白质、半卵圆中心和胼胝体,典型的病灶在 T_1WI 上呈低或等信号,在 T_2WI 上呈高信号,病灶形态多呈卵圆形,长轴与脑室壁垂直,且多不与侧脑室相连,最大径多小于 10 mm,左右较对称,增强扫描示大多数病灶无强化,但急性期或新鲜病灶可出现环状强化。如视神经或脊髓受累,也可出现相应的病灶,视神经表现为稍增粗,T_2WI 信号增高,脊髓多为纵长形病灶,T_1WI 呈等或稍低信号,T_2WI 为高信号。

(三)诊断与鉴别诊断

CT、MRI 都可作为诊断多发性硬化的检查方法,但 MRI 比 CT 更敏感和准确,在发现病灶数目和最小病灶方面明显优于 CT,典型的多发性硬化病灶位于侧脑室旁白质,呈卵圆形,长轴与侧脑室垂直,两侧较对称,CT 平扫呈低密度,T_1WI 呈低、等信号,T_2WI 呈高信号,增强扫描示多数无强化。多发性硬化需与急性播散性脑脊髓炎及皮质下动脉粥样硬化性脑病等鉴别,其影像学表现特征加上特征性病史,鉴别多不困难。

四、脊髓内肿瘤

常见的脊髓内肿瘤包括室管膜瘤、星形细胞瘤,少见的有血管母细胞瘤等。

(一)室管膜瘤

室管膜瘤来源于脑室与脊髓中央管的室管膜细胞或脑内白质室管膜细胞巢的中枢神经系统肿瘤。男多于女,多见于儿童及青年。在胶质瘤中,室管膜瘤占 18.2%,约 75% 位于幕下,幕上仅占 25%。室管膜瘤大多位于脑室内,少数在脑组织内。

1. 病理与临床表现

室管膜瘤为胶质瘤的一种。其典型的病理学特点为室管膜菊形团,即中间部位为空血管,周围则为粉染的无结构区域,其次为花环样结构。室管膜菊形团对于诊断疾病具有重要意义。室管膜瘤为 WHO Ⅱ级的肿瘤,当肿瘤遭受侵袭或复发后,可转变为 WHO Ⅲ级肿瘤,即间变性的室管膜瘤。其常见的临床表现有神经根性痛、感觉障碍、运动障碍、自主神经功能障碍等。另外,脊髓室管膜肿瘤出血时有时还会导致脊髓蛛网膜下腔出血,可出现脑膜刺激征等症状。

2. 影像学表现

MRI 表现为在 T_1WI 上髓内肿瘤呈均匀性信号减低区,其信号与邻近脑脊液信号相似,当肿瘤囊变或邻近脊髓组织内囊腔形成时,则信号不均匀。在 T_2WI 上,肿瘤信号增高,由于水肿也呈高信号,难以将肿瘤组织与水肿区分开。增强扫描示肿瘤实质部分呈显著强化,边缘光滑锐利,边界清楚,水肿及囊变区无强化。肿瘤相邻的蛛网膜下腔狭窄。肿瘤上下端常见囊变;肿瘤上下方常见脊髓空洞。当腰骶部肿瘤引起蛛网膜下腔阻塞时,由于脑脊液搏动减弱,加上脑脊液内蛋白含量增加,肿瘤邻近部位蛛网膜下腔内脑脊液信号可异常增高。

3. 诊断与鉴别诊断

(1)诊断:要点如下。①髓内占位征象;②平扫 T_1WI 呈均匀低信号,T_2WI 呈均匀性高信号,增强扫描示明显强化;③肿瘤上下端常见囊变;④肿瘤上下方常见脊髓空洞。MRI 为最佳的检查手段,对该肿瘤的显示优于其他方法。

(2)鉴别诊断:要点如下。①急性脊髓炎发病急,病程短,病变范围长,脊髓肿胀多较轻,病变信号均匀一致、外缘光整;不伴有囊变;增强扫描一般不强化或呈轻度斑片状强化。②星形细胞瘤多见于儿童,以颈胸段最常见,较少累及马尾和终丝,累及范围较广泛,常无明显边界。③血管母细胞瘤好发于颈、胸段,病变范围广,常见明显边界;可呈多中心生长,由囊性部分和壁结节构成,壁结节多位于脊髓的背侧,肿瘤背侧有点状及条索状血管流空影;增强扫描示壁结节呈明显均一强化;可伴有明显的脊髓增粗和脊髓空洞。

(二)星形细胞瘤

星形细胞瘤约占脊髓内肿瘤的 30%,是儿童最常见的脊髓内肿瘤。其恶性程度较脑内星形细胞瘤为低,可发生在脊髓的任何部位,以颈髓、胸髓常见,占 75%,脊髓远端和终丝约占 25%。多见于儿童,男性稍多见。

1. 病理与临床表现

星形细胞瘤病变一般局限,但可呈浸润性生长,在儿童肿瘤往往沿纵轴伸展,累及多个脊髓节段,甚至脊髓全长。脊髓形态明显增粗,表面可有粗大、迂曲的血管,肿瘤与正常脊髓分界不清,上下两端常呈梭形,偏心、不规则囊变常见,有时可合并脊髓空洞症。肿瘤恶性程度的高低与病变范围的大小往往不成正比。颈、胸段脊髓内肿瘤症状出现早、症状重,患者就诊时肿瘤常较小,脊髓在外形上变化不大、轻度膨大。

2. 影像学表现

MRI 表现为在 T_1WI 上有髓内肿瘤的信号低于脊髓的,在 T_2WI 上肿瘤信号明显增高,由于水肿的缘故,在 T_2WI 上显示病变范围较广并见出血、坏死和囊变,其信号强度可不甚均匀,坏死和囊变表现为更长 T_1 信号和 T_2 信号,出血在 T_1WI 上表现为高信号。增强扫描可见肿瘤实质部位明显强化,有些低度恶性肿瘤血管屏障较完整,延迟后扫描可见明显强化。肿瘤周围水肿、坏死及囊变区无强化。脊髓间变型星形细胞瘤可沿软脊膜播散,显示为线样、结节状强化影。横断面增强扫描示肿瘤为非中心性,多位于脊髓后部。

3. 诊断与鉴别诊断

(1)诊断:要点如下。①脊髓内占位征象,如脊髓不规则增粗、蛛网膜下隙狭窄;②发病年龄多为儿童;③颈胸段多见,累及范围较大。MRI 是最佳的检查手段,在定位、定性诊断等方面优于其他检查。

(2)鉴别诊断:要点如下。①急性脊髓炎:发病急,脊髓肿胀明显,表现为脊髓内片状长 T_1、长 T_2 信号影,范围较为广泛,边界不清,横断面可见"H"形高信号影,增强扫描一般无明显强化。②室管膜瘤:发生于 30 岁以后,多位于下部脊髓、圆锥及终丝;常伴有囊变,增强扫描后呈不均匀强化;横断面扫描示肿瘤累及整个脊髓。③多发性硬化:急性期脊髓增粗,信号减低,但其信号均匀一致,周围常有正常脊髓组织环绕,占位效应不明显,横断面病灶分布不对称,增强扫描后呈轻度强化;晚期常出现脊髓萎缩。

(三)血管母细胞瘤

血管母细胞瘤较为少见,占髓内肿瘤的 3%~5%,为起源于血管内皮细胞的良性脊髓内肿瘤,生长缓慢,多发生于 20~40 岁成人,无性别差异,多发生于胸髓,颈髓次之。

1.病理与临床表现

血管母细胞瘤由富含血管的肿瘤结节和囊性部分构成,有时瘤壁上可见钙化。局部脊髓膨大,软脊膜上可见粗大的血管匍匐。囊内有清亮黄色的胶样液体,实质性肿瘤和囊壁结节质软,呈暗红色,富含小血管;壁结节多位于脊髓背侧。镜下肿瘤实质内可见丰富的扩张毛细血管网,或海绵状毛细血管网,在毛细血管之间含有由脂肪或含铁血黄素构成的基质。

2.影像学表现

脊髓血管造影可见富血管肿瘤结节染色,引流静脉明显粗大。

用 MRI 检查时,T_1WI 示病变区呈多发、不均匀的低信号区,T_2WI 示病变区呈大片高信号。脊髓增粗范围较大,边界不清楚,脊髓内侧及背侧肿瘤部分可见异常小血管影,由于动脉流空现象而呈极低信号区。增强扫描示瘤结节呈明显均匀强化,边缘更清楚,可见多发的强化肿瘤结节,依附于囊壁或脊髓实质,囊变区不出现强化。肿瘤的瘤体上下脊髓内多伴有脊髓空洞,信号强度与脑脊液相似。肿瘤实质附壁结节很小,而脊髓增粗囊变范围很长,两者显著不成比例。

3.诊断与鉴别诊断

(1)诊断:要点如下。①髓内有肿瘤征象,脊髓形态膨大,邻近蛛网膜下腔变窄;②肿瘤内常见囊变;③肿瘤内可见流空血管影;④增强壁结节呈显著强化,肿瘤背侧见异常强化小血管影。MRI 为最佳的检查手段。

(2)鉴别诊断要点如下。①星形细胞瘤瘤体:囊变小,增强扫描后强化不均匀,强化程度不显著。②室管膜瘤:瘤体内未见流空血管影,增强扫描后强化不均匀,强化程度不如血管瘤细胞瘤的。③脊髓血管畸形:病灶内无肿块,无合并出血,一般无占位效应。④单纯的脊髓空洞症:脊髓空洞范围多较广泛,但无实性结节,增强后脊髓内未见异常强化影。

(王　晋)

第三章

口 腔 影 像 诊 断

第一节　概　述

一、口腔医学影像检查 X 线机

(一)口腔颌面专用 X 线机

口腔颌面部 X 线检查的范围,不仅包括牙齿、牙周组织及上、下颌骨,而且包括颅、面、颈部其他组织结构,如头颅、颅底、颞下颌关节、颜面软组织、涎腺及颈部等。

(二)口腔颌面专用 X 线机的种类

(1)口腔科 X 线机。

(2)曲面体层 X 线机。

(3)X 线头影测量机。

(4)口腔体腔 X 线机。

(5)口腔科 X 线数字影像设备。

(三)牙科 X 线机

口腔科 X 线机是在医疗范围所用的 X 线机中最小型的射线机。它容量小、结构简单、操作灵活,可用于拍摄口内和口外 X 线片。牙科 X 线机的种类基本有可移动立式、壁挂式和在综合诊疗台上的镶带式三种。

(四)曲面体层 X 线机

1. 曲面体层摄影的定义

曲面体层摄影是根据口腔颌面部的解剖特点,利用体层摄影和狭缝摄影原理而设计的固定三轴连续转换的体层摄影技术。

2. 曲面体层 X 线机的特点

它一次曝光即可将全口牙齿、牙周组织及相邻解剖结构的体层影像拍摄在一张胶片上,显示范围广,适用于颌骨多发病变,颌骨外伤,颌骨发育畸形及牙齿、牙周疾病的诊断。

3. 曲面体层 X 线机的种类

(1)专用于曲面体层摄影。

(2)在曲面体层 X 线机外增加了头颅固位装置,可用于 X 线头影测量摄影。

(五)X 线头影测量机

X 线头影测量术是根据所拍摄的头颅定位 X 线片,由牙颌及颅面的标志点描绘出一定的线角进行测量分析,以了解牙颌及颅面组织的结构的技术。

(六)口腔体腔 X 线机

口腔体腔摄影是指将 X 线管伸入口腔内,将胶片放置在口腔外,围绕患者的颜面部进行摄影的技术。

二、口腔放射的发展及防护

(一)口腔放射学的发展简史

(1)1895 年伦琴发现 X 线。

(2)1968 年,第一届国际牙颌面放射学学术会议召开。

(3)1987 年,我国召开第一届全国口腔放射学学术会议。

(4)口腔放射学现在是一门正在发展中的年轻学科。

(5)现已由单纯的牙科放射学发展为口腔颌面放射学,并逐渐发展为口腔颌面医学影像学。

(6)近年来,口腔颌面部介入性放射学和实验放射学开始得以发展。

(二)医学影像学检查与诊断

面对如此复杂的多种可供选择的影像学检查技术,口腔医务工作者必须深刻了解不同检查技术对于疾病诊断和治疗的切实和具体的帮助。影像医师要有良好的专业教育背景,丰富的工作经验,对疾病相关临床特征、发生规律、发展规律及其病理学基础的深刻理解,原因在于同一种疾病的影像表现可以有较大的区别,甚至完全不同,完全不同的疾病也可有类似的影像学表现。

(三)放射防护的三个主要原则

(1)实践的正当性:首先判断 X 线检查的必要性。

(2)放射防护的最优化:在满足诊断的前提下尽可能减少剂量。

(3)个人剂量的限制:限制个人所受的总照射量。

(四)放射防护的具体方法

1.减少照射时间

(1)尽量用摄影代替透视。

(2)提高记录和现象系统的灵敏度。

(3)提高成像质量,减少重复检查。

2.屏蔽防护

(1)使用长遮线筒,限制射线束的大小。

(2)应禁止使用塑料制椎形遮线筒。

(3)限制 X 线管组装体的 X 线泄漏。

(4)使用持片器。

(5)做好患者防护屏蔽。

(6)做好工作环境的屏蔽。

3.减少无效 X 线量

(1)尽可能合理地采用高管电压拍摄。

(2)X 线机应使用不小于规定的固定滤过厚度。

(3)合理增加管电压,加大滤过层厚度。

4.距离防护

(1)从事 X 线的工作人员在进行曝光时必须与 X 线源保持一定的距离,以减少放射损害。

(2)进行 X 线检查时,焦点距患者皮肤应具有一定的距离。

(3)在接受 X 线检查时,除受检部位外,应使身体的其他部位尽量远离有用线束及其照射部位。

三、口腔内不同金属对核磁共振的影响

MRI 是一种生物核磁自旋成像技术,其中的"核"是氢原子核。因为人体约 70% 是由水组成的,MRI 检查利用人体中遍布全身的氢原子在外加的强磁场内受到射频脉冲的激发,产生核磁共振现象,经过空间编码技术,用探测器检测并接受以电磁形式释放出的核磁共振信号,输入计算机,经过数据处理转换,最后将人体各组织的形态形成图像以帮助诊断。

金属影响 MRI 的原理:金属材料引起的伪影分铁磁性金属伪影和非铁磁性金属伪影两种,产生伪影的大小与金属材料的磁化率及磁场强度有关,磁化率越大、磁场强度越高,产生的伪影越大。

口腔内的金属修复体,在进行核磁共振成像检查时,影响涉及颅脑、颈部、面部、内耳等部位。

口腔用金属多种多样,不同的金属对核磁共振的影响不同。研究显示,在相同成像序列中,金合金的影响最小,软质钴铬合金次之,硬质钴铬合金最大。在不同成像序列下,同一种金属产生的伪影也不一样。推荐在口腔固定修复只能使用金属冠时,优先选择贵金属牙冠,当必须选择钴铬合金牙冠时,需要核磁共振成像检查医师选择合理的成像序列,避免使用平面回波序列。金、铂合金、银、银汞合金等对核磁共振的影响极小,纯钛产生的伪影也比较小,而钴铬合金、镍铬合金则对核磁共振具有较大的影响。金属修复体在口腔内的位置、大小等也对核磁共振伪影有不同的影响。伪影大小是金属冠桥近远中径的 2 倍,是其颊舌径的 4 倍。因此,在为患者选择修复体时,应首选全瓷修复,其次是纯钛及贵金属。

(李宝军)

第二节　X 线检查技术在口腔影像诊断中的应用

一、X 线在补牙时拍牙片的应用

(一)常见的口腔检查片

(1)X 线检查的种类:口内片和口外片。

(2)口内片检查的种类:根尖片等。

(3)口外片检查的种类:上下颌第三磨牙口外片、下颌骨侧位片、下颌骨后前位片、下颌骨

升支切线位片、鼻颏位片、颧骨后前位片、颧弓位片、颅底位片、颞下颌关节侧斜位片、髁状突经咽侧位片、口腔体腔摄影片及线头影测量片等。

(二)根尖片

1.根尖片分角线拍摄技术

(1)患者位置:患者坐在专用口腔治疗椅上,椅座呈水平位,背托呈垂直位,调节椅子高度,使患者的口角与术者腋部相平,以利于术者操作。患者坐在椅子上,呈直立姿势,头部靠在头托上,矢状面与地面垂直。拍摄上颌后牙时,外耳道口上缘至鼻翼的连线(听鼻线)与地面平行。拍摄上颌前牙时,头稍低,使前牙的唇侧面与地面垂直。拍摄下颌后牙时,外耳道口上缘至口角的连线(听口线)与地面平行。拍摄下颌前牙时,头稍后仰,使前牙的唇侧面与地面垂直。

(2)胶片分配:对成年人进行全口牙齿检查时,需用 14 张胶片;对儿童进行全口牙齿检查时,需用 10 张胶片。

(3)胶片放置及固定:放胶片入口内时,应使胶片感光面紧靠被检查牙齿的舌(腭)侧面。拍摄前牙时,胶片竖放,边缘要高出切缘 7 mm 左右,拍摄区应以切缘为标准;拍摄后牙时,胶片横放,边缘要高出殆面 10 mm 左右。留有这些边缘的目的是能使照片形成明显的对比度,避免牙冠影像超出胶片。胶片放好后,嘱患者用手指固定或用持片夹固定。

(4)X线中心线:①X线中心线与被检查牙的长轴和胶片之间的分角线垂直;②拍摄根尖片时 X 线中心线需通过被检查牙根的中部。

2.正常图像

牙及牙周组织解剖:牙由四种组织构成,即牙釉质、牙本质、牙骨质及牙髓。牙周组织包括牙周膜、牙槽骨和牙龈。

牙及牙周组织的正常影像表现如下。

(1)牙釉质:为人体中钙化程度最高的组织,在 X 线片上的影像密度也最高,似帽状,被覆在冠部牙本质表面。

(2)牙本质:矿物质含量较牙釉质少,围绕牙髓构成牙齿主体,影像密度较牙釉质的稍低。

(3)牙骨质:覆盖于牙根表面牙本质上,很薄,在 X 线片上的影像与牙本质的不易区别。

(4)牙髓:在 X 线片上显示为低密度影像。下颌磨牙牙髓腔似"H"形,上颌磨牙牙髓腔呈圆形或卵圆形。年轻人牙髓腔宽大,老年人牙髓腔较年轻人小,根管也细,这是由年龄增长后继发性牙本质形成所致。

(5)牙槽骨:在 X 线片上显示的密度比牙密度稍低。上牙槽密质骨薄,松质骨多,骨小梁呈交织状,X 线片显示为颗粒状影像。下牙槽密质骨厚而松质骨少,骨小梁呈网状结构,牙间骨小梁多呈水平方向排列,而根尖部有时呈放射状排列,骨髓腔呈三角形和大小不等的圆形低密度影像。牙槽骨的正常高度应达到牙颈部。

(6)硬板:即固有牙槽骨,为牙槽窝的内壁,围绕牙根,X 线片上显示为包绕牙根的、连续不断的高密度线条状影像。

(7)牙周膜:X 线片上显示为包绕牙根的、连续不断的低密度线条状影像,厚度为 0.15~0.38 mm,宽度均匀一致。

3.上颌根尖片所见有关颌骨的正常解剖结构

(1)在上颌中切牙位根尖片上常可见切牙孔、腭中缝、鼻腔及鼻中隔的影像。

(2)在上颌磨牙位根尖片上常可见上颌窦底部、颧骨、喙突、上颌结节及翼钩等结构。

4.下颌根尖片所见有关颌骨的正常解剖结构

(1)在下颌切牙位根尖片上常可见颏棘、颏嵴、营养管等结构。

(2)在下颌前磨牙位根尖片上常可见颏孔。

(3)在下颌磨牙位根尖片上常可见下颌骨外斜线、下颌管及下颌骨下缘等结构。

二、口腔内各类牙片的拍摄技巧

(一)上颌前部牙片

1.拍摄技术

患者坐于牙科椅上，头矢状面与地面垂直，听鼻线与地面平行。用 6 cm×8 cm 胶片，胶片长轴与头矢状面平行，放置于上、下颌之间，嘱患者于正中𬌗位咬住胶片。X线中心线以向足侧倾斜 65°，对准头矢状面，由鼻骨和鼻软骨交界处射入胶片中心。

2.正常图像

此位置可显示上颌前部全貌，包括切牙孔、鼻中隔、上颌窦、鼻泪管、上前牙及腭中缝等结构，常用于观察上颌前部的骨质变化情况及乳、恒牙的情况。

(二)上颌后部牙片

1.拍摄技术

患者位置同上颌前部部片。用 6 cm×8 cm 胶片，将胶片置于上、下颌之间，尽量向后并向被检查侧放置。胶片长轴与头的矢状面平行，嘱患者于正中𬌗咬住胶片。X线中心线向足侧倾斜 60°，水平角度与被检侧前磨牙邻面平行，对准被检测眶下孔的外侧射入。

2.正常图像

此片可显示被检查侧上颌骨后部的影像，包括第一前磨牙至第二磨牙、牙槽突和该侧上颌窦底部，常用于观察一侧上颌后部骨质变化的情况。

(三)下颌前部牙片

1.拍摄技术

患者坐于牙科椅上，头部后仰，矢状面与地面垂直，使胶片与地面呈 55°角。用 6 cm×8 cm胶片，将胶片置于上、下颌之间，尽量向后放置，胶片长轴与头矢状面平行，并使胶片长轴中线位于两下中切牙之间，嘱患者于正中𬌗位咬住胶片。X线中心线以 0°角对准头矢状面，由颏部射入。

2.正常图像

此片可显示下颌颏部影像，常用于观察下颌颏部骨折及其他颏部的骨质变化情况。

(四)下颌横断片

1.拍摄技术

患者坐于椅上，头的矢状面与地面垂直，听鼻线与地面垂直。胶片大小及放置与下颌前部𬌗片相同。X线中心线对准头矢状面，经两侧下颌第一磨牙连线中点垂直胶片射入。

2.正常图像

此片可显示下颌体和牙弓的横断面影像,常用于检查下颌骨体部骨质有无颊、舌侧膨胀,也可用于辅助诊断下颌骨体骨折移位以及异物、阻生牙定位等。如欲观察颌下腺导管结石,则需以拍摄软组织条件曝光。

(五)上、下颌第三磨牙口外拍摄片

1.拍摄技术

第三磨牙X线片一般采用口内拍摄法拍摄,胶片必须置放于口内被照牙区域,常引起患者恶心、呕吐,给患者带来很大的痛苦,且往往由于胶片不能向后放置,水平阻生的第三磨牙根尖不能拍摄于X线片上,检查儿童患者第三磨牙牙胚时,采用口内拍摄法就更为困难。使用口外拍摄法,可以克服这一缺点。

2.正常图像

此片可清楚地显示双侧第三磨牙的影像及上颌结节部位,可用于观察第三磨牙的形态、萌出情况及阻生方向等,也可用于确定儿童第三磨牙牙胚的发育情况。

(六)华特位片

华特位又称为鼻颏位。

正常图像:主要用来观察鼻窦的情况,特别是对上颌窦影像显示最佳,主要用于观察上颌窦、额窦、筛窦、眼眶、鼻腔、上颌骨、颧骨、颧弓、下颌喙突在上颌与颧弓之间的位置以及颌间间隙等情况。

(七)颧骨后前位片

正常图像:三角形密度低的影像为鼻腔,鼻腔外下大致呈倒置三角形、密度低的影像为上颌窦,上颌窦上部小圆形密度低的影像为眶下孔,上颌窦外下壁与喙突间的间隙为颌间间隙。下颌骨体外形呈弓蹄形,正中下部密度低的影像为蝶窦。上颌窦上部外侧密度高的影像为颧骨,其向后延伸为颧弓。鼻腔上部为额窦,外上方为眼窝,均为低密度影像。

(八)颅底位片

颅底位片又称为颏顶位片。

正常图像:本片可清楚地显示两侧上颌窦、鼻腔、蝶窦、翼突内板、翼突外板、卵圆孔、棘孔、破裂孔、舌骨、髁状突等结构。

(九)颧弓位片

正常图像:此片可清楚地显示拍摄侧颧骨、颧弓的影像,主要用于检查颧骨及颧弓骨折。

(十)下颌骨侧位片

正常图像:此片可清楚地显示下颌骨体磨牙区及下颌升支,但下颌骨体尖牙区与对侧下颌骨重叠,髁状突则与部分关节窝重叠。观察此片时需注意咽腔呈低密度、宽而整齐的影像与下颌升支重叠,不要误诊为骨质破坏。下颌管呈宽约0.3 cm的长条形低密度影像,其两侧高密度线条状影像为下颌神经管壁。下颌管壁前部影像常显示不清晰。

(十一)下颌骨后前位片

正常图像:此片可显示上、下颌骨后前位影像,以显示双侧下颌升支后前位影像效果最佳,常用于双侧对比观察下颌升支各部位的病变,观察此片时需注意寰枢关节的影像与上颌骨下部的影像重叠,不要误认成骨折线。

(十二)下颌骨开口后前位片

正常图像:此片可清楚地显示双侧下颌骨开口后前位影像。因为髁突在开口位时滑出关节窝,显像于关节结节的前下方,可使髁突影像避开重叠,所以髁突显示较一般颌骨后前位清晰。此片常用于观察双侧髁突内、外径的病变。

(十三)颞下颌关节侧斜位片

正常图像:可以同时显示关节窝、关节结节、髁突及关节间隙。两侧颞下颌关节的形态一般是对称的。

髁突:髁突小头的形状可为圆柱形、椭圆形或双斜形。年轻人的髁突顶部一般较圆,老年人的髁突则较扁平。成人的髁突有连续不断的、整齐致密的而又较薄的密质骨边缘,其下方骨纹理结构均匀。儿童的髁突表面无密质骨,仅为一钙化层覆盖,15 岁后才逐渐形成完整的密质骨,因而在 X 线片上儿童髁突密质骨常不清晰,易被误认为是病理改变。如髁突运动正常,在开口时一般应位于关节结节顶点后方 5 mm 至关节结节顶点前方 1 mm 之间。

关节间隙:关节间隙主要为关节盘所占据。正常成人关节上间隙最宽,后间隙次之,前间隙最窄。在许勒位片上,关节上间隙为 2.80 mm,后间隙为 2.3 mm,前间隙为 2.06 mm。两侧关节间隙对称。

关节结节、关节窝:关节结节高度 7 mm 左右,斜度约为 54°。但关节结节的曲度和高度可有很大变化。关节结节后斜面为功能面。两侧关节形态大致对称。关节结节一般为弧形突起,曲线圆滑。关节窝底也有密质骨边缘与关节结节相连续,但也有的关节窝密质骨边缘不清晰,这可能是由解剖上关节窝外侧骨缘较为圆钝、呈坡形所致。由于髁突水平角和垂直角个体之间差异较大,在这一标准下用许勒位拍摄常不能准确地反映关节间隙的情况。

三、口腔全景拍摄中的常见问题分析

自 20 世纪 30 年代产生第一张口腔全景片至今,全景拍摄设备的性能稳步改进。全景拍摄技术始终是临床医师能从一张胶片影像上获取整个齿系以及相关结构情况的唯一的口外影像技术。无论患者坐着、站着,全景拍摄技术都能够产生出清晰的影像,但这要求操作、摆位必须完全规范,并且患者必须在影像接收器与放射线束绕着患者的头旋转时,保持绝对安静的状态,以确保患者齿系及相关结构都将被定位,从而投射在影像层上。然而,在实际拍摄中,仍然存在诸多问题,具体问题分析如下。

(1)患者定位太靠前,即患者定位过于靠近影像层的前方,拍出的全景片上患者上、下弓的前部牙齿将位于聚焦槽外,并且表现为前部牙齿狭窄且不清晰、前磨牙严重交叠、分支区域脊柱呈阶梯状态。在通常情况下,为纠正这一问题,应及时检查进而确定患者已经正确咬住咬合板,要确保患者的前门牙恰好位于咬合杆的凹槽内,对患者下颌进行重新定位。

(2)患者定位太靠后,并且患者稍稍有些扭曲,其表现为患者前部牙齿落于聚焦槽外面,同时患者牙弓的位置距离聚焦槽的定位过于靠后。患者定位太靠后反映在全景拍摄上,即患者上、下前面的牙齿均落在了聚焦槽外面,拍出的胶片上图像往往是模糊的、放大的,并且还将出现下颌骨与脊柱的叠影。其原因在于患者定位太过靠近聚焦槽的后方,要解决这一问题,最应该做的便是对患者下颌托的位置以及咬合门牙的位置加以检查和纠正。

（3）患者头部向下倾斜，即患者上颌骨落在聚焦槽内，而颚骨靠后。反映于胶片上，患者前牙顶端落在了聚焦槽外，成像模糊，且患者舌骨有阴影的部分将出现在前额区域内，而顶端的骨节也将被切断，并且前磨牙严重重叠。其成因主要在于患者头部向下倾斜，而且患者前额朝前，但下颌往后，要纠正该问题，应按照面部解剖、生理的相应特点以及所操作设备上的定位线，对患者的位置进行重新定位。

（4）患者头部过于向上，表现为患者下颌弓落于聚焦槽内，但上颌弓的位置太过靠后，且朝向球管方向。其具体表现在，患者上门牙落于聚焦槽外，同时硬腭的纹理也出现于上颌前牙的图像中，而患者两侧骨节在胶片中叶出现错位，其真正原因在于患者的头部过于向上，造成下颌骨过于靠前。在纠正这一问题时，应按照面部解剖、生理的具体特征以及所操作设备的定位线正确确定患者的位置。

（5）患者在拍摄曝光过程中移动，造成胶片中影像不清晰、边缘不锐利。该问题出现的原因在于，患者在曝光过程中移动，导致在拍摄曝光的某一时间点，胶片曝光了较少的区域，最终出现一部分不清晰的影像。纠正该问题的关键是，确保患者在曝光过程中处于安静状态，告知患者应在拍摄的过程中保持一个姿势，同时尽量在曝光时闭眼。

全景拍摄技术只要规范摆正患者的位置，就可以得到清晰的胶片。为了适应不同的颌型，全景机可选择一种或多种影像层。为了使齿系和相关的结构落入影像层，不同的全景系统都有特殊的操作和定位方法。

四、根尖周病的影像诊断

口腔常见的根尖周病包括根尖周肉芽肿、根尖周脓肿、根尖周囊肿。现以根尖周囊肿为例介绍根尖周病的影像诊断。根尖周囊肿是由于牙根尖部的慢性炎症的刺激，引起牙周膜内的上皮残余增生，增生的上皮团块中央发生变性与液化，周围组织不断渗出，逐渐形成囊肿，因围绕牙根尖周围，故称为根尖周囊肿。

（一）症状与体征

根尖周囊肿多见于前牙区，该区常有残冠、残根或死髓牙，囊肿较小时常不易被发现，多数在拍摄 X 线牙片时偶然被发现；较大的囊肿可使唇颊侧骨壁受压、变薄、膨隆；少数可在其根尖区黏膜上出现窦道口，X 线检查可见根尖区有圆形或卵圆形的均匀透射阴影，一般小于 2.0 cm，边缘整齐，周围可见明显的白色阻射影，病源牙牙根突入囊腔中，其牙周膜及骨硬板影像消失；邻牙可被推移位，当囊肿较大时，邻牙牙根也可突入囊腔中。

（二）检查方法

（1）实验室检查：囊壁的囊腔面有复层鳞状上皮衬里，囊壁内常有炎性细胞浸润，主要为淋巴细胞、浆细胞，也可混有中性粒细胞，在根尖肉芽肿内可见到的其他成分。上皮衬里厚薄不均，有上皮钉突形成，部分囊壁内有胆固醇晶体聚积，囊液内含低浓度蛋白和少许角质，呈微嗜酸染色。

（2）其他辅助检查：X 线检查可见根尖区有圆形或卵圆形的均匀透射阴影，一般小于 20 cm，边缘整齐，周围可见明显的白色阻射影，病源牙牙根突入囊腔中，其牙周膜及骨硬板影像消失；邻牙可被推移，当囊肿较大时，邻牙牙根也可突入囊腔中。

（三）鉴别诊断

（1）根尖周肉芽肿：根尖组织受到轻度感染刺激产生的炎性肉芽组织。X 线表现：根周膜消失,形态规则,<1 cm,密度均匀,呈软组织低密度影,边界清楚,无致密骨壁线,外周骨无改变。

(2)根尖周脓肿的 X 线表现:根尖周膜消失,形态规则或不规则,呈不均匀低密度影,边界清楚,无致密骨壁线,外周骨小梁增生。

(3)根尖周囊肿常由肉芽肿变性、坏死、液化而来。X 线表现:根周膜消失,形态规则,密度均匀,呈囊性低密度影,边界清楚,有致密骨壁线,外周骨无改变。

五、口腔颌面部囊肿的影像诊断

口腔颌面部囊肿是一种非脓肿性的病理性囊肿,囊肿内含流体或半流体物质,由纤维结缔组织囊壁包绕,绝大多数囊肿有上皮衬里,较为常见。根据发生部位的不同,可将口腔颌面部囊肿分为软组织囊肿和颌骨囊肿两大类。其起源有牙源性(如根端囊肿、含牙囊肿)、滞留性(如黏液囊肿、舌下囊肿)及胚胎发育性(如面裂囊肿、甲状舌管囊肿、皮样囊肿等)。其中以根端囊肿、黏液囊肿、舌下囊肿较多见。口腔颌面部皮样、表皮样囊肿为良性肿物,其与周围组织间有很明显的界限,因此手术很容易摘除。

(一)口腔颌面部囊肿的病因

1.牙源性颌骨囊肿

牙源性颌骨囊肿发生于颌骨,与成牙组织及牙有关。根据来源的不同,可将牙源性颌骨囊肿分为以下几种。

(1)含牙囊肿:又称过滤泡囊肿,发生于牙冠或牙根形成之后,在缩余釉上皮与牙冠面之间出现液体渗出而形成含牙囊肿。它可来自 1 个牙胚(含 1 个牙),也来自多个牙胚。含牙囊肿是最常见的牙源性颌骨囊肿之一。

(2)角化囊肿:来源于原始的牙胚或牙板残余。角化囊肿有典型的病理表现,囊壁的上皮肌纤维包膜较薄,在囊壁的纤维包膜内有时含有子囊(又称卫星囊腔)或上皮岛。囊内为白色或黄色的角化物或油脂样物。

2.非牙源性囊肿

非牙源性囊肿是由胚胎发育过程中残留的上皮发展而来,故也称非牙源性外胚叶上皮囊肿。根据发生部位的不同,可将非牙源性囊肿分为以下几种。

(1)球上颌囊肿发生于上颌侧切牙与尖牙之间,牙常被排挤而移位。X 线片上显示囊肿阴影在牙根之间,而不在根尖部位,无龋坏变色,牙髓均有活力。

(2)上腭囊肿位于牙管内或附近(来自切牙管残余上皮)。X 线片上可见到切牙管扩大的囊肿阴影。

(3)正中囊肿位于切牙孔之后腭中缝的任何部位。X 线片上可见缝间有圆形囊肿阴影。

(4)鼻唇囊肿位于上颌底和鼻前庭内,可能来自鼻泪管上皮残余。囊肿在骨质的表面。X 线片上骨质无破坏现象。在口腔前庭外侧可扪及囊肿的存在。

(二)口腔颌面部囊肿的症状

根端囊肿呈球形膨胀、缓慢生长。一般无明显的自觉症状。囊肿逐渐增大,可影响颌骨和牙齿,如颌骨骨质因受压而吸收、皮质层变薄,向外膨隆,邻近牙齿可被挤压而移位或倾斜。穿刺检查可抽出淡黄色水样囊液。如并发感染,则出现炎症症状。

(三)口腔颌面部囊肿的影像特点

上颌骨囊肿一般采用华氏位片、上颌曲面体层片和上颌咬合片,下颌骨囊肿一般采用下颌骨侧位和后前位拍摄,多发性囊肿可拍摄取曲面体层片,较小的囊肿可以拍摄口内根尖片。

颌骨囊肿的共同特点:边界清楚,边缘光滑锐利;有致密的骨质线;囊腔形态为圆形或椭圆形,可为单房或多房囊腔,长大后可呈分叶状;牙齿受挤压后可引起牙移位。

(四)鉴别诊断

口腔颌面部囊肿主要应与口底舌下囊肿、口底蜂窝织炎、甲状舌管囊肿鉴别。

口底舌下囊肿位于口底的一侧,局部呈蓝色病变,质软,可穿刺出黏稠的蛋清样液体。

口底蜂窝织炎在成人多由牙源性感染所致,在儿童多由涎源性感染所致。病灶局部存在红、肿、热、痛等炎症表现。发病1周后,穿刺可见脓液。

甲状舌管囊肿多见于1~10岁的儿童,囊肿多位于舌骨上、下部的中线位置。舌骨体与囊肿之间可及坚韧的条索并与舌骨体粘连,条索可随吞咽及伸舌等动作而移动,穿刺检查可见透明、微混浊的黄色稀薄或黏稠性液体。

六、成釉细胞瘤的影像诊断

成釉细胞瘤发源于牙釉质原基上皮层的基底细胞。下颌骨发病占80%~85%,上颌骨发病部位主要在第二磨牙、第三磨牙附近,成釉细胞瘤可侵入上颌窦,使窦内各壁(尤其是前壁)发生破坏。由于肿瘤含有大小不等的囊腔,其内有黄色浆液性及血性分泌物,有的成釉细胞瘤内偶含完整的牙齿。

(一)疾病特点

成釉细胞瘤可发生于20~60岁,多见于青壮年,几乎没有性别差异。肿瘤临床过程缓慢,早期一般无自觉症状。患者可能因创伤、拔牙、不良修复体、错拾、牙周病、口腔感染、阻生牙或多生牙等主诉就诊。临床多表现为无痛性、渐进性颌骨膨大,膨大的颌骨多向唇颊侧发展,造成面部不对称。肿瘤侵犯牙槽骨可引起牙齿松动、移位、脱落。肿瘤继续膨大可使外骨板变薄(如牛皮纸样),按压时有捏乒乓球样感。当造成骨质吸收时,可有囊性感,穿刺抽液为棕褐色液体,其内含有胆固醇结晶。当口腔内的软组织被推挤超出拾面时,常有咬痕,可发生溃疡、疼痛、继发感染、瘘管等。

(二)症状与体征

成釉细胞瘤生长缓慢,初期无自觉症状;逐渐发展可使颌骨膨大,造成左、右面部不对称。当肿瘤侵犯牙槽突时,可使牙松动、移位或脱落;当肿瘤继续增大时,可使颌骨外板变薄或被吸收,这时肿瘤可以侵入软组织内。由于肿瘤的侵犯,可以影响下颌骨的运动度,甚至可能发生吞咽、咀嚼和呼吸障碍。如果肿瘤表面发生溃疡,可因继发性感染而引发化脓、溃烂、疼痛。当肿瘤压迫下牙槽神经时,患侧下唇及颊部可感觉到麻木不适。如果肿瘤很大,骨质破坏较多,还可能发生病理性骨折。

(三)诊断检查

根据病史、临床表现、X线特点,可做出初步诊断。典型成釉细胞瘤的X线表现:早期呈蜂房状,以后形成多房性囊肿样阴影,单房比较少。成釉细胞瘤因为多房性及有一定程度的局部浸润性,故囊壁边缘常不整齐、呈半月形切迹。在囊内的牙根尖可有不同吸收现象。

七、颌骨牙源性角化囊性瘤的影像诊断

颌骨牙源性角化囊性瘤指的是发生在颌骨内的单囊或多囊的良性牙源性肿瘤。在新版的WHO分类中，根据侵袭和浸润的肿瘤特性，将其归类为牙源性良性肿瘤。

颌骨牙源性角化囊性瘤的大体标本中可见囊壁衬里薄而易碎，如果反复发生感染，囊壁可以不均匀增厚。其剖面有单个或多个囊腔，衬里内面较为光滑，囊壁经常塌陷并折叠。在显微镜下，牙源性角化囊性瘤的囊壁由不全角化的复层鳞状上皮衬内构成，上皮通常有5～8层细胞，没有上皮钉突，表面常呈波纹状，在纤维囊壁内可见子囊或牙源性上皮岛，囊腔内含有脱落的角化物。

（一）疾病特点

颌骨牙源性角化囊性瘤的最重要临床特点为复发率高、多发性以及有一定的恶变可能。复发率高与病变的潜在侵袭性和浸润性生长有关；而多发性主要表现为上、下颌骨同时存在多个孤立的病灶，有时为痣样基底细胞癌综合征的表现之一；恶变指其可转化为鳞状细胞癌或成釉细胞癌等。

（二）颌骨牙源性角化囊肿的X线表现

（1）肿瘤有单囊和多囊之分，以单囊多见，也可为多房；多房者大小相近。

（2）肿瘤常沿颌骨长轴生长，膨胀不明显；如有膨胀，常偏向舌侧。

（3）牙根吸收少见，多呈斜面状。

（4）病变内可含牙或不含牙。

（李宝军）

第三节　数字化X线摄影技术在口腔影像诊断中的应用

数字化X线摄影技术是现代口腔医学影像学中的一门新技术，它以能直接感受X线信号的电荷耦合器件为基础，直接把X线信号转换为电信号后进行数字化成像。与传统X线摄影相比，它具有成像速度快、能在必要时进行后处理技术分析等特点。在根管治疗及口腔常见病诊断中的应用国内外已有报道。

根管治疗技术是修复牙髓病变、根尖周病的基础治疗方法。对其质量的评价是衡量治疗结果的重要标准。利用口腔数字成像系统即时成像，具有曝光计量小，拍摄条件宽泛以及可以提供长度、角度及密度测量等特点。高质量的X线片可在术中估测根管的工作长度，了解根管的数目、大小、位置和形态，清楚地显示重叠的根管及解剖标志，特别有助于观察侧支根管、副根管、上颌恒磨牙近中颊根第二根管以及判断根管充填治疗后的质量。

数字化X线摄影技术在根管治疗中有着广泛的应用前景，在诊疗时间及不同角度拍摄方面弥补了胶片的不足，提高了根管治疗的精确程度，缩短了治疗时间。但在个别牙位中，由于牙齿生理、解剖的原因，仍需要拍摄胶片以协助诊断，根管治疗前建议拍摄传统根尖片，再用数字化X线片摄影技术进行根管的长度测定与充填，以提高根管治疗的成功率。

一、锥形束CT在牙周病学领域的应用

影像学方法在牙周疾病检查中发挥了十分重要的作用，其中根尖片是临床最常用的方法，

但是由于其自身的技术特点,只能在二维平面上显示三维结构,容易造成漏诊、诊断偏差等问题。CT能够在很大程度上弥补根尖片的不足,通过分析不同断层的图像,从而掌握整体的三维结构。随着研究的不断深入,锥形束CT(cone-beam computerized tomography,CBCT)受到了广泛关注,自20世纪末已有专用于口腔颌面部区域的商品化设备投入使用。现就CBCT在牙周病学领域的应用特点及应用范围进行阐述。

(一)CBCT 在牙周病学领域的应用特点

在牙周病学领域的应用中,CBCT具有以下特点。

1.有效放射剂量小

因为CBCT通过一次360°扫描即可获得断层影像,而且扫描区域较小,所以与普通医用CT相比,患者接受的有效放射剂量大大减少。据报告,不同的CBCT,其有效放射剂量相差较大,但是均低于医用螺旋CT。

2.影像质量好

医用螺旋CT不同断层之间的间距通常达到1~2 mm,而CBCT是在体素的基础上三维重建进行成像的,因此体素的大小即为图像分辨率(通常在0.1~0.4 mm)。有学者分别应用CBCT和医用螺旋CT对牙和颌骨的扫描图像进行了主观评价与计分,结果显示,CBCT图像优于医用螺旋CT图像。另外,由于CBCT采用减少伪影的算法并增加投影的数目,与医用螺旋CT相比,CBCT可以减少金属所带来的伪影。

3.使用方便

CBCT的扫描时间在10~72秒,明显短于医用螺旋CT;医用螺旋CT只能在专门的工作站中进行影像的重建和浏览,而CBCT影像可以直接在个人计算机中进行重建和浏览,极大地方便了口腔临床医师。另外,与医用螺旋CT相比,CBCT还具有价格低廉、占用空间小等优点。

不过,在临床应用的过程中,应充分认识到CBCT存在的局限性:由于对比度较低,常规扫描无法对软组织加以区分;部分CBCT视野范围较小,因此无法利用一次扫描显示上颌骨或下颌骨;临床拍摄过程中会受到患者呼吸、移动的影响,影像质量较一些研究中所采用的体外标本扫描有所下降。

(二)CBCT 在牙周病学领域的应用范围

1.CBCT 用于牙槽骨情况的检查

通过普通根尖片,临床医师可以获得关于邻面牙槽骨的高度、形态及牙根分叉病变等情况的二维信息,在此基础上,CBCT可以提供更多的有用信息,如唇舌侧牙槽骨的情况(骨开窗、开裂)、邻面牙槽骨缺损的立体结构(剩余骨壁的数量)、牙根分叉病变的程度(水平深度、三维形态)等。

有学者分别评价了CBCT体外检查牙周疾病的准确性,并与根尖片进行比较,结果显示,所有的牙周骨缺损和牙根分叉病变都能通过CBCT得到明确诊断,而根尖片无法对颊舌侧病变进行检查,对垂直骨缺损和牙根分叉病变的漏诊率高达31%和42%。CBCT还可以准确测量牙槽骨的高度,并且较好地显示骨开窗和骨开裂的情况。除用于诊断外,CBCT还可用于治疗效果的评估,可以在无创的情况下再次获得术区的三维影像资料并进行比较,从而避免再次手术给患者带来的痛苦。

2.CBCT 用于与牙周相关的牙体疾病检查

临床中与牙周密切相关的常见牙体疾病包括牙根折裂、牙根吸收，以及与牙周袋相通的根尖病变(牙周-牙髓联合病变)等。往往这些疾病情况复杂，通过临床检查和普通根尖片较难获得全面、准确的信息，这为进一步准确的判断预后、制订合理的治疗计划带来了困难。而CBCT 对相关患牙提供的三维影像学资料可以弥补部分缺陷。一系列的体内外研究均证实，CBCT 检查对于此类疾病的诊断具有较高的准确性。

二、锥形束 CT 在口腔种植临床中的应用

相关研究指出，准确掌握 CBCT 及相关软件的应用方法，可以有效实现口腔种植临床工作的微创、舒适、可预测效果等人性化医疗服务理念，可明显提高口腔种植的临床诊疗水平及患者满意度。

CBCT 技术在口腔种植临床中的应用，改变了传统的口腔种植方法与理念，使口腔种植技术更加精确、微创、高效，并使临床效果得到可预期性提高，从而极大地提高了牙种植术的成功率，并使得患者的满意度明显提高。

由于牙列长期缺失后缺乏生理性的刺激，或由于拔牙前患严重根尖周炎及牙周炎，牙槽嵴往往有重度的不规则吸收，给种植修复带来了极大的困难。传统的放射学技术(如曲面断层片、根尖片等)由于其固有的缺点，无法得到令人满意的影像学信息。CBCT 是目前可以提供三维图像的放射学检查技术，具有扫描速度快、分辨率高和可以进行多层面重建等特点，结合定位模板能精确地测量出种植位点可用骨的高度和厚度，并指导术中植入的方向和位置，极大地提高了种植成功率，在牙种植的诊断和预后观察等方面具有重要的临床价值。因此，CBCT及相关软件可应用在口腔种植临床的各个环节，包括种植培训、医患沟通、诊疗计划、临床实施及种植效果评估等。

三、锥形束 CT 在牙体牙髓病诊疗中的应用

近年来，CBCT 的应用为临床医师获取口颌面部的多维影像信息提供了更好的方式。CBCT 不仅可以提供冠状位、矢状位和横断面等多平面重建影像，还能够直观地显示三维立体结构，是目前应用于口腔颌面部疾病诊断较为理想的技术。现将阐述锥形束 CT 在牙体牙髓疾病诊疗中的应用。

(一)解剖形态学观察

临床上进行根管治疗前多以口内 X 线片、曲面断层为常规的检查手段。此两种影像均是一个两维的叠加影像，因为上颌磨牙毗邻解剖关系比较特殊，所以它们很难将上颌磨牙近颊根轴位影像显示出来。而恰好轴位影像是最容易判断上颌磨牙近中颊侧第二根管的最佳位置。CBCT 则不同，区域重建完成后即可获得轴位影像，能够清晰显示上颌磨牙的根管数目、根管口的形态、上颌近中颊侧第二根管口的解剖特点和三维影像。下颌磨牙的牙根数目和根管形态变异较大，其中下颌磨牙的"C"形根管为根管治疗增加了不少困难。而随着牙颌面部影像学的发展及 CBCT 在临床上的应用，上、下颌牙齿的解剖结构及根管的形态和髓腔的走向可以在 CBCT 颊舌向、水平位以及三维影像上清晰、立体、直观地显示出来，为临床诊断提供良好依据。

(二)诊断牙根折断或纵裂

牙根折断或纵裂在 X 线片多表现为断片错位及根管腔下段、中下段或全长变宽、边界不整齐。无论增宽多少,均可波及根尖端(在根尖部有根尖吸收的表现),少数可见根裂的折断部分与牙体分离。牙根折断或纵裂一般不易在根尖片上清楚地显示。根据影像学表现的不同,可将牙根折断或纵裂分为早期、中期及晚期。早期折断或纵裂处仅表现为一透射线,两端无明显的骨质破坏现象,无游离骨片产生;中期折断或纵裂线较明显,两端有表示骨病变的透明阴影存在,断裂片移位不明显;晚期折断或纵裂片可见明显移位。而 CBCT 只需一次照射,不必将胶片放入口腔内,就可以获取从多个角度观察牙齿及牙根的三维信息,可以清楚地确认早期根折在矢状位和冠状位的断裂。

(三)观察牙根吸收情况

根据牙根吸收起源部位的不同可将牙根吸收分为内吸收和外吸收。牙根的内吸收源于牙髓感染。这种吸收需要有活力的牙髓组织存在,将要发生吸收的区域的牙本质小管开口于坏死牙髓的根管内,微生物通过小管进入有活力的牙髓组织而引起该区域的硬组织吸收。如圆形或卵圆形根管扩大,则多位于上牙颈部。牙根外吸收根据不同的临床表现可分为炎症性外吸收、牙颈部外吸收和替代性外吸收。炎症性外吸收主要源于正畸治疗或牙髓炎症,根尖周病变,患牙一般都有牙根尖的吸收。牙损伤可导致牙根间孔区血管受压、扭转,牙髓缺血、坏死,从而引起牙根吸收。病变早期通常不易察觉,通过 X 线片很难清楚辨别,因为根尖片只能显示相互重叠的二维影像,所以不能准确评估牙根内吸收的严重程度。CBCT 图像能在矢状面、冠状面和横断面分别显示牙根内、外吸收的状况,从而有助于提高患牙保存率。

(四)监测根管治疗术的质量

临床上根管治疗术遗漏根管较常见,普通根尖片有时能发现,而多数则漏诊,通过拍摄 CBCT 图像,不仅能在横断面、矢状面确认所遗漏的根管,更能证实相关的根尖周损害,提高根管再治疗的疗效。

四、锥形束 CT 在根折中的应用

根折可由咀嚼时咬到硬物或外力直接撞击导致。其诊断主要依赖于临床症状、临床检查、影像学辅助检查等方式。因为其临床症状和临床检查不具有特异性,而传统的影像学检查又存在局限性,所以根折的诊断一直是一个尚未解决的问题。

CBCT 是近年来在口腔颌面医学领域应用愈发广泛的一种三维影像技术。与传统 X 线片相比,CBCT 提供了检查部位的三维影像,并减少了解剖结构的影像重叠,让临床医师能够清晰地解读治疗区。

(一)传统 X 线片的局限性

传统 X 线片的拍摄是将三维物体变成二维影像,当 X 线束不平行时,所得影像为多个解剖结构的叠加,从而限制了其对牙齿纵折诊断的敏感性。CBCT 不仅能够提供三维图像,还可消除解剖结构的重叠,使医师得以清晰地分析折裂。对于根折来说,虽然深牙周袋和垂直牙槽骨丧失是最主要的临床症状和影像学表现,但此表现并无特异性。因此,对临床上怀疑发生根折的患牙,尚须一种准确性较高的辅助诊断方法,以明确患牙是否存在折裂。

(二)CBCT 与根尖片对比

有学者报道牙根纵折病例 2 例,表明根折在 CBCT 中能够以三维影像的方式观察到,折裂纹清晰可见。另有研究表明,CBCT 对于根折的诊断正确率显著高于根尖片的诊断正确率,同时,CBCT 的诊断灵敏度也要显著高于根尖片的诊断灵敏度,两者的特异度则都较高。有学者报道,CBCT 比 X 线根尖片有更高的准确性,且误诊率低。但也有报道指出,采用同一水平上的三个方位(正交、近中 15°、远中 15°)对患牙照射根尖片,所得影像诊断根折的敏感度和特异度都会有所增加。

(三)CBCT 与曲面体层片对比

曲面体层片的二维局限性与较低的空间分辨率使靠近根尖部的折裂在初期不易被发现。颌面部解剖结构的影像重叠,也使根折难以发现,会影响根折的准确诊断。

研究发现,对于同一组疑似根折的患牙(均为后牙,共 31 颗),CBCT 的诊出率为 100%;而曲面体层片能明确诊断的有 23 颗患牙,包括下颌磨牙近中根纵折 13 颗(诊出率为 50%),前磨牙 4 颗(诊出率为 10%)和上颌磨牙近中颊根根折 6 颗(诊出率为 40%)。

可见曲面体层片对于后牙根折的诊断正确率较低,因颊舌向根管造成的阻碍,对于后牙舌根或腭根纵折的诊断尤为困难。同时,因其密度分辨率较低,对于根管内吸收造成的牙根内部纵折或隐裂往往无法清晰显示。

五、锥形束 CT 在埋伏阻生牙诊断及治疗中的临床应用

发生在上颌前牙区的埋伏阻生牙是临床上导致错𬌗畸形的常见原因。任何牙位都可以发生埋伏牙,其中最常见的牙位有上颌尖牙、第三磨牙、上颌中切牙。埋伏牙的存在给口腔正畸的诊断和治疗增加了难度。临床上常规拍摄的 X 线根尖片和全颌曲面断层片为二维的平面图像,存在变形、放大、重叠等缺点,不能准确反映埋伏牙的实际情况。CBCT 分辨率高,重建图像清晰逼真,无影像重叠,可全方位立体观察埋伏阻生牙的形态、数目、唇腭侧位置及其与邻牙的关系。

目前,临床上对于埋伏阻生牙的分析研究,一般是通过常规口腔检查、X 线牙片或口腔颌面全景片,但是牙片、口腔颌面全景片由于周围骨骼解剖结构及拍摄角度的影响,往往存在图像失真、结构重叠、难以对多生牙位置进行准确定位等问题。比如,多生牙位于恒牙列的唇侧还是腭侧,位于牙槽骨的深度等,这些局限性对于拔除简单埋伏牙无明显影响,但是对复杂埋伏牙,造成拔牙手术时翻瓣及去骨的范围较大,甚至由于术前的判断失误造成手术进路不佳,可导致不必要的周围组织损伤,延长手术时间,增加操作难度,并对患者的心理和生理造成影响。

CBCT 在单次扫描中即可获得完整的图像,由于在数据采集上没有空隙,按 1:1 的比例成像,因而影像更加准确。CBCT 在扫描过程中产生的辐射量极低,相当于传统多排螺旋 CT 的1/30～1/100,因而不会对患者的身体健康造成影响,并且扫描时间短,通常只有 10～40 秒,这也在一定程度上减少了辐射剂量。由于 CBCT 可以在个人计算机上利用自带软件进行实时三维重建,使得临床医师在椅旁就可以通过计算机显示器与患者进行沟通,可以对埋伏牙进行准确分析和测量,帮助确定手术路径,提高手术准确率,节省手术时间,减少手术所带来的不必要的损伤,降低手术并发症的发生率。

(李宝军)

第四章

心脏疾病超声诊断

第一节 房间隔缺损

房间隔缺损是最常见的先天性心脏病之一,发病率约占先天性心脏病的 25%,男女比例为 1:(2~3)。单纯房间隔缺损仅占 7%~15%,绝大多数房间隔缺损合并有心脏其他结构的畸形。

一、病理分型

房间隔缺损的分型方法较多,根据房间隔的胚胎起源及缺损的部位的不同,通常可将其分为如下四种类型。

(1)原发孔型缺损:占房间隔缺损的 15%~25%,缺损位于房间隔下后侧与室间隔相连的部位。

(2)继发孔型缺损:为房间隔缺损中最常见的类型,占 70%~80%。缺损位于卵圆窝或其附近,常呈卵圆状,直径多为 1~4 cm。一般为单发,有时为多发的筛状小孔。

(3)静脉窦型缺损:占房间隔缺损的 5%~10%。缺损的常见部位在上腔静脉的入口处,缺损的前下缘为房间隔,后缘为右房壁,上缘为骑跨于房间隔之上的上腔静脉开口。缺损位于下腔静脉开口处较少见,下腔静脉向左移位,与左、右心房相通。

(4)冠状窦型缺损:此型极少见,缺损位于房间隔后下部相当于正常冠状静脉窦开口的位置,冠状窦与左心房之间无间壁,左心房内的血液可由冠状窦开口与右心房相通,故又称为"无顶"冠状静脉窦。

二、血流动力学改变

正常情况下左心房压力高于右心房。房间隔缺损时产生左向右分流,分流量的大小取决于缺损口的大小和两心房间的压力差。当压力差不变时,分流量与缺损大小成正比。在婴幼儿期,因左、右心室壁的厚度相似且肺血管阻力高,所以分流量较少。年长后分流量虽增,但因肺血管已发育成容量大、阻力小的完善结构,故肺动脉高压发生相对较晚。长期的左向右分流可使右心容量负荷增加,导致右心房、右心室逐渐扩大。当分流量过大造成肺动脉高压后,右心房和右心室压力升高,导致心房水平分流转为右向左,患者出现发绀,即进展为艾森门格综合征。

房间隔缺损常伴有其他先天性或后天性心血管疾病。如原发孔型房间隔缺损伴有房室瓣的异常和室间隔缺损,则归入房室间隔缺损的范畴。当继发孔型房间隔缺损伴肺动脉瓣狭窄时,则称为法洛三联症;当伴有法洛四联症时,则称为法洛五联症;当伴有二尖瓣狭窄时,则称为鲁登巴赫氏综合征;10%～20%的继发孔型缺损常伴有二尖瓣脱垂;静脉窦型缺损常伴有右肺静脉异位引流。

三、临床表现及相关检查

症状出现的迟早和轻重主要取决于房间隔缺损的大小。婴儿期较少出现症状。缺损小者可终身无症状,缺损较大或原发孔缺损者症状出现较早,可有活动后心悸、气喘、乏力,易患呼吸道感染,偶有患者以阵发性室上性心动过速为最早表现。患儿体型瘦小,无发绀,胸骨左缘第 2 肋间可闻及喷射样收缩期杂音,常不超过 3/6 级,肺动脉瓣第二心音亢进或分裂。

X 线检查可见右心房、右心室扩大,肺动脉增粗,肺门血管影增粗。心电图表现为不完全性或完全性右束支传导阻滞,P 波增高,心电轴右偏。心导管检查时可见右心房、右心室及肺动脉内的血氧含量大于腔静脉的氧含量,提示心房水平由左向右分流。

四、超声心动图

(一)超声心动图的表现

1.二维与 M 型超声心动图

房间隔缺损的共同间接特征表现:小型房间隔缺损显示心脏各心腔内径在正常范围内(图 4-1)或右心房、右心室内径略增大,房间隔回声中断不一定很明显,甚至没有显示房间隔回声中断。中型房间隔缺损显示右心房、右心室内径明显增大(图 4-2)。大型房间隔缺损显示右心房、右心室内径显著增大,肺动脉内径明显大于主动脉内径。

由于房间隔面积比较大,房间隔缺损的位置变化也比较大,房间隔缺损的位置决定了房间隔缺损的分型,主要靠二维超声心动图各切面确认房间隔缺损的分型。

(1)房间隔回声带中断:正常房间隔呈条状回声带,缺损处的回声带连续中断,断端处回声增宽,呈"火柴头"形状,并随心脏搏动而左右摆动。其上、下两残端间的距离可大致代表缺损的直径。

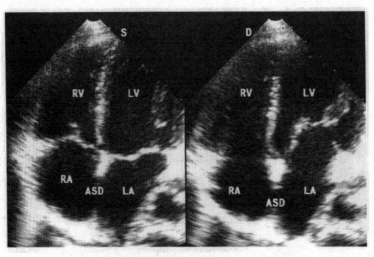

图 4-1　小型房间隔缺损心尖四腔心切面

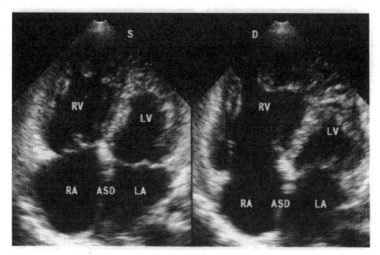

图 4-2　中型房间隔缺损心尖四腔心切面

根据房间隔回声带连续中断的部位可判断缺损的类型:继发孔型缺损可显示为房间隔中部回声中断;原发孔型缺损回声中断位于房间隔下部近心内膜垫处。静脉窦型缺损回声中断位于房间隔的顶部,近上、下腔静脉的开口处,在剑突下上、下腔静脉长轴切面最利于观察。冠状静脉窦型缺损因缺乏特征性二维图像而诊断困难,可表现为冠状静脉窦管状回声部分或完全缺失,冠状静脉窦与左心房部分或完全连通。

(2)心脏形态活动的改变:右心房、右心室扩大,室间隔走向平直或略向左心室侧膨出,M型显示室间隔与左心室后壁呈同向运动,肺动脉增宽。

2.彩色多普勒

在四腔心切面上可见红色为主的血流束自左心房穿过房间隔回声中断处进入右心房,并向三尖瓣口延伸。测量分流束的宽度有助于判断缺损的直径和分流量的大小。根据分流束穿隔的部位有助于区分房间隔缺损的类型:继发孔型缺损分流束穿过房间隔的中部;原发孔型缺损分流束穿过房间隔的下部;静脉窦型缺损分流束穿过房间隔的上部;而在筛孔状缺损和房间隔缺如时,彩色多普勒的分流束常不清楚,可借助二维超声或声学造影加以鉴别。当合并肺动脉高压或右心室流入(或流出)道梗阻时,房间隔水平可见右向左分流,彩色多普勒显示为暗淡的蓝色分流束。

当有大量左向右分流时,通过三尖瓣和肺动脉瓣的血流量增大,显示为这两个瓣口的血流信号彩色亮度增加,色彩增多。

3.频谱多普勒

当为左向右分流时,将脉冲多普勒取样容积置于房间隔缺损口的右心房侧,可记录到分流频谱,呈正向双峰或三峰图形:第一峰在收缩晚期,流速最高,第二峰在舒张中期,第三峰在舒张晚期。频谱增宽,流速一般在 1~1.5 m/s。当为右向左分流时,可在房间隔缺损的左心房侧探及分流频谱。三尖瓣和肺动脉瓣的流速均增快,严重者流速可分别超过二尖瓣和主动脉瓣。

4.经食道超声心动图

由于食道探头恰好位于左心房后方,距离房间隔很近,且方向接近垂直,故显示房间隔较经胸壁检查更为清晰。对房间隔缺损的诊断和定位、分流大小的定量研究,以及合并心脏畸形均可提供十分可靠的诊断依据。

开始操作时,首先插入食道探头至距离上切牙 34 cm 左右,横向扫描获取四腔心切面,可清晰显示房间隔的中下部及与室间隔的连接处,适于显示原发孔型缺损和继发孔型缺损。随后逆时针旋转探头显示两心房切面,可清晰显示卵圆窝结构,是筛孔状房间隔缺损和卵圆孔开放的最佳显示切面。探头后退至 28～32 cm 处,在主动脉短轴和左心耳水平逆时针旋转探头,在左心房右侧靠近房间隔处可见右上肺静脉进入左心房的入口,适于观察上腔静脉型房间隔缺损合并右上肺静脉间异位引流。前进探头 1～2 cm 可观察到下腔静脉型房间隔缺损合并右下肺静脉房间隔缺损异位引流。进行声束纵向扫描时,将探头逆时针旋转,指向右前方,能看到上腔静脉长轴切面,以及与房间隔的连接关系,稍前进探头可显示下腔静脉的入口,此切面对诊断下腔静脉窦型缺损十分有价值。探头插入至食管与胃连接部位,逐步旋转声束(0°～110°),可先后显示冠状静脉窦在右心房内的入口、房间隔下部、下腔静脉入口和欧氏瓣,在此切面能准确显示缺损部位,有利于进行房间隔缺损的分型。

5. 三维超声心动图

应用经胸或经食道超声心动图取得房间隔缺损处的容积数据,可实时或静态显示房间隔缺损的立体形态,分别从左心房侧或右心房侧观察缺损的部位、大小、与毗邻结构的空间关系,以及在心动周期中的动态变化。应用彩色多普勒可获得分流束的立体形态及空间位置关系,对于提高诊断正确率、协助制订治疗方案及评价疗效均有较大的意义。

6. 声学造影

正常人经周围静脉注射造影剂后,右心房、右心室先后出现云雾影,清楚地显示出房间隔的边缘轮廓。当房间隔缺损伴有右向左分流时,可见造影剂回声由右心房经缺损处流入左心房,使诊断确定无疑。如仅存在左向右分流,不含造影剂的左心房血经缺损处进入右心房,冲走了房间隔右缘附近的含有造影剂的血液,使该部位出现一半球形无回声区(称为"负性造影区")。此时,可嘱患者咳嗽,以增加胸内压力,促使少量造影剂进入左心房,可提高检出率。

尽管绝大多数房间隔缺损可经多普勒超声心动图正确诊断,但是对于筛孔样缺损、卵圆孔未闭和少量右向左分流的观察,声学造影较彩色多普勒更为敏感,具有辅助诊断的意义。

(二)超声诊断与鉴别诊断

1. 定性诊断

从二维超声心动图可发现房间隔回声连续中断,多普勒超声检出穿过房间隔的分流束即可诊断为房间隔缺损。

2. 定位诊断

根据房间隔回声中断的部位或分流束穿隔的位置可确定房间隔缺损的类型。

3. 定量诊断

(1)缺损大小的判断:以二维超声测量房间隔回声连续中断的距离或彩色多普勒穿隔分流束的宽度,均可大致估测缺损口的大小。当缺损口呈不规则形状时,三维超声的测量更加准确。

(2)肺循环血流量与体循环血流量的比值(QP/QS):当房间隔缺损左向右分流时,经过三尖瓣和肺动脉瓣的血流量代表了肺循环血流量;经过二尖瓣和主动脉瓣的血流量代表了体循环的血流量,两者之差即为分流量。利用脉冲多普勒的体积血流测定技术,可以选择性地测量经过 4 个瓣口的血流量,从而可计算出分流量和 QP/QS。但因为在房间隔缺损时经常伴有房室瓣的反流,所以通过测量肺动脉和主动脉血流量的比值来计算 QP/QS 较为可取。

4. 鉴别诊断

(1)卵圆孔未闭(或重开):二维超声在四腔心切面或剑突下两心房切面观察,可见卵圆窝处房间隔回声纤细,呈两片薄膜样交错贴附,其间有裂隙使两心房交通,游离缘随心动周期飘动。常伴有少量分流,未闭之卵圆孔常为左向右分流,重开的卵圆孔多为右向左分流,经食管超声观察此征象更为清晰。

(2)左心室-右心房通道:二维超声在四腔心切面显示二尖瓣前叶附着点与三尖瓣隔瓣附着点之间的室间隔连续中断,彩色多普勒显示一股高速湍流由此处射入右心房,需注意与房间隔缺损的左向右分流鉴别,后者的流速明显低于前者,而且分流束的起源截然不同。

(3)主动脉窦瘤破入右心房:当主动脉窦瘤破入右心房时,在右心房内可见湍流信号,流速常达 4 m/s 以上,与房间隔缺损的低速分流信号明显不同。二维超声可显示凸入右心房的半球状主动脉窦瘤及其破裂口。

(三)超声检查的临床价值

1. 协助选择治疗方案

对缺损小于 1.5 cm 且分流量较小者,可暂缓手术,定期进行超声观察。对分流量较大,但无明显肺动脉高压者,可择期手术或进行介入封堵治疗。超声检查所提供的缺损部位和大小、房室大小与肺动脉压、合并心脏畸形等信息,是临床决策的重要依据。

2. 监测房间隔缺损封堵术

术前提供房间隔缺损的详细情况,如缺损直径、边缘情况及其他选择封堵器型号时必需的测量参数;术中实时观察、指引金属伞的放置,并立即观察封闭效果;术后随访封堵器的位置、有无残余分流,以及房室的恢复情况。

3. 房间隔缺损修补术中和术后观察

术中观察修补效果,如有较大量残余分流可即时采取补救措施。术后短期内超声随访,彩色多普勒有时可见细小的分流束,其大多可自行愈合,定期追踪观察即可。

(陈晓琼)

第二节　室间隔缺损

室间隔缺损是最常见的先天性心脏病之一,发病率约占先天性心脏病的 25%。室间隔缺损大多单独存在,但也常为复杂心血管畸形的组成部分。

一、病理分型

室间隔缺损的分型方法较多,目前较为通用的方法是根据缺损在室间隔的解剖部位的不同,将其分为四大类型(表 4-1)。

表 4-1　室间隔缺损的病理分型

分型命名	其他命名	缺损部位及亚型	构成比例
膜周部室间隔缺损	膜部室间隔缺损、嵴下型室间隔缺损、隔瓣下型室间隔缺损、房室通道型室间隔缺损	以膜部为中心,累及周边肌部间隔,按受累部位分为以下三种亚型:流入道膜周部缺损、肌小梁膜周部缺损、流出道膜周部缺损	60%~80%
肌部室间隔缺损	Swiss cheese 缺损(肌小梁部多个缺损)	按室间隔肌部受累部位,分为以下三种亚型:肌部流入道缺损、肌小梁间隔缺损、肌部流出道缺损	5%~10%
双动脉干下型室间隔缺损	Roger 病(小的肌部缺损)、嵴上型室间隔缺损、漏斗部室间隔缺损、流出道型室间隔缺损、圆锥间隔缺损等	缺损位于主动脉和肺动脉瓣环之下,易并发主动脉瓣脱垂、反流及主动脉窦瘤破裂	20%~30%(东方人较多见)
混合型室间隔缺损		以上任意两型室间隔缺损同时存在	较少见

二、血流动力学改变

一般情况下,左心室的压力明显高于右心室,故左心室内的血液经室间隔缺损处向右室分流,分流量的大小取决于缺损的大小和两心室的压力的压力差。

通常将缺损直径与本人主动脉瓣环径的比值作为衡量缺损大小的依据。比值小于 25%属小型缺损,左向右分流量小,很少造成明显的血流动力学障碍,左侧房室可无扩大。比值在 25%~50%属中型缺损,分流量增大,可有轻度左心室扩大。缺损的直径超过本人主动脉瓣环径的 50%属大型缺损,收缩时左、右心室和主、肺动脉的压力相仿,此时分流量和分流方向取决于肺血管床的阻力。当肺血管阻力较低时,产生大量左向右分流,左房室因容量负荷过重而扩大。随着肺循环血容量的增多,肺血管内膜增厚,弹力纤维增生,管腔狭窄,阻力逐渐增高,两心室间的压力差下降,左向右分流量减少,甚至出现双向分流,左、右心均扩大。当出现严重的肺动脉高压时,右心室压力高于左心室压力,故血流自右向左分流,患者出现青紫和心力衰竭,此即所谓艾森门格综合征。

据文献报道,在婴儿期约有 40%的室间隔缺损自动关闭,至 5 岁时 60%已自动关闭。小型室间隔缺损自行关闭的可能性较大。约 50%的室间隔缺损伴有其他心血管畸形,如合并动脉导管未闭、主动脉缩窄和大动脉转位等。其中双动脉干下型室间隔缺损常合并主动脉瓣反流;膜周部室间隔缺损可伴有心内膜垫的发育畸形。

三、临床表现及相关检查

小型室间隔缺损患者可无症状,多在体检时意外发现。胸骨左缘 3、4 肋间可闻及响亮的收缩期杂音,常伴有震颤。缺损较大者可有发育不良,劳累后心悸、气喘及多汗,易患肺部感染。随着肺动脉压力的升高,在肺动脉瓣区可闻及第二心音亢进和分裂。一般在婴幼儿期和儿童早期不出现发绀,但活动耐力低下,严重病例青春期前可出现青紫。

患小型室间隔缺损时分流量小,心脏形态变化不大,X 线和心电图可无异常改变。当分流量加大,出现左心房、左心室扩大或肺动脉高压时,X 线和心电图方可见相应的异常改变。

四、超声心动图

(一)超声心动图表现

1. M 型超声心动图

小型室间隔缺损显示心脏各心腔内径多在正常范围内,没有异常改变。

中型室间隔缺损显示左心房、左心室内径增大,二尖瓣前叶运动幅度增大,室间隔及左心室后壁运动幅度增大(图 4 - 3)。大型室间隔缺损没有肺动脉高压时显示左心房、左心室内径增大,二尖瓣前叶运动幅度增大,室间隔及左心室后壁运动幅度增大。

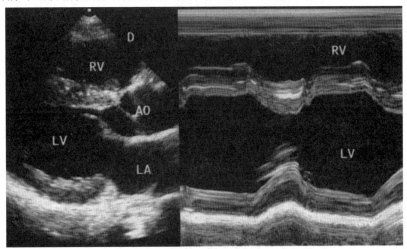

图 4 - 3　中型室间隔缺损 M 型超声心动图

大型室间隔缺损合并肺动脉高压,早期仍可显示左心房、左心室内径增大,中期可显示心脏各心腔内径在正常范围内,晚期则显示右心房、右心室内径增大(图 4 - 4),甚至显示室间隔与左心室后壁呈同向运动。此时表明患者的病情已经非常严重。

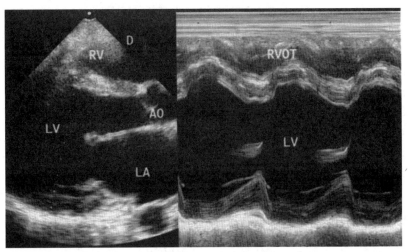

图 4 - 4　大型室间隔缺损 M 型超声心动图

二尖瓣波群:M 型超声心动图可表现为左心室扩大、右心室流出道增宽、室间隔及左心室后壁运动增强、二尖瓣前叶 DE 幅度增高及 EF 斜率加快等。

主动脉波群：主动脉前后壁运动幅度增大，左心房内径轻度增大。

肺动脉波群：当伴有肺动脉高压时，肺动脉瓣运动曲线 a 波消失，呈"V"形或"W"形改变。

M 型超声心动图通常仅能提示左心容量负荷增加，多数有左心室扩大、室间隔和左心室后壁运动幅度增加、室壁增厚和右心室流出道增宽等。当后期出现肺动脉高压时，可显示右心室扩大、右心室壁增厚等改变。

有学者通过测量左心房内径、主动脉根部内径与右肺动脉内径，分别计算左心房与主动脉根部内径的比值和主动脉根部与右肺动脉内径的比值，可用于反映室间隔缺损左向右分流量的大小，但影响因素较多。

M 型超声心动图多不能直接明确做出室间隔缺损的诊断，但较大的室间隔缺损，当从主动脉向左心室方向做 M 型超声心动图扫描时，可显示出主动脉前壁与室间隔连续性中断，有助于诊断室间隔缺损。

（1）室间隔回声带中断：正常室间隔呈宽带状回声，缺损时局部回声连续中断，断端处回声增强并略增宽。其上下两断端间的距离接近缺损孔的直径。根据室间隔回声连续中断的部位可判定缺损的类型，其中心底短轴切面适合于观察膜周部和双动脉干下型室间隔缺损；左心长轴切面可显示膜周部、流出道型和肌部缺损；四腔心切面可显示流入道型和肌部缺损。小型缺损有时不易看到室间隔回声连续中断。

（2）心脏形态活动的改变：左心室、左心房可有不同程度的扩大，室壁活动幅度增大。右心室流出道及肺动脉增宽。当伴肺动脉高压时，除肺动脉显著增宽外，肺动脉瓣"M"形曲线显示 a 波消失，ef 段平坦，伴收缩中期关闭呈"W"形。

2.二维超声心动图和彩色多普勒血流显像

二维超声心动图和彩色多普勒血流显像结合检查是诊断室间隔缺损的最好方法，二维超声心动图显示室间隔缺损的直接征象是室间隔回声中断，断端部位回声增强，可显示室间隔缺损的部位、形态、大小及类型等直接征象。在二维超声心动图各切面图像上，叠加彩色多普勒血流显像，可判断室间隔缺损的大小、部位和形态等。

在胸骨旁左心室长轴切面，小型室间隔缺损二维超声心动图显示心脏各心腔内径多在正常范围内，没有异常改变。彩色多普勒血流显像可显示室间隔左向右五彩镶嵌分流束血流信号，但分流束血流信号的宽度比较窄。中型室间隔缺损显示左心房、左心室扩大，左心室流出道增宽，室间隔和左心室壁运动增强，较大的室间隔缺损者可显示室间隔与主动脉前壁的连续性中断，室间隔断端处回声增强。彩色多普勒血流显像可显示室间隔左向右五彩镶嵌分流束血流信号，分流束血流信号的宽度比较宽。

在心尖四腔心切面，显示房间隔回声完整，室间隔回声中断不一定很明显，小型室间隔缺损显示心脏四个心腔大小可正常；中型室间隔缺损显示左心房、左心室内径明显增大；大型室间隔缺损合并肺动脉高压的患者可显示右心房、右心室内径增大。

在胸骨旁大动脉短轴切面，小型室间隔缺损显示室间隔回声中断不明显（图 4-5），彩色多普勒血流显像可显示室间隔左向右五彩镶嵌分流束血流信号，但分流束血流信号的宽度细小（图 4-6）。中型以上室间隔缺损可直接观察到室间隔不同部位回声中断；小型室间隔缺损可通过彩色多普勒血流显像分流束血流信号基底部的宽度来判断室间隔缺损的大小；中型室间隔缺损和大型室间隔缺损可直接通过二维超声心动图回声中断的情况来判断室间隔缺损的大小。

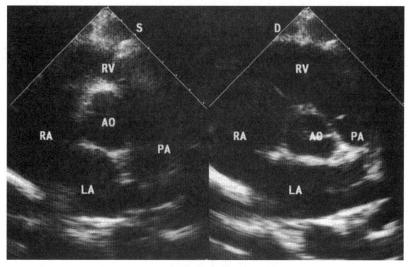

图 4-5　小型室间隔缺损二维超声心动图

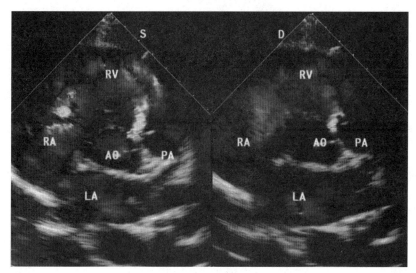

图 4-6　小型室间隔缺损彩色多普勒血流显像

　　通过观察回声连续性中断的部位及其与周围组织结构的毗邻关系,可对部分室间隔缺损做出分型诊断。在左心长轴和四腔心切面上,收缩期可见以红色为主的血流束自左心室穿过室间隔缺损处进入右心室,在右心室内形成五彩镶嵌的涡流,状似喷泉。

　　当伴有肺动脉高压时,收缩期见室间隔水平红色左向右分流信号,舒张期见蓝色右向左分流信号。根据分流束穿隔的宽度可估测缺损口的大小,穿隔的部位可提示缺损的类型。如膜周部缺损在左心室长轴和心底短轴 9～11 点处显示最佳;双动脉干下型室间隔缺损可显示于左心室长轴和心底短轴 1 点钟处;肌小梁部缺损则需在左心室长轴、短轴和四腔心等多切面全面观察细小的分流束。

3. 频谱多普勒

　　将脉冲多普勒取样容积置于室间隔回声带中断处的右心室侧,可发现全收缩期高速湍流信号正向或双向充填型频谱,并伴有高调嘈杂的多普勒血流声。以连续多普勒显示分流频谱呈正向高速血流,测定流速可达 3~8 m/s,当肺动脉压力升高时,左向右分流速度可降低。当出现右向左分流时,可在室间隔缺损的左心室侧探及低速反向血流信号。

4.经食道超声心动图

大多数室间隔缺损病例可经胸壁检查确诊,经食道超声心动图仅适用于疑难病例或用于手术中观察。经食道探头可从四腔心、五腔心、主动脉和左心室短轴及各深度 0°~180°范围内多个非标准切面,全面观察室间隔及分流情况,并显示合并畸形。经食道超声心动图用于术中有助于外科医师选择手术切口及补片大小,并及时观察手术效果。

5.三维超声心动图

应用三维超声心动图可显示室间隔缺损的三维动态或静态图像,不仅可获得缺损本身和分流束的立体图像,而且可观察缺损与周围结构的空间位置关系,十分类似于外科手术的整体观。对于一些空间关系较为特殊、二维超声心动图不能完整显示的病变,三维超声心动图可提供新的视野和诊断依据。但受到分辨率的限制,三维超声心动图尚不能显示较小的缺损,有待不断改进完善。

6.声学造影

经周围静脉注射造影剂后,右心房、左心室出现云雾影,如存在心室水平右向左分流,舒张期可见造影剂气泡回声经缺损处流入左心室。在左向右分流时,右心室内很难看到清晰的、有诊断价值的负性造影区,此时可令患者咳嗽,以增加右心室的压力,有时能使少量造影剂经缺损处进入左心室,提高检出率。

(二)超声诊断与鉴别诊断

1.定性诊断

定性诊断主要依据二维超声心动图发现室间隔回声连续中断,或多普勒超声检出穿过室间隔的分流束。

2.定位诊断

定位诊断主要根据室间隔连续中断的部位及多普勒分流信号出现的部位做出诊断,如上所述分为四种类型。

3.定量诊断

(1)缺损大小的判定:利用二维超声测量室间隔连续中断的直径,或测量彩色多普勒分流束起始处的宽度,可以估测缺损口的大小。

(2)肺循环血流量与体循环血流量比值(QP/QS)的测量:当患室间隔缺损时,通过肺动脉瓣和二尖瓣的血流量代表了肺循环血流量;通过主动脉瓣和三尖瓣的血流量代表了体循环血流量,利用脉冲多普勒的体积血流测定技术可以测量出通过这些瓣口的血流量,从而可以计算出分流量和 QP/QS。此方法与心导管法测量的相应项目相关,但应注意,当为流出道型缺损时,由于肺动脉口常有湍流存在,选测 QP 时不宜用肺动脉口流量,而宜用二尖瓣口流量,否则误差较大。多普勒测量 QP/QS 一般可将大于 2:1(有手术指征)和小于 2:1(无手术指征)区分开来,对选择治疗方法有指导意义。

(3)肺动脉收缩压的测量:利用连续多普勒技术测量分流的最大流速,按照简化的伯努利方程换算成跨隔压差,此压差为左心室收缩压减去右心室收缩压。因此,以肱动脉收缩压代替左心室收缩压,并减去这一压差即为右心室收缩压。在无右心室流出道狭窄的情况下,右心室的收缩压即等于肺动脉收缩压。

4.鉴别诊断

(1)主动脉窦瘤破入右心室:在左心室长轴和心底短轴,显示右冠状动脉窦呈半球状凸入右心室流出道,球壁可见连续中断。当窦瘤膨大不明显时,可能误将窦壁的缺口当作室间隔缺损。此外,双动脉干下型室间隔缺损在左心长轴显示时,连续中断似在主动脉瓣环之上,易误为窦瘤破裂。鉴别时除应从多个切面仔细区分缺口与主动脉瓣环的关系外,多普勒超声显示两者左向右分流信号的起源与时相均不相同:室间隔缺损时分流信号最强在室间隔的右心室面,时相在收缩期;而窦瘤破裂最强分流信号位于窦瘤破口处,时相占据整个心动周期,最大速度在舒张期。据报道亚洲人主动脉窦瘤的 60% 左右合并有嵴上型室间隔缺损。

(2)右心室流出道狭窄:多普勒检查在右心室流出道可发现收缩期湍流信号,应注意与室间隔分流所致的收缩期湍流相鉴别。鉴别的关键点是湍流能否穿过室间隔,结合二维超声显示右心室流出道狭窄的部位和程度,鉴别并不困难。

(三)超声检查的临床价值

研究表明,小型室间隔缺损大多数在两岁以内自然关闭,尤其是超声观察到有室间隔膨出瘤的病例关闭的可能性最大。缺损的部位也与自然闭合有关,Sutherland 等 1986 年报道超声随访 219 例室间隔缺损,发现膜周流入部和肌小梁部缺损自闭或缩小的比例最大。

彩色多普勒的广泛应用使室间隔缺损修补术后残余漏的发现率有所增加,但是追踪观察发现,残余漏的大小和部位不同,则转归亦不相同。术后当天经常在室间隔补片周围探及湍流,此系缝线间的细微分流,不属于残余漏,多数会在术后 3 天内消失。有研究者认为彩色多普勒发现残余分流束的宽度<0.3 cm 时无意义,不需重新通过手术进行修补;>0.3 cm 时常需再次通过手术进行修补。

经导管室间隔封堵术目前已在临床广泛应用。超声心动图在术前适应证和禁忌证的选择、封堵器类型及型号的选择、术中监测和术后随访等方面均有显著优势。

(陈晓琼)

第三节　动脉导管未闭

动脉导管未闭是胎儿时期肺动脉与主动脉之间正常连接的管道在出生后没有自然闭合,仍保持有管腔相通,形成血液异常分流的病变,是最常见的非发绀型心脏外分流性先天性心脏病,占先天性心脏病的 20% 左右。动脉导管未闭由 Galen 首先描述,并于 1628 年由 Harry 首次证实了其在胎儿血液循环中的作用。

文献报道的动脉导管未闭发病率不一,可能与地区或统计中的早产儿比例不同等因素有关。据报道,秘鲁高原地区动脉导管未闭的发病率高达出生人数的 0.72%,而在沿海地区仅为 0.04%,可见差别很大。一般认为,每出生 2500～5000 个婴儿中,有 1 例动脉导管未闭患儿,而在有呼吸窘迫综合征的早产儿中,动脉导管未闭的发病率高达 20%,上海曾报道占 34.5%,居先天性心脏病首位;北京阜外医院统计占 21%,居先天性心脏病的第 2 位。发达国家动脉导管未闭的发病率偏低,占先天性心脏病的 5%～12%。动脉导管未闭患者女性明显多于男性,男女之比为(1∶1.4)～(1∶3)。

　　动脉导管未闭对血流动力学的影响,主要取决于动脉导管未闭的直径大小及是否合并其他先天性心脏病等。动脉导管未闭直径小者一般影响较小,而直径大的动脉导管未闭预后不良,部分患者可在婴儿期就因心力衰竭而死亡。未根治的动脉导管未闭患者,约有42%于45岁之前死于心力衰竭、艾森门格综合征或感染性心内膜炎,寿命常不超过50岁。

　　合并其他先天性心脏病的患者预后更差。一般认为,动脉导管未闭具有发生感染性心内膜炎和损害心功能的危险性,不论动脉导管未闭直径大或小,均主张尽早根治。

一、病理生理及病理分型

(一)病理生理

　　胎儿的肺循环阻力高,大部分肺动脉血液可经动脉导管向主动脉分流。出生后,肺血管阻力降低,主动脉压通常在整个心动周期均高于肺动脉,主动脉血液连续经动脉导管未闭左向右分流入肺动脉,其分流量的大小主要取决于动脉导管未闭内径的大小、主动脉与肺动脉之间的压力差、肺循环阻力等因素。分流量的大小通常与动脉导管未闭内径大小、主动脉与肺动脉之间的压力差成正比,而与肺循环阻力成反比。动脉导管未闭内径越细小,分流量越少,对血流动力学的影响较小;反之,则影响明显(图4-7)。

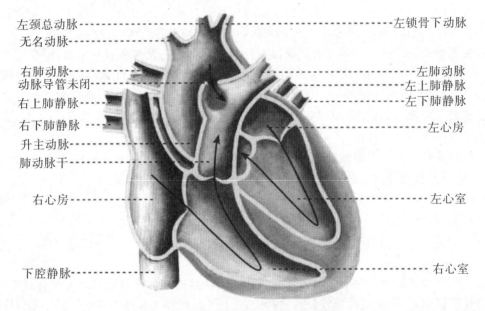

图4-7　动脉导管未闭病理生理示意图

　　由动脉导管未闭产生的左向右分流量,最多可达左心排血量的70%,肺循环血流量明显增加,加重左心系统的容量负荷,可使肺动脉及其分支、升主动脉扩张,左心室和左心房扩大,心壁肥厚。左心室承受容量负荷的能力较差,长期容量负荷过重,将导致左心衰竭。患者一般在婴儿期和30岁左右时最容易出现左心衰竭,前者系左心室尚未出现代偿性肥厚,后者系病情发展到一定程度,心脏功能受损所致。

　　动脉导管未闭血流动力学类似于室间隔缺损,由于肺循环血流量增加,肺血管收缩、舒张异常,肺小动脉痉挛,肺血管阻力增加等,以及主动脉压力可直接传入肺动脉,初期可出现动力性肺动脉高压。随着肺血管管腔的扩张增厚,肺小血管壁平滑肌纤维化增生而出现不可逆性器质性的变化,肺循环阻力呈固定升高,最终形成阻力性肺动脉高压。此外,患者肺小动脉的肌性弹力纤维组织持续保持胎儿状态,没有完全退化,也是导致肺动脉高压的因素之一。

(二)病理分型

动脉导管由左侧第六动脉弓演变而来,连接于肺动脉分叉处与主动脉弓远端或峡部之间(图4-8)。胎儿的肺脏无换气功能,肺循环阻力大,来自右心室的血液大部分经动脉导管流入降主动脉,动脉导管是胎儿血液循环的重要生理性通道。胎儿时期循环主要通过胎盘与母体血进行气体交换和物质代谢。出生后一旦呼吸建立,肺部因出现气体交换而膨胀,肺血管扩张,肺循环阻力降低,使动脉导管内的血流逆转,因动脉血含氧量升高,促使动脉导管收缩而闭合。大多数新生儿的动脉导管在出生后20小时左右即呈功能性闭合,2～3周之内开始形成解剖学闭合,最后形成动脉韧带。在某种病理情况的影响下,动脉导管仍然开放,成为动脉导管未闭。80%婴儿的动脉导管在出生后3个月内闭合,95%在1年内闭合,虽然有29岁才自然闭合的个例报道,但一般认为,对出生1年后动脉导管仍持续未闭合者,即应诊断为动脉导管未闭,这是因为1岁之后动脉导管自然闭合的可能性极小。

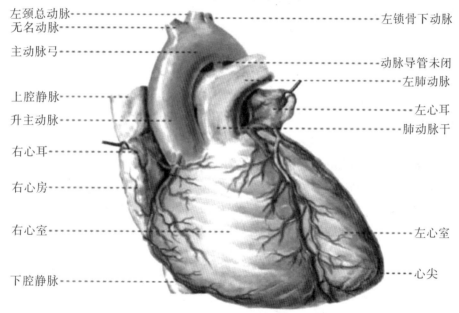

图4-8　动脉导管未闭病理解剖示意图

在临床上,还有一些动脉导管未闭是某些先天性心脏病不可缺少的一个组成部分,称为代偿性动脉导管未闭。如室间隔完整的肺动脉闭锁和主动脉弓离断,如没有动脉导管未闭,患者将无法生存。

动脉导管未闭的位置可有变异。左位主动脉弓者,动脉导管未闭的主动脉端一般在左锁骨下动脉开口处远端的主动脉前侧壁,肺动脉端通常在肺动脉干分叉处略偏左侧,或靠近分叉处的左肺动脉;少数动脉导管未闭可位于右侧,甚至在右无名动脉或右锁骨下动脉与右肺动脉之间。

镜像右位主动脉弓者,右侧的动脉导管未闭通常位于主动脉弓与右肺动脉之间,左侧者一般位于左锁骨下动脉与左肺动脉根部之间。极少数患者的动脉导管未闭位于降主动脉上端与右肺动脉之间。无论在左位主动脉弓、右位主动脉弓或双主动脉弓,均有双侧动脉导管未闭的报道。

对动脉导管的组织结构,有学者曾做过广泛研究。胎儿正常动脉导管的组织结构比较特殊,属于管壁较厚的动脉血管,主要由呈螺旋状排列的平滑肌组织构成,弹力纤维很少。主动脉和肺动脉的少量弹力纤维延伸入动脉导管,构成其内的弹力纤维层,在胎儿期局部出现断裂,形成丰富的内膜垫块,是动脉导管闭合后纤维组织增生的组织学基础。平滑肌丰富、内膜垫块发育良好、与主动脉呈锐角的动脉导管容易闭合,否则将影响其自然闭合。

动脉导管未闭管壁的厚度一般介于主动脉与肺动脉之间,多数管壁较薄,呈现所谓"主动脉化"的组织结构,弹力纤维较多,平滑肌较少,多有内膜垫块发育不良。

30岁之后的成年人动脉导管未闭管壁多出现不同程度的粥样硬化,甚至有钙质沉积,管壁的弹性降低,较松脆,容易受到损伤,甚至断裂。动脉导管未闭可在局部形成动脉瘤或并发感染性心内膜炎。

1. 根据动脉导管未闭的病理形态分五种类型

(1)管型:最常见,约占80%,整个动脉导管未闭的直径基本一致,主动脉端和肺动脉端粗细相仿,导管的长度超过宽度,呈一管状形态。

(2)漏斗型:动脉导管的一端直径大于另一端,状如漏斗,绝大多数为主动脉端较粗,肺动脉端较细,也有个别患者肺动脉端较粗,主动脉端较细,但罕见。

(3)窗型:少见,动脉导管短而粗,形如窗户,类似于主-肺动脉窗。由于导管短粗,管壁薄,无论外科开胸手术治疗还是内科介入性治疗都比较困难。

(4)哑铃型:少见,动脉导管两端粗大,中间细,呈哑铃状。

(5)动脉瘤型:少见,动脉导管未闭两端细,而中间呈瘤样扩张。

2. 根据动脉导管未闭直径的大小分型

动脉导管未闭的长短、粗细不一,最短者仅2～3 mm,最长可达30 mm,多数在4～10 mm;最细者直径仅1 mm,最粗者直径可超过20 mm,多数为5～10 mm。根据动脉导管未闭最窄处的开口直径大小的不同,可将成人动脉导管未闭又分小型、中型、大型和特大型。

(1)小型:动脉导管未闭直径<5 mm,在临床上最多见。

(2)中型:动脉导管未闭直径为5～9 mm,在临床上仅次于小型,也不少见。

(3)大型:动脉导管未闭直径为10～15 mm,在临床上比较少见。

(4)特大型:动脉导管未闭直径>15 mm,个别患者动脉导管未闭的直径可超过20 mm,但在临床上罕见。大型、特大型动脉导管未闭患者极容易产生肺动脉高压,肺动脉高压严重者可产生右向左分流,临床上患者可出现差异性发绀,形成艾森门格综合征。

二、临床表现

(一)症状

本病患者的症状与分流量有关。轻者无症状,如果10岁以前没有出现充血性心力衰竭,大多数患者成年后可无症状。一小部分患者在20岁或30岁时可发展到充血性心力衰竭,出现劳力性呼吸困难、胸痛、心悸、咳嗽、咯血、乏力等。若发生右向左分流,可引起发绀。

(二)体征

患者几乎无发绀,但当出现发绀和杵状指时,通常不影响上肢。下肢和左手可出现发绀和杆状指,但右手和头部无发绀。脉压增宽,脉搏无力。左心室搏动呈高动力状态,常向外侧移位。无并发症的动脉导管未闭的典型杂音在左锁骨下胸骨左缘第Ⅱ肋间最易闻及,收缩后期杂音达到峰值,杂音为连续性机器样,贯穿第二心音,在舒张期减弱。杂音在舒张晚期或收缩早期可有一停顿,向左上胸、颈及背部传导,绝大多数伴震颤。如果分流量大造成明显的左心室容量负荷过重,可出第三心音奔马律和相对性二尖瓣狭窄的舒张期杂音(与大的室间隔缺损类似)。当肺循环阻力增加分流逆转时,杂音也出现变化,先是杂音的舒张成分减弱,然后是杂音的收缩成分减弱,最后杂音消失,体格检查与肺动脉高压的表现一致。肺动脉瓣区第二心音亢进,但易被杂音掩盖。体循环压下降可产生水冲脉、枪击音等周围血管征表现。

三、超声心动图

(一)超声心动图表现

1. M型超声心动图

M型超声心动图显示小型动脉导管未闭各心腔内径正常,二尖瓣前叶、室间隔和左心室壁运动幅度正常。中型以上的动脉导管未闭显示左心房、左心室内径明显增大,二尖瓣前叶、室间隔和左心室壁运动幅度增大。特大型动脉导管未闭常合并阻力型肺动脉高压,此时增大的左心房和左心室内径又恢复到正常范围内,反而显示右心室内径增大。

2. 二维超声心动图和彩色多普勒血流显像

在二维超声心动图胸骨旁左心室长轴切面,显示主动脉前壁与室间隔连续存在,主动脉后壁与二尖瓣前叶连续存在。小型动脉导管未闭显示左心房、左心室内径正常,室间隔、二尖瓣前叶和左心室后壁运动幅度正常。彩色多普勒血流显像未显示异常血流信号。中型以上的动脉导管未闭显示左心房、左心室内径明显增大,二尖瓣前叶、室间隔和左心室壁运动幅度增大(图4-9);彩色多普勒血流显像显示过二尖瓣和(或)主动脉瓣五彩镶嵌反流束血流信号(图4-10)。

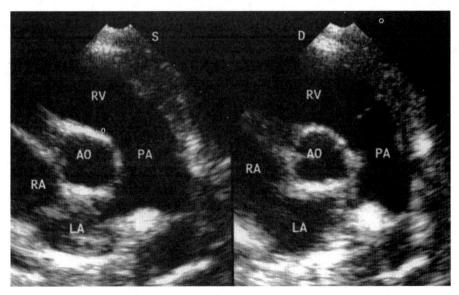

图4-9　小型动脉导管未闭二维超声心动图

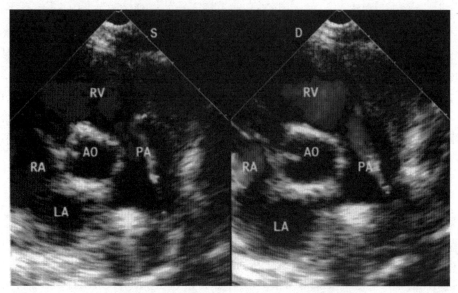

图 4-10　小型动脉导管未闭彩色多普勒血流显像

在二维超声心动图心尖四腔心切面,显示房间隔、室间隔回声完整,小型动脉导管未闭显示心脏各心腔内径正常,中型以上的动脉导管未闭显示左心房、左心室内径明显增大,二尖瓣前叶、室间隔和左心室壁运动幅度增大。彩色多普勒血流显像显示过二尖瓣五彩镶嵌反流束血流信号。特大型动脉导管未闭均合并肺动脉高压,此时增大的左心房、左心室内径可以缩小,反而显示右心室内径增大。彩色多普勒血流显像显示过三尖瓣五彩镶嵌反流束血流信号。

在二维超声心动图胸骨旁大动脉短轴切面,显示两条大动脉位置关系正常,小型动脉导管未闭一般不能显示动脉导管未闭的直接征象;彩色多普勒血流显像显示过动脉导管未闭左向右五彩镶嵌分流束血流信号明显。中型以上动脉导管未闭可显示左右肺动脉分叉处与降主动脉起始部沟通;彩色多普勒血流显像显示过动脉导管未闭左向右五彩镶嵌分流束血流信号明显。当大型动脉导管未闭合并肺动脉高压时,显示肺动脉干横径明显大于主动脉直径;彩色多普勒血流显像显示过动脉导管未闭左向右五彩镶嵌分流束血流信号不一定很明显。

3.连续波多普勒

在二维超声心动图胸骨旁大动脉短轴切面,将取样容积置于左右肺动脉分叉处,显示全收缩期与舒张期双向湍流频谱(图 4-11)。当合并肺动脉高压时,在二维超声心动图心尖四腔心切面,将取样线置于三尖瓣,显示收缩期湍流频谱(图 4-12),测量收缩期湍流频谱峰值速度,根据简化伯努利方程 $\Delta p = 4v^2$,估测肺动脉收缩压,譬如三尖瓣反流速度的峰值是 4 m/s,跨三尖瓣的压力差是 64 mmHg,再加上右心房的固有压力(约 10 mmHg),可估测肺动脉收缩压的结果为 74 mmHg。

(二)超声心动图鉴别诊断

应用超声心动图诊断动脉导管未闭需要鉴别诊断的病种如下。

1.生理性无害性杂音

虽然临床上可听到连续性血管性杂音,但彩色多普勒超声心动图检查结果显示心脏完全正常。

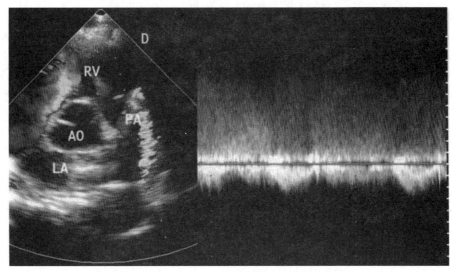

图4-11　动脉导管未闭连续波多普勒频谱

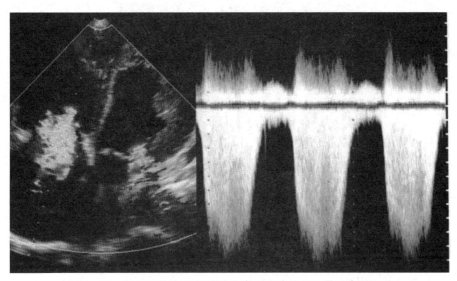

图4-12　动脉导管未闭并肺动脉高压连续波多普勒三尖瓣频谱

2. 原发性肺动脉扩张

二维超声心动图显示肺动脉干内径可轻度扩张。有轻度肺动脉瓣关闭不全时彩色多普勒血流显像显示过肺动脉瓣少量五彩镶嵌反流束血流信号,但无过动脉导管未闭分流束血流信号。

3. 轻度肺动脉瓣狭窄

二维超声心动图显示右心室壁略增厚,左心房、左心室内径正常。彩色多普勒血流显像是鉴别两者的关键,动脉导管未闭显示过动脉导管未闭向肺动脉瓣方向的五彩镶嵌分流束血流信号;而肺动脉瓣狭窄则显示过肺动脉瓣五彩镶嵌射流束血流信号。若用彩色多普勒血流显像辨别不准血流信号的方向,可应用连续波多普勒频谱辨别血流信号的方向,动脉导管未闭显示连续频谱,肺动脉瓣狭窄显示收缩期向下频谱。

4.特发性肺动脉高压

二维超声心动图显示右心房、右心室内径增大,肺动脉干内径大于主动脉内径,肺动脉瓣开放时间缩短,关闭时间延长。彩色多普勒血流显像显示过肺动脉瓣和三尖瓣五彩镶嵌反流束血流信号。连续波多普勒显示肺动脉压力高于正常人。

5.主肺动脉间隔缺损

在二维超声心动图胸骨旁大动脉短轴切面显示主动脉与肺动脉干直接沟通。彩色多普勒血流显像显示过主动脉至肺动脉干五彩镶嵌分流束血流信号,位置居左、右肺动脉分叉处较远。

6.肺动静脉瘘

肺动静脉瘘轻的患者心脏可以完全正常,中度或重度瘘患者左心室内径增大。但是彩色多普勒血流显像不显示过动脉导管分流束血流信号。

7.主动脉窦瘤破裂

二维超声心动图显示左心房、左心室内径增大,主动脉根部增宽,破裂的窦瘤呈囊袋状突向破裂的心腔。彩色多普勒血流显像显示过破裂的主动脉窦瘤至心腔五彩镶嵌分流束血流信号。

8.冠状动脉肺动脉瘘

二维超声心动图显示瘘的 1 支冠状动脉扩张,但很小的冠状动脉瘘在二维超声心动图上可显示冠状动脉不扩张。彩色多普勒血流显像显示异常分流束血流信号的位置不在动脉导管未闭的位置上,而是偏向肺动脉干壁的一侧。

(三)应用超声心动图筛选动脉导管未闭封堵术患者的注意事项

应用超声心动图筛选经皮穿刺动脉导管未闭封堵术的适应证有如下几个方面。

1.动脉导管未闭的大小

根据直径大小分型,可将动脉导管未闭分为小型动脉导管未闭、中型动脉导管未闭和大型动脉导管未闭。在临床上最小的动脉导管未闭,其直径可以小到 1 mm。尽管这种小型动脉导管未闭患者没有杂音,但彩色多普勒血流显像仍然可以非常清晰地显示过动脉导管左向右五彩镶嵌分流束血流信号。

一般情况下,这种小型的动脉导管未闭即使不治疗,对患者也没有什么影响;中型以上动脉导管未闭,多合并二尖瓣关闭不全和(或)主动脉瓣关闭不全;在临床上大型动脉导管未闭多合并肺动脉高压,而且动脉导管未闭直径越大,产生肺动脉高压的年龄越小,压力程度也越高。

2.心脏瓣膜关闭不全的程度

在前面已经提到,中型以上动脉导管未闭多合并二尖瓣关闭不全和(或)主动脉瓣关闭不全,如果合并轻度或轻中度二尖瓣关闭不全和(或)主动脉瓣关闭不全,可以行介入治疗;如果合并重度二尖瓣关闭不全和(或)主动脉瓣关闭不全,则不能行介入治疗,要在体外循环下结扎动脉导管未闭,同时行心脏瓣膜修复术或心脏瓣膜置换术,才能从根本上解决患者的心脏问题。

3.动脉导管未闭的分型

动脉导管未闭的分型,主要有管型、漏斗型、窗型、动脉瘤型和哑铃型五种。动脉导管未闭介入治疗对动脉导管的形状要求不严,只要肺动脉压力不是特别高,一般均可以行介入治疗。

4.肺动脉压力

动脉导管未闭患者如果肺动脉压正常,可直接行封堵治疗;如果合并肺动脉高压,则需要先判定肺动脉高压的性质,再决定能否行封堵治疗。

5.有无其他合并畸形

动脉导管未闭患者可以与许多先天性心脏病合并,要注意排除合并其他畸形。

(陈晓琼)

第四节　主动脉瓣狭窄

主动脉瓣狭窄是胚胎在发育过程中,由于主动脉瓣叶的分化异常,造成主动脉瓣不能正常开放,使左心室射血受阻的一种先天性心脏病。

主动脉瓣狭窄占先天性心脏病的3%～6%。球囊主动脉瓣狭窄成形术又称球囊主动脉瓣狭窄扩张术。1984年,Lahahidi等首先报道将经皮球囊主动脉瓣狭窄成形术用于治疗主动脉瓣狭窄。20多年的临床实践研究表明,球囊主动脉瓣狭窄成形术与外科瓣膜切开术的效果基本相同,因此对于适合行球囊主动脉瓣狭窄成形术的病例,介入治疗仍为有效的治疗方法。与外科瓣膜切开术相比较,球囊主动脉瓣狭窄成形术的相对并发症较少,在国外是儿童和老年人重度主动脉瓣狭窄治疗的首选方法。在我国,无论是儿童,还是老年人,主动脉瓣狭窄的发病率远低于欧美等国家的发病率,因此球囊主动脉瓣狭窄成形术在国内的报道甚少,尚需规范应用该项技术。

主动脉瓣狭窄除了先天性主动脉瓣狭窄外,还有风湿性主动脉瓣狭窄。在临床上,先天性主动脉瓣狭窄的发病率远低于风湿性主动脉瓣狭窄的发病率。近年来,随着社会老龄化进程的加速,退行性瓣膜性疾病的发病率也有所增高,主动脉瓣钙化、狭窄所致心脏衰竭、猝死等症状引起众多学者的关注,经皮主动脉瓣植入术已成为新的挽救失去外科手术机会的危重主动脉瓣狭窄患者生命的治疗方法,国内近年已开始研究。

一、病理生理及病理分型

(一)病理生理

正常主动脉瓣口有效面积指数为 $2\ cm^2/m^2$ 体表面积,当主动脉瓣狭窄瓣口面积＜正常的1/4时,将影响血压、脉压力差和心排血量等血流动力学状态。当主动脉瓣口有效面积指数＜$0.8\ cm^2/m^2$ 体表面积时,可造成严重的血流动力学障碍。一般根据左心室与升主动脉之间的收缩期压力差和主动脉瓣口面积来划分主动脉瓣狭窄程度,但各医院标准不一。

除单瓣畸形外,多数在出生后逐渐发展而形成主动脉瓣狭窄的血流动力学障碍,主要表现为左心室阻力负荷增加,左心室搏动增强,收缩期延长,左心室逐渐出现向心性肥厚。肥厚的心室壁张力增加,顺应性降低,严重时可出现心内膜下心肌组织纤维化和心肌缺血等病变。初期左心室腔容积缩小,久之左心室可扩张,舒张末期压升高,甚至出现心力衰竭。多数患者在静息状态下,心脏的每搏搏出量和心排血量可长期保持正常,活动时心排血量相应增加,跨主动脉瓣压力差升高。狭窄严重或(和)心力衰竭者,心排血量减少,左心房压、左心室舒张末期压和肺血管压力升高,同时动脉压降低,脉压力差缩小,周围血管灌注减少,活动时心排血量不能相应增加,而出现重要脏器供血障碍,导致运动所致的晕厥或晕厥前状态等。心肌收缩力增强,左心室壁肥厚和心室壁张力增加,心肌耗氧量增加,同时心肌内冠状动脉受到挤压,灌注阻力增加,可引起心肌缺血,尤其是心内膜下心肌缺血。有的患者合并冠状动脉畸形或冠状动脉口狭窄病变,也影响心肌的血液供应。心肌缺血可引起心绞痛,甚至心肌梗死,造成心肌坏死、纤维化和功能不良,又将对心脏的血液供应产生不良影响。长期左心室负荷增加和心肌缺血,最终可出现左心室扩张,甚至衰竭。左心衰竭者,周围血管灌注可进一步降低。左心室扩张和功能降低,可使左心房、肺动脉和右心室压力升高,导致左心房和右心室肥厚、扩张,最终可引起右心衰竭。

收缩期从左心室经狭窄主动脉瓣口射入主动脉的血液流速快,在主动脉根部和升主动脉出现涡流,在长期作用下,主动脉根部和升主动脉管壁的弹力纤维和胶原纤维等受到损害,管壁逐渐扩张、变薄,形成狭窄后扩张,狭窄严重者,狭窄后扩张的升主动脉会出现如同动脉瘤样改变。

(二)病理分型

先天性主动脉瓣狭窄多为胚胎时期瓣膜发育障碍所致,可出现瓣叶数目异常,瓣叶数目可为单叶瓣、二叶瓣、三叶瓣、四叶瓣,甚至是 4 个以上瓣叶的畸形,瓣膜增厚、交界处互相融合,瓣环发育异常,其口径狭小,整个瓣膜呈穹隆状,甚至成为一个隔膜状组织,中间开口极为狭小。

主动脉瓣狭窄发生以后,由于左心室射血受阻,继发左心室壁及室间隔肥厚,左心室心腔变小,左心室壁和室间隔肥厚的程度与主动脉瓣狭窄的程度成正比,即主动脉瓣狭窄越重,左心室壁与室间隔肥厚增厚越明显。当主动脉瓣狭窄严重时,由于狭窄的主动脉瓣血流速度加快冲击,可以形成升主动脉狭窄后扩张,甚至呈肿瘤样改变。

主动脉瓣狭窄(尤其是二瓣化主动脉瓣狭窄)患者,两个瓣叶大小分布不均,较大的一个瓣叶受力增大,可造成该叶主动脉瓣脱垂,导致主动脉瓣关闭不全。但瓣叶脱垂的程度与瓣叶不对称、患者年龄等因素无明显关系。

出生时,除了单瓣化主动脉瓣,主动脉瓣通常没有明显的狭窄,但随着年龄的增长,长期血流动力学的异常,畸形的主动脉瓣容易出现继发性改变、瓣叶交界处融合、瓣叶纤维化与钙化,有时可合并后天性病变,从而造成瓣口狭窄或狭窄呈进行性加重。

一般年龄到 45 岁时,几乎所有的二叶瓣主动脉瓣患者会出现一定程度的狭窄表现。由于长期主动脉瓣狭窄,左心室压力负荷增加和升主动脉血流异常,可出现左心室肥厚和升主动脉狭窄后扩张等病理改变。

除瓣膜本身的病变外,多数二叶瓣主动脉瓣患者合并主动脉瓣环发育不良和狭窄,加上左心室流出道阻力增加,左心室向心性肥厚,导致主动脉瓣下心肌肥厚,尤其是室间隔肥厚明显,进一步加重左心室流出道的阻塞。

1.根据狭窄瓣叶的数目分型

根据瓣叶的数目可将主动脉瓣狭窄分为以下 4 型。

(1)单叶主动脉瓣狭窄:整个主动脉瓣未分叶,形成一个完整的主动脉瓣膜,瓣口狭小,血流动力学改变明显,系最常见的新生儿严重主动脉狭窄病变。其又可分为两种类型。一型是常见的单一交界型,在交界处瓣膜一侧与主动脉壁相粘连,形成一个偏心性狭小的孔,瓣叶增厚,活动度差,可合并瓣膜关闭不全。有时可观察到瓣叶有一条或两条样痕迹,位置相当于在原有的交界处部位,这些患者的单叶瓣可能是由原有交界处融合所致。另一型是比较少见的无交界型,瓣膜一般呈拱顶状,只有一个瓣叶,无交界处,有时在瓣口水平可见交界处的痕迹,瓣口可在整个瓣膜的中心或稍偏离中心部位,呈多个狭小的裂隙。

(2)二叶主动脉瓣狭窄:约占主动脉瓣狭窄的70%,多伴有瓣环缩小。主动脉瓣形成两个瓣叶,大多为一个瓣叶较小,另一个瓣叶较大,往往是由左冠状动脉瓣和右冠状动脉瓣交界处完全融合所致,瓣叶组织多肥厚、增多、伸长,瓣叶相互折叠。两侧瓣叶的边缘较平直,活动受到限制。两个瓣叶的位置一般为左右位,左侧瓣叶大,右侧瓣叶小,两者之间有瓣口和前后两个交界处,右侧瓣叶所在处有右冠状动脉的开口,左侧瓣叶所在处有左冠状动脉开口。少数患者的两个瓣叶为前后位,通常前瓣叶大,有左、右冠状动脉开口,后瓣叶小。主动脉瓣口多偏向一侧,呈"鱼嘴状",多位于左冠状动脉瓣与无冠状动脉瓣之间,右冠状动脉瓣与无冠状动脉瓣之间可有交界痕迹,痕迹的长度不等,16%完全无痕迹。

(3)三叶主动脉瓣狭窄:主动脉瓣三个瓣叶,各个瓣叶的大小可相等,也可以大小分布不均,瓣叶间可见交界处,交界周围多融合粘连,瓣叶有不同程度的增厚、挛缩和畸形,随年龄增长,瓣叶可进一步增厚、硬化,甚至钙化,瓣口狭窄,多呈圆顶状。

(4)四叶主动脉瓣狭窄:极少数患者的主动脉瓣出现4个或4个以上瓣叶畸形,瓣叶大小可不等,有的瓣叶增厚、延长和硬化,瓣口狭窄,多合并主动脉瓣关闭不全。

2.根据瓣膜狭窄的程度分型

正常人主动脉瓣口有效面积指数≥2 cm^2/m^2 体表面积,当主动脉瓣狭窄时,主动脉瓣开口面积小于该数值,根据主动脉瓣开口面积与体表面积比值的不同,可将主动脉瓣狭窄分为3型。

(1)轻度主动脉瓣狭窄:主动脉瓣口有效面积指数<2 cm^2/m^2 体表面积,>0.8 cm^2/m^2 体表面积,或跨主动脉瓣压力差<50 mmHg。

(2)中度主动脉瓣狭窄:主动脉瓣口有效面积指数≥0.5 cm^2/m^2 体表面积,≤0.8 cm^2/m^2 体表面积,或跨主动脉瓣压力差 50~75 mmHg。

(3)重度主动脉瓣狭窄:主动脉瓣口有效面积指数<0.5 cm^2/m^2 体表面积,或跨主动脉瓣压力差>75 mmHg。其中用左心室与升主动脉压力差表示比较直观,更适合判断成人主动脉瓣狭窄的程度。用主动脉瓣口面积与体表面积比值的计算方法表示,更适合判断儿童主动脉瓣狭窄的程度。

临床上还可应用 M 型超声心动图测量主动脉瓣开口直径,判断主动脉瓣狭窄的程度。正常人主动脉瓣开口直径≥15 mm;轻度主动脉瓣狭窄时瓣口开口直径>12 mm;中度主动脉瓣狭窄时瓣口开口直径≤12 mm,>8 mm;重度主动脉瓣狭窄时瓣口开口直径≤8 mm。此方法测量简便易行,但准确度稍差一些。

二、临床表现

(一)症状

主动脉瓣狭窄症状出现晚,由于左心室代偿能力较强,相当长的时间内患者可无明显症状,直至瓣口有效面积指数<1 cm^2/m^2 体表面积才出现临床症状,主要表现为呼吸困难、心绞痛、"晕厥三联征",有 15%~20%的患者会发生猝死。

1.劳力性呼吸困难

劳力性呼吸困难为晚期肺淤血引起的常见首发症状,见于 90%的有症状患者,主要由左心室顺应性降低和左心室扩大,左心室舒张期末压力和左心房压力上升,引起肺毛细血管楔嵌压和肺动脉高压所致,以后随着病程发展,可发生夜间阵发性呼吸困难、端坐呼吸和急性肺水肿。

2.心绞痛

心绞痛见于60%的有症状患者,常由运动诱发,休息后缓解,多为劳力性心绞痛。心绞痛主要由瓣口严重狭窄、心排血量下降、平均动脉压降低,使冠状动脉血流量减少,活动时不足以代偿增加的耗氧量,造成心肌缺血、缺氧所致。极少数心绞痛由瓣膜的钙质栓塞冠状动脉引起。

3.晕厥

晕厥轻者为黑矇,黑矇可为首发症状。晕厥多发生于直立、运动中或运动后即刻,由脑缺血引起。其机制为运动时周围血管扩张,而狭窄的主动脉瓣口限制心排血量的增加;运动致心肌缺血加重,使左心室收缩功能降低、心排血量减少;运动时左心室收缩压急剧上升,过度激活心室内压力感受器,通过迷走神经传入纤维兴奋血管减压反应,导致外周血管阻力降低;运动停止后回心血量减少,左心室充盈量及心排血量进一步减少;休息后由于心律失常导致心排血量骤减,也可导致晕厥。

4.其他症状

主动脉瓣狭窄晚期可出现心排血量降低的各种表现,如明显的疲乏、虚弱、周围性发绀等。血栓栓塞及胃肠道出血多见于老年退行性主动脉瓣钙化男性患者,女性少见。

(二)体征

1.视诊

心尖搏动位置正常或在腋中线以内,为缓慢的抬举样心尖搏动,若心尖搏动很活跃,则提示同时合并有主动脉瓣或二尖瓣关闭不全。

2.触诊

心尖区可触及收缩期抬举样搏动,左侧卧位时可呈双重搏动,第1次搏动为心房收缩以增加左心室充盈,第2次搏动为心室收缩,持续而有力。心底部可触及收缩期震颤,收缩期震颤在取坐位、胸部前倾、深呼气后屏气时易触及,胸骨上窝、颈动脉和锁骨下动脉处也可触及。脉搏较特殊,为细脉或迟脉,与强有力的心尖搏动不相称,脉率较低,在心力衰竭时可低于70次/分。

3.叩诊

心浊音界正常,心力衰竭时向左扩大。

4.听诊

(1)胸骨右缘第2肋间可听到低调、粗糙、响亮的喷射性收缩期杂音,呈先递增后递减型,第一心音后出现,收缩中期达到最响,以后逐渐减弱,主动脉瓣关闭前终止。胸骨右缘第2肋间或胸骨左缘第3肋间最响,杂音向颈动脉及锁骨下动脉传导,有时向胸骨下端或心尖区传导。通常杂音越长、越响,收缩高峰出现越迟,主动脉瓣狭窄越严重。当合并心力衰竭时,通过瓣口的血流速度减慢,杂音变轻而短促。主动脉瓣狭窄杂音在吸入亚硝酸异戊酯或平卧时增强,在应用升压药或站立时减轻。

(2)当瓣膜活动受限或钙化明显时,主动脉瓣第二心音减弱或消失,也可出现第二心音逆分裂。

(3)当左心室扩大和左心衰竭时,可闻及第三心音(舒张期奔马律)。

(4)当左心室肥厚和舒张期末压力升高时,肥厚的左心房会强有力地收缩,产生心尖区明显的第四心音。

三、超声心动图

(一)超声心动图的表现

1. M 型超声心动图

M 型超声心动图的间接征象:在Ⅲ区显示室间隔与左心室后壁厚度对称性增厚,左心室心腔缩小。M 型超声心动图的直接征象:在Ⅳ区显示主动脉瓣开口直径明显缩小,均<15 mm(图 4-13)。当合并二叶主动脉瓣时,主动脉瓣关闭线偏移,偏心指数>1.5(图 4-14)。

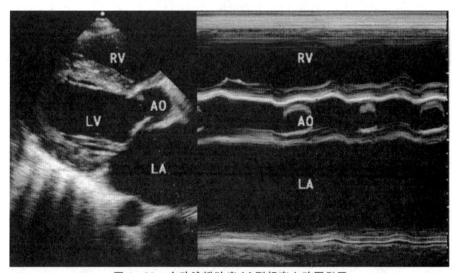

图 4-13 主动脉瓣狭窄 M 型超声心动图Ⅳ区

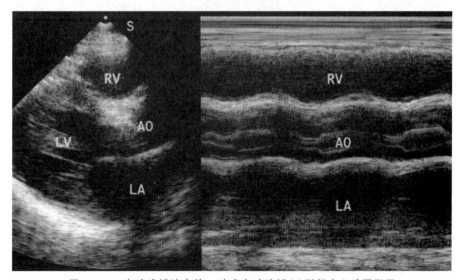

图 4-14 主动脉瓣狭窄伴二叶式主动脉瓣 M 型超声心动图Ⅳ区

2.二维超声心动图和彩色多普勒血流显像

在二维超声心动图胸骨旁左心室长轴切面,间接征象显示室间隔与左心室心肌明显对称性增厚,左心室心腔明显缩小。直接征象显示主动脉瓣增厚、回声增强,收缩期主动脉瓣开放受限,部分瓣膜固定,主动脉开放速度减慢,升主动脉狭窄后扩张(图 4-15)。彩色多普勒血流显像显示过主动脉瓣五彩镶嵌射流束血流信号(图 4-16)。

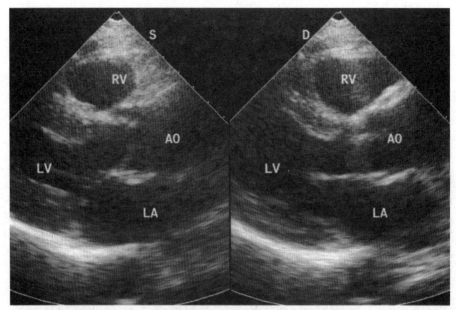

图 4-15　主动脉瓣狭窄胸骨旁左心室长轴切面

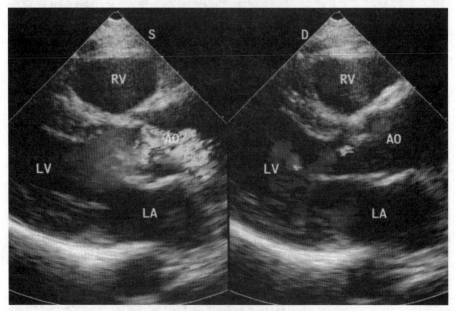

图 4-16　主动脉瓣狭窄面彩色多普勒血流显像

在二维超声心动图胸骨旁大动脉短轴切面显示,两条大动脉位置关系正常,收缩期主动脉瓣开口面积缩小,瓣环及瓣膜回声增强,如是二叶主动脉瓣,舒张期显示正常的"Y"形瓣叶图像消失，呈"一"形或"1"形改变，多数患者两个瓣叶大小不均。彩色多普勒血流显像显示过主动脉瓣五彩镶嵌射流束血流信号。

3.连续波多普勒

在二维超声心动图心尖五腔心切面，将连续波多普勒取样线置于左心室流出道、主动脉瓣和升主动脉上，记录过主动脉瓣收缩期湍流频谱，冻结图像，测量主动脉瓣收缩期湍流频谱速度峰值，可见主动脉瓣收缩期湍流频谱速度峰值明显大于正常人。根据简化的伯努利方程计算跨主动脉瓣压力差，估测主动脉瓣狭窄的程度。判断主动脉瓣狭窄标准：轻度狭窄跨主动脉瓣压力差<50 mmHg；中度狭窄跨主动脉瓣压力差为 50～75 mmHg；重度主动脉瓣狭窄跨主动脉瓣压力差>75 mmHg。

二维超声心动图对本病的诊断有重要价值。主动脉瓣狭窄的二维超声心动图有特异性改变，可以直接观察到瓣膜狭窄口，测量收缩期主动脉瓣开放时右冠状动脉瓣与无冠状动脉瓣瓣尖的距离，估计狭窄的程度，测量狭窄瓣口的面积；还可显示异常瓣叶的数目，并进行分型诊断。本病最易与主动脉瓣下狭窄相混淆，尤其是与距主动脉瓣较近的主动脉瓣下隔膜型狭窄鉴别更加困难，即使做左心导管和左心室或升主动脉造影，有时也难以鉴别。但二维超声心动图有特征性征象。在左心室长轴切面可清楚地显示主动脉瓣下异常隔膜回声或肌性回声。二维超声心动图检出主动脉瓣狭窄是敏感的，而且可以确定狭窄的严重程度。

分散性主动脉瓣下狭窄的彩色多普勒超声心动图的图像特征有明显的规律性。

(1)M 型超声显示没有合并动脉导管未闭或室间隔缺损患者以室间隔、左心室后壁对称增厚和升主动脉扩张为主，合并动脉导管未闭或室间隔缺损时以左心房、左心室内径增大为主。

(2)二维超声心动图显示主动脉瓣下有长短不一、距离不等附加隔膜状回声，隔膜状回声越长狭窄越严重，附加隔膜状回声以室间隔单侧多见。

(3)没有合并畸形的患者彩色多普勒血流显像只显示收缩期过主动脉瓣下五彩镶嵌射流束血流信号，合并动脉导管未闭或室间隔缺损的患者彩色多普勒血流显像同时显示分流束血流信号，合并主动脉瓣关闭不全或二尖瓣关闭不全的患者彩色多普勒血流显像还可显示过瓣膜五彩镶嵌反流束血流信号。

(4)分散性主动脉瓣下狭窄合并主动脉瓣关闭不全和动脉导管未闭多见，合并室间隔缺损和二尖瓣关闭不全次之，还有二尖瓣狭窄和右心室流出道狭窄等少见合并畸形，孤立性分散性主动脉瓣下狭窄少见。

分散性主动脉瓣下狭窄主要是为了与肥厚型心肌病引起的左心室流出道狭窄相区别。在临床上分散性主动脉瓣下狭窄很难与先天性主动脉瓣狭窄相鉴别。心导管和心血管造影检查可通过间接征象诊断本病，但不如彩色多普勒超声心动图直观，彩色多普勒超声心动图作为一项非创伤性检查技术对本病有特异性诊断价值。在分散性主动脉瓣下狭窄诊断中，彩色多普勒超声心动图的五种功能各有用途。其中 M 型超声显示没有合并畸形患者以室间隔、左心室后壁对称增厚和升主动脉内径增大为主；合并动脉导管未闭或室间隔缺损以左心房、左心室内径增大为主。二维超声心动图可直接显示主动脉瓣下附加隔膜回声的位置、大小和形态。脉冲多普勒显示收缩期过主动脉瓣下方附加隔膜回声处湍流频谱。连续波多普勒估测跨主动脉瓣下隔膜压力差。彩色多普勒血流显像于收缩期显示过主动脉瓣下附加隔膜回声处五彩镶嵌射流束血流信号。国外有研究者用经食管超声心动图诊断本病，我们认为，典型病例经胸超声心动图已经可以解决诊断问题,没有必要再行经食管超声心动图检查,除非经胸超声心动图难以判断紧贴主动脉瓣膜样狭窄时才有必要行经食管超声心动图检查。

在应用彩色多普勒超声心动图诊断本病的过程中,对附加隔膜回声较长(即狭窄)的典型病例,检查者首先是在二维超声心动图胸骨旁左心室长轴切面上发现主动脉瓣下附加隔膜状回声的直接征象。对于附加隔膜较短的不典型病例,检查者不容易先在二维超声心动图胸骨旁左心室长轴切面上发现主动脉瓣下附加隔膜状回声,而是在胸骨旁左心室长轴切面上先发现彩色多普勒血流显像收缩期过主动脉瓣下附加隔膜回声处五彩镶嵌射流束血流信号,而后才在二维超声心动图胸骨旁左心室长轴观上发现主动脉瓣下附加隔膜状回声。因此,在分散性主动脉瓣下狭窄诊断中特别是对那些附加隔膜回声较短的不典型病例,彩色多普勒血流显像作用就显得特别重要。在分散性主动脉瓣下狭窄诊断中,纤维肌性狭窄应注意与非对称性肥厚性梗阻性心肌病相鉴别,两者区别是前者隔膜状回声一定是附加,且附加隔膜状回声基底部较窄;后者是室间隔上部肥厚凸向左心室流出道,没有附加隔膜状回声。膜样狭窄应注意与主动脉瓣狭窄相鉴别,前者在主动脉瓣下方一定有一附加的隔膜状回声,由于附加隔膜状回声紧贴主动脉瓣,需要仔细辨认,否则容易误诊;后者主动脉瓣下方没有附加隔膜状回声,只是主动脉瓣本身开放受限而已。

(二)超声心动图的鉴别诊断

主动脉瓣狭窄的超声心动图需要鉴别诊断的先天性心脏病如下。

1. 主动脉瓣下狭窄

主动脉瓣下狭窄又称分散性主动脉瓣下狭窄,在二维超声心动图胸骨旁左心室长轴切面显示主动脉瓣下有一隔膜状回声凸向左心室流出道,彩色多普勒血流显像显示过主动脉瓣下五彩镶嵌射流束血流信号。隔膜回声可紧靠主动脉瓣,也可以离主动脉瓣有一定距离,靠近主动脉瓣时容易误诊为主动脉瓣狭窄,主动脉瓣下狭窄患者主动脉瓣开放正常,但多可引起主动脉瓣关闭不全。合并主动脉瓣关闭不全彩色多普勒血流显像显示过主动脉瓣五彩镶嵌反流束血流信号。

2. 主动脉瓣上狭窄

主动脉瓣上狭窄在二维超声心动图胸骨旁左心室长轴切面显示主动脉瓣上局限性狭窄,主动脉瓣开闭正常。彩色多普勒血流显像显示过主动脉瓣上五彩镶嵌射流束血流信号。

3. 主动脉缩窄

主动脉缩窄在二维超声心动图胸骨上窝主动脉弓长轴切面显示主动脉弓降部局限性缩窄,彩色多普勒血流显像显示过主动脉弓降缩窄处五彩镶嵌射流束血流信号。

4. 风湿性主动脉瓣狭窄

风湿性主动脉瓣狭窄在二维超声心动图胸骨旁左心室长轴切面和胸骨旁大动脉短轴切面显示主动脉瓣增厚、回声增强、回声不均匀,瓣膜开放受限,关闭未完全合龙。

5. 特发性肥厚性主动脉瓣下狭窄

特发性肥厚性主动脉瓣下狭窄的病变部位在左心室流出道,是因为室间隔局限性肥厚并凸向左心室流出道,致主动脉瓣下的左心室流出道狭窄。在二维超声心动图胸骨旁左心室长轴切面显示室间隔上部局限性肥厚并凸向左心室流出道,彩色多普勒血流显像显示过左心室流出道五彩镶嵌射流束血流信号。

(三)应用超声心动图筛选球囊主动脉瓣狭窄成形术患者的注意事项

二维超声心动图对本病的诊断有重要价值。主动脉瓣狭窄的超声心动图有特异性改变,可以直接观察到瓣膜狭窄口,测量收缩期主动脉瓣开放时右冠状动脉瓣与无冠状动脉瓣瓣尖的距离,估计狭窄的程度,测量狭窄瓣口的面积;还可见到异常瓣叶的数目而确定分型,以便于设计手术方案。本病最易与主动脉瓣下狭窄相混淆,尤其是与距主动脉瓣较近的主动脉瓣下隔膜型狭窄鉴别更加困难,即使做左心导管和左心室或升主动脉造影有时也难以鉴别。但二维超声心动图有特征性征象。在左心室长轴切面可清楚地显示主动脉瓣下异常隔膜回声或肌性回声。二维超声心动图检出主动脉瓣狭窄是敏感的,而且可确定狭窄的严重程度。

(陈晓琼)

第五节　先天性主动脉弓异常

先天性主动脉弓异常主要是主动脉缩窄与主动脉弓离断。先天性主动脉缩窄约95%以上发生在胸降主动脉的起始部(也称主动脉峡部)。少数病例发生在左颈总动脉与左锁骨下动脉之间,或左锁骨下动脉开口处。主动脉缩窄占先天性心脏病的1.6%~8%,常伴有其他心血管畸形或作为复杂畸形的一部分,也可单独存在。主动脉弓离断是指升主动脉或主动脉弓与降主动脉之间连续中断的一种先天性心血管畸形,其占先天性心脏病的1%~4%。该畸形临床不易诊断,大部分主动脉弓离断患儿死于新生儿期,存活患者几乎均合并有动脉导管未闭、室间隔缺损。

一、主动脉缩窄

(一)病理与临床

通常根据是否合并动脉导管未闭将主动脉缩窄分为以下两型。①单纯型:相当于导管后型,本型临床最常见,约占90%,多见于成年人,缩窄位于动脉导管或导管韧带之后,狭窄范围较局限,程度多较轻,侧支循环通常较丰富,较少合并心内其他畸形。②复杂型:相当于导管前型,约占10%,多见于婴儿期,缩窄位于发出动脉导管之前的主动脉,多呈管状发育不良,病变范围较广泛,可累及左锁骨下动脉,侧支循环不充分,常合并粗大的未闭动脉导管,也常合并二叶式主动脉瓣、室间隔缺损等其他心血管畸形。

患复杂型主动脉缩窄后,因为右心室到肺动脉的未氧合血液通过未闭的动脉导管进入降主动脉后供应身体下半部分,所以上、下肢血压相差不显著,但下半身有发绀,并可引起右心室肥大,早期出现肺动脉高压及心力衰竭。单纯型主动脉缩窄位于导管韧带之后,下半身的血流通过锁骨下动脉和胸主动脉间的侧支循环供应,故上、下肢的血压有明显差异,临床上上肢血压高、下肢血压低,或股动脉搏动减弱、消失是本病的重要体征。听诊在胸骨左缘2、3肋间可闻及收缩期杂音。

（二）超声表现

1.二维超声

（1）直接征象：胸骨上窝主动脉弓长轴降主动脉起始部内径局限性缩小，该处管壁增厚，回声增强。有的缩窄部位较长，部分患者可呈隔膜样狭窄。缩窄段远心侧的降主动脉内径多有扩张。若合并动脉导管未闭，在胸骨旁大动脉短轴和胸骨上窝通过调整声束方向可显示动脉导管直接与扩张的降主动脉相连。

（2）间接征象：升主动脉常增宽，室间隔、左心室壁可增厚。

2.多普勒超声

（1）彩色多普勒血流显像：缩窄部位血流束明显变细，色彩明亮，呈五彩镶嵌状。狭窄远端血流呈扩散状。若合并存在动脉导管未闭，则未闭导管处彩色多普勒血流显像多为层流双向分流。

（2）频谱多普勒：在狭窄部记录到收缩期高速射流频谱，速度＞2 m/s，频谱峰值后移。通过测量狭窄部位的峰值血流速度和压差，有助于评价狭窄的程度。腹主动脉内血流速度多降低，频谱形态异常，表现为正常腹主动脉的三相波消失，变为单相低阻的血流频谱，类似于肾动脉的血流频谱。

（三）鉴别诊断

本病需与主动脉弓离断鉴别。

（四）临床价值

超声心动图可作为术前检查主动脉缩窄的位置及程度、术后评价治疗效果的首选方法。明确主动脉狭窄的部位、内径和长度有助于临床手术方式的选择。术后复查主要是注意有无术后再狭窄的发生、动脉瘤的形成及锁骨下动脉窃血综合征的发生。

二、主动脉弓离断

根据离断的部位不同，可将主动脉弓离断分为 A、B、C 三种类型。①A 型：离断位于左锁骨下动脉开口远端，降主动脉与未闭动脉导管相连，常伴有室间隔缺损和严重的肺动脉高压，此型最常见，占 40%～70%。②B 型：离断位于左颈总动脉与左锁骨下动脉之间，占 30%～55%。③C 型：离断的部位位于右头臂动脉与左颈总动脉之间，很少见，占 1%～5%。

多数患者在出生后 1 年内死亡，成活患者多伴有较丰富的侧支循环或合并粗大的动脉导管未闭、室间隔缺损。临床表现可有发绀、收缩期杂音，但非特异性。

主动脉弓离断可导致双心室负荷增加，左、右心室有不同程度的扩大。肺动脉常呈肿瘤样扩张，伴有不同程度的肺动脉高压。

（一）超声表现

1.二维超声

（1）胸骨上窝切面主动脉弓降部显示困难或弓部曲线较直、较长，主动脉弓以下为盲端，无降主动脉连接，盲端处为纤维组织强回声，或主动脉弓与降主动脉同时显示，但平面关系错位且不连续。

（2）分型：A 型，显示与升主动脉相连接的有无名动脉、左颈总动脉、左锁骨下动脉三支大动脉;B型,左锁骨下动脉不起始于升主动脉,而起始于降主动脉;C型,升主动脉正常的上升弧度消失,几乎直接垂直向上延伸,并发出右头臂动脉。

(3)合并存在动脉导管未闭和室间隔缺损。动脉导管较粗,室间隔缺损多为主动脉干下型。

2.多普勒超声

升主动脉与降主动脉间无血流通过,由于动脉导管较粗,导管处可以表现出双向或右向左蓝色层流信号,或轻度五彩镶嵌紊乱血流信号。

(二)鉴别诊断

本病患者由于心底部大血管的位置和走向多有改变,对诊断经验不足者,需注意与主动脉缩窄鉴别。鉴别要点:①主动脉缩窄患者,二维超声检查主动脉弓及分支显示完整,主动脉弓与降主动脉较容易同时显示,其间由狭窄段相连接,降主动脉有狭窄后扩张。而主动脉弓离断患者,主动脉弓与降主动脉之间呈盲端,两者不容易在同一平面上显示,降主动脉无扩张。②主动脉缩窄患者,彩色多普勒血流显像检查主动脉弓与降主动脉血流连续,在缩窄部位和缩窄远心端呈明显的五彩镶嵌表现,频谱多普勒呈高速收缩期射流信号。而主动脉弓离断患者在盲端处无血流信号显示,降主动脉的血流来自动脉导管。

(三)临床价值

随着超声心动图检查的普及和心脏超声医师对该病认识的提高,超声心动图已成为诊断该病的一种简便、易行、较为准确的无创检查方法。对手术治疗后的患者,超声心动图有助于评价主动脉弓与降主动脉的血流通畅情况,了解吻合血管或移植血管的功能及合并畸形的修复情况。

(徐　豪)

第六节　冠状动脉瘘

冠状动脉瘘是指左、右冠状动脉的主干或分支与任何一个心腔或近心腔大血管之间存在的异常通道,冠状动脉瘘占先天性心脏病的0.26%～0.4%,男性多于女性。

一、病理与临床

一般认为,冠状动脉瘘与胚胎发育期心肌窦状间隙未退化有关。根据瘘入腔室的不同,冠状动脉瘘可分类如下:①冠状动脉引流入右心系统,占多数,约60%左右,多数引流入右心室,其次为右心房、肺动脉、冠状静脉窦、上腔静脉;②冠状动脉引流入左心系统,约占40%,多数引流入左心室,其次为左心房,冠状动脉瘘以单发畸形多见,少数合并其他心血管畸形。

冠状动脉瘘的血流动力学改变取决于瘘入的部位和瘘口的大小,引流心腔的压力越低,瘘口的直径越大,则分流量越多。引流入右心系统和左心房的冠状动脉瘘呈连续性分流。引流入左心室的冠状动脉瘘,因为左心室的收缩压与主动脉压一致,收缩期无分流,所以分流仅发生在舒张期,血流动力学改变与主动脉瓣关闭不全相似。

本病的主要体征是在胸骨左、右缘2～5肋间有表浅的连续性杂音(引流入右心系统)或舒张期杂音(引流入左心室),可伴震颤。一旦确诊,多主张早期治疗,且预后极佳。

二、超声表现

(一)二维超声

(1)冠状动脉主干和(或)分支扩张,病变的冠状动脉几乎均在左冠状动脉起始部或右冠状动脉起始部就开始扩张,直径>0.6 cm,多数直径>0.8 cm,严重扩张时直径可达 2.0 cm以上。

(2)部分病例可追踪观察到迂曲、增宽的冠状动脉引流腔室的瘘口。二维超声能否显示瘘口,主要与瘘入的腔室及瘘口的大小有关,左心室瘘瘘口多位于左心室后壁基底部,瘘入右心系统的瘘口位置较复杂,二维超声直接确定瘘口位置较困难。

(3)间接征象主要有主动脉根部增宽,左心房、左心室有不同程度的扩大。

(二)多普勒超声

(1)在扩张冠状动脉的起始处血流速度不高,彩色多普勒血流显像较少出现五彩镶嵌表现。瘘管内常呈五彩镶嵌湍流表现,用彩色多普勒血流显像追踪瘘管,可提高瘘入腔室和瘘口位置的显示率。

(2)右心系统瘘口和左心房瘘口频谱多普勒呈连续性湍流信号,流速>2 m/s,左心室瘘口呈舒张期湍流信号,收缩期无分流。其分流特征的差异与主动脉及瘘入腔室的压力差有关。

(三)经食管超声

经食管超声不仅能清晰地显示冠状动脉近端的扩张情况,由于多平面经食管超声可调节超声扫查的角度,可比经胸超声检查更清晰地追踪扩张冠状动脉的走行和引流部位。

(四)超声在冠状动脉瘘封堵治疗中的应用

进行超声检查时,应注意从受累冠状动脉开口至瘘入心腔的血管的全程观察,注意瘤样扩张的血管段有无血栓形成,尤其是要注意血管是否存在狭窄段,以及狭窄的程度、瘘口的直径,以保证心导管顺利将封堵器送达瘘口处。

(五)冠状动脉瘘术后的超声表现

进行冠状动脉瘘闭合或封堵治疗后,增大的心腔可缩小或恢复正常,但扩张的冠状动脉内径仍明显扩张,极少数的病例在扩张的冠状动脉瘘口盲端可有血栓形成。治疗成功的病例,瘘口处的分流消失。

三、鉴别诊断

(一)先天性冠状动脉瘤

先天性冠状动脉瘤表现为冠状动脉的一段或多段呈肿瘤样扩张,但与心脏各房室和大血管无交通。彩色多普勒检查在心腔内无异常血流信号,心脏各腔室一般无扩大。

(二)川崎病

本病可引起冠状动脉主干扩张或肿瘤样改变,结合病史,一般较容易鉴别。

(三)左冠状动脉

左冠状动脉起源于肺动脉。①右冠状动脉主干代偿性增宽,直径一般在 1 cm 内。②主动脉根部短轴切面反复检查不能探及左冠状动脉开口。③彩色多普勒血流显像检测到肺动脉根部的左后侧有细小的血流束进入肺动脉,即为起源于肺动脉的左冠状动脉。

四、临床价值

对典型的冠状动脉瘘,超声心动图检查较容易诊断,并基本可以取代冠状动脉造影。若冠状动脉瘘细小,可能漏诊。对多发瘘病例,若瘘口相距较近,检查不全面也可能会误诊为单个瘘口。详细的超声检查对临床治疗方式的选择有参考价值。

(徐　豪)

第七节　先天性心脏病的介入治疗

以往确诊为先天性心脏病后均采取开胸手术的方法进行治疗。随着科学技术的不断发展,近些年采取周围血管(包括股动脉、股静脉和桡动脉)穿刺的方法,用特制的心导管将介入材料送到病变处,达到治疗心脏病变的目的,称先天性心脏病介入治疗新技术。先天性心脏病介入治疗新方法与以往的开胸手术相比,患者痛苦小、危险性低、治疗费用少、治疗时间短,术后即可参加学习或工作,而且患者的身体没有瘢痕。

先天性心脏病介入治疗是在周围血管(包括股动脉、股静脉和桡动脉)穿刺、心导管和心血管造影技术之上发展起来的一门新技术,最早可追溯到 1966 年 Rashind 和 Miller 应用球囊房间隔造口术姑息性治疗完全性大动脉转位取得成功。而使这一技术在临床上应用并迅速普及的是美国 Ampiatzexr 房间隔缺损封堵器问世以后,它从 1998 年初开始被引进国内并在临床上应用。

一、目前可以介入治疗的先天性心脏病

近年来,先天性心脏病介入治疗工作在国内外蓬勃发展。在开展先天性心脏病介入治疗的工作中,无论是在病种上,还是在数量上,我国在国际上处于绝对领先地位。其主要原因是我国人口基数庞大,每年新出生的先天性心脏病患儿多达 20 万。先天性心脏病介入治疗已从早期的单一或简单畸形介入治疗发展到目前复合或复杂畸形的介入治疗。无论对哪一种先天性心脏病采用介入治疗,术前都离不开应用彩色多普勒超声心动图筛选介入治疗适应证,个别病种术中还需应用彩色多普勒超声心动图监测,术后都要应用彩色多普勒超声心动图判断介入治疗的效果。

根据目前可介入治疗的先天性心脏病病例所占的比例的多少,我们将其分为常见先天性心脏病、少见先天性心脏病和罕见先天性心脏病三类。

(一)常见的先天性心脏病介入治疗病种

(1)房间隔缺损。

(2)动脉导管未闭。

(3)室间隔缺损。

(4)肺动脉瓣狭窄。

(5)房间隔卵圆孔未闭。

(二)少见的先天性心脏病介入治疗的病种

(1)法洛三联症。

(2)冠状动脉瘘。

(3)主动脉窦瘤破裂。

(4)主动脉缩窄。

(5)主动脉瓣狭窄。

(三)罕见的先天性心脏病介入治疗的病种

(1)室间隔完整的肺动脉闭锁。

(2)鲁登巴赫综合征。

(3)肺动静脉瘘。

(4)主动脉-肺动脉窗。

(5)主动脉左心室隧道。

除了上述 15 种先天性心脏病可介入治疗外,还有心脏外科手术后残余分流的患者,如果残余分流的位置和大小合适,也是介入治疗的适应证,其有如下病种。

(1)房间隔修补术后残余分流。

(2)室间隔修补术后残余分流。

(3)动脉导管未闭结扎术后再通。

(4)心脏瓣膜置换术后瓣周漏等。

二、经皮心脏瓣膜成形术

经皮心脏瓣膜成形术主要有经皮球囊肺动脉瓣成形术、经皮球囊主动脉瓣成形术及经皮穿刺二尖瓣球囊成形术等。

(一)经皮球囊肺动脉瓣成形术

肺动脉瓣狭窄是常见的先天性心脏病,占所有先天性心脏病的 7%～10%。20 世纪 80 年代前对本病的治疗方法是经右心室闭式手术瓣膜分离或体外循环直视下手术瓣膜切开。1982 年 Kan 等首先报道 5 例肺动脉瓣狭窄患者用球囊扩张导管做经皮球囊肺动脉瓣成形术获得成功。其治愈率达 98%,是最安全、效果最佳的介入性手术。

正常的肺动脉瓣有 3 个完整的薄瓣叶,交界处完全分离。根据病理改变的不同,可将肺动脉瓣狭窄分成 7 个亚组:圆隆状、单瓣、二瓣、三瓣畸形、肺动脉瓣和瓣环发育不良以及肺动脉瓣环发育不全。以上 7 种畸形瓣叶均有不同程度的增厚,瓣叶的正常组织消失,全部有黏液样组织增生,并有胶原纤维沉积。

经皮球囊肺动脉瓣成形术的主要机制是瓣膜最薄弱部位的撕裂,解除梗阻,因此有可能产生瓣叶较薄部分的撕裂不在接合点或狭窄解除不充分。准确了解肺动脉瓣狭窄的解剖特点,选择适合的球囊导管,对手术的成败至关重要。

1.临床诊断

单纯肺动脉瓣狭窄容易诊断,其依据如下。

(1)患儿出生后即有喷射性收缩期杂音,Click 和第二心音弱,其听诊体征在胸骨左缘第 1～2 肋间最明显。Click 呼气时容易听到,严重狭窄时 Click 可与第一心音相融而听不清。

(2)X 线片:肺动脉段突出升高伴肺动脉扩张,肺血流量正常或偏少。

(3)心电图显示:右心收缩期负荷过重,一般情况下右心室收缩压<75 mmHg,心电图可

以正常。当右心室收缩压为 75～100 mmHg 时,可有 QRS 电轴右偏和右心室肥厚。当右心室收缩压>100 mmHg 时,除 QRS 电轴右偏和右心室肥厚外,尚可发生右心房增大和右心室劳损样 ST – T 改变。

(4)超声心动图:室间隔完整,肺动脉增宽,瓣膜增厚和 M 型超声肺动脉瓣"A 凹加深"。

(5)右心导管检查可显示狭窄的程度,根据右心室压力、右心室与肺动脉收缩压之间的跨瓣压差,可将肺动脉瓣狭窄分为四级。

(6)重度狭窄,随年龄增长,心肌纤维增粗而产生心肌缺血,未及时治疗可产生心腔扩大,致右心衰竭。若存在卵圆孔未闭,则可由于右心房压增高而产生右向左分流,可有中央型发绀。

2. 适应证

(1)明确适应证:典型的肺动脉瓣狭窄,心排血量正常时经心导管检查跨肺动脉瓣压差≥50 mmHg。最佳年龄为 2～4 岁,其余各年龄均可进行。

(2)相对适应证:具体如下。

1)典型的肺动脉瓣狭窄,心电图示右心室增大,右心室造影示肺动脉扩张、射流征存在,但经心导管检查跨肺动脉瓣压差<50 mmHg,≥35 mmHg 者。

2)重症新生儿肺动脉瓣狭窄。

3)重症肺动脉瓣狭窄伴心房水平右向左分流。

4)轻、中度发育不良型肺动脉瓣狭窄。

5)典型的肺动脉瓣狭窄伴有动脉导管未闭或房间隔缺损等先天性心脏病,可同时进行介入治疗者。

6)经皮球囊肺动脉瓣成形术用于外科扩瓣或球囊扩张术后引起的再狭窄。

7)复杂先天性心脏病伴肺动脉瓣狭窄的过渡治疗,这组患者往往有严重的肺动脉瓣狭窄和大的室间隔缺损,常见有法洛四联症,其他还有大动脉转位、右心室双出口、矫正型大动脉转位、单心室、三尖瓣闭锁等。因为患儿年龄小,体重轻,不适合做外科矫正手术,所以此种患儿多存在低氧血症和红细胞增多症,可影响患儿的生长发育。

3. 禁忌证

(1)单纯性肺动脉瓣下漏斗部狭窄,但瓣膜正常者。

(2)重度发育不良型肺动脉瓣狭窄。

(3)伴重度三尖瓣反流需外科处理者。

(4)并存需行手术治疗的心内复合畸形。

(5)下腔或下肢静脉狭窄畸形。

4. 操作方法及程序

(1)术前准备:具体如下。

1)通过体检、化验、心电图、X 线片及超声心动图检查,可了解肺动脉瓣狭窄的类型、狭窄的程度及排除其他心血管病畸形并存等。

2)配备 1% 利多卡因溶液、肝素、造影剂及各种抢救药品。

3)准备血管穿刺针、动脉鞘管、0.035 in 导引钢丝(长 145 cm),0.035 in 导引钢丝(长 260 cm),猪尾型导管及端侧孔导管(5～7 F),适宜的聚乙烯球囊导管或 Inoue 球囊导管及附件。

　　4)准备"C"形臂心血管造影机。

　　5)准备多导生理记录仪、心脏监护仪、临时起搏器和心脏电复律除颤器。

　　6)准备氧气及气管插管等器械。

　　7)向患者说明术中需与医师配合的注意事项。

　　8)向患者及其家属(或监护人)解释术中可能出现的并发症,并嘱其签署知情同意书。

　　(2)手术方法:局麻或全麻下经皮穿刺右股静脉插管,常规测定肺动脉-右心室压力。行左侧位右心宽造影,测量肺动脉瓣环的直径。对较重的患者应动态监测血压。

　　1)聚乙烯球囊法(单球囊法):①经导管将 0.035in 导引钢丝(长 260 cm)送至左下肺动脉,退出导管,保留导丝;②一般球囊直径/瓣环直径的比值为 1.2～1.4;③将备好的球囊导管沿导丝送至肺动脉瓣区,用 1:3 稀释的造影剂轻充球囊,若位置准确无误后快速充盈球囊至腰部切迹消失,立即抽空球囊并将其送至肺动脉;④核对心脏杂音及肺动脉瓣第二心音情况;⑤更换导管,测跨肺动脉瓣收缩压差,若效果满意,撤出导管,压迫止血。

　　2)Inoue 球囊法(一般用于成人及体重>25 kg 的儿童):①经导管将环形导丝送至右心房或主肺动脉内,退出导管,保留导丝;②沿环形导丝引入 14 F 扩张管,扩张穿刺口,退出扩张管,保留导丝;③沿环形导丝送入 Inoue 球囊导管至右心房,撤出环形导丝及延伸器,换入成形探条(或沿环形导丝送入 Inoue 球囊导管至主肺动脉内);④操纵成形探条,将球囊送至右心室-肺动脉(或沿环形导丝直接送入 Inoue 球囊导管至主肺动脉内);⑤球囊直径的选择:同聚乙烯球囊法;⑥先充盈前端球囊并将其回撤至肺动脉瓣口的肺动脉侧,用 1:3 稀释的造影剂快速加压充盈后端球囊至腰部切迹变浅或消失后,立即回抽球囊并将其送至肺动脉远端;⑦核对心脏杂音及肺动脉瓣第二心音的情况;⑧用 Inoue 球囊导管测跨肺动脉瓣收缩压差,若效果满意,撤出导管,压迫止血。若疑有右心室漏斗部反应性狭窄,应重复行右心室造影,观察肺动脉瓣的扩张效果及漏斗部的情况。

　　(3)术后处理:具体如下。

　　1)对穿刺侧肢体制动 8 小时,卧床 20 小时,对局部用沙袋压迫 6 小时。

　　2)密切注意穿刺部位有无血肿、渗血及下肢水肿。

　　3)经静脉给予抗生素 1～3 天,以预防感染。

　　4)术后伴右心室流出道反应性狭窄者,给予 β 受体阻滞剂口服,通常 3～6 个月。

　　5)术后 24 小时复查超声心动图(了解跨肺动脉瓣压差)。

(二)经皮球囊主动脉瓣成形术

　　经皮主动脉瓣球囊成形术是利用球囊扩张的机械力量使粘连的主动脉瓣叶交界处分离,以缓解瓣口狭窄的程度。根据所用扩张器械的不同,可将经皮球囊主动脉瓣成形术分为聚乙烯单球囊法、双球囊法及 Inoue 球囊法。1984 年,Lababidi 等首次报道应用经皮球囊扩张术治疗先天性主动脉瓣狭窄,取得了良好的临床效果。1985 年,Cribier 等采用该技术治疗老年性主动脉瓣狭窄并获得成功。我国于 1986 年引进该技术,因为该病发病率较低,操作技术要求高,术后发生严重并发症的概率也高,且其远期效果有待进一步评价,所以国内开展的单位及病例数较少。

　　法国的 Alec Vahanian 教授在 2004 年欧洲心脏学会上做"未来的心脏瓣膜介入治疗"的讲座中指出,由于效果与安全问题,各国基本上已不做经皮主动脉瓣球囊成形术;最新的进展是经皮主动脉瓣置换术经初步试验是可行的,但还需进一步准确评估其效果与危险,尤其是与外科手术的对比研究尚缺乏大量的临床资料。

1. 临床诊断

根据临床症状、体征、心电图、X线片、超声、心导管及造影检查确诊。患者一般全无症状,一旦出现心绞痛、昏厥或心力衰竭等症状,大多于2～3年内死亡。诊断依据如下。

(1)生后即听到杂音,最响部位在胸骨右缘第2肋间,呈喷射性并向颈部传导。轻中度狭窄有响亮的喷射音,胸骨左缘第4～5肋间隙最响。

(2)随年龄增长可出现心绞痛、脑缺血症状和左心衰竭。

(3)X线片和心电图显示压力负荷改变。

(4)超声心动图主动脉瓣开放间距<15 mm 为狭窄,<8 mm 为严重狭窄,8～12 mm 为中度狭窄。瓣膜关闭线偏心指数=1.5,多为二叶瓣畸形。

(5)根据左心室至主动脉压力差和瓣口的有效面积,将狭窄分成轻、中、重三种。

1)轻度狭窄为主动脉压力差<50 mmHg,瓣口有效面积指数>0.8 cm²/m²体表面积。

2)中度狭窄主动脉压力差 50～100 mmHg,瓣口有效面积指数 0.5～0.8 cm²/m²体表面积。

3)重度狭窄主动脉压力差>100 mmHg,瓣口有效面积指数<0.5 cm²/m²体表面积。

随着年龄的增长,压差呈进行性增加伴左心室舒张末期压升高。

2. 适应证

(1)典型的主动脉瓣狭窄,心排血量正常时经导管检查跨主动脉瓣压差>50 mmHg,无或仅有轻度的主动脉瓣反流。

(2)主动脉瓣狭窄,病情严重,而不能做瓣膜置换术者。

(3)重症新生儿主动脉瓣狭窄,并存在左心衰竭,也可实行急诊经皮球囊主动脉瓣成形术。

(4)隔膜型主动脉瓣下狭窄。

(5)老年人钙化性主动脉瓣狭窄合并冠心病者,在充分准备下,可行经皮球囊主动瓣成形术。

3. 禁忌证

(1)主动脉瓣狭窄伴中度以上主动脉瓣反流。

(2)发育不良型主动脉瓣狭窄。

(3)纤维肌性或管道样主动脉瓣下狭窄。

(4)单纯主动脉瓣上狭窄。

(5)有风湿活动的主动脉瓣狭窄。

(6)高龄、钙化性主动脉瓣狭窄合并冠心病者并非禁忌证,但应做好充分的准备和应急措施。

4. 操作方法及程序

(1)术前准备:具体如下。

1)通过体检、化验、心电图、X线片及超声心动图检查,可了解主动脉瓣狭窄的类型及其狭窄的程度等。

2)做好心导管术前常规准备,必要时配血备用。

3)配备 1%利多卡因溶液、肝素、造影剂及各种抢救药品。

4)准备血管穿刺针、动脉鞘管、0.035 in 导引钢丝（长 145 cm）、0.032 in 导引钢丝（长 145 cm及 260 cm 各 1 根）、猪尾型导管及端侧孔导管、适宜的聚乙烯球囊导管或 Inoue 球囊导管及附件、房间隔穿刺针及其鞘管。

5)准备"C"形臂心血管造影机。

6)准备多导生理记录仪、心脏监护仪、临时起搏器和心脏电复律除颤器。

7)准备氧气、心包穿刺包及气管插管等器械。

8)向患者说明术中需与医师配合的注意事项。

9)向患者及其家属（或监护人）解释术中可能出现的并发症，并嘱其签署知情同意书。

(2)手术方法：具体如下。

1)诊断性心导管术。局麻或全麻下（小儿）经皮穿刺股静脉及股动脉插管，先行右心导管检查、升主动脉测压及造影（左前斜位或正、侧位），观察有无主动脉瓣反流及其程度。然后采用指头普通导丝或超滑导丝经猪尾型导管或端侧孔导管或右冠状动脉造影导管插入左心室，测压后再行左室造影（长轴斜位），了解跨瓣压差及瓣膜狭窄类型，测量瓣环直径。

2)球囊扩张术：具体如下。①经动脉逆行插管法（聚乙烯单球囊法）：a.最常用的是股动脉途径，在一些特殊情况下也可采用颈动脉（适用于婴儿）或腋动脉插管法行主动脉瓣球囊成形术；b.经导管将 0.035 in 导引钢丝（长 260 cm）送至左心室内，退出导管，保留导丝；c.球囊/瓣环直径比值为 0.8~1.0 或更小；d.将备好的球囊导管沿导丝送至狭窄的主动脉瓣区，用 1:3 稀释的造影剂快速充盈球囊至腰部切迹消失，立即抽空球囊并将其撤至升主动脉；e.核对心脏杂音及主动脉瓣第二心音的情况；f.更换导管，测跨主动脉瓣收缩压差及行升主动脉造影，若效果满意，撤出导管，压迫止血。②经静脉顺行插管法（聚乙烯单球囊法或 Inoue 球囊法）：a.经股静脉（或经开放的卵圆孔）插管，穿刺房间隔；b.经导管将 0.032 in 导引钢丝（长260 cm）通过房间隔－左心房－左心室－升主动脉送至降主动脉，退出导管，保留导丝；c.将备好的球囊导管沿导丝经上述途径送至狭窄的主动脉瓣区，用 1:3稀释的造影剂快速充盈球囊至腰部切迹消失，立即抽空球囊并将其送至升主动脉；d.其余操作同前。

(3)术后处理：具体如下。

1)对穿刺侧肢体制动 8 小时，卧床 20 小时，对局部用沙袋压迫 6 小时。

2)严密观察心率、心律、心音、心脏杂音、呼吸、血压及尿量情况。

3)密切注意穿刺部位有无血肿、渗血及足背动脉搏动等情况。

4)术后 24 小时内复查超声心动图。

5)经静脉给予抗生素 1~3 天，以预防感染。

6)术后第 1 个月、第 3 个月、第 6 个月及第 12 个月复查超声心动图、心电图及 X 线片。

(三)经皮穿刺二尖瓣球囊成形术

1984 年，日本胸外科医师 Inoue 成功开创了经皮穿刺二尖瓣球囊成形术。该技术的成功率一般可达 95%，正逐步取代经胸交界分离术。

1.分类和分型

正常成人二尖瓣的长径为 3~3.5 cm，二尖瓣口的面积为 4~6 cm²。临床上常用长径数字或瓣口面积来表示瓣口狭窄的程度：①二尖瓣长径＞1.2 cm，二尖瓣的面积为 1.5~2.0 cm²，为轻度狭窄；②二尖瓣长径为 0.8~1.2 cm，二尖瓣的面积为 1.0~1.5 cm²，为中度狭窄;③二尖瓣长径<0.8 cm,二尖瓣的面积为<1.0 cm²,为重度狭窄。

根据病变程度的轻重可将二尖瓣狭窄分为隔膜型与漏斗型两种。

(1)隔膜型:为二尖瓣前叶病变,较轻或无明显病变,瓣叶柔软,尚能自由活动,腱索病变不显著。本型又可分为 3 个亚型:边缘粘连型、瓣膜增厚型和隔膜漏斗型。

(2)漏斗型:前叶与后叶均有极度的增厚和纤维化,瓣叶活动能力消失。腱索和乳头肌均有显著的粘连和短缩。整个瓣膜形成一个强直的漏斗状,常有明显的反流。

2.诊断

二尖瓣狭窄的临床症状主要由肺淤血及左心房增大对周围器官压迫所致。

(1)主要症状:具体如下。

1)主要症状有气短、呼吸困难、夜间阵发性呼吸困难和端坐呼吸等。

2)咯血常见,可作为二尖瓣狭窄的首发症状。

3)吞咽困难和声音嘶哑,增大的左心房压迫食管和扩张的左肺动脉压迫左侧的喉返神经是引起这两个症状的直接原因。

4)类心绞痛样胸痛,如不合并冠心病,其胸痛常由右心室肥厚造成相对性心肌缺血所致。

(2)主要体征:具体如下。

1)二尖瓣面容。

2)心脏听诊即可做出二尖瓣狭窄的诊断,又可确定瓣膜条件,下面几点体征表示瓣膜弹性好:第一心音亢进,二尖瓣拍击音、舒张期隆隆样杂音。

3)肺部音常见,多在双肺底,常与体位有关。若合并感染时可有哮鸣音。

4)当为右心衰竭致体循环淤血时,可出现颈静脉怒张、肝大、下肢水肿,严重者可出现心源性肝硬化。

(3)实验室检查:具体如下。

1)X 线诊断:①左心房扩大是本病的基本 X 线征象,后前位见"双重阴影",仔细观察双重阴影的位置,有助于房间隔穿刺点的确定,吞钡左侧位观察食管的左心房压迹,其变化是 X 线片评价经皮穿刺二尖瓣球囊成形术效果的重要指标之一。②右心室增大:侧位心前间隙变小,正位心尖圆隆上翘。③肺循环高压与二尖瓣狭窄的程度有关,轻度狭窄、X 线片以肺动脉高压表现为主;中至重度狭窄其高压为混合性,即表现出肺动脉高压和肺淤血的 X 线表现,肺淤血可表现为上下肺野血液再分布,间质性肺水肿,肺动脉高压表现为肺动脉段突出,肺动脉扩张,严重者表现为中心粗外围纤细。

2)二维超声心动图:通过胸骨旁左心室短轴切面,可以清晰地显示约 90%患者的二尖瓣口,测量其二尖瓣口面积。

3)食管超声心动图:主要作用如下。①评价瓣膜活动度及增厚、钙化程度;②了解瓣下结构损害程度;③清楚地显示左心房血栓部位、大小及有无机化。

3.适应证

(1)瓣口面积≤1.5 cm²的中、重度单纯二尖瓣狭窄,瓣叶较柔软,无明显钙化,NYHA 心功能分级为Ⅱ～Ⅲ级,年龄<50 岁的中青年患者。

(2)二尖瓣狭窄伴轻度二尖瓣关闭不全。

(3)二尖瓣狭窄伴轻度主动脉瓣狭窄和(或)轻度主动脉瓣关闭不全。

(4)二尖瓣狭窄并心房颤动,经食管超声心动图证实左心房无血栓。

(5)行经皮穿刺二尖瓣球囊成形术或二尖瓣外科分离术后再狭窄。

(6)二尖瓣狭窄伴重度肺动脉高压,不宜行外科手术者。

(7)二尖瓣狭窄合并妊娠者。

(8)二尖瓣狭窄合并难以控制的急性肺水肿患者。

(9)外科手术危险性大或拒绝外科行二尖瓣手术的狭窄患者。

(10)其他手术(如肿瘤切除术、腹部手术)术前需治疗二尖瓣狭窄,以保证手术的安全性。

(11)合并其他可做介入治疗的先天性心脏病,如二尖瓣狭窄合并继发孔房间隔缺损。

4. 禁忌证

(1)中度以上二尖瓣关闭不全。

(2)中度以上主动脉瓣关闭不全和(或)狭窄。

(3)左心房内有新鲜血栓,特别是位于左心房体部或房间隔上者,或者左心房内有活动血栓。

(4)有风湿活动的患者和 NYHA 心功能分级为Ⅳ级者。

(5)未控制的感染性心内膜炎患者。

(6)巨大右心房,脊柱和胸部严重畸形者。

(7)二尖瓣明显钙化,尤其是伴瓣下结构变化的患者。

(8)主动脉根部瘤样扩张,心脏或大血管转位。

5. 操作方法及程序

(1)术前准备:具体如下。

1)通过体检、化验、心电图、X 线片及超声心动图检查,必要时行影像增强器透视,了解有无心律失常、二尖瓣膜条件,如有无钙化、狭窄的程度、瓣下结构有无异常及是否合并二尖瓣关闭不全等。对心房颤动者应行经食管超声心动图检查,以排除左心房内血栓。

2)配备 1%利多卡因溶液、肝素、造影剂及各种抢救药品。

3)准备血管穿刺针、动脉鞘管(5~7 F)、0.032 in 导引钢丝(长 145 cm)猪尾型导管及端侧孔导管(5~7 F)、Inoue 球囊导管及附件、房间隔穿刺针及其鞘管。

4)准备"C"形臂心血管造影机。

5)准备多导生理记录仪、心脏监护仪、临时起搏器和心脏电复律除颤器。

6)准备氧气、心包穿刺包及气管插管等器械。

7)向患者说明术中需与医师配合的注意事项。

8)向患者及其家属(或监护人)解释术中可能出现的并发症,并嘱其签署知情同意书。

(2)手术方法:具体如下。

1)局麻下经皮穿刺股静脉(或颈内静脉),股动脉插管,常规测左心室、主动脉及肺动脉压。

2)将猪尾型导管置于主动脉根部监测动脉压。

3)穿刺房间隔后,撤出房间隔穿刺针,将房间隔穿刺针套管送入左心房并测左心房压力;将猪尾型导管送入左心室并测跨二尖瓣压差。

4)经房间隔穿刺针套管将左心房导丝(环形导丝)送入左心房;撤出房间隔穿刺针套管,用扩张管沿环形导丝依次扩张经皮穿刺点、股静脉及房间隔后退出体外,保留环形导丝于左心房内。

5)观察患者的症状、心率、心律、血压及透视下心脏搏动均无异常后,静脉推注肝素 0.5~1.0 mg/kg。

6)进行首次扩张时,球囊直径的选择应根据患者二尖瓣的条件来确定。对于理想适应证患者,首次扩张直径(mm)=[身高(cm)/10]+10。对有相对适应证的患者,应按上述公式减 2 mm 或以更小直径开始扩张。

7)将备好的 Inoue 球囊导管沿环形导丝送入左心房,撤出延伸器及环形导丝。在右前斜位透视监测下送入二尖瓣探条,逆时针方向旋转二尖瓣探条并同时前后推送球囊导管(前端球囊应酌情部分充盈),使其通过二尖瓣口达到左心室心尖部。确定球囊于左心室处于游离状态后,将前端球囊进一步充盈并回撤球囊导管,使其卡在二尖瓣口的左心室面,此时快速充盈后端球囊,然后迅速回抽使其退至左心房。

8)核对心尖部杂音,重复测定左心房压力及跨二尖瓣压差。

9)效果满意后将球囊导管退至右心房,再用二尖瓣探条将球囊导管送至肺动脉,测定肺动脉压力。

10)操作完毕后,撤出导管,行局部压迫止血。

(3)术后处理:具体如下。

1)对穿刺侧肢体制动 8 小时,嘱患者卧床 20 小时,对局部用沙袋压迫 6 小时。

2)严密观察心率、心律、心音、心脏杂音、呼吸及血压情况。

3)密切注意穿刺部位有无血肿、渗血、下肢水肿及足背动脉搏动等情况。

4)经静脉给予抗生素 1~3 天,以预防感染。

5)口服肠溶阿司匹林 150~300 mg,1 次/日(服用 2 个月)。

6)对心房颤动患者来说,术后应继续服用洋地黄或 β 受体阻断剂,以控制心率;对不复律者来说,应长期服用肠溶阿司匹林或华法林抗凝。

7)术后 24~48 小时复查超声心动图、心电图、X 线心脏正位及左侧位(服钡)片。

(曹士考)

第八节　冠心病的超声诊断

一、概述

冠心病是最常见的冠状动脉疾病之一,在我国的发病率和病死率呈现快速上升的趋势。冠心病的病理基础是冠状动脉粥样硬化斑块形成并逐步进展导致冠状动脉管腔狭窄,甚至闭塞,冠状动脉血流量降低,心肌的血氧供需失衡,进而导致心肌组织的缺血、坏死。当管腔狭窄程度达到 50% 时,即可引起冠状动脉血流储备的减少;当管腔狭窄程度达到 70% 时,可引起静息状态下的心肌缺血。一过性心肌缺血可出现心绞痛,而持续性心肌缺血将导致心肌梗死,心肌细胞出现不可逆性坏死,最终梗死局部形成瘢痕。心肌缺血或梗死均会导致心肌灌注、功能和形态的改变,为临床检测提供了基础。

当心肌发生梗死时,梗死区域心肌坏死在导致局部室壁变薄和运动异常的同时,还可引发心脏瓣膜和心室整体形态、功能的改变,导致各种并发症的发生。常见的并发症包括乳头肌功能不全或断裂、室间隔穿孔、心室游离壁破裂、假性室壁瘤、室壁瘤、附壁血栓和栓塞等。

(一)乳头肌功能不全或断裂

乳头肌功能不全或断裂指二尖瓣及其腱索本身正常,但由心肌梗死导致乳头肌功能不全或断裂而引起的二尖瓣关闭不全,发生率为10%～50%。乳头肌功能不全较多见,可引起二尖瓣脱垂。乳头肌断裂较少见,以继发于隔面心肌梗死的后乳头肌断裂较多见,可以呈部分断裂或完全断裂。完全断裂者由于急性左心衰竭通常在24小时内死亡,部分乳头肌断裂者存活时间较长,但常并发顽固性心力衰竭。

(二)室间隔穿孔

室间隔穿孔的高危因素包括初发心肌梗死、65岁以上高龄、高血压和女性,好发于没有心绞痛病史和单支病变患者。最常伴发于前间壁和前侧壁心肌梗死,穿孔位置最常见于心尖后部室间隔。

(三)心室游离壁破裂

心室游离壁破裂的发生率约为3%,其高危因素与室间隔穿孔相似,常见于左旋支阻塞导致的后侧壁梗死。开始时心内膜下裂隙细小、迂曲、开口很小,心包内可见少量渗出。此时及时诊断和实施手术,存活率可达60%,而无手术治疗者的病死率可达100%。

(四)假性室壁瘤

假性室壁瘤较少见,是心室游离壁破裂后由心包、血栓包裹血液形成一个与左心室相通的囊腔,多由右冠状动脉阻塞所致,发生在左心室后壁和侧壁者多见。因为其容易破裂,所以及时诊断和治疗对挽救患者的生命至关重要。

(五)室壁瘤

室壁瘤较多见,发生率为8%～22%。85%～95%的室壁瘤发生在心尖部并可扩展至前壁,下后壁较少见。

(六)附壁血栓

附壁血栓是心肌梗死最常见的并发症之一,发生率为20%～60%,存在室壁瘤者本病的发生率可高达44%～78%,最常发生于室壁瘤内,若无室壁瘤,则几乎全部发生在心尖部。用超声诊断附壁血栓的敏感性和特异性均较高。

二、冠状动脉、静脉的解剖生理

(一)左、右冠状动脉的开口位置和直径

在主动脉根部有主动脉3个窦,分别称主动脉左窦、主动脉右窦和主动脉无窦,又分别称左冠状窦、右冠状窦和无冠状窦。冠状动脉分左、右两条冠状动脉,分别开口于主动脉的左冠状窦内和右冠状窦内。左、右冠状动脉分别从主动脉左冠状窦和右冠状窦发出后向下延续,分别逐级发出若干个分支,到达心肌内部。

冠状动脉在主动脉窦内开口位置有变异,左冠状动脉约92%开口于左冠状窦内,8%开口于左冠状窦外;右冠状动脉94%开口于右冠状窦内,6%开口于右冠状窦外。在正常心脏中,偶可见到下列7种开口移位或畸形。

(1)左、右冠状动脉同时开口于左冠状窦内或右冠状窦内。

(2)右冠状动脉开口于主动脉左、右半月瓣联合附近,左冠状动脉开口正常。

（3）左冠状动脉开口于后冠状窦内,右冠状动脉开口正常。

（4）左冠状动脉前降支开口于左冠状窦内,旋支和右冠状动脉同时开口于右冠状窦内。

（5）单支冠状动脉开口于左冠状窦内或右冠状窦内。

（6）左或右冠状动脉开口于冠状窦外,位于升主动脉段,距主动脉窦上嵴最远可达 7 cm。

（7）左或右冠状动脉起源于肺动脉或与心房、心室腔相通,形成冠状动脉瘘。

成人冠状动脉开口的直径为 4.1～5 mm,左冠状动脉约占 48%,右冠状动脉约占 34%。在同一心脏中,左冠状动脉略粗于右冠状动脉约占 6%,右冠状动脉略粗于左冠状动脉约占 83%,两者直径相仿约占 11%。

（二）左冠状动脉及其主要分支

左冠状动脉自主动脉左冠状窦发出,主干较短,埋藏于脂肪组织中。成人左冠状动脉的长度为 1～28 mm。无主干或主干长于 16 mm 者少见。无主干的前降支和左旋支并列开口于左冠状窦内。主干常在左冠状沟始部分为前降支和左旋支。42% 的患者的心脏在上述两支之间发出对角支。对角支又称第三分支。前降支与旋支之间形成一定角度,从 40°～150° 不等,最常见呈直角分开,即 90°±10°。89% 的患者的心脏心大静脉穿越旋支和前降支时,围成前降支、左旋支和心大静脉三角。

1.前降支

前降支为左主干的延续,沿前纵沟下行,其始段位于肺动脉始部左后方,被肺动脉根部掩盖,其末段多数绕过心尖至膈面,止于后纵沟下 1/3 区多见。故心尖血液供应大多数来源于前降支。前降支中段常埋入浅层心肌内。前降支沿途发出如下 3 组分支。

（1）左心室前支:左心室前支又称对角支,是前降支向左侧发出较大的动脉支,分布于左心室前壁中下部,近 80% 的心脏有 3～5 支,近侧 1～3 支较粗大,为左心室前壁的主要血管,它们向心左缘或心尖斜行,沿途又向两侧发出许多小分支。

（2）右心室前支:右心室前支一般较短,分布于右心室前壁近前纵沟区域,最多可达 6 支。第 1 支约在肺动脉瓣平面发出,分布至肺动脉漏斗部,称左漏斗支。如果左右漏斗支互相吻合形成动脉环,称 Vieussens 环,是常见的侧支循环。在左漏斗支近侧段,前降支或左主干发出一支细长分支,分布于肺动脉和主动脉起始部,参加主、肺动脉壁动脉网组成。

（3）室间隔前动脉:偶尔有与前降支伴行的副前降支,也向左右心室和室间隔发出分支。

2.左旋支

左旋支从左主干分出后,一般即走行于左冠状沟内,长短不一,分布区域与右冠状动脉在膈面区域相配合,约 60% 的左旋支末段终于心脏钝缘与房室交点区之间的左心室膈面,约 30% 的左旋支末段终止于钝缘,少数左旋支末段抵达房室交点区和延续为后降支,甚至有分支至右心室膈面。其有以下分支。

（1）左心室前支:数量为 1～7 支,以 2～3 支者为多见,主要分布于左心室前壁上部,分布于心室钝缘动脉支往往较粗大,称钝缘支。

（2）左心室后支:其支数视左旋支长短而异,最多者可达 6 支,分布至左心室后壁。

（三）右冠状动脉及其主要分支

右冠状动脉从主动脉右冠状窦发出后,在右侧冠状沟内行走,绕过锐缘,继续在膈面冠状沟内行走,至房室交点区附近发出后降支。多数心脏右冠状动脉主干在发出后降支后仍在冠状沟内走行,并向左心室膈面发出左心室后支。右冠状动脉主干在发出后降支后,又称右旋支。右冠状动脉分支如下。

1.右心室前支

右心室前支数量为2～10支,以3～7支多见,分布于右心室前壁。第1支往往分布于肺动脉漏斗部,故又称右心室漏斗支。分布至锐缘者称锐缘支,此支较粗大。除漏斗支和锐缘支外,其他至右心室前壁的分支统称为右心室前支。

2.右心室后支

右心室后支多数细小,可多达4支。右心室后壁血液由右冠状动脉主干、锐缘支、后降支及绕过心尖前降支的分支供应,支体细小,但数目很多。

3.左心室后支

左心室后支变异较大,少时可以没有,最多可达8支,以2～3支多见,供应左心室膈面一部分或全部。其走行多数与后降支平行。

4.后降支

后降支在多数心脏为右冠状动脉的分支,向左、右心室后壁发出许多小分支,供应后纵沟的肌壁,并向室间隔后部发出室间隔后支。

5.右心房支

除上述大的分支外,右冠状动脉在冠状沟的走行过程中,还分出许多小分支,供给沟内脂肪及附近心室肌肉,故被称为脂肪支。

(四)心房冠状动脉

心房冠状动脉按部位分前、中、后三群。

1.左、右心房前支

左、右心房前支在心脏钝缘和锐缘之前,由左、右冠状动脉发出,分布至左、右心房前壁及左、右心耳。其多数为1～3支,开口直径为0.2～2.2 mm。右心房前支起点距右冠状动脉开口处1～45 mm,左心房前支的起点除个别起自主干外,均起自距左旋支起点的1～35 mm处。其重要分支有窦房结动脉和Kugd动脉,窦房结动脉见传导系统冠状动脉,Kugd动脉通常从右冠状动脉或左旋支近端心房分支发出,也可是窦房结动脉分支。该支在主动脉根部后方,沿心房前壁达前房间沟下部,穿入房间隔内,在卵圆窝下方、冠状静脉窦开口上方,向后行至房室交点区,为心脏胸肋面冠状动脉分支与心脏膈面冠状动脉分支间进行吻合的重要途径。开口直径为0.1～2 mm。

2.左、右心房中支

右心房中支可以没有,多可有3支,开口直径为0.4～1.5 mm。其在心脏锐缘附近,自右冠状动脉发出后垂直上行,沿途分支至右心房外侧壁和后壁。左心房中支较少见,细短,在钝缘发出后直行向上分布于左心房外侧壁,常被左心房前支或左心房旋支所替代。

3.左、右心房后支

左、右心房后支可以没有,多可有4支,均细小,开口直径为0.3～1 mm。其多数分布在房室沟上方10 mm的范围。左、右心房后支约95%起自右冠状动脉,约5%起自左冠状动脉。

4.左心房旋支

约 50% 的心脏有左心房旋支。它起自左旋支近段或起自左旋支的分支,如左窦房结动脉。开口直径为 1.2～2.3 mm,走行方向与左旋支平行,位于左心房基部或左心房室沟内,沿途发出分支至左心房壁,终于左心房后壁,偶见有分支至左心室后壁上部。该动脉与其他动脉支可有吻合。

5.左心房后支

左心房后支可以没有,多可有 3 支,开口直径为 0.4～1.8 mm。左心房后支约 51% 起自左冠状动脉,约 49% 起自右冠状动脉。其较右心房后支粗大。

(五)传导系统冠状动脉

传导系统冠状动脉分窦房结动脉和房室结动脉。

1.窦房结动脉

窦房结动脉 48%～65% 起自右冠状动脉,35%～42% 起自左冠状动脉,少数起自两侧冠状动脉。窦房结动脉开口直径为 1.1～2.2 mm。发自右冠状动脉者多数距右冠状动脉开口 6～20 mm。发自左冠状动脉在左旋支起始段 20 mm 以内。右窦房结动脉自主干分出后被右心耳掩盖,在心外膜或浅层心肌下走行,沿心房前壁向内、向上到达前房间沟,在沟内继续上行,至上腔静脉根部以顺时针方向或逆时针方向围绕上腔静脉根部行走或呈"Y"形分叉等各种形式终止上腔静脉根部。左窦房结动脉从起点出发,沿左心房前壁右行,潜入房壁肌内,斜行越前房间沟到达上腔静脉根部,以同样方式绕上腔静脉口而终止。其他起点窦房结动脉,有来自右心房中支、右心房后支、左心房旋支、左心房后支、右侧副冠状动脉、前降支的左心室前支或直接发自冠状窦。窦房结动脉血除供应窦房结区外,在行程中有多数分支分布至左、右心房前壁和房间隔,而且是左、右冠状动脉之间侧支循环的重要途径,所以是心房最大的动脉支。

2.房室结动脉

房室结动脉在心脏膈面房室交点区附近,80%～97% 起自右冠状动脉,3%～20% 为起自左冠状动脉,一般起自冠状动脉主干,偶尔起自左心室后支。房室结动脉细小,开口直径为 1～1.5 mm,行走于房室交点区深部,沿室间隔上缘向前分支至三尖瓣附着缘及房室结区,在左、右心房室口中间走行的约占 55%,贴近左心房室口的约占 25%,贴近右心房室口的约占 20%。

(六)心室壁冠状动脉

心室壁冠状动脉以直角形状从外膜下动脉主干发出,进入心肌后走向分布有以下两种形式。

1.分支型动脉

分支型动脉以直角形状穿过整个肌层,直至心内膜层。后从主干分出后,直径为 0.4～1.5 mm,但很快分出很多如瀑布状的分支,直径沿途逐步变小,同时不断有分支向周围发出,至内膜下形成吻合网。这种动脉不进入肉柱,也不进入乳头肌。

2.直行型动脉

直行型动脉数量较少,最大直径约为 0.5 mm,分支很少。其在到达心内膜下层时与分支型动脉的分支共同组成心内膜下血管丛,而且与乳头肌动脉构成吻合。还有一些短小血管丛状细支,自心外膜下主干分出,主要分布至心外膜脂肪层,称心外膜支。在心外膜下的心肌内,上述动脉在其主要分支分出前有分支走向心外膜层,并与心外膜下动脉交通。其终末分支沿主干方向走行,在入毛细血管前细动脉以各种方向穿过心肌。

(七)心脏浅静脉

心脏浅静脉包括心大静脉、左心室后静脉、左心房后静脉、心中静脉、心小静脉、右心室前静脉、钝缘静脉、右心室后静脉和冠状静脉窦。

1. 心大静脉

心大静脉引流左心室及左心房前外侧壁、右心室前壁的小部、室间隔前部、左心耳及大动脉根部的回血。心大静脉起于心尖,循前纵沟伴左冠状动脉前降支向上行时,在不同高度穿越前降支及其分支。在前纵沟接受 1～8 支左心室前静脉,偶尔接受一两支来自右心室前壁的细小静脉。前纵沟上 1/3 段,心大静脉多数不与前降支动脉伴行,而斜向左行,进入左侧冠状沟;这一段心大静脉,约 83% 接受 1～6 支左心室前静脉,有的同时接受一两支钝缘静脉,或一两支左心房前静脉。至左冠状沟,心大静脉沿左冠状动脉的旋支上侧行进,位于后者浅部或深部,待转向心膈面时,延续成为冠状静脉窦。心大静脉在冠状沟这一段接受一两支左心房前静脉或钝缘静脉。

(1)起点:约 82% 的心大静脉起于心尖或前纵沟下 1/3 段,18% 的心大静脉起于前纵沟中 1/3 段,未见起于膈面者,这一点与左冠状动脉前降支有 71% 止于后纵沟者不同。

(2)与伴行动脉的关系:在伴行动脉的浅面或深部通过,也可交替而行。

(3)左旋支、前降支和心大静脉三角:约 89% 的心大静脉在越过前降支及旋支时与它们围成一个三角形。旋支与前降支动脉之间的夹角常在 90°左右。

(4)左心房前静脉:收集左心房前、外侧壁,左心耳及大动脉根部的回血。其大部分在 1 mm 以下,数量为 1～3 支不等,常与同名动脉伴行。

2. 左心室后静脉

左心室后静脉主要引流左心室后壁及部分钝缘及心尖部的回血。其数量为 1～4 支,成人止点直径为 1～4 mm。其起点高度不等,流向冠状沟,注入冠状静脉窦下缘。

3. 左心房后静脉

左心房后静脉的检出率约为 88%。该静脉起源于左心房外侧壁或后壁,斜向注入心大静脉与冠状静脉窦交界处,因为其位置恒定,所以可作为冠状静脉窦起始部的标志。在胚胎发育过程中,左心房斜静脉为左上腔静脉退化而成,少数已成为无管腔的纤维条索结构,多数直径为 1～3 mm,个别人的直径可达 5 mm。

4. 心中静脉

心中静脉主要引流左、右心室后壁、室间隔后部及心尖和部分心室前壁的回血。在心膈面位于后降支动脉的浅面,循后纵沟上行。其起点往往有 2 支,从锐、钝两缘下 1/3 段起,或起于前纵沟下 1/3 段,下行一段距离后汇合,甚纤细,大部分直径在 1 mm 以下,数量为 1～3 支不等,常与同名动脉伴行,约 94% 有 1 支心中静脉,6% 有 2 支心中静脉,97% 的心中静脉于房室交点区附近注入冠状静脉窦,偶尔直接注入右心房,或注入心小静脉,成人心中静脉的止点直径平均为 3 mm。

5.心小静脉

心小静脉的检出率约为 65％,其管径及起始部变异较大,约 14％起源于右心室漏斗部,18％起源于右心室前壁,68％起源于锐缘。其静脉干越过锐缘在膈面右冠状沟脂肪组织内走行,少数在右心房后壁心肌浅层内走行。约 56％的心小静脉注入冠状静脉窦右端,38％的心小静脉注入心中静脉,6％的心小静脉直接注入右心房。

6.右心室前静脉

右心室前静脉主要引流右心室前壁、肺动脉圆锥及肺动脉根部的回血。其支数不恒定,数量为 1～5 支,以 2～3 支多见。这些静脉在房室沟内,多数直接注入右心房,一部分注入心小静脉。

7.钝缘静脉

钝缘静脉主要接受心脏锐缘的回血,使其回流入右心房、心小静脉或心中静脉。

8.右心室后静脉

右心室后静脉起源于右心室后壁,比较靠近锐缘。其检出率约为 14％,平均为 1 支。其多数越过房室沟,直接注入右心房,少数注入心小静脉。

9.冠状静脉窦

除右心室前静脉外,心脏表浅静脉几乎全部汇入冠状静脉窦。冠状静脉窦由心大静脉末端延续扩大而成,以左心房斜静脉注入处或以心大静脉瓣作为起始部的标志。冠状静脉窦位于心膈面左心房室沟心外膜下和左心房后壁肌肉内,越过房间隔注入右心房。其起始部易游离,管壁薄,中段位于左心房肌束间,末端插入房间膈肌肉内。成人冠状静脉窦的平均长度约为25.8 mm,中段直径平均约为 8.4 mm。

冠状静脉窦开口多数为椭圆形喇叭口状,开口面积在成人平均为(68.8 ± 42.7) mm²,开口方向多数与房间隔心内膜面垂直,约 7％的开口呈裂隙状,约 4％的开口方向与心内膜面呈锐角或平行。冠状静脉窦开口右下角常有瓣膜结构,发育好者为半月形,发育较差者为筛网状。冠状静脉窦瓣也可缺如。

(八)冠状静脉瓣

心脏表浅静脉如体静脉一样,具有冠状静脉瓣。其分支分布有以下两个特点。①分布在各静脉入冠状静脉窦处,偶有距注入处 0.9 mm 者;②静脉瓣位于管径直径 2.5 mm 以上较大的静脉管腔内,集中分布在心大静脉、心中静脉和左心室后静脉。另外,在少数右心室后缘、锐缘及心小静脉内也能见到冠状静脉瓣。心脏冠状静脉瓣为薄的新月形膜性结构,少数发育差者仅为静脉内膜皱褶,大多数冠状静脉瓣对血液反流几乎无影响,少数发育完全的静脉瓣可完全阻断血液反流,尤其是在左心室后静脉和心大静脉较为突出。

三、冠状动脉的超声检查

普通经胸超声心动图在胸骨旁长轴切面及大动脉短轴切而通过旋转探头并调整成像角度,能观察到大部分个体左主干及右冠状动脉的开口及部分近段血管,对检出是否有先天性冠脉畸形及冠脉起源异常有一定帮助。但经胸超声检查很难全程显示整个冠状动脉,即使应用经食道超声和声学造影等技术,仍很难显示远段冠状动脉血管的详细资料及冠状动脉狭窄的程度、位置等信息,关于冠状动脉的直接信息通常要依赖冠状动脉造影检查。冠脉造影虽是诊断冠心病的"金标准",但毕竟属于有创性检查,且价格昂贵,只能对心外冠状动脉进行评价、显示冠状动脉管腔的大小,基本上不能体现斑块的性质和血管壁改变,也不能反映冠状动脉血流储备。

冠状动脉血流显像是新近出现的一项彩色多普勒血流显像技术,用以判断冠状动脉的血流状况,不仅可以显示心外膜内的冠状动脉,而且可以显示心肌内的冠脉血管,为冠状动脉血流动力学研究提供了一种无创性检测手段,是冠状动脉造影的重要补充。

(一)经胸超声心动图探查冠状动脉

高分辨率和高敏感性的超声诊断仪器,具有变频探头,连接心电图后即可启动冠状动脉血流显像程序。3～5 MHz 频率探头主要用于观察离胸壁近的冠状动脉血管,如前降支近端、右冠状动脉及回旋支,4～7 MHz 频率探头主要用于观察前降支中远端。其次,由于冠状动脉血流速度较低,常规多普勒速度范围不适用于冠状动脉血流检测。因此,将多普勒速度范围设定在 10～30 cm/s,将取样容积设定在 1～1.5 mm 为宜。

协助患者取左侧卧位,选择大动脉短轴切面观察左主干及右冠状动脉。左主干于大动脉短轴切面约 4 点钟位置、右冠状动脉于大动脉根部约 11 点钟位置比较容易观察到。

前降支中段走行于前室间沟,选择于左心室短轴乳头肌水平切面找寻较合适,而多数要在标准切面基础上改变探头倾斜的方向和角度,才能获得理想的冠状动脉血流图像。将探头放置于胸骨左缘第 3～5 肋间,采用非标准左心室长轴切面,将探头略向后侧倾斜,可在前室间沟内探查到左前降支血流信号;在心尖两腔与心尖长轴过渡切面,调整探头角度,在左心室下后壁可探及后降支血流信号,在二尖瓣环左侧可探及回旋支血流信号;在胸骨旁大动脉短轴与右心室流入道切面转换的过程中,可探及右冠状动脉血流信号;在左心室短轴切面可探及冠状动脉间隔支血流信号。冠状动脉血流多呈线段样显示,在舒张期冠状动脉内血流显示最为清晰。

(二)冠状动脉血流频谱

脉冲多普勒血流频谱显示正常冠状动脉血流频谱呈收缩期、舒张期两峰,且以舒张期血流为主,测量指标包括舒张期峰值血流速度和平均血流速度、收缩期峰值血流速度和平均血流速度、舒张期和收缩期血流速度时间积分等。在正常情况下,舒张期血流峰速为(50±17) cm/s,平均血流速度为(37±12) cm/s。在测量过程中应尽量使声束与冠状动脉血流方向平行,通常连续记录 4 个心动周期的血流流速曲线。当血流信号显示不理想时(彩色多普勒不能显示或显示欠佳),可经静脉注射心肌造影剂以增强血流信号,并利用二次谐波观察冠状动脉血流。

冠状动脉血流检测可应用于冠状动脉狭窄的诊断及介入治疗后的评估。冠状动脉狭窄时狭窄部位的血流速度比狭窄前狭窄部位的血流速度快,彩色多普勒显像观察到狭窄部位出现彩色混叠,脉冲多普勒记录到该部位的血流速度。其次,观察狭窄前和狭窄部位的频谱变化,比较狭窄前和狭窄部位的平均流速可以判断冠脉狭窄。有研究者随访行经皮冠状动脉腔内成形术后的患者,观察冠状动脉多普勒血流速度变化并与冠状动脉造影比较,结果发现狭窄前和狭窄部位舒张期平均流速的比值低于 0.45,提示为再狭窄(敏感性 100%,特异性 44%)。经介入治疗后,观察冠状动脉血管内植入的支架及其血流,评价疗效,是冠状动脉超声的重要内容之一。

(三)冠状动脉血流储备

冠状动脉血流储备是指冠状动脉处于最大扩张状态下冠状动脉血流量与静息状态下冠状

动脉血流量之间的比值。它反映了在心肌氧需量增加时,冠状动脉阻力血管扩张以增加冠状动脉血流和摄取氧的能力,这种冠状动脉血流增加的最大能力代表冠状动脉循环的潜在储备能力,是反映冠状动脉血流动力学改变的敏感性指标之一,当冠状动脉狭窄50%时即可出现冠状动脉血流储备降低。因此,测量冠状动脉血流储备可早期检出冠状动脉病变所致的血流动力学改变,对认识心血管疾病及冠状动脉血流的生理调控、病理改变、诊断治疗和预后及疗效评估等具有重要意义。冠状动脉血流显像可以无创性评价冠状动脉的血流动力学改变,并可用于冠状动脉血流储备的评估。使用腺苷或双嘧达莫等诱导冠状动脉最大扩张后通常测量冠状动脉最大充血反应时与静息时峰值血流速度比值估测冠状动脉血流储备。经胸超声心动图测得的冠状动脉血流储备与由多普勒血流导丝测得的冠状动脉血流储备有良好的相关性。

(四)冠状动脉内超声

冠状动脉内超声是将超声探头放置在心导管顶端,置于冠状动脉内,以获得血管壁及血管腔的切面图像,不仅可以准确测量血管内径、管腔面积,而且可以发现早期冠状动脉粥样硬化斑块并显示其形态、结构和组织学特征。将多普勒导丝置于冠状动脉内还可记录冠状动脉血流频谱。

行常规冠状动脉造影后,在X线透视下将导丝插至靶血管远端并沿导丝送入超声导管至病变10 mm处,从远端缓慢撤退导管至靶血管近端进行横截面360°成像。观察分析斑块特点、偏心程度、斑块性质,测量病变血管的直径及病变处最小管腔的直径。之后将多普勒血流导丝经引导导管插入冠状动脉并置于冠状动脉远端,记录静息状态下的多普勒频谱。通过腺苷或双嘧达莫药物负荷在最大充血反应时记录血流频谱,可计算冠状动脉血流储备。

冠状动脉内超声的主要临床应用包括评价冠状动脉斑块、冠心病的早期诊断、介入治疗患者的选择和评价。根据冠状动脉内超声检查所见可将血管壁分为:①正常管壁;②内膜增厚;③脂质软斑块;④纤维硬斑块;⑤钙化斑块;⑥混合斑块。由于冠状动脉造影只能显示血管腔径,因此传统的X线冠状动脉造影难以诊断早期的冠状动脉病变。冠状动脉内超声能够清晰地显示血管壁的三层结构,在冠状动脉狭窄不严重但存在动脉粥样硬化斑块时,冠状动脉内超声可以做出明确诊断。

当冠状动脉造影显示病变狭窄程度在50%~70%时,进行冠状动脉内超声检查、了解斑块及血管壁的情况对决定是否需进行介入治疗有重要意义。冠状动脉内超声不仅可以显示钙化斑块的范围和程度,而且可以区分内膜下钙化、斑块内钙化和外膜钙化。严重的内膜下钙化会使球囊和支架扩张受限,影响经皮冠状动脉介入治疗的效果。冠状动脉内超声可以精确测量血管的腔径和血管直径,有助于帮助选择冠状动脉内支架的大小。在支架置入术后冠状动脉内超声可以清晰显示支架的膨胀和扩张,精确测量扩张支架的大小,评价支架是否贴壁良好。目前认为,支架扩张满意的超声诊断标准为支架与血管壁完全紧贴、无间隙及扩张后的支架最小腔径>2 mm和(或)支架最小腔面积>6 mm²。在患性心肌梗死时,当梗死相关血管再通后应用冠状动脉内超声对病变段血管和介入治疗进行评价是一种安全、有效的方法。

尽管冠状动脉内超声有其独特的临床价值,但它是需要在X线监视下进行的有创性检查,个别患者可能出现冠状动脉痉挛、栓塞、夹层等并发症,应引起高度重视。冠状动脉内超声只能对某一段病变血管进行精确测量,而不像冠状动脉造影能够同时显示冠状动脉系统病变的全貌,因此冠状动脉内超声检查不能代替冠状动脉造影。

（五）缺血心肌的超声检测

冠心病导致的主要病理改变是受累心肌血流灌注减少和室壁运动异常。应用心肌声学造影可以观察缺血部位心肌的灌注状态，也可通过多种超声技术对室壁运动进行定性评价和定量评价。

1.心肌声学造影

心肌声学造影是近年来应用于临床的超声新技术，将声学造影剂经周围静脉注入后可产生大量微泡。新一代声学造影剂的流变学特性与红细胞相似，结合心肌声学造影成像技术，可清晰地显示心肌的灌注状态，评价心肌血流灌注的程度、范围，用于检测缺血心肌，评估冠状动脉的狭窄程度、冠状动脉的血流储备，评价心肌梗死溶栓或冠状动脉介入治疗后心肌再灌注的效果，评价心肌存活性，为血运重建术适应证的选择提供决策。

心肌声学造影的分析方法如下。

（1）目测法：属定性和半定量分析方法。通过声学造影获得心肌灌注图像，使心肌组织回声增强，根据显影增强的效果分为 0～3 级。局部组织血供丰富区域显影明显增强，而缺血部位组织血流灌注较差，局部造影显影增强较弱。

（2）定量分析：心肌显影的二维灰阶及能量谐波成像的彩色视频密度由暗到亮分为 0～255 级。微泡造影剂进入冠状动脉循环后迅速产生心肌成像，并达到峰值强度，随后逐渐消退。对心肌声学造影观察区域进行定量分析并绘制时间-强度曲线，可得到定量指标：峰值强度、注射造影剂到出现心肌造影增强的时间、造影开始增强到峰值的时间、造影峰值强度减半时间、造影持续的时间和曲线上升下降的速率及曲线下面积等。曲线下面积及反映进入冠状动脉血管床的微泡数总量，可用于评估心肌血流量。时间-强度曲线可计算出区域性心肌血流分布和心肌灌注的情况。

当声学造影强度处于一个稳态后，微泡进入或离开某一部分心肌循环的量是相同的，脉冲间隔时间与视频强度之间呈指数关系。心肌声学造影显示顿抑心肌的峰值强度较正常心肌无明显差别，再灌注早期由于反应性充血轻度增加，而此时心肌收缩功能降低，由此提示有存活心肌。

因为实时心肌声学造影能对心肌内感兴趣区的再灌注强度曲线进行分析，并对峰值强度、曲线斜率等参数进行测量，所以能定量局部心肌的血流量，提高心肌声学造影对存活心肌判断的准确性。许多研究将心肌声学造影与正电子发射型计算机断层显像等临床采用的其他检测存活心肌的方法进行比较，证实心肌声学造影在判断存活心肌方面有着极高的准确性。

2.室壁运动分析

冠状动脉粥样硬化导致的缺血心肌节段性室壁运动异常是冠心病在二维超声心动图上的特征性表现，具体可表现为：①室壁运动幅度降低、消失，呈反常运动；②室壁运动时间延迟；③室壁收缩期增厚率降低、消失或呈负值；④心肌收缩时的应变及应变率降低。超声评价室壁运动异常的主要方法如下。

（1）目测分析：多采用美国超声心动图学会推荐的 16 节段室壁运动记分法进行半定量分析：①将左心室分为基底段、中段和心尖段，基底段、中段各分为 6 个节段，而心尖段再分为 4 个节段；②每个节段依据室壁运动情况分派一个分数，正常为 1 分，运动减弱为 2 分，无运动为 3 分，矛盾运动为 4 分，室壁瘤为 5 分；③通过计算室壁运动计分指数来评价节段性室壁运动异常的程度。

（2）组织多普勒成像：可以直接测量心肌在长轴方向上的运动速度、位移、时相等信息，对节段室壁运动进行定性评价和定量评价。

（3）超声斑点跟踪技术：能够定量评价心肌的纵向应变、径向应变、圆周应变及心室的扭转运动，更加客观、准确地评价室壁运动。

（4）实时三维成像技术：能够对整个心室室壁运动进行同步分析，全面评价各室壁节段的运动状态，可获取的参数包括左心室节段的局部心搏量和局部射血分数、左心室整体的射血分数，以及左心室各节段运动的同步性分析等，可进一步提高冠心病患者左心室局部收缩功能定量评价的准确性。

3. 负荷超声心动图

负荷试验的理论基础是增加心脏负荷时心肌耗氧量增加，如果冠状动脉因狭窄导致其血流储备减少时将不能提供足够的血氧供应而导致心肌缺血。随着负荷的增加，心肌缺血时发生一系列的病理生理改变，其出现顺序依次为灌注异常、代谢异常、舒张功能异常、节段性室壁运动异常、心电图缺血改变、胸痛。由此可见，负荷超声心动图结合超声心肌造影和室壁运动定量分析技术可以早期、敏感地发现负荷状态下心肌缺血导致的灌注异常、心肌收缩和舒张功能异常，为明确冠心病诊断提供依据。负荷超声心动图分运动负荷试验和非运动负荷试验两种。运动负荷试验包括踏车试验及平板试验，非运动负荷试验包括药物试验、起搏试验、冷加压试验、过度换气试验等。其中药物试验又包括多巴酚丁胺试验、腺苷试验、双嘧达莫试验等。这里以多巴酚丁胺试验为例进行说明。

（1）多巴酚丁胺负荷试验的原理：多巴酚丁胺是异丙肾上腺素的衍生物，是人工合成的儿茶酚胺类药物，具有较强的 β_1 受体兴奋作用，即正性肌力作用，经研究证实，静脉滴入多巴酚丁胺 1～2 分钟后开始生效，8～10 分钟达高峰，血浆半衰期约为 2 分钟，停药后 5～10 分钟作用消失。静脉注射 2.5～10 $\mu g/(kg \cdot min)$ 时可使心肌收缩力增强，心排血量增加，左心室充盈压、肺毛细血管楔压和中心静脉压下降，以此可检出存活心肌。当应用 20 $\mu g/(kg \cdot min)$ 以上多巴酚丁胺时可使心率增快、血压增高、心肌需氧量增加、流向狭窄冠状动脉的血流量减少，使该血管供血的心肌缺血，从而检出缺血的心肌。

（2）多巴酚丁胺的剂量及用法：起始浓度为 5 $\mu g/(kg \cdot min)$，每 3 分钟递增至 10 $\mu g/(kg \cdot min)$、20 $\mu g/(kg \cdot min)$、30 $\mu g/(kg \cdot min)$，最大剂量为 30～50 $\mu g/(kg \cdot min)$。经超声心动图各切面观察每一剂量及终止后 5 分钟的室壁运动，并记录血压、心率及 12 导联心电图。

（3）终止试验的标准：多巴酚丁胺达峰值剂量；达到目标心率；出现新的室壁运动异常或室壁运动异常加重；出现心绞痛；心电图 ST 段下降 >2 mV；频繁室性期前收缩或室性心动过速；收缩压 >220 mmHg，或舒张压 >130 mmHg，或收缩压比用药前降低 >20 mmHg；出现不能耐受的心悸、头痛、恶心、呕吐等不良反应。若出现室壁运动异常，则可诊断为冠心病。

以往对多巴酚丁胺负荷试验结果的判定多采用对节段心肌功能的视觉评价上，以计算室壁运动记分指数为评判标准，带有明显的主观性和经验依赖性，当图像质量较差时，不同观察者之间得出的结论差异明显，诊断准确性低。随着超声新技术的开展，在多巴酚丁胺负荷超声心动图基础上结合多种新方法可以提高诊断率，主要有以下两点。①与声学造影结合：通过注入声学造影剂使左心室造影，增强对心内膜边界的辨认，提高视觉评价的准确率，并且通过心肌灌注成像判断心肌活性，两者的结合能同时实现收缩储备和心肌灌注的评价，使对心肌活性的判断更客观准确。②与应变率成像等局部定量分析技术结合：可测量所有心肌节段的心肌运动的量化指标在静息状态与负荷状态下的变化情况，特别是采集二维原始图像的心室抑制型起搏技术和二维应变技术的应用，避免了多普勒技术角度、帧频及噪声的影响，提高了试验的准确性。

(六)存活心肌的超声检测

1.存活心肌

存活心肌是指顿抑心肌和冬眠心肌。顿抑心肌指严重短暂的心肌缺血缓解后受损心肌功能延迟恢复的状态，而冬眠心肌指长期低血流灌注使受损心肌收缩功能适应性减低，以维持细胞活性。两者的共同特点是心肌代谢存在、心肌细胞膜完整、具有收缩储备、对正性肌力药物有收缩增强的反应。

2.评价存活心肌的意义

临床上评价冠心病患者是否有存活心肌具有重要意义，因为再血管化治疗仅能提高具有存活心肌患者的生存率，而无活性的心肌经再血管化治疗后功能也不能恢复。超声评价存活心肌的常用方法包括小剂量多巴酚丁胺负荷超声心动图和心肌声学造影。

3.评价存活心肌的方法

(1)小剂量多巴酚丁胺负荷超声心动图：起始浓度为 2.5 $\mu g/(kg \cdot min)$，每次递增 2.5 $\mu g/(kg \cdot min)$，至 10 $\mu g/(kg \cdot min)$ 或 15 $\mu g/(kg \cdot min)$，每个剂量维持 5 分钟。也有应用多巴酚丁胺 3 $\mu g/(kg \cdot min)$、5 $\mu g/(kg \cdot min)$、10 $\mu g/(kg \cdot min)$，每个剂量维持 5 分钟的方法。小剂量多巴酚丁胺负荷超声的注意事项：①心肌梗死患者对小剂量多巴酚丁胺耐受性好，多数患者不出现不良反应；②必须注意观察室壁运动的改变，尤其是心肌梗死节段，但对正常节段也应注意观察，因部分患者有多支血管病变，在负荷后也可能出现新的室壁运动异常；③在试验过程中，应注意有无室性心律失常和心肌缺血表现；④禁忌证为心肌梗死后病情不稳定，仍有心肌缺血表现者、有频发严重心律失常者、左心室腔内血栓者、高血压控制不佳者、不能耐受多巴胺类药物者等。

出现以下改变有利于诊断存活心肌：①收缩活动减弱的节段负荷后较前增强；②无收缩活动的节段负荷后出现收缩变厚、位移增加；③收缩减弱的节段在小剂量时较前改善，但随着剂量的增加，出现收缩活动再次减弱的情况。

(2)心肌声学造影：心肌微循环的完整性是心肌声学造影检测存活心肌的基础。微循环的完整性包括解剖结构的完整及功能状态的完整，后者即微循环扩张储备功能的完整性。在冠状动脉缺血及再灌注的过程中，心肌微循环的有效灌注是确保心肌存活的先决条件，心肌声学造影即通过评估心肌的灌注和微血管的完整性来识别存活心肌。如果心肌声学造影表现为正常、均匀显影或部分显影，则提示为存活心肌，而坏死心肌由于局部微血管的破坏，再灌注后出现无复流现象，心肌声学造影表现为灌注缺损。

四、冠心病的超声表现

(一)缺血心肌的超声表现

1.心肌声学造影

缺血区造影剂充盈缓慢，显影强度减低。

2.二维超声

缺血心肌节段表现为运动幅度减小。

3.负荷超声心动图

负荷状态下新出现的室壁运动减低,原有室壁运动异常加重。

4.定量分析技术

组织多普勒成像表现为缺血心肌节段收缩期速度降低、收缩延迟,舒张早期速度降低;应变和应变率成像显示缺血局部收缩期应变率均降低。

5.心肌缺血的其他超声表现

心肌缺血可导致乳头肌功能不全,引起二尖瓣脱垂和二尖瓣关闭不全的超声表现。

6.长期慢性心肌缺血

长期慢性心肌缺血可引起左心(甚至全心)扩大、室壁运动普遍放缓、心室收缩和舒张功能减弱,常合并二尖瓣、三尖瓣关闭不全。

(二)心肌梗死的超声表现

1.急性心肌梗死

梗死节段室壁的厚度和回声正常;室壁收缩期变薄,出现运动放缓、消失或呈反常运动;非梗死区室壁运动一般代偿性增强。

2.陈旧性心肌梗死

梗死节段室壁变薄、回声增强;室壁运动消失或呈反常运动;非梗死区室壁运动一般无代偿性增强;因为左心室重塑,所以常可见左心室扩大和形态异常。

3.心肌声学造影

梗死区造影剂充盈缺损、周边缺血区造影剂强度减低。

4.左心室功能

一般常合并左心室收缩功能和舒张功能的异常;功能异常的程度与梗死面积密切相关,梗死面积较大时常常合并左心室形态改变和整体收缩功能的减低。

(三)心肌梗死并发症的超声表现

1.乳头肌功能不全或断裂

乳头肌断裂时可见二尖瓣活动幅度增大、瓣叶呈连枷样活动,左心室内可见乳头肌断端回声;当乳头肌功能不全时,二尖瓣收缩期呈吊床样脱入左心房;彩色多普勒血流成像可显示二尖瓣大量反流;常合并左心扩大和室壁运动增强。

2.室间隔穿孔

室间隔回声中断,常邻近心尖部,缺损周边室壁运动消失;彩色多普勒血流成像可显示过隔室水平左向右分流信号。

3.假性室壁瘤

室壁连续性突然中断,与心腔外囊状无回声区相通,瘤颈较小,收缩期左心室腔变小而瘤腔增大,彩色多普勒血流成像可见血流往返于心室与瘤腔之间。

4.室壁瘤

局部室壁明显变薄、回声增强,收缩期室壁向外膨出,呈矛盾运动。

5.附壁血栓

左心室心尖部无运动或有矛盾运动,心尖部可探及团状或带状的血栓回声,活动度小,新鲜血栓回声近似心肌,陈旧性血栓回声可增强。

(四)冠心病的超声鉴别诊断

(1)冠心病导致的心肌缺血应该注意与其他冠状动脉病变导致的心肌缺血鉴别:如冠状动脉先天性起源异常或冠状动脉瘘、川崎病等,主要依据病史和冠状动脉病变情况确定。

(2)当冠心病心肌缺血或心肌梗死合并较严重的心功能不全时,应注意与扩张型心肌病、酒精性心肌病等鉴别:一般扩张型心肌病和酒精性心肌病左心室壁运动普遍放缓,而冠心病所导致的左心室扩大、心功能不全为节段性室壁运动异常,其余室壁运动幅度尚可或增强,询问病史和参照冠状动脉造影等临床症状相关资料有助于鉴别。

(3)心肌梗死并发症的鉴别诊断:当心肌梗死并发二尖瓣关闭不全、室间隔穿孔、附壁血栓等合并症时,应注意与其他原因(如瓣膜病、先天性心脏病、心肌病等)导致的类似超声表现鉴别,紧密结合病史和其他临床资料有助于鉴别。

五、心肌梗死并发症的超声诊断

心肌梗死后出现并发症将进一步加重患者的临床症状,出现新的体征。超声心动图对心肌梗死并发症的诊断十分重要,它对心肌梗死并发症的诊断准确、快捷,是临床上的首选方法。

(一)临床表现和体征

1.缺血性二尖瓣关闭不全

缺血性二尖瓣关闭不全是指瓣叶及腱索本身正常,而由心肌缺血或梗死所致的关闭功能不全。它是心肌梗死最常见的并发症,发生率为$10\%\sim50\%$。患者会出现心悸、气促,心尖部有收缩期杂音。患急性心肌梗死时二尖瓣关闭不全的主要原因是乳头肌断裂或乳头肌功能不全。

(1)乳头肌断裂:乳头肌(主要为二尖瓣乳头肌)因缺血、坏死等而收缩无力或断裂,造成二尖瓣关闭不全,心尖区有吹风样收缩期杂音,并易引起心力衰竭。患急性心肌梗死后,会突然出现心源性休克,并伴有肺水肿,病情急剧恶化;心尖区可闻及吹风样收缩期杂音,以早中期较响,但当乳头肌完全断裂、严重的二尖瓣反流使心功能极度降低时,心尖部可能没有杂音,常有第三心音。

(2)乳头肌功能不全:由乳头肌和邻近的左心室心肌功能协调失衡所致,而二尖瓣的其他结构(如二尖瓣瓣叶、瓣环或腱索等)通常无异常。其临床表现为症状加重,心尖区可闻及吹风样收缩期杂音。

2.心脏破裂

心脏破裂包括心脏游离壁破裂、室间隔穿孔和乳头肌断裂等,是急性心肌梗死第二位常见的死亡原因,约占医院内急性心肌梗死死亡的3%和急性心肌梗死总病死率的8%,占所有急性心肌梗死死亡病例尸检者的20%。

(1)心脏游离壁破裂：为早期少见但严重的并发症，常在发病1周内出现，发生率占心肌梗死的3%。患者常因产生心包积血和急性心包堵塞而猝死。患者常突然出现较剧烈胸痛、意识突然丧失、呼吸停止、血压急剧下降、心音听不到，并有心脏压塞征象；心电图在短时间内可显示为窦性心律或窦性心动过缓，各导联QRS低电压。

(2)室间隔穿孔：发生率约占急性心肌梗死的1%，发生时间与心室游离壁破裂相似。室间隔穿孔患者预后极差，急性期病死率约为54%。患者往往有剧烈胸痛，心功能突然减退，出现左、右心室衰竭和肺水肿，胸骨左缘3、4肋间可闻及全收缩期吹风样粗糙杂音，常伴震颤，有的患者在心尖部出现舒张中期杂音。

3.室壁瘤形成

室壁瘤形成占急性心肌梗死的4%～20%，多见于前壁心肌梗死、单支冠状动脉病变、侧支循环不够完善者。

(1)真性室壁瘤：是由坏死瘢痕化的心肌在心脏压力作用下局部膨出形成的，临床上常见于左心室前侧壁、心尖部和后壁。在超声检查中的发生率约为22%。

(2)假性室壁瘤：临床上较少见，是心室游离壁破裂后由心包及血栓包裹血液形成一个与左心室腔相交通的囊腔。心肌局部出现部分破裂口，心室内血液进入破裂口，被粘连的心包和血栓包裹，在心肌内或心外膜下形成血肿，出现瘤样扩张，心外膜尚完整或有粘连，心室与瘤体之间通常呈瓶颈样。

室壁瘤心肌梗死严重的并发症，其病死率可达80%～90%，多需行急诊外科手术。真性室壁瘤和假性室壁瘤两者临床均表现为心力衰竭、室性心律失常和栓塞，体检发现心脏不断扩大，心尖区收缩期有心脏瘤体抬举感或双搏动感，可有第三心音或第四心音。

4.心包炎和心脏压塞

约15%的透壁性急性心肌梗死患者，会在梗死后3～10天内出现一过性心包炎，出现少量积液。多数患者没有明显症状，部分患者可有心前区疼痛，这种心前区疼痛多数与呼吸、体位变化等有关。体检时可听到变化较快的心包摩擦音，严重者可出现心脏压塞。心肌梗死后心包炎>2周提示为心肌梗死后综合征，伴随少至大量环绕的心包积液，很少发生心脏压塞。

5.附壁血栓

附壁血栓是心肌梗死常见的并发症，尸检报告显示有室壁瘤者心肌梗死的发生率可高达44%～78%。大约10%的左心室血栓的患者会发生体循环栓塞；患附壁血栓前10天内的危险性最大，且危险性至少可持续3个月。

6.心力衰竭和心源性休克

(1)心力衰竭：主要见于梗死面积较大，心脏收缩功能障碍，或并发各种机械性并发症者，左心室搏出量减少，左心室舒张末期压增高，造成肺毛细血管压升高，甚至肺水肿，出现急性左心衰竭，常表现为血压升高、心率加快、烦躁不安、不能平卧、出冷汗、面色苍白发绀、末梢循环不良、呼吸困难加快、咳嗽和咳粉红色血性泡沫痰；体检发现心率加快，出现第三心音和第四心音奔马律、肺部干性和湿性啰音。晚期，血压和心率逐渐下降，呼吸变浅，最后发生心源性休克和呼吸循环停止。

(2)心源性休克：是急性心肌梗死最常见的死亡原因，病死率可达70%以上，可见于大面积梗死或(和)心肌细胞收缩舒张功能严重障碍、严重机械性并发症等。

(二)超声表现

1.缺血性二尖瓣关闭不全

乳头肌断裂时二维超声心动图可见前瓣、后瓣或前后两个瓣呈连枷样活动。收缩期二尖瓣进入左心房,舒张期又返回左心室。当乳头肌局部断裂时,可以看到一个或两个瓣叶脱垂。当乳头肌完全断裂时,左心室内可见乳头肌的断端,二尖瓣及其部分乳头肌连枷样运动或完全脱垂至左心房。左心室扩大、节段性室壁运动异常。M 型超声心动图可见二尖瓣运动幅度增大,收缩期向后脱入左心房,舒张期向前常触及室间隔,室间隔摆动幅度增大。彩色多普勒表现为重度的二尖瓣关闭不全。

乳头肌功能不全主要表现为二尖瓣脱垂和二尖瓣关闭不全。二维超声心动图可见乳头肌回声增强,二尖瓣脱垂但无连枷样运动。其他表现有左心室扩大、节段性室壁运动异常。M型超声心动图可见二尖瓣收缩期吊床样改变。彩色多普勒可见二尖瓣关闭不全所致的反流信号。

2.室间隔穿孔

室间隔穿孔发生于透壁性梗死伴坏死区出血后。超声心动图对室间隔穿孔的诊断具有重要价值。室间隔穿孔的位置多较低,最常见的部位位于心尖后部室间隔,伴发于下壁及下侧壁心肌梗死,可通过四心腔切面和心室短轴切面观察。前中隔穿孔常发生于室间隔的远端 1/3 处,伴发于前间壁及前侧壁心肌梗死,可从左心室长轴切面、心室短轴切面及心尖五心腔切面观察。二维超声心动图表现为室间隔连续中断,多为单孔,少数为多孔。室间隔的连续中断有的表现为回声的直接中断,与室间隔缺损相似,彩色多普勒可见收缩期通过室间隔连续中断处的分流信号。部分室间隔穿孔呈隧道样,穿孔表现为在心肌内匍匐进行,二维图像不能显示明显的穿孔,但彩色多普勒的表现尤为明显,在心肌内细小弯曲的血流信号由右心室进入左心室。左、右心室扩大。

3.室壁瘤

真性室壁瘤表现为梗死区心肌在收缩期和舒张期都会膨出,膨出部分室壁回声增强,无运动或有矛盾运动。瘤颈较宽,收缩期瘤壁与正常室壁有明显的转折点。室壁瘤组织心肌变薄,瘤壁由心室壁延续组成。室壁瘤常见于左心室心尖,但其他任何节段均可出现。瘤腔内可见云雾影回声和血栓形成。

假性室壁瘤继发于左心室壁破裂,并被周围组织包裹。二维超声心动图表现为室壁连续中断,其外有一瘤样结构,中间为囊状无回声区,外周为由心包和(或)血栓等组织构成的瘤壁。瘤颈较窄,瘤颈与最大囊腔径比值多小于 0.5。收缩期左心室腔缩小,而假性室壁瘤扩张。假腔内常见血栓形成。彩色多普勒可见血流在破口处往返于心室腔与瘤腔之间的血流信号。

4.心包炎和心脏压塞

心包炎和心脏压塞常发生于透壁性梗死后 3~7 天,积液量少。左心室壁破裂后可迅速产生大量的心包积液并出现心脏压塞。

急性心肌梗死后的 2~14 周,可有大量心包积液,甚至发生心脏压塞,为心肌梗死后综合征。原因是心肌梗死后自身性免疫反应,多发生于第 3 天到第 7 天内,或迟到两年以后。其典型表现为发热、胸痛、心包积液或伴有心包摩擦音等。

5.附壁血栓

左室血栓常见于梗死部位,尤其以室壁瘤、左心室心尖处多见。血栓的表现多样,新鲜血栓回声多较低,与心肌相似;陈旧性回声较高。血栓可有一定的活动度,有漂浮感,也可与室壁广泛附着。

(三)诊断与鉴别诊断

心肌梗死并发症的诊断是在节段性室壁运动异常的基础上出现二尖瓣关闭不全、真性室壁瘤和假性室壁瘤形成、血栓形成、室间隔穿孔、左心室游离壁破裂、梗死后心包积液等表现。诊断时应主要与以下病变鉴别。

1.真性室壁瘤与假性室壁瘤的鉴别

(1)室壁瘤形成的原因:真性室壁瘤是由缺血、坏死的心肌瘢痕化,丧失收缩力,在收缩期、舒张期局部膨出所致。而假性室壁瘤是由急性心肌梗死导致心肌破裂(多见于心尖、前壁)所致,周围有血栓及心包包裹形成瘤体,限制血液扩散。

(2)室壁瘤瘤壁的构成:真性室壁瘤瘤壁由变薄、瘢痕化的心肌组成;假性室壁瘤瘤壁由心包、血栓组成,无心肌组织。

(3)室壁瘤的瘤颈宽度:真性室壁瘤的瘤颈宽,瘤颈与最大囊腔径的比值多小于0.5~1.0;假性室壁瘤的瘤颈窄,瘤颈与最大囊腔径的比值多小于0.5。

(4)转归:真性室壁瘤形成后相对不易破裂,而假性室壁瘤形成后极易再次破裂,需行手术。

2.功能性室壁瘤与解剖性室壁瘤的鉴别

功能性室壁瘤多发生在心肌梗死的早期,只在收缩期膨出,心肌缺血改善后可以恢复。解剖性室壁瘤多发生于急性心肌梗死之,在收缩期、舒张期均膨出,多需做室壁成形术。

3.附壁血栓与赘生物的鉴别

(1)有血栓者多有冠心病、心力衰竭、风湿性心脏病或长期卧床病史;有赘生物者多有发烧病史。

(2)从形态学上看:血栓多为附壁的团块状影,活动度较小,赘生物多为一段附着漂浮的条带影,机化的条形血栓与赘生物则须结合其他因素综合考虑。

(3)从部位上看,血栓多发生在血流缓慢或心肌缺血的部位,赘生物多发生在高速血流冲击的部位。

4.乳头肌断裂与乳头肌功能不全的鉴别

乳头肌断裂:前外侧乳头肌为双重血供(前降支和回旋支),后内侧乳头肌为右冠单支冠状动脉供血,因此下壁心肌梗死合并后内侧乳头肌断裂,远远多于前壁心肌梗死合并前外侧乳头肌断裂,与广泛心肌梗死所致的室间隔破裂不同,半数以上的梗死范围较为局限。超声表现为连枷二尖瓣、腱索上部分心肌组织随心动周期而飘动。

乳头肌功能不全:①二尖瓣瓣叶不完全关闭,由于收缩期二尖瓣瓣叶失去乳头肌正常收缩的支撑力,导致二尖瓣1个或2个瓣叶无法抵达相当于二尖瓣瓣环的正常最大收缩期位置,而二尖瓣瓣尖对合可正常,左心室增大也加大了腱索和瓣叶的分离,导致二尖瓣瓣叶张力增加,瓣叶在收缩期无法回到二尖瓣瓣环水平;②乳头肌及邻近心肌等部位出现室壁运动异常;③乳头肌及邻近心肌缺血后纤维化回声增强,可似手指状。

(四)预后及随访中超声检查的应用价值

心肌梗死后发病急且极为凶险的并发症包括心脏游离壁破裂、心脏压塞和乳头肌断裂。心脏游离壁破裂时,如撕裂口小,心包内积血少,若及时进行外科手术治疗,则患者的存活率较高;如撕裂口大,发生心脏压塞,则会很快危急患者生命。如能及时发现,及时行心包穿刺抽液,争取手术修补,才能挽救患者的生命,但多数患者常因就诊不及时而死亡。超声心动图可观察撕裂口的大小并判断心包积液量的多少,及时诊断心脏压塞。

乳头肌完全断裂时,患者出现急性左心衰竭,发生肺水肿,患者通常 24 小时内死亡,几乎不可能生存。部分乳头肌断裂者的存活时间取决于剩余较健全心肌的多少,如健全心肌较多,则患者存活时间较长,但常呈顽固性心力衰竭。能行外科手术的患者,断裂的乳头肌很难修复,应行二尖瓣置换。运用超声心动图可观察乳头肌断裂的情况,判断二尖瓣反流的程度,并评估心功能。

对乳头肌功能不全的患者,运用超声可判断乳头肌功能不全的程度、心肌梗死的范围和心功能状态。外科手术可行二尖瓣置换或成形术,还可同时行冠状动脉搭桥手术。

室间隔穿孔均发生于透壁性梗死伴坏死区出血,自然发展的病死率很高,发病后 48 小时的病死率为 30%。室间隔穿孔应尽早行缺损修补术,纠正血流动力学的紊乱。手术一般在穿孔后 2～3 个月进行,此时破口周围已纤维化,能够缝合补片。术后超声应观察有无残余分流。

假性室壁瘤容易破裂,危及患者生命。待病情稳定后应及时行手术治疗。真性室壁瘤相对较为稳定。对于内科难以控制的心力衰竭、血栓形成发生体循环栓塞的患者也应及时进行手术。术前超声可判断室壁瘤的大小,有助于指导手术切除的范围。

　　　　　　　　　　　　　　　　　　　　　　　　　　　　　　　　　(杨洁梅)

第五章

乳腺疾病超声诊断

第一节 乳腺超声检查的适应证与禁忌证

一、出现乳腺相关症状和体征

(1)诊断和定位乳腺肿块。

(2)评估特殊症状,局部或整个乳房疼痛,乳头溢液(超声应该重点检查乳头、乳头深面和乳头周围)。建议结合乳腺 X 线摄影、乳腺导管造影,甚至 MRI。

(3)30 岁以上的女性,对乳腺可触及肿块的首次评估,常规选择 X 线乳腺摄影和超声检查两种技术联合评估。

二、其他辅助检查发现乳腺异常或诊断困难

(1)乳腺 X 线摄影或其他乳腺影像检查方法(如 MRI、核医学、胸部 CT)发现的异常或肿块。

(2)乳腺 X 线摄影诊断不清的致密乳腺、结构扭曲、难以显示的乳腺肿块。

三、乳腺病变的随访

(1)随访以前超声检查发现的乳腺病变,观察肿块的稳定性和周期性变化。

(2)在乳腺癌新辅助化疗中,随访评估肿瘤大小、血供、引流区淋巴结等变化。

四、乳腺外科术前、术后评估

(1)术前评估:术前评估病变的位置、大小、数目和引流区淋巴结情况。根据病变的声像图特征进行 BIRADS 评估分类,4 类和 5 类建议穿刺活检。

(2)术后评估:术后早期可了解局部血肿、积液、水肿等情况;乳腺癌术后定期随访可了解有无局部复发和淋巴结转移等。

五、乳腺植入假体后的评估

评估内容包括假体囊是否完整、有无变形或破裂等。

六、超声引导下介入诊断和(或)治疗

(1)超声引导下穿刺组织学检查。

(2)触诊阴性的乳腺肿块术前体表定位或超声引导下乳腺导丝置入定位。

（3）为各种介入操作提供可视化引导：如囊性病变的抽吸（术后积液、囊肿、脓肿等），经皮肿瘤消融术或微创旋切术等。

七、常规体检

（1）一般人群。

（2）特殊人群，如妊娠妇女、中老年女性、绝经后激素替代治疗的妇女。

（2）乳腺癌高危人群，如乳腺癌家族史、乳腺癌个人史、以前活检显示高风险病变及遗传易感等。

八、禁忌证和局限性

乳腺超声无绝对检查禁忌证。超声对背景不均匀的腺体内局限性脂肪、对非肿块内的微钙化有时难以判断，通常需要联合乳腺 X 线摄影检查。

（陈　涛）

第二节　乳腺超声检查技术

乳腺超声是仅次于乳腺 X 线摄影，位居第 2 位的诊断乳腺疾病的影像学检查方法。除了用于鉴别囊性病变和实性病变外，由于近年来乳腺超声技术的进步，也为其提供了良好的良、恶性肿块的鉴别能力。现代的设备和标准化的检查方法使乳腺超声成了良好的诊断工具。对于有经验的操作者来说，超声的敏感性为 57%～90%，特异性为 60%～90%。乳腺位于胸前壁皮下，距离表皮较浅，超声检查时不需要超声过高的穿透能力，故可以使用频率相对较高的超声波，从而提高图像的空间分辨率。相对而言，乳腺结构随时间变化不大，因此不需要时间分辨率过高。

在我国，由于乳腺实质的差异（相对于欧美女性，体积较小，较致密）及经济条件的限制，乳腺 X 线和乳腺超声成为目前国内乳腺筛查的主要方法。乳腺超声检查无痛苦，对受检者无放射性损害，可以短期多次反复进行，适用于任何年龄和女性的任何生理时期，包括妊娠期和哺乳期。超声检查对于肿块物理性质（囊、实性）的判定较为准确；对 X 线显示困难的致密型乳腺，超声有助于检出肿块。但超声对微小钙化灶、增生腺体内的微小肿块可能显示不清楚，对特殊型乳腺癌的诊断有一定困难。

一、仪器条件及调节

实时灰阶超声仪的频率以 10～13 MHz 的探头线阵为宜，通常对于腺体较为丰满的乳腺，可适当降低频率；在肿块位置表浅、近场伪像多时，有必要提高探头频率。当进行彩色血流显像时，应适当降低灰阶增益，同时聚焦至病变附近，彩色增益调到最大灵敏度而不产生噪声；应尽可能地取不同断面，以显示不同断面处的血管，以及同一血管的不同断面；将彩色多普勒血流显像的量程调为 0.03～0.05 m/s，取样容积设置为 1.5 mm。当用脉冲多普勒检测血流参数时，应轻放探头，尽可能取不同部位，同时不断调整扫查方向，使声束与血管的夹角减小，如不确定血管的方向，则将多普勒的 θ 角设为 0，以防止高估血流的峰值。有的机器配备有宽景成像模式及"T"形成像模式，当病灶范围过大时，可以更好地成像。

二、检查前准备

(1)一般无须进行特殊准备。

(2)检查前了解近期有无乳腺导管造影、穿刺活检等,以免因造影剂或出血的干扰而影响诊断。

(3)检查乳腺癌患者是否发生腹、盆腔转移时,需要在检查前空腹和充盈膀胱。

(4)介入前准备包括嘱患者及家属签署知情同意书、检查凝血功能和血常规。

三、常用体位

患者仰卧,手臂自然置于头部上方或枕后,充分暴露乳腺及腋窝。对松弛或较大的乳房,尤其是当病灶位于外下象限时,仰卧位不易于显示病灶,可嘱患者采取对侧卧位,但是当病灶位置较深及临床需超声给予定位时,仍应采取仰卧位,即与手术体位一致。

四、扫查方法

乳腺超声检查应从腋后线到胸骨旁线,从乳房下方到上方的周边部分,从而包括整个乳房组织。检查包括乳房的 4 个象限(外上、内上、外下、内下)、乳头-乳晕复合区、乳房尾叶这6个部分及附属的淋巴结;有副乳的患者应注意对副乳区进行扫查。为了更好地显示乳腺管树、小叶及肿块的立体结构,乳腺超声常用的扫查方法包括纵切法、横切法、辐射法、反辐射状扫查法(与辐射状方向垂直)、旋转扫查法及斜切法等,以上扫查方法可联合应用,并且注意各扫查断面相互覆盖,以免遗漏病灶;为了更好地显示乳头-乳晕复合区病变,超声扫查可采取乳头旁斜切或者增加耦合剂,以进行适当加压扫查。

检查乳腺时可适当加压,尤其是对于乳房很松弛的患者,适当挤压探头可增加探头与皮肤的接触,减少所检查区域的厚度,以便显示较深部位的病变和消除假性声影,同时还可以探测病变形态的改变,如囊肿可被压扁,其有回声的内容物还可表现为运动的回声,而非浸润的纤维腺瘤可被挤开,黏液腺癌挤压后变形明显等;但是当检查病灶内血流时,探头应轻放,不宜加压,加压会使小血管不显示。

对于超声探头频率的要求,应该是在保证所需穿透深度的前提下,尽可能地使用高频率。目前,临床常用的探头频率范围为 5～17 MHz,宽频探头使得近区使用更加高的频率,远区应用相对低的频率,从而保证近区图像的分辨率和远区图像的穿透力,探头宽度一般为 38～50 mm。乳腺超声检查时的深度最深以显示胸大肌筋膜为准。

(一)乳腺扫查方法

(1)旋转扫查法:以乳头为中心由内向外(或由外向内)、探头沿导管长轴方向置放、顺时针或逆时针方向扫查,从内向外移动探头,各扫查断面相互覆盖,不要遗漏。因为乳腺导管和腺叶是以乳头为中心、呈放射状排列,放射状扫查可以较好地显示导管和腺叶的结构。

(2)反辐射状扫查法:进行反辐射状扫查时,探头从乳房边缘向乳头方向沿导管垂直的方向扫查,按顺时针或逆时针方向移动探头,完成 360°检查。

(3)纵向扫查法和横向扫查法:纵向扫查法,指探头从腋前线乳腺外侧缘(含尾部)向胸骨旁方向或从胸骨旁向腋前线乳腺外侧缘方向,从上至下连续地沿乳腺依次纵向扫查。横向扫查法,探头从内向外或从外向内方向,从乳腺上缘至乳腺下缘,沿乳腺连续地依次横向扫查。

(4)乳头根部斜切扫查法:将探头置于乳头旁,使声束斜切向乳头根部后方,以清晰地显示乳头的深面结构。对乳头溢液(特别是乳头溢血)的患者,应特别留意乳头深面及周围导管,判断有无导管扩张、管壁增厚和内壁不光滑、导管内异常回声等。

在上述乳腺的扫查方法中,ACR BI-RADS指南推荐旋转扫查法和乳头根部的斜切扫查法,它们能较好地观察乳腺导管的长轴、肿块的形态及对周围组织的压迫、浸润情况。

(二)腋窝扫查方法

沿腋动脉和腋静脉的长轴、短轴进行多断面检查。判断腋窝的淋巴结有无肿大、回声有无异常、有无副乳腺或其他占位病变等。

(三)扫查范围

双侧全乳腺扫查,怀疑乳腺癌时应检查腋窝。

(四)扫查内容

(1)乳腺导管系统形态结构,导管是否扩张。

(2)乳腺腺体内是否有局限性病变,单发还是多发,特别当触诊或乳腺X线摄影发现有肿块或有密集微小钙化时,更应仔细检查是否存在局限性病变。

(3)肿块的灰阶超声表现,如位置、大小、纵横比、内部回声,是否有微小钙化灶,边缘是否清楚,形态是否规则,后方回声增强或衰减等。

(4)肿块内部及周边是否有血流信号,血流是否粗大、不规则,必要时可测量动脉的流速和阻力指数等。

(5)乳腺淋巴引流区是否有肿大的淋巴结或其他病变。

(6)浅筋膜的连续性是否有改变。

(五)扫查时的注意事项

(1)扫查速度不能太快,扫查时各扫查断面相互覆盖,不要有遗漏区域。问诊和触诊,并结合其他影像资料,减少漏诊。

(2)将探头轻放于皮肤表面,不宜加压,以免改变肿块的形态、位置等,特别是在检查肿块内的血流时,加压会使小血管难以显示。

(3)乳腺结构的不均匀性和腺体内脂肪可能会干扰对病变的识别。腺体内的局灶性脂肪可形成似肿块的表现,应仔细加以甄别。局灶性脂肪与皮下脂肪回声一致,加压探头时脂肪有明显变形有助于鉴别。

(4)观察肿块时,应注意浅筋膜浅层和深层是否连续、Cooper韧带和胸壁结构是否受累。

(5)注意皮肤和皮下脂肪层的局灶性病变与乳腺肿块的鉴别。乳腺癌可能浸润胸壁,而胸壁局灶性病变在临床上可能被误判为乳腺肿瘤,因此对乳腺后方的胸壁结构应该常规观察。

五、测量方法

(一)肿块大小的测量

肿块大小的测量方法:首先测量肿块的最长径,再测量与之垂直断面的两个径线。在测量肿块大小时,如果低回声肿块边缘有强回声晕环征(强回声晕环征代表肿瘤对周围组织的浸润),其径线测量应包括肿块周边强回声的不规则外缘。

（二）导管管径的测量

导管扩张时测量导管管径，导管长轴断面垂直于管壁测量外径。

六、图像记录

乳腺超声检查报告应至少存储 2 张图像（左、右侧乳腺各 1 张，建议采用外上象限），有异常时为显示病变的主要特征，可增加图像存储数量。

七、检查时的仪器操作

（一）调节增益、时间增益补偿或深度增益补偿

总增益和时间增益补偿调节以图像清晰、层次分明为标准。时间增益补偿或深度增益补偿的调节按深度逐渐补偿，以近场和远场清楚地显示解剖结构，图像增益平滑过渡为标准。时间增益补偿远场增益过低会导致远场图像太黑，过高会导致远场图像太亮，均不利于乳腺结构和病变的显示。

（二）检查深度

检查深度调节以图像远场能够清楚地显示乳腺和胸壁结构为标准。通常，远场深度调节刚好显示胸膜为佳。当患者的乳腺和胸壁较薄时，可降低检查的深度，放大乳腺超声图像，避免图像中场和远场有太多的肺部气体图像。对于较多或体积较大的病变，推荐使用梯形成像、宽景成像或者双幅图像拼接。

（三）聚焦点/聚焦带的位置

常规置于腺体所对应的深度，发现病变时应及时调节到病变所在的深度。当有多个病灶时，应随检查病变的深度进行适当的位置调节。

（四）局部放大

对于较小病变，可选择局部放大功能观察病变及其周边的细节。

（五）彩色多普勒血流显像

发现病变时选择彩色多普勒键，确定感兴趣区域，调节彩色多普勒取样框的大小和位置，观察病变血流。彩色多普勒取样框的大小通常以病变的两倍为宜，将病变置于彩色多普勒取样框的中央，以使病变周边的血流能够充分显示。乳腺病变的血流速度通常较低。因此，速度刻度通常选择低速血流（小于 5 cm/s），使用低滤波，适当提高彩色多普勒增益，以不出现杂波彩色信号为标准。

（六）脉冲多普勒测量血流速度

当病变有明显的血流信号，特别是不能排除乳腺癌时，需要点击脉冲多普勒键测量血流速度和阻力指数。尽可能地减小声束与血流方向的夹角（小于 60°），取样门尽可能小（通常为 0.5～1.0 mm）。

八、病变的定位

（一）时钟表盘式定位法

乳腺病变的定位常用时钟表盘式定位法。发现病变，应明确标明位于左侧或右侧乳腺，注

明病变位于几点钟、距离乳头的距离。此方法定位精确,最为常用,便于病变活检、手术介入、临床随访和影像对比。

(二)象限定位法

对于较大的肿块,可采用象限定位法。以乳头为中心,经过乳头的水平线和垂直线将乳腺分为 4 个象限,即外上象限、外下象限、内上象限和内下象限,乳头和乳晕所在区域为中央区。

(三)解剖层次定位

病变定位应包括解剖层次定位。乳腺病变大多数来自腺体层,少数来自皮肤、皮下脂肪或胸壁,应明确注明病变的解剖层次。

(陈　涛)

第三节　乳腺超声的正常声像图

成年妇女的乳房大小差异较大,同一个体的乳房因受内分泌的影响,如青春期、性成熟期、妊娠期、哺乳期及老年期而有所不同,在月经周期的不同阶段,乳房也有一定的差异。

一、正常乳腺结构的超声表现

超声能检出乳腺的各种解剖结构,即皮肤、乳头、乳晕、乳腺导管、乳腺腺叶、疏松基质、致密的纤维基质、脂肪及乳腺筋膜。乳腺可分为 4 个区域:①皮肤、乳头、乳晕下组织;②皮下区域;③实质(皮下至乳腺后间隙之间的区域);④乳腺后区域。

皮肤的声像图:为一层比其下方的脂肪回声稍强的均匀带状回声,厚薄均匀,为 2～3 mm,边界光滑整齐。乳头呈边界清楚的外凸圆形结节,其后方有条状无回声区,即"乳头下声影",这与纤维结构有关。乳晕区包括输乳管窦和主乳管,妊娠末期至哺乳期从输乳管窦到腺外乳管的整个乳腺管系统极易显示,主导管表现为无回声带,其内径逐渐增加,输乳管窦是主乳管的最粗部分,恰好位于乳头后方。未孕期的乳腺管呈低回声带,管腔结构通常显示不清楚。

皮下区域:包括脂肪组织和淋巴组织。脂肪组织是乳腺的正常成分,它位于皮下层、乳腺内和乳腺后区域。乳腺脂肪无论位于何处,其回声强度总是低于乳腺实质,呈低回声。皮下脂肪较乳腺后脂肪厚,为 2～3 cm,在非常致密的乳腺内,其厚度可以很薄,甚至缺如。皮下脂肪内可见呈细回声带的悬韧带穿过,该带状回声通常是斜行抵达皮肤表面。Cooper 韧带的带状回声在乳腺脂肪内显示得比较清楚,在呈高回声的乳腺实质内则显示不清楚。淋巴管在正常情况下不易显示,但在某些扩张的情况下(如炎症或炎性癌),可显示为带状的低或无回声结构,该回声带通常与皮肤平行或垂直,构成网格状图形。

乳腺实质的回声图:乳管长轴切面,乳腺各级乳管为低回声管腔样结构,无明确管壁回声(偶可见到明确的管壁结构),边界为相邻的间质;乳腺腺体小叶、周围的脂肪、结缔组织及淋巴组织,呈不甚均匀的相对高回声。横切面时低回声与相对高回声相交,呈大小不等的蜂窝状回声。

乳腺后区域由乳后脂肪、胸肌、肋骨、肋间肌和胸膜反射组成,乳后脂肪表现为低回声带,其结构与皮下脂肪相似,只是更薄而已。胸肌恰好位于脂肪之后,呈纤维样结构。确定了这些肌肉可以保证整个乳腺被检查。肋骨根据位置和形态较易识别,其表现随扫查的平面不同变化较大。短轴切面表现为椭圆形的低回声,此时不要误诊为结节,软骨部分有时也可因钙化而表现出后方声影,应引起注意。肋骨之间可见肋间肌的显像,胸膜线的回声位于最深处,随呼吸而移动。

乳腺的血供来自于肋间、乳内、乳外、肩胛下动脉,乳腺内血管偶尔被见到,呈管状结构,位于浅表的静脉常平行于皮肤,如稍施加压力,即可消失,深部的静脉有时可表现为网状结构,在正常青年女性的乳腺浅表部位,用彩色血流显像可检出血流信号。能量多普勒的检查对检出弱的血流信号更为敏感,乳腺内的动、静脉可通过与胸骨平行的第一、第二肋间长轴扫查检测到。

二、不同生理阶段正常乳腺的超声表现

(一)青春期乳房

月经初潮前2~3年,在雌激素的作用下,乳房生长加速,腺体开始发育。乳腺导管及间质增生,导管增生变长,分支变多,逐渐出现管腔,乳腺小叶结构逐渐形成。超声表现:皮下脂肪层较薄,以腺体结构为主。腺体回声强弱相间,分布尚均匀,整体回声可低于生育期乳房的回声。

(二)生育期乳房

此时期乳房发育已基本完善,月经周期的不同阶段,随着雌激素、孕激素的周期性改变,乳房的形态和组织学结构也随之发生周期性改变。

(三)妊娠期及哺乳期乳房

妊娠期由于大量雌激素、孕激素的作用,乳腺实质充分发育,腺管和腺泡发育完全,间质几乎消失。超声表现:乳房增大,腺体组织增厚,周围脂肪组织变薄。乳管呈窦状、囊状扩张,向中心区乳头汇集,开口处封闭,输乳管窦膨大。

哺乳期乳汁的分泌提高了乳腺组织结构回声的对比度。超声表现:乳腺呈相对低回声与较密欠均匀、中小粗点状、结节状的高回声交融,形成弥散、密集的小蜂窝状或雾状。输乳管管腔透声好,管壁清楚,输乳管窦膨大,乳头输出管开放。

(四)围绝经期及绝经期乳房

妇女进入围绝经期后,随着月经的减少或停止,乳房开始全面萎缩,乳腺小叶结构减少,乳腺腺体缩小,乳管萎缩,脂肪增多、沉积,乳房体积缩小。超声表现:皮下脂肪层增厚,腺体层萎缩,回声密集、增强。因为绝经后腺叶内的结缔组织呈透明样变性,管腔与叶内结缔组织之间形成强界面反射,所以乳管管壁清晰可见。

三、月经周期的不同阶段正常乳腺的超声表现

生育期乳房发育基本完善,在发育成熟的卵巢分泌的雌激素、孕激素周期性作用下,乳房的形态和组织学结构也随之呈周期性改变。在典型的28天周期中,第1~4天为月经期,第5~14天为增生期,第15~28天为分泌期。

(一)月经期

排卵未受精,月经黄体退化,雌激素和孕激素的水平最低。乳腺的导管复原,管周的纤维组织紧缩,淋巴样细胞浸润、消失,表现为乳房体积变小、变软,胀痛和触痛减轻、消失。超声表

现:腺体回声整体较均匀,间质与导管交错,呈高低回声交错的蜂窝样回声。

(二)增生期

增生期又称卵泡期。在卵泡分泌的雌激素的作用下,乳腺导管开始增生、延长、扩大,形成新的腺泡。导管周围的纤维组织变得柔软,并有组织水肿。超声表现:腺体整体回声较月经期稍增强、尚均匀,间质与导管的比例较月经期没有明显变化,可见不规则斑片状回声减低区或斑片状回声增强区;彩色多普勒血流显像可显示血管及血流稍增多。

(三)分泌期

分泌期又称黄体期。此期黄体分泌的孕激素在雌激素作用的基础上促使乳腺腺泡发育,产生少量含脂肪不多的分泌物,这些分泌物在导管和腺泡内潴留。周围结缔组织进一步增生、水肿,并可见到少量淋巴细胞浸润。临床表现为乳房体积增大、变硬、胀痛,尤其是经前几天。超声表现:腺体整体回声增强,间质与导管的比例失调,表现为中央区可见不均匀的高回声斑片融合或呈小片状低回声或低回声结节相互融合成大团块,与周围的输乳管相通;单侧或者双侧乳腺组织尚可见到不规则的乳管断面。彩色多普勒血流显像可显示血管及血流较增生期增多。

(陈　涛)

第四节　乳腺其他常见疾病的超声表现

一、乳腺纤维囊性病变

乳腺纤维囊性病变常称为纤维囊性乳腺病,又称乳腺增生,是乳腺超声检查中最常见的一类,其组织形态学改变复杂多样。乳腺增生症是妇女内分泌功能失调所致的乳腺上皮、间质增生和复旧不全引起的一组非炎症性、非肿瘤性疾病,乳腺腺泡、导管和间质表现为不同程度的增生及退行性改变。其病名繁多,国外文献多称之为乳腺纤维囊性病或乳腺囊性增生病。1981年,国际肿瘤组织学分类中启用乳腺结构不良症这一名称,并注明其与纤维性囊性乳腺病为同义词。2003年版WHO乳腺肿瘤组织学分类中回避了1981年版中的"纤维囊性乳腺病"及"乳腺结构不良"名称,希望在组织学分类中能够体现乳腺良性疾病与乳腺癌发生之间的联系,重点强调该疾病不同发展阶段的组织学改变形式及这些组织学改变与乳腺癌的关系。国内阚秀等推荐采用"乳腺增生症"这一名称,认为它既反映了该病的本质,符合基本的病理变化,同时也提示了与乳腺癌发生的某些关系,而且由于中国妇女乳腺增生症的囊肿出现率与欧美妇女相比极低,没有必要强调"囊肿"或"囊性"这一变化。因此,我们赞同使用"乳腺增生症"的命名。但是为方便国际交流,有必要逐步统一国内外病理学专家、临床医师及影像学医师对本病的认识。

乳腺增生症的病理变化形态复杂多样,同一病例中常常同时存在多种病理形态的增生。2003年版WHO乳腺肿瘤组织学分类中关于乳腺增生症的明显改变重点强调了这一组织学改变与乳腺癌的关系,认为无论乳腺增生分多少形态及亚型,均可归结为一般性增生和不典型增生。近年来,学者们纷纷提出乳腺增生症与乳腺癌之间关系密切,非典型增生与癌变率呈正相关。一般性增生表现为小叶数目增多及小叶内终末导管和腺泡数目增多,使小叶增大,甚至融合成块,腺管多而密,呈肿瘤状,小叶间质内纤维增生。乳腺囊性增生是以乳腺小叶、小导管及末端导管高度扩张形成的囊肿为特征,乳房内形成大小不等的囊肿,囊内可见浅黄色或棕色液体,继之囊肿形成,导管扩张,小叶间纤维组织增生。

(一)临床表现

乳腺纤维囊性增生是女性乳腺最常见的一类非肿瘤性、非炎症性疾病,包括了病因和临床经过均不相同的多种病变,常见于中青年妇女,临床表现主要是周期性的月经前乳腺胀痛、刺痛。乳腺疼痛是患者就诊的最常见原因之一,月经来潮后症状和体征可不同程度地缓解。纤维囊性增生主要累及乳腺终末导管小叶单元,是乳腺囊肿、导管上皮增生、乳头状瘤病、腺管型腺病和腺上皮细胞大汗腺化生 5 种病变的综合表现,导管上皮增生与乳头状瘤病、乳腺癌的关系较密切,应引起重视。

乳腺腺病是指以乳腺小叶腺泡增生为特征的一组疾病。腺病早期,表现为乳腺终末导管小叶数目增多或小叶内腺泡数目增多,小叶结构无显著改变。腺病晚期,间质纤维增生显著,同时有小叶内管泡数目增多,没有囊肿结构,称硬化性腺病。增生的腺管呈小囊腔状、裂隙状或内腔不明显的条索状,病变呈分叶状,肌上皮细胞不明显,与浸润性癌极难鉴别。乳腺腺病可单独发生,也可伴发乳腺纤维囊性增生。

(二)诊断要点

乳腺增生症的超声表现可有如下几点。

1. 灰阶

乳腺增生症的组织学改变复杂多样,其灰阶超声表现也呈现出复杂性和多样性。单纯增生型表现为双侧乳腺腺体组织增厚、变粗,回声强弱不一,小叶间纤维组织结构紊乱,轮廓不清,边界模糊,典型时乳腺组织可表现为"斑马"状、管状暗条回声,末梢导管横切则呈小囊状扩张,管道走行迂曲,呈弥散性分布。囊性增生型腺体内可见散在分布、大小不一、形态各异的0.5～2 cm的圆形或椭圆形低或无回声区,囊壁大多光整,偶有分隔带状回声,部分囊腔透声佳,部分囊腔内可见散在稀疏或致密的点状、絮状及团状的实性回声,探头加压时尚可见点状强回声漂浮,后壁回声多增强。囊肿之间的组织回声较强。部分扩张的导管或囊肿壁局限性增厚,向腔内隆起,或见实体呈乳头状突入腔内或实体充满腔内。实性肿块型可表现为腺体内有单个或多个低回声团块,形态可不规则,常呈三角形、条带状或分叶状,内部回声不均匀或欠均匀,边界清晰或欠清晰,无包膜,无伪足样向周围浸润,后方回声可稍增强。混合病变型表现为两种或两种以上病变同时存在,既有囊性,又有实性肿块或回声紊乱的增生性改变并存。

2. 彩色/能量多普勒超声

有关乳腺增生症的血供特征文献鲜有报道,彩色/能量多普勒超声在腺体内均无异常血流信号。

超声对乳腺增生症的诊断价值:目前对早期乳腺癌的临床诊断已有部分有效的方法,如乳腺 X 线钼靶摄片、彩色超声检查、乳腺导管造影及乳管镜检查等。但对乳腺不典型增生尚缺乏有效的检诊、监测手段,特别是乳腺增生症分类中实性肿块型与乳腺癌声像图存在一定交叉重叠现象,表现为低回声肿块,边界不规则,甚至可有角状突起。临床上应该注重对乳腺增生症临床表现与病理联系的研究,加强对可能存在癌前病变的高危人群的定期随访。超声是乳腺疾病随访和监测的重要手段之一,必要时可进行病理检验,并从组织学的角度总结各型的声像图特点。

二、乳腺炎性疾病

(一)临床表现

乳腺炎分急性乳腺炎和慢性乳腺炎两种。急性乳腺炎是乳腺的急性化脓性感染,在哺乳期较常见,尤其是初产妇。其主要致病菌是金黄色葡萄球菌。免疫力良好者,病变可以停留在轻度炎症或蜂窝织炎期,并可自行吸收;免疫力差者,感染扩散形成脓肿,甚至会出现脓毒血症。初期表现为乳腺胀痛、压痛,可扪及边界不清楚的肿块,以致产后妇女惧怕或拒绝哺乳,从而加重乳汁淤积,疼痛加剧,继而出现红、肿、热、痛及痛性肿块。若感染继续加重,局部组织会坏死、液化形成脓肿,同时可伴寒战、高热、白细胞计数增高等。浅表的脓肿波动感明显,可自行穿破皮肤,形成窦道。近年来,非哺乳期乳腺炎时发病率呈上升趋势。

(二)诊断要点

(1)急性乳腺炎在早期表现为蜂窝织炎时声像图无特异性。

(2)乳腺脓肿表现为皮肤红肿,不规则、无回声,局部加压和振动后检查可见其内漩涡状流动的点状回声是其特征,形态不规则,边缘模糊。脓腔单发或多发。脓腔内无血流信号,脓肿壁及周围可见血流信号。

(3)慢性乳腺脓肿常表现为不均质的肿块,中心伴有或不伴有小的液性暗区。BI-RADS评估为2类。部分临床症状不明显,慢性炎症过程导致肿块质硬,形态不规则,回声不均匀,边缘模糊,压痛不明显,容易误诊为乳腺癌。

(三)鉴别诊断

1.乳腺癌

乳腺癌通常以肿块为首要就诊原因,而慢性乳腺脓肿则有慢性炎症的病史,肿块内多数有细小的脓腔。对鉴别诊断困难者,建议穿刺活检以明确诊断。

2.乳腺囊肿

乳腺囊肿伴出血时肿块内表现为细弱回声,但囊肿边缘清楚,囊肿壁薄、囊壁光滑,而脓肿的壁厚、内壁不规则、边缘模糊。

三、非哺乳期乳腺炎

(一)病理及临床概要

非哺乳期乳腺炎是与哺乳期乳腺炎相对而言的一组成人乳腺炎性疾病,主要包括导管周围乳腺炎、乳腺导管扩张症、特发性肉芽肿性小叶乳腺炎等。近年来本病的发病率呈上升趋势,是仅次于乳腺癌的难诊治乳房疾病,确切的病因迄今尚未十分清楚。有学者认为乳腺导管阻塞和扩张是引起本病的重要原因之一,既往有哺乳期乳腺炎、乳头内陷或畸形、卵巢功能减退所致乳腺导管萎缩、外伤性脂肪坏死、细菌感染(尤其是厌氧菌的特殊感染)、自身免疫反应等可能是重要病因。由于多种因素导致乳腺分泌物在导管内淤滞,使正常时仅覆盖于导管开口处的鳞状上皮向扩张的乳管内壁延伸,其角化碎屑和脂质分泌物阻塞管腔,刺激管壁发生炎症反应,使管壁纤维组织增生,甚至破坏管壁进入间质,引起导管周围无菌性炎症反应,病变起始于乳晕区的大导管,随后累及中央导管。导管周围乳腺炎和导管扩张症的病理特征是大量的浆细胞浸润。特发性肉芽肿性小叶乳腺炎则为位于乳腺小叶的非干酪性肉芽肿,叶内有多种炎细胞浸润,以嗜中性白细胞为主,病变局部常有微脓肿。非哺乳期乳腺炎的发病原因难以确定,局部体征明显而全身症状轻,常被误诊为乳腺癌,治疗上往往经久不愈。目前的资料表明,导管周围乳腺炎与导管扩张症可能是两种独立的疾病,或同一种疾病在不同病理阶段的表现。导管周围乳腺炎的临床特征为伴有或不伴有肿块相关的乳晕旁炎症、乳晕周围脓肿、乳腺导管瘘,可有乳头排液和乳头凹陷。导管扩张症为乳晕下导管扩张、乳头溢液。导管周围乳腺炎的患者多为年轻女性,而导管扩张症的患者多为老年人。特发性肉症肿性小叶乳腺炎好发于生育年龄经产的妇女,病变多在乳晕区外的乳腺其他部位,均以乳腺肿块就诊,肿块质地硬韧,边界不清楚,部分病例同时伴有腋窝淋巴结肿大,乳头溢液并不常见,触诊和X线片上均易误诊为乳腺癌。

(二)检查方法

患者取平卧位或侧卧位,扫查时沿纵轴方向和横轴方向,采用上下左右、放射状和反放射状、有规律、连续性、拉网式扫查,以避免出现扫查死角或盲区。在全面扫查的基础上,重点在触及的肿块、疼痛部位、乳头下方和乳晕周围观察有无异常回声区,探头适当加压或抖动观察局部疼痛是否加重,异常回声内是否有流动感,此种现象是炎性肿块的超声征象。若为多个病灶,可通过连续追踪扫查看病灶间是否互相连通、是否为窦道或乳腺导管瘘形成,行彩色多普勒超声检查时,重点观察异常回声区及周围有无异常血流信号,同时观察腋窝有无肿大的淋巴结。

(三)超声临床检查所见

急性期:以实块型为主要表现(图5-1),急性炎症在超声图像上多表现为形态不规则、边界尚清楚的低回声区,内部血供丰富,多为Ⅱ～Ⅲ级,血管走行规则。动脉频谱呈低阻型,这是由于急性炎症时液体大量渗出致病灶区透声良好,炎性细胞浸润致使血管开放、扩张,通透性升高,回声减低,动脉扩张使阻力下降。

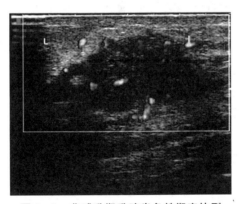

图5-1　非哺乳期乳腺炎急性期实块型

亚急性期:以混合型、脓肿型为主要表现,超声图像的特点为病灶中出现无回声区,边界较清楚,若有坏死组织时,其中可见飘浮或沉淀的光点、光团;若液化不全时,可见多个较小的暗区,血流信号位于无回声区的周边,动脉频谱多为低阻型。炎症伴坏死所致脓肿的脓液是极好的透声递质,因而呈无回声区,未液化区仍呈一般急性炎症的表现,超声图像较准确地反映了这一变化。

慢性期：以弥散型、溃疡窦道型为主要表现，慢性炎症特征性的超声图像为炎症病灶区弥漫不规则或呈条索窦道样改变，边界不清楚或尚清楚，形态、回声多样，强匀弱不均匀，掺杂成片，缺少实体感，无血流或仅能检出分布零星的直条状血流。慢性炎症在病理上虽有渗出，但以组织增生、修复为主，这使它在超声图像上的表现与恶性肿瘤的异常增生相比缺少占位感，缺乏血流，零星条状血流分布决定了动脉的低阻力。

三种类型的非哺乳期乳腺炎声像图表现如下。

1. 导管周围乳腺炎

(1)结节部位均在乳晕附近或凹陷的乳头边缘。

(2)早期不均质低回声结节边界欠清楚，如低回声结节演变成乳晕周围脓肿，则回声更低、有暗区，如形成乳腺导管瘘，则为不规则的管状低回声。

(3)早期结节内有丰富的点条状血流，如形成脓肿，则有暗区，无血流，如形成瘘道，则为管状低回声，边缘有少许点状血流。

(4)多普勒频谱低速低阻。

2. 乳腺导管扩张症

(1)早期的主要表现是单纯导管扩张，病变部位位于乳头或乳晕下区，或乳晕周围，导管内分泌物积聚引起局部导管迂曲扩张，扩张的导管>0.3 cm，粗细不均，长短不一，管壁尚光滑，呈"树枝"状或"蜂窝"状，内有少许弱回声光点。彩色多普勒血流显像显示，导管内无明显血流信号。

(2)当导管内聚集的分泌物侵蚀、穿破管壁，引起导管周围炎性细胞浸润和纤维组织增生时，单纯导管扩张演变成不均质低回声肿块，在乳晕区及其周围可见到形态不规则、界限不清、实质不均质的低回声肿块，肿块内可见星点状或短棒状血流信号，多普勒频谱血流阻力较低。

(3)当病变发展至脂肪坏死液化及小型化脓性肉芽肿形成，或合并细菌感染形成脓肿时，则主要表现为囊实混合型和囊性包块型改变，囊实混合型是实质性低回声包块内出现形态不规则的无回声区或小囊腔，以实性为主，实质部分内可见点条状血流信号。囊性包块型表现为形态大小不一、壁厚不均匀的囊性结构或类似于蜂窝状的结构，内有弱回声光点，周边有较丰富的点条状血流信号。

(4)同侧腋窝淋巴结可肿大。

3. 特发性肉芽肿性小叶乳腺炎

(1)病变多在乳晕区外的乳腺其他部位。

(2)病变形状不规则，在不同的临床分期分别呈片状、结节状和弥散状。

(3)病变边界欠清楚或者模糊，增生的结缔组织表现为周围的高回声。

(4)病变内为不均质低回声，肉芽肿相互融合，致小叶结构破坏，表现为片状低回声，病变中有囊状、管状结构的极低回声区，为小叶内融合坏死、液化的脓腔，表现为混合回声，有时可见细弱流动感，则可考虑为肉芽肿性乳腺炎。

(5)彩色多普勒血流显像显示，病变内坏死、液化的脓腔无血流信号，低回声和病变周围可见较多的点条状血流信号。

(6)同侧腋窝淋巴结可肿大。

(四)临床价值及鉴别诊断

非哺乳期乳腺炎声像图表现多样,在不同的临床分期中有不同的超声改变,超声动态观察具有明显的同病异像、同像异病的特点,在超声检查前应详细询问病史,了解病情。超声检出不均质异常低回声区,内有无血流显示的极低回声,探头加压疼痛抖动有流动感,则应考虑为非哺乳期乳腺炎。针对超声发现的病变特点,应注意与以下疾病鉴别,同时做好三类非哺乳期乳腺炎之间的鉴别。应该强调的是,非哺乳期乳腺炎的穿刺活检非常重要,诊断应从病理上鉴别和排除乳腺癌,并能为治疗方法的选择提供有力依据。

1. 与乳腺癌鉴别

非哺乳期乳腺炎(尤其是特发性肉芽肿性小叶乳腺炎)易被误诊为乳腺癌。

(1)肿块内部回声:前者内部有散在分布的管状液性暗区,常为多发灶,极少有微钙化;后者内部极少出现液性暗区,多为单发,约 50% 有微钙化。

(2)肿块边缘:前者边缘相对整齐,周围有 4～9 mm 较厚的低回声环;后者边缘毛糙、有毛刺、有伪足,少有高回声环,有也较薄,厚度仅为 2～4 mm。

(3)肿块内血流:前者多为边缘性血流,血管分布正常,走行自然规则,多为低阻力型;后者多为穿入性血流,具有分布杂乱、走行不规则、粗细不一的特点,多为高阻力型。

2. 与急性哺乳期乳腺炎鉴别

(1)临床特征:前者发生在非哺乳期,局部体征明显,也可有红、肿、热、痛,但相对后者要轻,全身症状不明显,通常发病原因难以确定;后者多发生在产后哺乳期,以初产妇多见,局部红、肿、热、痛,全身寒战、高热症状明显,通常由金黄色葡萄球菌引起。

(2)肿块内部回声:前者内部为不均质低回声,或有散在分布暗区的混合回声;后者为不均匀低回声夹杂有高回声反射,或脓肿液化呈大片无回声区。

(3)肿块边缘:前者边缘相对整齐,或周围有较厚的高回声环;后者边缘增厚、不整齐,有明显的厚壁。

3. 与积乳囊肿鉴别

非哺乳期乳腺炎声像图表现多样,而积乳囊肿的内容物为乳汁,因为存在时间不一和水分吸收程度不一,所以积乳囊肿超声表现很复杂。

(1)与哺乳期的关系:前者发生在非哺乳期;后者多见于哺乳期或哺乳后妇女。

(2)肿块内血流:前者有血流信号;后者无血流显示。

4. 三类非哺乳期乳腺炎之间的鉴别

导管周围乳腺炎、导管扩张症和特发性肉芽肿性小叶乳腺炎并非同一种疾病,治疗上并不完全相同。目前,国内对此 3 种疾病未做区分,均当作浆细胞性乳腺炎来治疗,这并不是合理的选择,因此,这 3 种疾病的相互鉴别对指导治疗非常重要(表 5 - 1)。

表 5 - 1　三种非哺乳期乳腺炎的特征比较

临床与超声	导管周围乳腺炎	导管扩张症	特发性肉芽肿性小叶乳腺炎
发病年龄	19～48 岁	42～85 岁	22～44 岁
可能病因	吸烟	老年性退化	自身免疫

续表

临床与超声	导管周围乳腺炎	导管扩张症	特发性肉芽肿性小叶乳腺炎
病变部位	乳晕旁	乳晕下导管	多在乳晕区外
病理特征	导管内皮鳞状化生细胞碎片	浆细胞浸润	非干酪性肉芽肿
声像图特征	乳晕处有低回声结节	导管扩张和囊实性肿块	低回声内有极低回声
预后	易复发	易复发	易复发

（王坤坤）

第五节 乳腺肿瘤疾病

一、乳腺良性上皮性肿瘤

乳腺良性上皮性肿瘤包括乳腺纤维腺瘤、良性叶状肿瘤、导管内乳头状瘤、乳腺脂肪瘤等。

(一)乳腺纤维腺瘤

1.临床表现

乳腺纤维腺瘤多见于青年女性,75%～85%为单发,15%～25%为多发。通常无自觉症状,肿块常常是唯一体征。肿瘤多呈卵圆形,也可呈浅分叶状,因有完整肿瘤包膜,故边界清楚,表面光滑,质地坚韧,与胸肌和皮肤均无粘连,活动度大。病程较久者由于间质致密胶原化而呈编织状,或发生玻璃样变和钙化,甚至骨化。纤维腺瘤的导管上皮可发生增生,但癌变机会极少。肿瘤生长速度较慢,月经周期对肿瘤的生长并无明显影响。

2.MRI 表现

纤维腺瘤的 MRI 表现通常与其组织成分有关。典型表现为圆形或卵圆形肿块,边缘多伴分叶,境界清晰,TW 呈均匀低或等信号,T_2W 依据瘤内细胞、纤维成分及水的含量不同而呈不同的信号强度,以均匀或不均匀高信号多见;细胞少、胶原纤维多及瘤体钙化者,T_2WI 呈低或等信号;细胞多或黏液性变者,T_2WI 呈高信号。动态增强扫描,典型表现为均匀或稍不均匀强化或由中心向外围扩散的离心样强化,部分表现为不均匀强化(图 5-2),梗死时呈环状强化,以纤维成分为主时,病变无明显强化。约 64% 的纤维腺瘤内可见胶原纤维形成的分隔,T_2WI 及 STIR 呈低或中等线样信号,增强不强化。大多数纤维腺瘤(80%)呈流入型曲线。少数可呈快速显著强化,流出型曲线,类似乳腺癌表现,需结合病变形态综合诊断。复杂纤维腺瘤可出现囊性变,发生率占纤维腺瘤的 2.9%。

3.鉴别诊断

(1)乳腺癌:典型乳腺癌与纤维腺瘤鉴别容易,但是有些不典型乳腺癌表现为境界清晰,甚至呈现出完整或部分晕征,与纤维腺瘤鉴别困难,多见于老年非特殊类型乳腺癌、黏液腺癌、髓样癌及乳头状癌等。鉴别时要综合考虑,乳腺癌的发病年龄偏大,肿瘤生长没有自限,与周围组织有粘连,肿块质地硬,形态不规则,常伴有皮肤橘皮样改变和乳头内陷并有淋巴结转移。X 线表现肿块呈高密度,边界多模糊有分叶,即使表现为晕征,多不完整,可伴微钙化及局部血管异常(增粗或增多)。纤维腺瘤发病年纪轻,肿块边界光滑,压迫周围脂肪出现透明晕,透明晕范围多数超过肿块边缘的 75%,全域数码式乳房摄影显示为中等均匀密度,如果伴有钙化,则多为粗大钙化,透过病灶有时可见血管及小梁结构,这种密度特点可与恶性肿瘤鉴别,因为恶性肿瘤的密度比腺体高,且不能透过病灶见到血管及小梁结构。乳腺癌 MRI 动态增强扫描,强化方式多由周边向中心渗透,呈向心样强化或不均匀强化,流出型曲线。

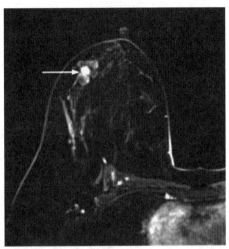

图示为 MRI 增强扫描,显示为多结节融合肿块,不均匀强化。

图 5-2　右乳外上纤维腺瘤(患者,女,35 岁)

(2)乳腺囊肿:乳腺纤维腺瘤及囊肿全域数码式乳房摄影均呈圆形、椭圆形等形态。有文献曾对囊肿及纤维腺瘤的 5 种特征进行了对比分析(包括形态、边缘、肿块密度、有无钙化、病灶数目),结果显示两者无明显的统计学差异。下列征象可提供鉴别:纤维腺瘤常有分叶,钙化多发生在肿瘤中央,呈粗大的结节状或形态不规则的钙化,多见于青年女性,呈多发、散在分布。乳腺囊肿钙化多位于周围,呈环状,多发于中老年女性,多发者常有相互融合的趋势。

(3)乳腺叶状肿瘤:巨大纤维腺瘤(尤其是伴分叶时)需与叶状肿瘤鉴别。叶状肿瘤临床少见,据统计占纤维腺瘤的 2%～3%。下列几点可供鉴别:临床持续生长或迅速长大、发病年龄大(40～50 岁)、体积往往较大、密度比纤维腺瘤高、超声显示圆形囊变或裂隙征多提示为叶状肿瘤。

(二)良性叶状肿瘤

1.临床表现

乳腺叶状肿瘤是发生于女性的一种少见疾病,一般较大且生长较快,分良性、交界性和恶性三种类型。良性叶状肿瘤是乳腺叶状肿瘤的良性型,好发于中老年妇女。良性叶状肿瘤由良性上皮成分和丰富的间质细胞构成。

2.MRI 表现

MRI 与 X 线摄影相比,对肿块边缘及内部结构的显示具有明显优势。叶状肿瘤内部信号多混杂不均匀,以长 T_1 及长 T_2 信号为主。肿瘤 T_2WI 及 T_2 压脂的信号强度、表观弥散系数值与肿瘤的组织分级有相关性,组织分化越差,信号强度越高,表现弥散系数值越小,其反映的是间质细胞形成的程度。裂隙征及多结节融合是叶状肿瘤 MRI 的重要特征,也是与纤维腺瘤的鉴别要点(图 5-3)。肿瘤边缘是否清晰及肿瘤内部的囊变程度是良、恶性叶状肿瘤鉴别的重要依据,因此 MRI 对良、恶性叶状肿瘤的鉴别诊断明显优于 X 线摄影。典型良性叶状肿瘤表现为肿块边缘清晰,有分叶,囊变程度较轻,囊变于压脂像多呈裂隙状高信号,增强扫描示肿块有略不均匀的强化,动态增强扫描曲线多为流入型。少数不典型的病例可伴明显的出血或积液,血液或积液可淤积于肿块周围,当肿块周围积血或积液较多时,与其内的实性肿块可能导致影像表现为类似囊内乳头状瘤或包被性乳头状癌的假像,一般叶状肿瘤较大,边缘伴分叶可帮助鉴别诊断。恶性或交界性叶状肿瘤多表现为边缘部分模糊,肿瘤内部由于囊变、出血、水肿及分隔等多种原因导致 T_2WI 及 T_2 压脂信号明显不均匀,伴低信号表现(由间质性细胞丰富所致)。增强扫描多呈明显的不均匀强化,动态增强扫描曲线多为平台型或流出型。有文献报道,当恶性叶状肿瘤扩散加权成像 b 值取 1000 s/mm 时,表观弥散系数值为 $(1.01\sim1.45)\times6^{-3}$ mm²/s,良性叶状肿瘤为 1.87×6^{-3} mm²/s 左右。

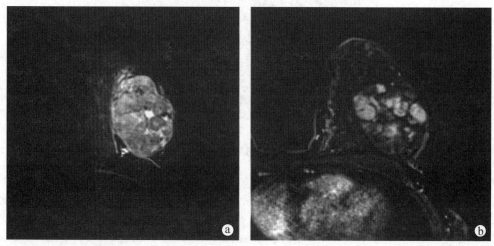

a. 为 MRI 压脂相,显示有不均匀的高信号肿块,内见裂隙状及小圆形高信号囊变区;b. 为 MRI 增强扫描,显示有不均匀强化,呈多结节融合表现。

图 5-3　左乳交界性叶状肿瘤(患者,女,39 岁)

3.鉴别诊断

(1)巨大纤维腺瘤:乳腺叶状肿瘤与巨大纤维腺的瘤临床体征及 X 线表现相近,且有文献报道两种病变可同时存在。以下几点有助于鉴别:①叶状肿瘤患者的年龄往往大于纤维腺瘤患者的;②叶状肿瘤生长较为迅速,尤其是长期稳定的乳腺肿块短时间内迅速增大为其特点,大多数纤维腺瘤起初生长较快,之后生长缓慢;③叶状肿瘤往往体积较大,大于 5 cm 的肿块应高度怀疑,而纤维腺瘤多为 2~3 cm;④多次手术原位复发的纤维腺瘤;⑤迅速增大的肿瘤导致皮肤变薄,静脉怒张,甚至局部皮肤溃烂和迁延不愈的创口;⑥MRI 及超声对鉴别诊断非常必要,囊变、延迟相(270 分钟)不均匀强化、裂隙征及大分叶多见于叶状肿瘤,纤维腺瘤囊变少见或不明显,延迟均匀强化,以浅分叶为主,超声不均匀回声乳腺叶状肿瘤比纤维腺瘤更常见,乳腺叶状肿瘤血供较丰富,多为Ⅱ、Ⅲ级,纤维腺瘤血供较少,多为 0、Ⅰ级。

(2)幼年性纤维腺瘤:通常发生于青春期,为重要的鉴别诊断依据,瘤体较大。病理显示间质细胞密度增加,且经常有上皮的高度增生,没有间质细胞的不典型性,几乎不见核分裂象及病理性核分裂象,大部分缺乏典型纤维腺瘤间质中常出现的黏液样背景,上皮排列的腺管分布均匀,没有明显的长裂隙及间质过度生长。

(三)导管内乳头状瘤

1. 临床表现

导管内乳头状瘤可分为单发性和多发性。单发性导管内乳头状瘤多数起源于较大的导管,多数患者仅有乳头溢液,无其他不适。乳头溢液可呈浆液性或血性,触诊常为阴性。当瘤体阻塞导管时,可产生疼痛和肿块,一旦积血排出,肿块也随之变小,疼痛缓解。剖开管腔可见导管内壁有带蒂的乳头状新生物突入腔内,蒂可细长,也可粗短,质脆,易出血。多发者常伴有纤维囊性增生。发生于大中导管的单发性乳头状瘤没有明显的癌变风险,多发者由于容易伴发导管上皮增生,常有癌变风险。临床上除超声检查外,还可以进行乳管镜、数字 X 线乳管造影等检查。

2. MRI 表现

无乳头溢液乳头状瘤的 MRI 常见表现为卵圆形或不规则肿块,其次为非肿块强化。肿块于 T_2 压脂多呈明显均匀或不均匀的高信号,动态增强扫描呈早期均匀,或不均匀强化,其中囊内乳头瘤呈现肿块环状强化伴囊内结节状强化的典型表现(图 5 - 4),动态增强曲线以流出型或平台型为主。非肿块样强化,影像表现与导管内癌类似,以段样不均匀强化为主要表现。周围或多发乳头状瘤,病理表现多为乳头状瘤病,常伴有乳腺增生、不典型增生、导管内癌、浸润性癌、硬化性腺病及放射性瘢痕等。病变大小与是否伴发恶性病变的可能性呈正相关,也是鉴别良、恶性肿瘤的独立因素。文献报道,小于 1 cm 的病灶,伴不典型增生或恶性的可能性很小,1～3 cm 病变,伴不典型增生的可能性大,大于 3 cm 提示病变恶性或伴导管内癌及浸润性癌的可能性大。MRI 的重要价值是确定病变的范围,也是乳头状瘤术后随访的首选检查方法。

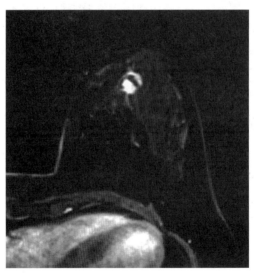

图示为 MRI 增强扫描,示部分环壁及壁内结节有强化。

图 5 - 4　左乳内下囊内乳头状瘤(患者,女,51 岁)

3. 鉴别诊断

以肿块表现的乳头状瘤,边缘多部分清晰、部分模糊,MRI 呈不均匀强化,超声呈不均匀低回声伴血流,需要与类似表现的乳腺癌鉴别,如乳头状癌、黏液腺癌、髓样癌及部分浸润性导管癌等。以非肿块表现的乳头状瘤应与导管内癌、部分浸润导管癌及乳腺增生等鉴别。

(四)乳腺脂肪瘤

1.临床表现

乳腺脂肪瘤是体表最常见的良性肿瘤,可以发生在有脂肪组织的任何结构中,但以体表及乳腺较多见。肿块多为卵圆形或圆形,质地柔软,边界清楚,生长缓慢,极少发生恶变。

2.MRI 表现

典型的乳腺脂肪瘤在 T_1WI 和 T_2WI 上均呈高信号,在脂肪抑制序列上呈低信号,边界清楚,有包膜,其内无正常的导管、腺体和血管结构,信号均匀,增强扫描后脂肪瘤无强化。

3.鉴别诊断

(1)不典型的乳腺脂肪性肿瘤及分化好的乳腺脂肪肉瘤:当乳腺脂肪瘤含脂肪成分低于75%、病灶大于10 cm、其内分隔厚度大于 2 mm 或呈结节状、MRI 显示明显强化、T_2压脂显示局灶性高信号或非脂性结节等征象时,提示可能为不典型的乳腺脂肪瘤或分化较好的乳腺脂肪肉瘤,应考虑行活检或外科手术。

(2)创伤后油性囊肿:顾名思义,创伤后油性囊肿多与外伤、手术及放射治疗有关,触诊示肿块或结节质地较硬,多与皮肤有粘连,除了见到以低密度为主的病变外,周围可见数量不等的纤维条索影,可伴有局部皮肤增厚,这一点有利于明确诊断。

(3)含腺体少的纤维腺脂肪瘤:纤维腺脂肪瘤又叫错构瘤,是乳腺内较为罕见的良性肿瘤之一,由残留的乳腺管胚芽及纤维脂肪异常发育而成。错构瘤质软,多数由大量的脂肪组织构成,含腺体较少的纤维腺脂肪瘤临床表现及 X 线表现均与乳腺脂肪瘤相似。错构瘤的特征是在密度减小的基础上出现中等密度影,表现如"水中之岛"。对不均匀的低密度乳腺脂肪瘤,应该加照局部点压片或病变切线位,排除病变周围重叠的组织,以确定病变内有无腺体组织。如果病变内部的密度不均匀,有中等密度的腺体组织,则为纤维腺脂肪瘤,若表现为均匀的低密度影,则为腺体间脂肪瘤。

二、乳腺癌

乳腺癌是来源于上皮组织的乳腺癌和来源于间叶组织的恶性肿瘤的总称。临床上最常见的病理类型是浸润性乳腺癌,包括非特殊型浸润性乳腺癌、浸润性小叶癌、黏液癌、髓样癌等。癌前病变包括导管原位癌和小叶原位癌等。其他病理类型少见,包括湿疹样乳腺癌、炎性乳腺癌等。乳腺间叶组织来源的恶性肿瘤包括恶性叶状肿瘤、乳腺淋巴瘤等。大多数浸润性乳腺癌具有典型的恶性肿瘤的临床表现和超声图像特征,但髓样癌、黏液癌、叶状肿瘤在早期阶段具有膨胀性生长的特性,超声图像类似良性肿瘤的图像特征,容易误诊。部分浸润性癌不具备典型的恶性征象,需要超声多模态(弹性成像,超声造影)和多种影像学检查(乳腺 X 线检查、乳腺 MRI、乳腺导管造影或乳管镜检查等)联合应用。当怀疑为乳腺癌时,需要进行穿刺活检和临床处理。

(一)临床表现

亚临床型乳腺癌(又称触摸不到的乳腺癌)无任何症状,触诊无异常发现,常在做乳腺数字X 线摄影或超声检查时发现肿块,肿块边缘不完整,有沙砂样钙化灶。部分是在患者更衣、洗澡或定期检查时发现肿块而就诊,少数患者因乳头有血性溢液而做细胞学检查或影像学检查,结果发现恶性征象,肿瘤侵及 Cooper 韧带时可出现皮肤凹陷,淋巴回流受阻可导致组织水肿,皮肤出现"橘皮样"改变。中央区乳腺癌可引起乳头内陷,触诊肿块常常质硬和边界不清楚,少数乳头旁肿块可挤压乳头,使其流出血性液体,肿瘤浸润 Cooper 韧带可形成皮肤凹陷征。当肿瘤浸润皮肤或胸壁肌层时,肿块与皮肤或胸壁固定,不易推动。患侧腋窝可扪及肿大的淋巴结。晚期可出现乳腺肿大、变形、疼痛,皮肤溃疡和坏死,患侧锁骨上淋巴结肿大。影像学检查发现肺、骨、肝或其他远处转移征象。

(二)影像学表现

1.超声诊断的要点

乳腺癌的病理类型很多,其声像图表现与病理类型相关。

(1)乳腺癌典型的共同的超声图像特征。①形态:肿块形态不规则。②方位:肿块长径与皮肤不平行(肿块纵径≥横径,纵横比≥1)。肿块方位不平行为乳腺癌的重要形态学特征。③边缘:乳腺癌边缘特征包括边缘模糊、毛刺、成角、细分叶、边缘强回声晕,是判断肿块恶性风险的重要指标。④内部回声:以脂肪为等回声,乳腺癌的肿块绝大多数是低回声或极低回声。当发生出血和坏死时,可表现为囊实复合性回声。⑤后方回声:乳腺癌后方回声多数表现为衰减。⑥钙化灶:在高频超声图像上,钙化灶可分为微钙化和粗钙化。肿块内微钙化提示为乳腺癌,有较强的特征性。典型的乳腺癌钙化灶表现为数目较多且相对集中,呈簇状分布,以砂砾样微钙化为主。粗钙化可见于纤维腺瘤、积乳囊肿后期。⑦皮肤和周围组织改变:乳腺癌淋巴管浸润可导致皮肤增厚,皮肤和皮下组织水肿,临床表现为橘皮征,乳腺癌浸润牵拉 Cooper 韧带可导致皮肤凹陷征,乳腺癌浸润周围组织,可导致浅筋膜浅层连续性中断,浸润乳腺后间隙可导致浅筋膜深层连续性中断。⑧肿块血流:良性肿瘤以无血流或少血流多见,乳腺癌血流丰富多见。典型的乳腺癌血流可表现为血管增粗和走行不规则,流速增高。彩色多普勒血流显像和频谱多普勒通常不作为乳腺癌独立的诊断指标。⑨淋巴结转移:典型的转移性淋巴结超声表现是淋巴结肿大,长/宽比值趋近于1,呈卵圆形或球形,淋巴门结构破坏或消失,皮质增厚,整个淋巴结呈低回声,门型血流消失,呈周围型血流信号。淋巴结转移是影响乳腺癌预后的决定性因素之一,转移数目越多,预后越差,转移部位越远,预后亦越差。乳腺癌引流区淋巴结包括腋下、中、上组,内乳淋巴结和锁骨上区。

乳腺癌远处转移主要发生在肺、骨和肝。肺转移主要依靠胸部 CT 发现,骨转移主要依靠核医学骨扫描发现。超声重点是观察肝脏、盆腔和锁骨上淋巴结有无转移。肝转移多表现为肝实质内有单发或者多发的低回声结节,结节大小不等,边界清楚,形态较规则,背景肝实质回声多正常,接受过化疗的患者肝实质回声多数表现为均匀增强。肝内门静脉和肝静脉血管无异常。盆腔转移表现为盆腔内子宫两侧出现不规则的实质性肿块。乳腺癌肺转移、胸膜转移、腹腔和盆腔转移后期均可能出现胸腔积液和(或)腹腔积液。

(2)不同病理类型的乳腺癌有不同的超声表现:导管原位癌(又称导管内癌)指癌细胞没有浸润超过基膜,包括多种病理类型,超声表现多种多样。部分导管原位癌在超声图像上表现为具有恶性征象的肿块,部分肿块表现为以密集点状强回声为主要特征的无肿块型或局部结构紊乱,部分肿块与扩张导管相通。髓样癌和黏液癌呈膨胀性生长,在肿瘤体积不大时,回声均匀,后方特征无变化或增强,超声图像与良性肿瘤特征相似,容易误诊为良性肿瘤。髓样癌可疑征象常常只有形态不规则和边缘模糊,体积增大时容易囊性变,黏液癌分单纯型和混合型,单纯型容易误诊为纤维腺瘤,部分回声不均匀,混合型具有部分可疑征象。

2.乳腺癌 MRI 表现

乳腺 MRI 是乳腺诊断重要的补充手段,尤其是随着保乳手术的广泛开展,MRI 对了解有无多灶、多中心及双乳癌等具有重要价值。

(1)平扫表现:MRI 平扫对乳腺癌诊断价值有限,因为多数乳腺癌于各扫描序列仅呈等信号或略高信号,如果不仔细观察,病灶容易被忽略,或者病灶与周围组织确实无信号的差异,尤其是以非肿块方式生长的乳腺癌。典型肿块型乳腺癌平扫表现为肿块不规则、边缘模糊,伴或不伴有毛刺(图 5-5);T_1WI 呈低或等信号;T_2WI 以略高混杂信号多见,部分呈等或低信号;当病灶合并出血时,T_1WI 及 T_2WI 均可见高信号;STR 压脂序列可以更好地显示病灶边界,多数表现为略高或等信号,周围伴少许点状、索状高信号影,为水肿所致。只有少数非特殊类型乳腺癌、黏液腺癌、囊内乳头状癌等,压脂序列呈明显高信号。边缘恶性特征不明显的肿块型乳腺癌,如果平扫各序列均呈等信号时,则漏诊可能性很大。非肿块型乳腺癌 T_1WI 及 T_2 WI 多呈等信号,与周围组织分界欠清楚,STR 压脂多数表现为不均匀的略高信号区域,可能提示病变存在,但平扫对病变确切范围的显示有限。因此,不管是肿块病变还是非肿块病变,增强扫描部是 MRI 用于乳腺诊断的必选项。

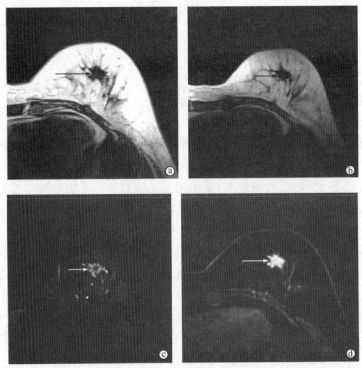

a～d 分别为 T_1WI、T_2WI 压脂及增强影像,显示为不规则肿块,边缘模糊并见毛刺,T_1WI 及 T_2WI 均呈低信号,压脂呈不均匀的略高信号,增强扫描呈不均匀强化。

图 5-5　左乳浸润性导管癌(患者,女,44 岁)

(2)增强扫描表现:乳腺增强扫描具有不可缺少的重要诊断价值,敏感度达 90%～100%。典型肿块型乳腺癌表现为不均匀或环状强化、边缘模糊、不规则,伴或不伴小分叶及毛刺,早期(1 分钟左右)迅速明显强化,早期强化率达 70%～100%。动态增强曲线多呈流出型,部分表现为平台型,个别为流入型。非肿块型乳腺癌生长及分化多不均衡,导致增强程度不一,强化形态多为不均匀或集簇状,分布特征多为线样或段样,增强曲线以平台为主,少数呈流出型或流入型。乳腺癌 MRI 增强扫描不仅对常见伴随征象(包括乳头凹陷、皮肤增厚、淋巴结肿大等)容易显示,而且对胸大肌及胸部其他组织的受累情况也能很好地显示,有助于明确乳腺癌分期(图 5-6)。同时,乳腺癌 MRI 增强扫描也能很好显示乳腺癌乳内转移情况,表现为除主癌灶外,双乳或单侧乳腺内多发境界清晰强化结节,随化疗的进程,与主病灶同时缩小、减少或消失。

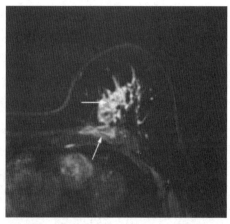

图为 MRI 增强扫描,示左乳内侧有不均匀的非肿块强化,并侵犯胸大肌,呈局灶不均匀强化。

图 5-6　左乳内上浸润性导管癌(患者,女,63 岁)

三、特殊类型乳腺癌

(一)髓样癌

1. 病理及临床概要

髓样癌是一种特殊类型的乳腺癌,其形态学特点为肿瘤边界清楚,瘤细胞分化程度低,呈大片块状分布,无腺管结构,缺乏间质,并伴有大量的淋巴细胞浸润。髓样癌占全部乳腺癌的 1%~7%,患者的平均年龄在 45~52 岁。髓样癌是乳腺癌中较好的组织学类型,被认为有相对较好的预后,10 年生存率在 50%~90%。髓样癌常见腋窝淋巴结转移,但通常数目少,局限于腋窝下组。即使已有腋窝淋巴结转移,其预后仍好于普通型浸润性导管癌。髓样癌肿瘤中位大小为 2~2.9 cm。与乳腺癌常见类型相比,髓样癌在乳房各象限的分布无统计学差异,同时或异时双侧乳腺原发的髓样癌较为罕见。因为髓样癌患者的年龄往往较轻,肿瘤质地较软,并有明确的边界,所以临床及影像学检查均易与纤维腺瘤相混淆。

2. 影像学表现

(1)超声表现:具体如下。

1)灰阶超声表现:具体如下。①肿块大小:肿块中位大小为 2~2.9 cm。②肿块形态:大多数肿块呈椭圆形,少数呈圆形或不规则形。③肿块边缘:大多数肿块边缘光整,肿瘤呈膨胀性生长,会挤压周围组织形成假包膜;少数肿块边缘模糊,肿瘤边缘部分区域癌细胞向周围组织扩散;部分肿块边缘呈微小分叶,这是由于肿瘤生长速度不完全一致而形成的边缘改变所致。④肿块内部回声:内部回声分布不均匀,在致密的低回声中常可见无回声。这是由髓样癌中癌细胞聚积较紧密,缺乏间质,癌巢中部常有出血、坏死和(或)发生囊性变所致。钙化灶少见。⑤肿块后方回声:大部分肿块后方回声增强。这是由髓样癌癌细胞极其丰富,间质少,声衰减少,再加上出血、坏死灶的形成,并发生囊性变所致。⑥淋巴结:可出现同侧腋窝淋巴结肿大。

2)彩色多普勒超声表现:肿块血流信号以Ⅱ级多见,肿块内部血管大都走行不规则,粗细不一(图5-7)。

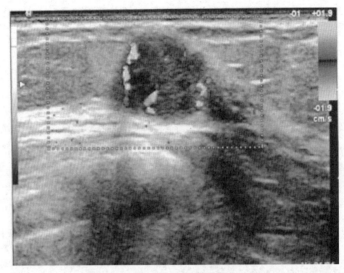

图5-7　髓样癌彩色多普勒超声图

3)超声弹性成像:超声弹性成像评分以3分多见,假阴性率较高。

4)临床意义与鉴别诊断:髓样癌在病理巨检上多以边界清晰改变常见,又称实质性边界清晰癌,在影像表现上常易与发生在年轻妇女中的良性肿瘤——纤维腺瘤混淆。有些学者认为,从乳腺X线检查得出髓样癌的诊断是不可靠的,仅有17%的髓样癌通过进行乳腺X线检查被发现。超声检查在灰阶超声及彩色多普勒超声方面具有一定的特异性,阳性率较高。而超声弹性成像假阴性率较高,主要原因在于髓样癌中瘤细胞占2/3以上,间质成分少,且多有出血、坏死,部分肿瘤还可发生囊性变,因此髓样癌质地较软,致使弹性成像评分偏低而漏诊。

髓样癌与纤维腺瘤的超声鉴别要点如下。①发病年龄:髓样癌患者的平均年龄在45~52岁;而纤维腺瘤最常发生于育龄期妇女,尤其是30岁以下妇女。②肿块边缘。边缘光整:大多数髓样癌边缘光整,肿块呈膨胀性生长,挤压周围组织,形成假包膜,但假包膜具有粗细不一的特点;而大多数纤维腺瘤可见纤细、光滑、均匀的包膜回声。边缘不光整:部分髓样癌由于肿瘤生长速度不完全一致,形成了微小分叶状边缘改变,少数髓样癌部分区域癌细胞向周围组织扩散,出现边缘模糊;而大多数纤维腺瘤边缘光整。③无回声:髓样癌内部回声分布不均匀,在致密的低回声中常可见无回声。这是由髓样癌中癌细胞呈大片块状分布,聚积较紧实,常有出血,癌巢中部常见大片坏死,部分肿瘤还可发生囊性变,形成癌性囊腔所致;而乳腺纤维腺瘤内部回声分布多较均匀,较少出现无回声。④血流信号:髓样癌血流信号以Ⅱ级多见;而纤维腺瘤血流信号以0、Ⅰ级多见。髓样癌肿块内部血管大都走行不规则,粗细不一;而纤维腺瘤肿块内部血管大都走行自然、规则。⑤淋巴结:髓样癌可出现同侧腋窝淋巴结肿大;而纤维腺瘤无腋窝淋巴结肿大。

　　(2)MRI 表现:乳腺髓样癌的典型表现为边缘清晰伴分叶状肿块,T_1WI 呈低信号,T_2WI 多呈明显高信号,内部信号比较均匀,无明显的低信号分隔,呈现均匀或不均匀强化及周边环状强化,动态增强曲线呈平台型或流出型。

　　鉴别诊断要点如下。

　　1)黏液腺癌:黏液腺癌全域数码式乳房摄影呈类似髓样癌表现,年龄因素是两者鉴别的关键要素。黏液腺癌常见于绝经后老年妇女,而髓样癌以中年女性多见。

　　2)叶状肿瘤:叶状肿瘤瘤体较大,边界清晰,超声表现为不均质的低回声肿块,内可见囊性变,这些征象均需要与髓样癌的征象鉴别。叶状肿瘤可呈短期内快速生长的特点,分叶较髓样癌明显。

(二)黏液癌

1.病理及临床概要

　　黏液癌又称黏液样癌或胶样癌,是乳腺癌中的罕见类型。其特征是细胞外含有大量黏液,而细胞内不含黏液。产生黏液的细胞小、大小均匀,排列成簇状漂浮在黏液中。黏液癌包括单纯型和混合型两种类型。单纯型黏液癌的主要成分是黏液。当肿瘤成分中存在着另一种癌成分时(大多是浸润性导管癌)即为混合型黏液癌。单纯型黏液癌占全部乳腺癌的 2%。黏液癌的一个重要特征是通常发生在绝经期妇女,多见于 55 岁以上的患者,比常见的浸润性导管癌患者年龄大。单纯型黏液癌很少出现局部复发和远处复发,5 年生存率几乎为 100%,10 年生存率为 80%~100%。混合型黏液癌的预后较差,淋巴结转移率也较单纯型黏液癌更高。单纯型黏液癌也可出现迟发性远处转移。黏液癌肿瘤直径变化较大,为 1~20 cm。黏液癌无特殊的好发部位,乳房各象限无差异;通常表现为可触及的肿块。单纯型黏液癌质地较软,活动性好。黏液癌的影像学特征与乳腺良性病变的相似,常表现为边界清晰的分叶状肿块影。黏液癌细胞外黏液越多,其影像学表现越趋向良性。体积小的黏液癌肿块分叶更明显。

2.影像学表现

　　(1)超声表现:具体如下。

　　1)单纯型黏液癌灰阶超声表现:具体如下。①肿块大小:肿块直径变化较大,自 1 cm 至 20 cm 不等。②肿块形态:大多数肿块呈椭圆形,少数呈不规则形。③肿块边缘:大多数肿块边缘光整,癌巢周边被推挤的纤维结缔组织包裹形成假包膜。少数肿块边缘模糊,因为肿瘤边缘部分区域癌细胞向周围组织扩散。部分肿块呈微小分叶状边缘改变,这是由于肿瘤生长速度不完全一致而形成的边缘改变所致。④肿块内部回声:内部回声分布不均匀,无回声与低回声交错排列(图 5-8),低回声常呈多岛状。肿块内部回声与黏液湖范围及肿瘤细胞的多少密切相关。钙化灶少见。⑤肿块后方回声:大部分肿块后方回声增强,这是因为单纯型黏液癌的主要成分是黏液。⑥淋巴结:可出现同侧腋窝淋巴结肿大。

　　2)混合型黏液癌灰阶超声表现:具体如下。①肿块大小:肿块直径变化较大,自 1 至 20 cm 不等。②肿块形态:最多见的形态为不规则形,部分肿块呈非平行位。③肿块边缘:大部分肿块边缘不光整,可出现模糊、成角、微小的分叶或毛刺。④肿块内部回声:肿块内部呈低回声,分布不均匀。组织出血、坏死和(或)发生囊性变时可出现无回声。部分肿块可见微钙化灶,呈沙砾状或簇状分布。⑤肿块后方回声:肿块后方回声可表现为衰减、不衰减、增强及侧方声影等几种形式。这主要是由肿块内的组织结构、声阻抗差和组织对声波吸收的程度不同所致。

当细胞恶变过程中产生的胶原纤维组织＞75％时,表现出明显的回声衰减;反之,不衰减。癌组织出血、坏死和(或)发生囊性变时,后方回声增强。侧方声影是由于肿块边界产生的多界面的递质与声波穿过时产生的折射效应和散射效应。⑥淋巴结:可出现同侧腋窝淋巴结肿大。

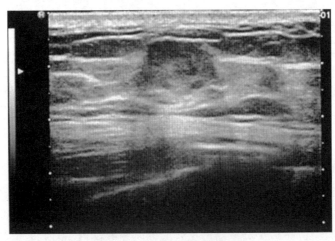

图 5-8　黏液癌灰阶超声图

3)彩色多普勒超声表现:肿块血流信号以Ⅱ级多见,肿块内部血管大都走行不规则,粗细不一。

4)超声弹性成像表现:超声弹性成像评分以 3 分和 4 分多见,假阴性率较高。

5)临床意义及鉴别诊断:单纯型黏液癌黏液含量高,黏液湖可使癌细胞不直接接触周围间质而起到屏障作用,阻止癌细胞扩散,肿瘤生长缓慢,质地较软,再加上胶冻样物有一定的张力,可压迫肿瘤组织向周围膨胀,使肿瘤边界比较清晰,临床及影像学检查均易与纤维腺瘤相混淆。超声检查在灰阶超声及彩色多普勒超声方面具有一定的特异性,阳性率较高。而超声弹性成像假阴性率较高,主要由肿瘤中存在大量的细胞外黏液,使黏液癌质地较软所致。

单纯型黏液癌与纤维腺瘤的超声鉴别要点如下。①发病年龄:单纯型黏液癌通常发生在绝经期妇女,多见于 55 岁以上的患者;而纤维腺瘤大多数发生在育龄期妇女,尤其是 30 岁以下的妇女。②肿块边缘。边缘光整:大多数单纯型黏液癌边缘光整,癌巢周边被推挤的纤维结缔组织形成假包膜,粗细不一;而大多数纤维腺瘤可见纤细、光滑、均匀的包膜回声。边缘不光整:部分单纯型黏液癌由于肿瘤生长速度不完全一致,形成了微小分叶状边缘改变,少数单纯型黏液癌部分区域癌细胞向周围组织扩散,出现边缘模糊;而纤维腺瘤无此改变。③内部回声:单纯型黏液癌内部回声分布不均匀,无回声与低回声交错排列,这与黏液湖的范围及肿瘤细胞的多少密切相关;而大多数纤维腺瘤内部回声分布均匀,较少出现无回声。④血流信号:单纯型黏液癌的血流信号以Ⅱ级多见;而纤维腺瘤的血流信号以 0、Ⅰ级多见。单纯型黏液癌的内部血管大都走行不规则,粗细不一;而纤维腺瘤的内部血管大都走行自然、规则。⑤淋巴结:单纯型黏液癌可出现同侧腋窝淋巴结肿大;而纤维腺瘤无腋窝淋巴结肿大。

混合型黏液癌在肿瘤成分中同时存在着黏液癌和浸润性导管癌。镜下细胞外黏液量减少,癌细胞和纤维间质有不同比例的增多,形成明显的浸润性生长,发生淋巴结转移的可能性及预后与浸润性导管癌无明显区别。声像图表现同浸润性导管癌,容易与乳腺良性病变鉴别。

(2)MRI 表现:单纯型黏液癌 MRI 典型表现为边界清楚的肿块,T_1WI 根据黏液中所含成分不同,表现为不同程度的低或等信号。不管是单纯型黏液癌,还是混合型黏液癌,T_2WI及T_2WI压脂序列均呈明显的高信号,且其信号强度多高于血管,少数肿块内可见分隔(图5-9a)。如果高信号内伴有等或低信号,提示有混合型黏液癌的可能。增强扫描多呈轻到中等程度的环形或不均匀强化,内部分隔强化为其重要特征(分隔为富血管的纤维间隔)(图5-9b),有助于和黏液变的纤维腺瘤鉴别,少数肿瘤可无明显强化。动态增强曲线多为流入型,呈早期强化者多提示混合型或细胞丰富的黏液癌的表观弥散系数。扩散加权成像对黏液癌具有重要的诊断参考价值,其表观弥散系数值明显高于多数良性肿瘤。即使预后较好的单纯型黏液癌,肿块周围也可伴广泛的导管内癌成分,发生率约为17%,因此当采用保乳治疗时,导管内癌成分的术前诊断非常重要。MRI比X线及超声检查对导管内癌成分的显示具有更高的敏感性(55%~94%),增强扫描表现为肿块周围线状、导管状、段样或区域分布的非肿块样强化。

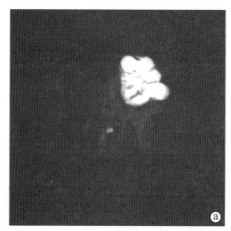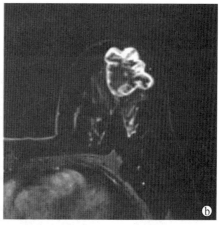

a.为MRI压脂序列图像,示高信号肿块,边界清晰伴分叶,内见低信号分隔。b.为MRI增强扫描图像,示环状强化,并见分隔强化。

图5-9　左乳黏液腺癌(患者,女,44岁)

鉴别诊断要点如下。

1)乳头状癌:乳头状癌多见于老年人,临床表现及全域数码式乳房摄影表现与黏液癌类似,两者鉴别比较困难。黏液癌含有较多黏液成分,T_2WI压脂序列示明显高信号及表观弥散系数值高于良性肿瘤可提供重要的诊断价值。超声及MRI可显示囊内乳头状癌的壁结节,有助于定性诊断。

2)乳腺转移癌:多见于老年女性,如果表现为单发的乳腺肿块,应注意与黏液癌鉴别。两者全域数码式乳房摄影均可表现为肿块边界清晰,但黏液癌伴微钙化的概率较转移癌高,MRI及超声显示黏液成分的存在对鉴别诊断非常重要,原发癌病史也是重要的诊断依据。

(四)炎症样癌

1.病理及临床概要

炎症样癌是指具有明显临床表现的一类特殊乳腺癌,由于原有浸润性癌引起淋巴管阻塞,而导致绝大多数病例的真皮淋巴管内有明显的癌细胞浸润。组织学上,炎症样癌并无特殊的形态学特点,多表现为组织学Ⅲ级的非特殊型导管癌特征。炎症样癌属于晚期乳腺癌。原发性乳腺癌中炎症样癌的发病率为1%~10%。炎症样癌的发病年龄与非特殊型导管癌和其他乳腺癌类似。在采用全身性系统治疗前，炎症样癌的预后非常差，即使行乳房切除术，5 年生存率仍然在 5％以下。采用全身性系统治疗后，可使 5 年生存率提高到 25％～50％。其临床特点为乳房迅速增大，至少有 1/3 的乳房皮肤受累，变为红色，甚至紫色，皮肤水肿、变厚，呈橘皮样变，可伴有酒窝征，皮温升高而且在硬化皮肤的边缘可触及隆起。炎症样癌还可有其他特征，包括散在的红斑、胸壁小结节、乳房疼痛和淤斑；50％的患者乳腺不能触及明显肿块。患侧腋窝通常可扪及质硬的淋巴结。炎症样癌临床及影像学检查均容易与急性乳腺炎混淆，这两种性质截然不同的疾病的误诊率可高达 50％以上。

2.影像学表现

（1）超声表现：具体如下。

1）灰阶超声表现：具体如下。①皮肤、皮下淋巴管：患侧皮肤层增厚＞3 mm；皮下淋巴管扩张（图 5-10），部分病例可观察到扩张淋巴管内的癌栓，呈高回声结节。②肿块形态：最多见的形态为不规则形，部分肿块呈非平行位。③肿块边缘：大部分肿块边缘不光整，可出现模糊、成角、微小的分叶或毛刺。④肿块内部回声：肿块内部呈低回声，分布不均匀。组织出血、坏死和（或）发生囊性变时可出现无回声。可见沙砾状或簇状分布的微钙化灶。⑤肿块后方回声：肿块后方回声可表现为衰减、不衰减、增强及侧方声影等几种形式。这主要是由肿块内的组织结构、声阻抗差和组织对声波吸收的程度不同所致。⑥淋巴结：常见同侧腋窝淋巴结肿大。

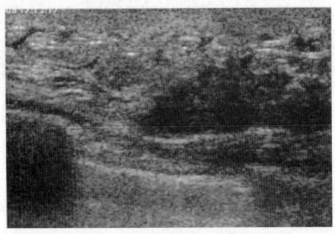

图 5-10　炎症样癌灰阶超声图

2）彩色多普勒超声表现：血流信号异常丰富，呈"火海征"，彩色多普勒超声示血流信号Ⅲ级。肿块内部血管大都走行不规则，粗细不一。血流速度和阻力指数显著增高。

3）超声弹性成像：超声弹性成像评分以 4 分和 5 分多见。

4）临床意义与鉴别诊断：炎症样癌的临床表现酷似急性乳腺炎的临床表现，这两种性质截然不同的疾病误诊率高达 50％以上，以往仅能依靠穿刺细胞学检查或切取病理组织才能明确诊断。超声检查在灰阶超声、彩色多普勒超声及超声弹性成像方面均有较强的特异性，诊断炎症样癌的阳性率较高。

炎症样癌系局部晚期乳腺癌中预后最差的一类，是否能进行手术治疗，需要在确定皮肤淋巴管是否受到侵犯后才能决定。彩超检查可显示皮下淋巴管是否扩张及有无癌栓形成，对治疗方案的选择具有重要意义。

炎症样癌与急性乳腺炎的超声鉴别要点如下。①皮下淋巴管扩张:皮下淋巴管扩张是诊断炎症样癌的可靠依据,这主要是由癌肿侵及皮下淋巴管,使淋巴管回流发生障碍,乳腺皮下淋巴组织液淤积所致;急性乳腺炎未见皮下淋巴管扩张。②肿块大小比值:超声测得的肿块大小较临床上触及的肿块小,这是诊断炎症样癌的另一可靠依据,因为触诊所及肿块的大小往往包括癌肿周围的水肿、炎性浸润及纤维化部分;一般急性乳腺炎超声测值与临床触诊的大小基本相符。③彩色多普勒超声比较:炎症样癌和急性乳腺炎均具有血流丰富、高速及高阻的特点,但仔细观察仍可发现两者间的差异,这可能与病理生理学机制有关。乳腺癌可分泌一种"肿瘤血管生成因子",它可使肿瘤部位形成丰富的血管网。癌血管排列不规则,壁薄,分支不规则,会形成袋状盲端及动静脉瘘。因此,乳腺癌肿块内部血管大都具有走行不规则、粗细不一的特点;乳腺炎可刺激细胞释放组胺,它作用于微循环的 H_1 受体,可引起血管扩张,使原来闭合的毛细血管床开放,血供增加。因此,急性乳腺炎肿块内部血管具有走行规则、自然的特点。因为炎症样癌兼具乳腺癌和急性乳腺炎的双重病理生理学特征,所以才会出现异常丰富的血流信号"火海征"及显著增高的血流速度和阻力指数,这正是诊断炎症样癌的重要指标。

(2)MRI 表现:炎症样癌又称弥漫性乳腺癌,肿瘤弥漫分布可累及乳腺的大部分或全部。MRI 不仅对新辅助化疗后随访具有重要价值,而且对肿瘤范围及多灶、多中心的显示,也是最敏感而准确的检查方法,尤其是对隐性炎症样癌。MRI 的常见表现为弥漫非肿块不均匀强化,部分呈类结节状表现,时间-信号曲线多为流出型。病灶分布密集度多不均衡,密集度高的区域,应是考虑肿瘤活检的部位,以保证更高的阳性率 T_2WI 及 STIR 显示皮肤、皮下及胸大肌内和周围广泛明显高信号,甚至延及对侧乳腺,为炎症样癌的重要特征;皮肤累及超过 1/3 及皮肤、皮下点条状强化也是炎症样癌的诊断要点。

鉴别诊断要点如下。

1)局部进展期乳腺癌:局部进展期乳腺癌 T4b 期代表肿瘤累及皮肤,表现为皮肤水肿、橘皮样变、炎症、发红、溃疡及皮肤的卫星结节,需要与炎症样癌鉴别。T4b 期乳腺癌累及多为局部皮肤,呈局限性,一般限于乳内肿瘤附近皮肤。而炎症样癌累及范围广泛,明显超出乳内病灶范围,甚至全乳皮肤受侵犯。

2)急性乳腺炎:炎症样癌与急性乳腺炎的临床表现相似,尤其是发生于妊娠期及哺乳期时更易混淆,从而延误诊断。鉴别要点如下。①病程:急性乳腺炎病程短,可短期内化脓,抗感染治疗有效,预后好,无远处转移;炎症样癌病情凶险,抗炎治疗无效,预后差,可有远处器官的转移。②淋巴结改变:急性乳腺炎腋下淋巴结相对柔软,与周围组织无粘连,推之活动性好;炎症样癌腋下淋巴结质硬,与皮肤及周围组织粘连,用手推之不活动。③肿块穿刺:急性乳腺炎为脓液和坏死组织,涂片可见炎性细胞;炎症样癌肿块内为"鱼肉样"颗粒,可找到癌细胞。④影像表现:急性乳腺炎皮肤增厚、皮下水肿范围小;炎症样癌的受累范围及程度十分明显。影像检查显示乳腺实质内典型的恶性病灶是鉴别要点。急性乳腺炎腋窝淋巴结肿大的程度不及炎症样癌腋窝淋巴结肿大的程度(包括局限皮质增厚、淋巴结大小、淋巴门消失或受压程度等)。

3)变应性肉芽肿血管炎:是一种非常罕见的综合征,其特征为哮喘、肺部病变、外周血嗜酸性粒细胞增多及坏死性血管炎,发病原因尚不清楚,多数学者认为它是一种免疫过敏性疾病。其在病理上有 3 个重要特征:血管炎、嗜酸性粒细胞浸润及血管外肉芽肿形成。肺是最常受累的器官,可同时累及皮肤及神经系统。70% 的患者的肺部有异常表现,表现为片状实变,以外围分布突出,多伴淋巴结肿大,累及乳腺者罕见。X线表现为乳腺实质弥漫密度增高伴皮肤增厚。激素治疗效果显著。

4)乳腺恶性淋巴瘤:原发性乳腺恶性淋巴瘤少见,占乳腺全部肿瘤的0.1%～0.5%,以肿块为主要表现,少数淋巴瘤表现为乳腺弥漫肿大,类似炎性乳腺癌。

5)转移性乳腺癌:少见,血行转移多表现为边界清晰的双乳或单乳多发肿块,而淋巴途径转移者,则表现为乳腺皮肤弥漫增厚,呈"橘皮样"改变,与炎症样癌相似。

6)心肾病变、低蛋白血症及放疗后等所致水肿:先天性心脏病、肾病综合征、低蛋白血症及放疗后,均可导致乳腺弥漫水肿、皮肤增厚,需要与炎症样癌鉴别。病史是鉴别的要点,且心肾疾病及低蛋白血症导致的乳腺水肿多为双侧发生;放疗后导致的水肿可持续较长时间,程度逐渐减轻,少数可持续2年以上。

(五)隐性乳腺癌

1.病理及临床概要

隐性乳腺癌是指以腋窝淋巴结转移为首发症状,而乳房触诊或影像学检查却检测不到原发灶存在的乳腺癌。隐性乳腺癌占全部乳腺癌的0.3%～1.0%,发病年龄多在40～60岁。一般认为,隐性乳腺癌比有乳腺肿块并腋窝淋巴结转移的乳腺癌预后要好,多数报道5年存活率在70%左右。患者因发现腋窝肿块前来就诊。临床触诊可见淋巴结肿大,呈单发或多发,或相互粘连、固定,质地硬。淋巴结在累及腋部神经时可有疼痛;若压迫腋静脉,则患肢可有水肿。乳房切除后,乳腺隐匿灶的病理检出率为45%～100%,多大于50%。乳腺查不出肿块。其可能是由乳房肥胖、瘤体微小、位置较深或癌灶呈片状生长等所致,故男性隐性乳腺癌极为少见。隐性乳腺癌的乳腺原发瘤大小仅镜下可见至直径0.5 cm,多小于1.0 cm。而腋窝及远处转移瘤一般直径为2.0～5.0 cm。此种原发瘤小而转移瘤大的现象可能是两者的差异性生长所致。从理论上讲,原发瘤的抗原性强者,能引起机体强有力的免疫反应,该免疫反应控制了原发灶的生长,而控制不住转移灶的生长。这可能与癌瘤的抗原性在转移癌内发生了改变有关。因此,由原发瘤唤起的免疫反应,对转移瘤不起作用。

2.影像学表现

(1)超声表现:具体如下。

1)灰阶超声表现:具体如下。①腋窝淋巴结大小:腋窝淋巴结的直径为2.0～5.0 cm。②淋巴结形态:淋巴结形态异常,常表现为椭圆形、圆形或不规则形,短径增大,长径/短径<2。③淋巴结边缘:大多数淋巴结转移癌边缘光整,有纤细、光滑的被膜回声。少部分淋巴结转移癌边缘不光整,提示肿瘤向被膜外浸润,此时肿瘤治疗后局部复发和远处转移的概率增大。④淋巴结内部回声:部分淋巴结皮质非均匀性增宽,最厚处的厚度至少为最薄处的两倍,皮质局部可向外突出大于2 mm;部分淋巴结髓质回声消失,淋巴结内部回声减低,分布不均匀。这种回声改变是由淋巴结内大量异型的癌细胞呈集团状、片状浸润所致。部分淋巴结内部有液化或钙化。⑤淋巴结门:淋巴结转移癌早期可显示淋巴结门,当癌细胞弥漫性浸润淋巴结时,髓质常移位至淋巴结边缘或消失而导致超声难以辨认淋巴结门,故淋巴结门存在与否是良、恶性淋巴结的重要区别之一。⑥中晚期时淋巴结多融合。

2)彩色多普勒超声表现:淋巴结转移癌血流信号丰富,以周边型血流分布为主,门部血流显示率偏低,血管大都走行不规则,粗细不一(图5-11)。

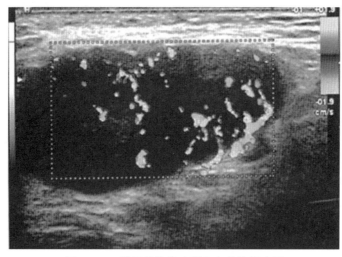

图 5-11 淋巴结转移癌彩色多普勒超声图

3）超声弹性成像：超声弹性成像评分以 4 分和 5 分多见。

4）临床意义及鉴别诊断：在腋窝淋巴结肿大的病例中，多数为良性病变，良性病变占76％。当触诊见淋巴结肿大且质硬、无痛、位置固定，超声检查见淋巴结形态异常、淋巴结门偏移、髓质回声消失、血流信号丰富、血管走行紊乱时，要考虑为恶性病变的可能。在恶性病变中，可由原发肿瘤与转移肿瘤两种原因引起。但在女性患者中，发生于腋窝淋巴结的恶性病变以乳腺癌转移多见。腋窝淋巴结转移癌在无任何原发灶征象的女性患者中，绝大多数原发灶位于乳腺的结论得到了公认。部分隐性乳腺癌检不出原发灶，一般认为多由癌灶过小、病检遗漏所致。此外，若术前应用化疗，可能有少数敏感病例的癌细胞会明显变性，在病理切片上不易辨认。此时即使病理检查已确诊为隐性乳腺癌，仍应按乳腺癌的治疗原则处理。

（2）MRI 表现：MRI 对全域数码式乳房摄影、超声及临床隐匿性乳腺癌具有重要的辅助诊断价值，鉴于 MRI 的高敏感性，可发现 36％～86％的可疑病灶。对临床或全域数码式乳房摄影及超声均未发现乳腺内病灶，而腋部淋巴结呈现转移者，应行 MRI 平扫及增强扫描（尤其是增强扫描不可缺少）。多数 X 线阴性、临床扪不到肿块的浸润性乳腺癌，能够在 MRI 上有所表现，而且 57％表现为非肿块，其中微小乳腺癌占 63％，表现为线状、点状、不均匀或混合存在的增强病灶，动态增强扫描曲线多呈平台型。

鉴别诊断：隐匿性乳腺癌的首发症状为腋窝淋巴结肿大，能够导致腋窝淋巴结肿大的原因除了隐匿性乳腺癌外，常见的原因还有乳腺以外的身体其他部位原发性癌转移到腋窝淋巴结、腋窝淋巴结结核、腋窝淋巴结炎症及腋窝恶性淋巴瘤等。

（六）双侧乳腺原发癌

1.病理及临床概要

双侧乳腺原发癌是指双侧乳腺同时或非同时发生的原发性癌。虽然所报道的时间间隔有差异，但通常认为同时性双侧乳腺原发癌是指在一侧原发癌被发现 3 个月内另一侧乳腺新发现的乳腺癌。异时性双侧乳腺癌是指发生间隔大于 3 个月的双侧乳腺癌。然而，从流行病学的角度而言，以 12 个月为界似乎很合理。双侧乳腺原发癌国外报道的发生率为 5％～15％，国内报道的发生率为 1.7％～6％。这种差异的原因是由于国内主要靠临床触诊发现，而国外则常在无症状或体征时,经影像学检查,甚至切片做病理检查发现。虽然单侧及双侧乳腺癌的者发病年龄没有差别,但年轻是一个预后不良的因素。理论上两侧乳腺原发癌患者要比一侧乳腺癌患者的预后差,生存概率小,而同时性双侧乳腺原发癌患者比异时性双侧乳腺原发癌患者预后更差。有些学者则认为三者的整体生存率差异无统计学意义。

2.影像学表现

(1)超声表现:具体如下。

1)灰阶超声表现:具体如下。①肿块部位:双侧乳腺原发癌在双侧乳房腺体层内可见肿块。②肿块形态:肿块最多见的形态为不规则形,部分肿块呈非平行位。③肿块边缘:大部分肿块边缘不光整,可出现模糊、成角、微小的分叶或毛刺。④肿块内部回声:内部呈低回声,分布不均匀。当组织出血、坏死或发生囊性变时可出现无回声。可见微钙化灶,呈沙砾状或簇状分布。⑤肿块后方回声:肿块后方回声可表现为衰减、不衰减、增强及侧方声影等几种形式。这主要是由肿块内的组织结构、声阻抗差和组织对声波吸收的程度不同所致。⑥淋巴结:可出现同侧腋窝淋巴结肿大。

2)彩色多普勒超声表现:双侧乳房腺体层内的肿块血流信号以Ⅱ级多见,肿块内部血管大都走行不规则、粗细不一。

3)超声弹性成像:超声弹性成像评分以 4 分和 5 分多见。

4)临床价值及鉴别诊断:由于双侧乳腺原发癌与复发癌、转移性乳腺癌在治疗和预后等方面都有明显的不同,因此提高对它的认识水平,正确给予诊断甚为重要。避免漏诊和误诊应注意以下几个方面。①加强对双侧乳腺原发癌的警惕性,在单侧乳腺癌患者的诊治全过程中(包括初诊及随诊过程),应始终注意检查对侧乳腺。②注意原发和转移癌的鉴别,原发癌多位于对侧乳腺外上象限的实质内,呈浸润性生长,有毛刺,多为单发;而转移癌多位于中线附近或乳腺尾部的皮下脂肪内,呈膨胀性生长,边界较清晰,常为多发。另外,应避免"想当然"的思维方式。对于一侧乳腺癌出现与第一癌矛盾的浅表淋巴结转移,也应考虑有双侧乳腺原发癌的可能。③加强对乳腺癌患者的随诊工作,鉴于乳腺癌妇女发生对侧乳腺癌的概率为其他妇女初发乳腺癌概率的 2~6 倍,建议对每例乳腺癌治疗后患者,每半年检查 1 次。

(2)MRI 表现:尽管 MRI 对钙化显示具有局限性,但对导管内癌的诊断仍具有以下优势:①对 X 线阴性的致密乳腺患者(尤其是小结节或非对称),MRI 是重要的补充手段,能准确显示病变的范围及微血管的生成情况。②对 X 线、超声可疑导管内癌患者,MRI 检查可明确有无多灶、多中心及双乳癌,尤其是对年龄超过 50 岁及病灶范围大于 2.5 cm 的患者获益最大。③MRI可在一定程度内预测导管内癌是否伴有浸润,以调整活检及治疗方案。

尽管 MRI 对导管内癌诊断的假阴性率低于超声,但其诊断的敏感性会因病灶的形态、大小、血管生成情况的不同而有所差异。少数钙化型导管内癌,MRI 可能呈阴性表现。另外,MRI 检查也会因为导管内癌合并乳头状瘤及导管增生等原因,导致范围扩大。

导管内癌 MRI 常见表现为非肿块样强化,占 52%~92%。强化形态特征:以集簇状、不均匀强化为主,占 38%~60%,少数呈簇环状强化。强化分布特征:发生频率由高到低的顺序为段样、局灶、线样、区域及弥漫强化。增强曲线特征:多表现为早期快速强化,平台型曲线,其次为流出型及流入型。以肿块表现的导管内癌少见,多呈类圆形不均匀强化,边缘模糊,伴小分叶,流出型曲线常见。

鉴别诊断要点如下。

1)孕期及哺乳有关的钙化：与怀孕及泌乳有关的乳腺生理及病理改变，开始于怀孕的第2个月。这些改变包括乳腺实质密度增高、乳腺增大、积乳囊肿、泌乳性腺瘤、纤维腺瘤增大等。与孕期及哺乳有关的钙化，多具有良性特征，表现为双乳弥漫或散在的点状钙化，局部可密集或成簇分布。钙化形态多为细点状，或粗糙不均匀，钙化密度较低，边缘清晰。导管铸型粗棒状钙化是泌乳有关钙化的特征性表现。

2)乳腺黏液囊肿性病变：又称黏液样乳腺病，1986年由 Rosen 首先描述。尽管该病多为良性病变，但因为可合并导管不典型增生或乳腺癌，所以最近认为该病是不典型增生是导管原位癌到浸润性乳腺癌这一过程的初始阶段。乳腺黏液样病变少见，多见于40岁以前者。临床上多无明显的症状与体征，普查时偶然发现。少数可触及肿块。影像表现与导管内癌类似，以单纯钙化多见，或表现为非对称影及结节伴钙化，全域数码式乳房摄影钙化特征类似导管内癌的钙化特征。超声表现为多发、边界清晰、卵圆形低回声或管状结构伴内部更低回声，类似复合性囊肿，无血流信号。由于黏液样病变可合并不典型增生或乳腺癌，一旦抽吸活检证实为乳腺黏液样病变，则建议进一步行外科手术切除，并仔细做好病理切片及密切随访。

3)普通型导管增生：高级别导管原位癌与良性增生病变的鉴别一般不难。全域数码式乳房摄影显示两者均以钙化为主要表现，导管原位癌的钙化多呈多形性、钙化点边缘模糊、多伴局部腺体密度增高，钙化分布以段样、成簇或线样为主。而良性增生，钙化多以弥漫或区域性分布为主，钙化形态多呈圆点状、边缘清晰。

4)非典型导管增生：乳腺非典型增生的影像表现与导管内癌类似，均可表现为单纯钙化、非对称影、结构扭曲、结节等。非典型增生与导管内癌相比，若有以下几点，则应更多考虑为导管内癌的可能：钙化多形性更明显（可见少许线样钙化）、段样或线样分布、钙化局部腺体密度较高或伴结构扭曲，结构扭曲中心密度较高，呈"白心"表现，毛刺粗细不均，分布无规律。尽管两者的影像表现有程度上的差异，仍有部分借助影像表现难以区分，需要做活检来明确诊断。

四、乳腺恶性淋巴瘤

(一)病理及临床概要

乳腺恶性淋巴瘤可为原发性或继发性，但两者都少见。对于区分原发性或继发性淋巴瘤缺乏形态学标准。原发性恶性淋巴瘤诊断的标准如下。

(1)足够充分的组织取材。

(2)在乳腺组织内或邻近乳腺的组织中，存在淋巴瘤浸润。

(3)除累及患侧腋窝淋巴结外，无同时发生的淋巴结淋巴瘤。

(4)不存在其他器官和组织的淋巴瘤病史。

这些标准似乎过于严格，未给较高临床分期的原发性淋巴瘤留下余地。因此，一些学者将乳腺作为首发或主要发病器官，甚至累及远处淋巴结或骨髓转移的病例也归为原发性乳腺恶性淋巴瘤。原发性乳腺恶性淋巴瘤占同期乳腺恶性肿瘤的0.04%~0.53%，可在任何年龄发病，但大部分为绝经后妇女。男性发病极为罕见。原发性乳腺恶性淋巴瘤和继发性乳腺恶性淋巴瘤的肿块大小不一，最大直径可达20 cm以上。统计资料显示，乳腺恶性淋巴瘤发生于右侧较左侧为多，即使双侧乳腺受累，其首发瘤也多在右侧乳腺。肿瘤单侧者多，近10%的肿瘤发生在双侧。其临床特点与乳腺癌的临床特点通常难以区分，肿瘤生长较快，病期较短，一般发病至就诊的时间为1~12个月，平均为6个月。肿瘤多位于外上象限或乳腺中央部，不伴乳头凹陷或溢液,无疼痛。肿瘤多为圆形或椭圆形,边界清楚,一般不与皮肤、胸壁粘连,可推动,无"橘皮样"改变。肿块上方皮肤呈青紫色为其特征性表现。当肿块巨大时,表面皮肤菲薄,血管显露,皮肤温度较高。当肿块破溃时,可呈菜花状或出现溃疡及脓性分泌物。腋窝淋巴结肿大多见。原发性乳腺恶性淋巴瘤的 X 线表现缺乏特异性,无毛刺、钙化或漏斗征及皮肤凹陷征等乳腺癌典型的 X 线征象,确诊需要依靠病理检查结果。

(二)影像学表现

1. 超声表现

(1)灰阶超声表现:具体如下。

1)肿块大小:肿块大小不一,最大直径可达 20 cm 以上。

2)肿块部位:病变可以位于腺体层,也可位于皮下脂肪层。部分肿块可发生在双侧乳房。

3)肿块形态:肿块可为椭圆形、圆形或不规则形。肿块可以呈单结节状,也可以呈多结节状。

4)肿块边缘:大多数肿块边缘光整,因为肿瘤周边被推挤的纤维结缔组织包裹形成假包膜。少数肿块边缘不光整。

5)肿块内部回声:肿块内部呈低回声,分布欠均匀,无钙化灶。肿瘤主要由大量异型增生的淋巴样细胞及少许纤维结缔组织构成。

6)肿块后方:回声后方回声无衰减。

7)淋巴结:常可见同侧腋窝淋巴结肿大。

(2)彩色多普勒超声表现:肿块血流信号以Ⅱ级、Ⅲ级多见,肿块内部血管大都走行不规则、粗细不一(图 5 - 12)。

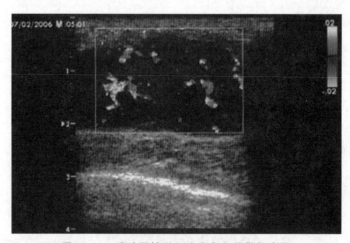

图 5 - 12　乳腺恶性淋巴瘤彩色多普勒超声图

(3)超声弹性成像:超声弹性成像评分以 4 分和 5 分多见。

(4)临床价值及鉴别诊断:乳腺恶性淋巴瘤临床及 X 线检查均缺乏特异性,当其边界不清晰时,易被误诊为乳腺癌,当其边缘光滑时,易被误诊为纤维腺瘤。超声检查在乳腺恶性淋巴瘤与纤维腺瘤的鉴别诊断方面具有一定的特异性,而在乳腺恶性淋巴瘤与乳腺癌的鉴别诊断方面存在一定困难。

1)乳腺恶性淋巴瘤与纤维腺瘤的超声鉴别。①发病年龄:乳腺恶性淋巴瘤大多数发生在绝经期妇女;而纤维腺瘤大多数发生在育龄期妇女,尤其是 30 岁以下的妇女。②边缘:大多数乳腺恶性淋巴瘤边缘光整,肿瘤周边被推挤的纤维结缔组织形成假包膜,粗细不一;而大多数纤维腺瘤可见纤细、光滑、均匀的包膜回声。少数乳腺恶性淋巴瘤边缘不光整;而纤维腺瘤边缘光整。③内部回声:乳腺恶性淋巴瘤内部回声分布欠均匀;而大多数纤维腺瘤内部回声分布均匀。④血流信号:乳腺恶性淋巴瘤血流信号以Ⅱ级、Ⅲ级多见;而纤维腺瘤血流信号以 0 级、Ⅰ级多见。乳腺恶性淋巴瘤内部血管大都走行不规则、粗细不一;而纤维腺瘤内部血管大都走行自然、规则。⑤淋巴结:乳腺恶性淋巴瘤常见同侧腋窝淋巴结肿大;而纤维腺瘤无腋窝淋巴结肿大。

2)乳腺恶性淋巴瘤与乳腺癌的超声鉴别。①皮肤颜色:乳腺恶性淋巴瘤肿块上方皮肤常呈青紫色,无橘皮样改变;而乳腺癌皮肤无青紫色,晚期乳腺癌可出现橘皮样改变。②临床触诊:乳腺恶性淋巴瘤境界清楚,一般不与皮肤、胸壁粘连,可推动;而大多数乳腺癌境界不清,可与皮肤、胸壁粘连。③超声检查:大多数乳腺恶性淋巴瘤边缘光整,内部无钙化灶;而大多数乳腺癌边缘不光整,内部常可见微钙化灶。

2. MRI 表现

MRI 对淋巴瘤诊断的重要价值是显示病变的范围及病灶的数目,有助于原发及继发性淋巴瘤的诊断。不受腺体致密度的影响,更容易显示病变的形态学特征,帮助定性诊断。一般无边缘增强、分隔增强或皮肤增厚。部分淋巴瘤表现为不均匀快速强化,边缘模糊或不规则,动态曲线为流出型,类似乳腺癌表现(图 5-13a)。乳腺原发淋巴瘤 MRI 在 T_1WI 上呈均匀的等或略低信号,在 T_2WI 及压脂序列上呈稍高或等信号,DWI 多呈明显高信号,表观弥散系数值较低为淋巴瘤的重要特征(一般 $0.5×6^{-3} mm^2/s$ 左右)(图 5-13b)。增强扫描肿块多呈均匀或轻度不均匀强化,边缘伴分叶(图 5-13c),时间半信号强度曲线平台型居多。与继发淋巴瘤相比,非肿块表现更多见于原发淋巴瘤。

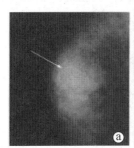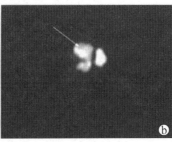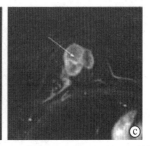

a. 为 CC 位病灶局部放大相,显示高密度肿块,边界大部分模糊。b. 为 b 值 1000 s/mm^2 时的 DWI 图,显示肿块为明显的高信号,表观弥散系数值为 $0.5×6^{-3} mm^2/s$。c. 为 MRI 动态增强扫描,显示为不均匀的强化肿块,边缘清晰伴分叶。

图 5-13　右乳大 B 细胞淋巴瘤(患者,女,51 岁)

鉴别诊断要点如下。淋巴瘤分为肿块型及致密浸润型两种。肿块型淋巴瘤可表现为边界清晰的肿块或不规则肿块。边界清晰的肿块需要与纤维腺瘤或髓样癌鉴别;边界不规则的肿块应与乳腺癌鉴别。致密浸润型淋巴瘤与乳腺炎症或炎症性癌鉴别。

1)纤维腺瘤:发病年龄轻,肿块边缘清晰,可压迫周围脂肪出现透明晕,可伴有粗大钙化灶。MRI 多呈均匀强化,动态增强曲线呈流入型。

2)髓样癌:好发于 40~50 岁女性,体积较大,多表现为圆形或卵圆形肿块,与淋巴瘤有相似之处,MRI 上 T_2WI 多数呈明显高信号,动态增强曲线呈平台型或流出型,表现弥散系数值高于淋巴瘤。

3)乳腺癌:边界相对清晰的乳腺癌与淋巴瘤表现类似,鉴别诊断比较困难。乳腺癌发病年龄偏大,肿瘤形态欠规则,常伴有皮肤"橘皮样"改变和乳头内陷。X线呈高密度,边界模糊,多有分叶及毛刺,可伴有微钙化。

五、叶状肿瘤

(一)病理及临床概要

叶状肿瘤是一组类似于纤维腺瘤的局限性双向性肿瘤。其组织学特征为裂隙状分布的双层上皮被过度生长的富于细胞的间叶成分围绕,形成典型的叶状结构。该病于 1938 年由 Johannes Muller 首先报道并被命名为叶状囊肉瘤,但强调此瘤为良性。直到有此瘤可发生转移的报道后,学术界才提出了恶性叶状囊肉瘤的名称。有人注意到,有些肿瘤仅有局部复发,但不发生转移,于是又提出了交界性叶状囊肉瘤的名称。根据 1981 年 WHO 的乳腺肿瘤分类中阐述的观点,以及依据其组织学特征所预示的生物学行为,推荐使用中性概念"叶状肿瘤"。根据间质细胞的丰富程度、核分裂像、细胞异型性、间质过度生长及肿瘤边界或边缘的性质等组织学特征,叶状肿瘤分为良性、交界性和恶性。大多数叶状肿瘤是良性的。叶状肿瘤具有酷似细胞性纤维腺瘤到纯粹的间质肉瘤之间的形态学谱系,具体取决于其间质成分是温和的还是明显肉瘤样的。

叶状肿瘤占全部乳腺原发性肿瘤的 0.3%～1%,好发于中年妇女,发病年龄平均为 40～50 岁,较纤维腺瘤的发病年龄晚 15～20 岁。叶状肿瘤很少见于青春期女孩。恶性叶状肿瘤较良性叶状肿瘤的发病年龄大 2～5 岁。高度恶性的叶状肿瘤可发生远处转移,但幸运的是,这种转移很少发生,少于 5% 的叶状肿瘤可发生远处转移。如发生转移,癌细胞可转移至几乎所有的内脏器官,其中肺和骨骼是最常见的转移部位,多为血行转移,腋窝淋巴结转移罕见。良、恶性叶状肿瘤均可复发。局部复发多于确诊后 2～3 年内发生,而死亡多发生于 5～8 年内。肿瘤有时还直接侵犯胸壁,造成纵隔受压。全部叶状肿瘤的平均复发率为 21%,其中良性叶状肿癌、交界性叶状肿癌和恶性叶状肿瘤的局部复发率分别为 10%～17%、14%～25% 和 23%～30%。术后局部复发与边缘切除的宽度密切相关。

叶状肿瘤通常为单侧、质硬、无痛性的乳腺包块,许多患者的乳腺肿瘤持续迅速生长,也有些患者长期稳定的乳腺结节突然急剧增大。大的肿瘤大于 10 cm,可造成皮肤紧绷伴浅表静脉曲张,但溃疡少见。借助影像学检查,2～3 cm 大小的叶状肿瘤越来越多地被检测出来。由肿瘤自发梗死而致的乳头血性溢液也有报道。多灶性或双侧病变很少见。影像学检查通常为圆形、边界清晰、含裂隙或囊腔的包块,有时伴有粗糙的钙化灶。

(二)影像学表现

1.超声表现

(1)灰阶超声表现:具体如下。

1)肿块大小:肿块的平均大小为 4～5 cm。

2)肿块表面皮肤:肿块表面皮肤变薄。原因在于肿块过大时可使表面的皮肤因受压而变薄。

3)肿块形态:肿块最多见的形态为不规则形,呈分叶状。

4)肿块边缘:肿块边缘不光整,由恶性叶状肿瘤呈浸润性生长所致;肿块部分区域边缘与周围组织有清晰的分界,这是由肿瘤部分区域被致密、受压的正常腺体形成的假包膜包绕所致。

5)肿块内部回声:肿块内部回声分布不均匀,常见多个大小不等的囊性无回声区,这是由肿块内出现囊性变,囊内含清亮液、血性液或胶冻状物所致。肿块内部有时可见钙化灶。

6)肿块后方回声:大部分肿块后方回声增强。

(2)彩色多普勒超声表现:肿块血流信号以Ⅱ级、Ⅲ级多见,肿块内部血管大都走行不规则、粗细不一(图5-14)。肿块内部静脉曲张,静脉血流信号丰富。

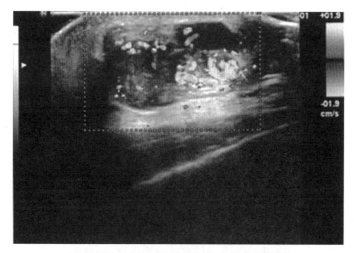

图5-14 恶性叶状肿瘤彩色多普勒超声图

(3)超声弹性成像:超声弹性成像评分以4分和3分多见,存在一定的假阴性。

(4)临床价值及鉴别诊断:文献报道叶状肿瘤的生物学行为难以预测,组织学分类与临床过程及影像学表现具有非相关性,术前诊断率低,临床、影像检查及细针穿刺细胞学检查都很难区分良、恶性叶状肿瘤或与纤维腺瘤鉴别,有相当多患者的肿块切除包含着诊断性活检的意图。

超声检查在灰阶超声及彩色多普勒超声方面具有一定的特异性,皮肤变薄、肿块内部囊性无回声区及肿块内部静脉曲张是乳腺叶状肿瘤诊断的重要指标,不仅能提高乳腺叶状肿瘤的诊断准确性,而且对治疗方案的选择具有重要的指导意义。

超声检查在弹性成像方面存在一定的假阴性,主要原因在于肿块内出现囊性变是叶状肿瘤的特点,囊肿内含清亮液、血性液或胶冻状物,肿瘤硬度偏低,容易致使弹性成像评分偏低而漏诊。

恶性叶状肿瘤与良性、交界性叶状肿瘤相比较,在超声检查结果中更容易出现边缘不光整,但是因为恶性叶状肿瘤呈浸润性生长,而不是向周围组织挤压性生长。恶性叶状肿瘤与纤维腺瘤的超声鉴别要点如下。

1)发病年龄:叶状肿瘤好发于中年妇女,发病年龄平均为40~50岁,较纤维腺瘤的发病年龄晚15~20岁。

2)生长速度:恶性叶状肿瘤的生长较为迅速;而纤维腺瘤生长较为缓慢。

3)皮肤:叶状肿瘤过大可使表面的皮肤因受压而变薄,病期较晚的恶性叶状肿瘤患者可出现皮肤的溃疡和迁延不愈的伤口;而纤维腺瘤无此改变。

4)肿块边缘:恶性叶状肿瘤边缘不光整,因为肿瘤呈浸润性生长。肿块部分区域边缘与周围组织有清晰的分界,因为肿瘤部分区域被致密、受压的正常腺体形成的假包膜包绕;而大多数纤维腺瘤边缘光整,可见纤细、光滑、均匀的包膜回声。

5)肿块内部小囊性无回声区:肿块内出现囊性变是叶状肿瘤的特点,囊内含清亮液、血性液或胶冻状物;而纤维腺瘤内部很少出现囊性无回声区。

6)肿块内部静脉曲张:恶性叶状肿瘤有短期迅速长大的特点,常对周围组织造成挤压。静脉壁薄,容易出现管腔狭窄,引起静脉回流障碍、肿瘤内部静脉曲张;而纤维腺瘤无此改变。

7)血流信号:恶性叶状肿瘤血流信号以Ⅱ级、Ⅲ级多见;而纤维腺瘤血流信号以0级、Ⅰ级多见。恶性叶状肿瘤内部血管大都走行不规则、粗细不一;而纤维腺瘤内部血管大都走行自然、规则。

2.MRI 表现

双乳发生及多中心或多灶是叶状肿瘤的重要特点,发生率为 6%～36%,其发生率是浸润性导管癌的 2 倍。MRI 及超声是诊断叶状肿瘤重要的补充手段,尤其是 MRI 对多灶及多中心的显示更为敏感,敏感性为 83%～100%,准确性达 80%～90%。尽管浸润性叶状肿瘤可因合并小叶原位癌而导致高估的可能,但是 MRI 仍是评估病灶大小最为准确的方法。其最常见表现为不规则、毛刺状类肿块强化,其次为非肿块强化,占 20%～40%。周围水肿及环状强化少见。

鉴别诊断要点如下。

(1)术后瘢痕:乳腺术后纤维增生可以形成永久性的瘢痕组织,此时局限皮肤增厚或凹陷,皮下及乳腺实质内出现粗长的条索状结构,与小叶癌的结构扭曲类似。病史是重要的鉴别要点,动态增强扫描示陈旧瘢痕多不强化。

(2)放疗后改变:放疗后可导致局部乳腺组织结构扭曲。鉴别要点:放疗病史;放疗所致的皮下瘢痕性改变,条索感较强,随时间推移有减轻的趋势。

六、乳腺肉瘤

(一)乳腺血管肉瘤

1.病理及临床概要

乳腺血管肉瘤是由具有血管内皮细胞特征的肿瘤细胞构成的恶性肿瘤。乳腺血管肉瘤可分为以下亚型。

(1)乳腺主质内原发性血管肉瘤。

(2)患侧乳腺根治术并发淋巴组织水肿后,上肢皮肤和软组织的继发性血管肉瘤。

(3)乳腺根治术并局部放疗后,胸壁和皮肤的继发性血管肉瘤。

(4)乳腺保守治疗并放疗后,皮肤或乳腺主质或两者均继发血管肉瘤。

乳腺原发性血管肉瘤罕见,但却是乳腺第 2 常见的恶性间叶性肿瘤,仅次于恶性叶状肿瘤,其发病率约占所有原发性乳腺恶性肿瘤的 0.05%。

乳腺继发性血管肉瘤的发病率自 20 世纪 80 年代末以来显著增加,这可以反映出乳腺癌保乳手术加术后放疗治疗的流行趋势。血管肉瘤是乳腺最常见的放射相关性肉瘤。

乳腺实质的原发性血管肉瘤绝大多数发生于15～75岁(中位年龄40岁)的女性,仅极少数发生于男性。其肿块多位于乳房深部,常延伸至皮肤,但极少累及胸大肌。其通常表现为无痛性肿块,约12%的患者表现为乳房弥漫性增大。当肿瘤累及被覆皮肤时,皮肤颜色变为红蓝相间。少数病例为双侧发病。相关文献报道,影像学检查对诊断无明显帮助。除高分化血管肉瘤(Ⅰ级)外,大多数乳腺血管肉瘤是致死性的。血管肉瘤主要转移至肺、皮肤、骨和肝脏,腋窝淋巴结极少转移,放疗和化疗效果不佳。

2.影像学表现

(1)超声表现:具体如下。

1)灰阶超声表现:具体如下。①肿块大小:肿块大小在1 cm至25 cm不等,平均为5 cm。②肿块位置:肿块多位于乳房深部,常延伸至皮肤,但极少累及胸大肌。③肿块形态:大多数肿块呈不规则形,部分肿块呈非平行位。④肿块边缘:肿块边缘不光整。肿块部分区域边缘模糊,这是由少许瘤细胞向周围组织扩散所致;肿块部分区域边缘与周围组织有清晰分界,这是由肿瘤引发了周围的纤维组织反应所致。⑤肿块内部回声:内部回声分布不均匀,可见弥漫分布的众多大小不等的无回声。因为肿瘤由互相沟通的血管构成,血管腔大,充满红细胞,所以瘤体内可见出血、坏死灶。⑥肿块后方回声:增强。

2)彩色多普勒超声表现:肿块血流信号以Ⅱ级、Ⅲ级多见,肿块内部血管大都走行不规则、粗细不一。

3)超声弹性成像:超声弹性成像评分以3分多见,存在一定的假阴性。

4)临床价值及鉴别诊断:超声检查在灰阶超声及彩色多普勒超声方面具有一定的特异性。病灶内部弥漫分布的众多大小不等的无回声区,以及丰富、紊乱的血流信号是超声诊断乳腺血管肉瘤的重要特征。但超声检查在弹性成像方面存在一定的假阴性,主要原因在于乳腺血管肉瘤由互相吻合的血管构成,血管腔大,充满红细胞,瘤体内有出血、坏死。肿瘤质软,易致使弹性成像评分偏低而漏诊。

(2)MRI表现:目前MRI是最佳辅助检查手段。原发性血管肉瘤:肿块在T_1WI上常表现为不均质的低信号,在T_2WI上表现为明显高信号。较高级别(分化差的)的血管肉瘤在T_1WI可表现为不规则的高信号区域,这种表现代表出血或静脉湖。增强扫描表现依赖于肿瘤的级别,低级别(分化好的)的肿瘤表现为渐进性强化;高级别的肿瘤表现为快速强化,流出型曲线,可以显示较大的引流血管。MRI对继发性血管肉瘤具有重要的诊断价值,能够发现全域数码式乳房摄影及超声难以显示的皮肤内小结节病灶。继发性血管肉瘤MRI除了表现为乳腺皮肤弥漫性增厚外,增强扫描可显示皮肤、皮下小结节或小片状影,并呈环状或结节状强化,结节多呈快进快出或快进慢出表现,少数呈平台型,由于结节较小,应注意观察,以免漏诊。少数病例仅表现为皮肤非特异性增厚,无结节或无强化表现。

鉴别诊断要点如下。

1)乳腺血管瘤:乳腺皮下的血管性病变多为良性肿瘤,需要与继发性血管肉瘤鉴别。如出现以下特点可考虑为恶性:①肿瘤大于2 cm;②肿瘤与周围组织界限不清,明显浸润;③年龄为中青年且呈进行性发展;④病理检查有大小不一的血管,较大的血管为薄壁或单层内皮衬附,而且管腔形状不规则;⑤内皮细胞有一定的异型性;⑥有非毛细血管型血管瘤及海绵状血管瘤结构。为了避免临床上发生误诊及漏诊,如疑为乳腺血管源性病变,建议首先考虑为血管肉瘤,这是因为乳腺肿瘤中血管肉瘤比良性血管瘤多见。乳腺血管瘤的位置多较表浅,以皮下多见,因此强调肿块切线位点片,以观察病灶是否位于皮下,这一点可帮助与原发血管肉瘤鉴别。乳腺血管瘤呈卵圆形或浅分叶状,边界清晰,边缘光整,大小一般为 2 cm,肿块内可有点状钙化,为静脉石所致。

2)局部进展型乳腺癌:局部进展型乳腺癌的常见表现为乳腺内肿块,边缘模糊,当累及局部皮肤时常表现为皮肤青紫,需要与血管肉瘤鉴别。血管肉瘤多见于年轻女性,一般肿块较大,活动度尚可,肿块边缘多无毛刺,钙化罕见,增强 MRI 扫描多表现为多结节状不均匀强化。

3)乳腺癌术后局部复发:继发性乳腺血管肉瘤应与乳腺癌手术后局部复发鉴别,两者在临床上均表现为手术区局部皮肤颜色改变、丘疹、结节等。病理活检及免疫组化可提供帮助。

(二)乳腺脂肪肉瘤

1.病理及临床概要

脂肪肉瘤是一种显示单纯脂肪细胞分化的软组织恶性肿瘤。乳腺原发性脂肪肉瘤非常罕见。较常见的是恶性叶状肿瘤中出现异源性的脂肪肉瘤分化。脂肪肉瘤占乳腺所有肉瘤的 5%～10%。乳腺脂肪肉瘤主要发生于 19～76 岁的女性(平均为 47 岁),极少见于男性,罕见双侧发病。乳腺癌放疗后发生脂肪肉瘤的病例也有报道。乳腺脂肪肉瘤可复发、转移,未见有腋窝淋巴结转移的报道。乳腺脂肪肉瘤通常边界清晰,约 1/3 具有浸润性边界。据最大宗病例研究报道,单纯性脂肪肉瘤的平均大小为 8 cm(范围为 3～19 cm)。患者最常见的表现为缓慢增大的肿块,有时伴有疼痛,一般无皮肤改变及腋窝淋巴结肿大。

2.影像学表现

(1)超声表现:具体如下。

1)灰阶超声表现:具体如下。①肿块大小:肿块平均大小为 8 cm(范围为 3～19 cm)。②肿块形态:大多数肿块呈椭圆形。③肿块边缘:肿块边缘模糊,这是由肿瘤部分区域有浸润性边缘所致。④肿块内部回声:分布不均匀,以高回声为主,可见少许无回声,这是由肿瘤内部出现出血、坏死,并发生囊性变所致。⑤肿块后方回声:增强。

2)彩色多普勒超声:肿块血流信号以Ⅱ级多见,肿块内部血管大都走行不规则、粗细不一(图 5-15)。

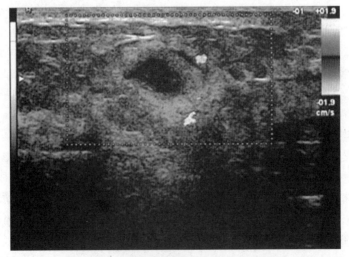

图 5-15　乳腺脂肪肉瘤彩色多普勒超声图

3)超声弹性成像:超声弹性成像评分以 3 分多见,存在一定的假阴性。

4)临床价值及鉴别诊断:乳腺脂肪肉瘤最常见的表现为缓慢增大的肿块,有时伴有疼痛,质较软,边界清晰,临床及影像学检查诊断率均较低。超声检查在灰阶超声及彩色多普勒超声方面具有一定的特异性,但在超声弹性成像方面存在一定的假阴性,主要原因在于乳腺脂肪肉瘤质较软,并可出现出血、坏死和(或)囊性变,易使弹性成像评分偏低而漏诊。

乳腺脂肪肉瘤易与脂肪瘤混淆,超声鉴别要点如下。①大小:乳腺脂肪肉瘤平均大小为 8 cm(范围为 3~19 cm);而脂肪瘤通常小于 5 cm。②边缘:乳腺脂肪肉瘤边缘模糊,这是由肿瘤部分区域有浸润性边缘所致;而脂肪瘤边缘光整,有纤细、光滑、均匀的包膜回声。③内部回声:乳腺脂肪肉瘤的内部回声分布不均匀,以高回声为主,可见少许无回声;而大多数脂肪瘤内部回声分布均匀,呈高回声。少数脂肪瘤的内部回声分布不均匀,在等回声中可见带状高回声,但不会出现无回声。④血流信号:乳腺脂肪肉瘤的血流信号以Ⅱ级多见;而脂肪瘤血流信号以 0 级、Ⅰ级多见。⑤内部血管:乳腺脂肪肉瘤内部血管大都走行不规则、粗细不一;而脂肪瘤内部血管大都走行自然、规则。

(2)MRI 表现:除脂肪信号外,还可见软组织肿瘤信号,T_1WI 呈低信号,T_2WI 及 DWI 呈高信号(图 5-16),增强扫描示恶变部分呈现强化。

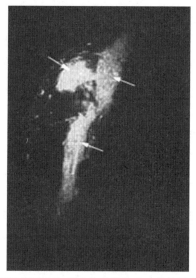

STR 矢状位显示高低混杂信号肿块,部分边缘模糊,胸大肌增厚,部分边缘不规则受侵。

图 5-17 右乳外上脂肪瘤恶性变(患者,男,61 岁)

鉴别诊断要点如下。

1)脂肪瘤:其病理易与脂肪瘤样型脂肪肉瘤混淆,但前者全部由成熟脂肪细胞构成。在影像表现方面,脂肪瘤呈低密度肿块,境界清晰,其内仅可见少许条状分隔,无明显的软组织肿块形成。

2)错构瘤:典型的错构瘤除了脂肪成分外,同时伴有纤维及腺体组织,影像表现为混合密度肿块影,需要与脂肪肉瘤鉴别,但错构瘤边缘清晰,超声无血流显示,无明显增强表现。

3)积乳囊肿:大多有明确的哺乳期乳腺炎病史,根据钼靶 X 线片上乳汁潴留囊肿密度改变的情况,可将其分为 3 型:高密度型,病变呈稍高密度或等密度;低密度型,病变呈低密度,其密度改变为囊内容物脂化所致;混合型,为高低混杂密度,应注意与脂肪肉瘤鉴别,积乳囊肿可伴有钙化,脂肪肉瘤钙化罕见。

4)创伤后油性囊肿:其周围可见数量不等的纤维条索影,可伴有局部皮肤增厚,多有外伤史或手术史。

5)叶状肿瘤化生的脂肪肉瘤:本病除含有肉瘤成分外,还必须有上皮细胞成分,肿瘤边界清晰,无包膜,可活动,生长缓慢,影像表现为高低混杂密度,鉴别诊断主要靠病理检验。

七、男性乳腺肿块

(一)临床表现

男性乳腺肿块主要有男性乳腺发育和男性乳腺癌。男性乳腺发育是指男性在各年龄阶段因不同的原因出现单侧或双侧乳腺发育。本病多见于青春期及老年期,多数为单侧,少数为双侧,对称或不对称。临床表现主要为乳腺肿块,有轻压痛、胀痛或刺痛,肿块边界清晰或不清晰,质韧。男性乳腺癌罕见,多见于老年人。临床表现主要是有乳腺肿块,少数为乳头溢血,肿块质硬,不规则,常无触痛,早期可以出现乳晕皮肤粘连及腋窝淋巴结肿大。组织学以浸润性导管癌多见。

(二)诊断要点

男性乳腺发育根据发育程度的不同而有不同的超声表现。典型的超声表现为乳头深面低回声肿块,呈椭圆形或不规则形,边缘完整。部分乳腺发育表现为树根状低回声,容易误诊为乳腺癌。部分男性乳腺发育类似女性青春期的乳腺声像图,通常不伴导管扩张。

(李怀波)

第六章

腹部疾病影像诊断

第一节　腹部疾病超声诊断常规

一、超声探测的基本程序与操作方法

(一)检查前准备

1.受检者的准备

(1)上腹部检查:检查肝、胆、胰腺、胃等需空腹 8 小时以上,通常在上午空腹时检查,检查前一天应少食产气多的糖类、淀粉类食物,以减少胃肠道内容物和气体的干扰,同时使胆囊充盈胆汁,以便于观察胆系病变。必要时饮水 500 mL,使胃充盈后做透声窗,以便于显示胰腺或其他脏器的病变。

(2)盆腔检查:经腹壁超声检查妇科、早孕、膀胱、前列腺等盆腔脏器需使膀胱适量充盈(憋尿)。

(3)特殊检查:腔内超声、介入性超声、术中超声等检查需做好相应的各种准备。如介入性超声检查需做出凝血及心、肝、肾功能测定等。

(4)其他:当超声检查与其他检查(如胃镜、X 线钡餐透视等)同日进行时,须先进行超声检查。

2.检查者的准备

(1)准备检查的环境与设备:检查者在检查前需准备好所需的超声诊断仪,选择合适的探头及频率。开机前必须校对电源电压及接地装置是否正常,待仪表正常后方可开主机开关,正确调节各个控钮至设定的最佳工作状态。另外,检查前还应调节室内的温度和光线,使患者处于较为安静、舒适的环境中。

(2)初步了解患者的病变情况:检查前可对受检者进行简短的询问,了解受检者的病史,明确检查目的和要求;某些检查需给予必要的解释,以取得患者配合,达到最佳的检查效果。

(3)做好消毒隔离、无菌操作:对传染病患者进行检查时,应按消毒隔离程序处理,对所有器械应严格消毒,以防止发生交叉感染。进行腔内超声、介入性超声、术中超声检查前需做好消毒、无菌操作等准备工作。

(二)受检者体位

(1)仰卧位:最常用。检查胸、腹、盆部及四肢浅表部位,如心脏、肝、胆、胰、膀胱、子宫附件、前列腺等脏器时通常用此体位。

(2)侧卧位:较常用。左侧卧位常用于检查肝右叶、胆囊、右肾、右肾上腺、心脏等;右侧卧位常用于检查脾、左肾及左肾上腺等。

(3)俯卧位:常用于双肾等器官的检查。

(4)坐位:常用于胸腔积液测定、心功能不良或其他原因而不能平卧的患者,以及饮水后胰腺的检查。

(5)立位:常用于测定游走肾或肾下垂患者肾下极位置和腹股沟斜疝(或股疝)、隐睾等检查。

(三)超声检查的探测方式

1.经体表超声检查

(1)理想的图像操作方法:具体如下。

1)探测时要清除或避免气体干扰。如探测胰腺,可通过饮水使胃充盈,以清除胃内气体,并以此为"透声窗"观察胰腺及腹膜后的脏器。

2)超声对含液性脏器和血管的显示有特别之处,可利用其优势进行病变的定位诊断。

3)按顺序用超声优势进行不同切面和体位识别被检脏器的正常声像与异常声像。

(2)扫查各个脏器或病灶切面探头移动的手法:具体如下。

1)顺序连续平行探测法:将探头做缓慢、匀速、不间断的滑行扫查,将探头整体做纵、横、斜向或任意方向的连续平移扫查。

2)立体扇形探测法(定点摆动探测法):在固定的检查部位,按一定角度上下或左右连续侧动探头,构成立体扇面图像。此法用于扫查部位受限的检测。

3)十字交叉探测法:是探头在纵、横两个相互垂直平面相交的扫查方法,常用于鉴别圆球形或管状结构及定位穿刺等。

4)对比加压探测法:扫查人体对称性器官时需双侧对比,这称为对比探测法;将探头施加适当压力的扫查法,称为加压探测法。对比加压法多用于腹部,即用探头加压腹部,并与两侧对称部位进行比较观察的探测方法。

(3)超声显像时按探头与体表接触的方式:具体如下。

1)直接探测法:探头与受检者的体表直接接触探测,是最常用的探测方式。

2)间接探测法:在探头与受检部位之间放置水囊间接接触探测,主要用于浅表器官或组织的检查。目前,随着高频探头的应用此法已很少使用。

2.腔内超声检查

(1)经食管超声检查:可用于诊断心脏疾病、食管疾病,确定纵隔肿瘤,评估周围组织受累情况等。

(2)经直肠超声检查:可用于诊断直肠肿瘤及浸润程度,诊断前列腺、精囊腺病变及部分膀胱疾病。

(3)经阴道超声检查:观察卵泡发育、诊断早孕及胚胎发育情况、诊断子宫及附件疾病等。

(4)经其他腔内检查:如超声尿道镜、超声膀胱镜、超声腹腔镜和经血管腔内超声检查等。

3.术中超声检查

术中超声是指在超声显像的基础上,为了进一步满足临床外科诊断和治疗的需要而发展起来的一门新技术。目前,在神经外科,术中超声可对颅内肿瘤及边界进行准确的定位和判定,实时监测对肿瘤的切除情况,指导医师快速准确地切除病变,同时减少脑损伤;在普通外科,术中超声可显示器官内的微小结构,对病灶进行确切定位,有助于评价手术切除的难度及确定手术切口入路。在心血管外科,术中超声对瓣膜成形术、置换术及心功能评价有着不可替代的优势。

4.介入超声检查

介入超声的主要特点是在实时超声的监视引导下,完成各种穿刺活检、X线造影及抽吸、插管、注药治疗等操作,可以避免某些外科手术,从而达到诊断和治疗的效果。广泛应用于临床的介入超声检查主要有超声引导细针穿刺细胞学检查和超声引导粗针穿刺组织学活检。

(四)超声探测切面和图像方位

1.超声探测常用的切面

(1)矢状面探测(纵切面)指探测面由前向后并与人体的长轴平行。

(2)横向探测(横切面、水平切面)指探测面与人体的长轴垂直。

(3)斜向探测(斜切面)指探测面与人体的长轴成一定角度。

(4)冠状面探测(冠状切面、额状切面)指探测面与人体额状面平行或与腹部、背部平行。

2.超声图像方位

超声图像代表人体某一部位的断面结构,准确辨别其空间位置是认识声像图的基础。

(1)仰卧位探测:具体如下。

1)矢状切面:声像图左侧代表受检者的头侧结构,声像图右侧代表受检者的足侧结构;浅部或前方(距探头近端)代表受检者的腹侧结构,深部或后方(距探头远端)代表受检者的背侧结构。

2)横切面:声像图左侧代表受检者的右侧结构,声像图右侧代表受检者的左侧结构;图像浅部或前方代表受检者的腹侧结构,深部或后方代表受检者的背侧结构。

3)斜切面:当探头倾斜角度不大、斜切面近乎横切面时,则以上述横切面为标准;当探头倾斜角度过大、斜切面近乎纵切面时,则以纵切面为标准。

4)冠状切面:图像左侧代表受检者的头侧结构,图像右侧代表受检者的足侧结构。

(2)俯卧位探测:具体如下。

1)矢状切面:声像图左侧代表受检者的头侧结构,声像图右侧代表受检者的足侧结构,图像浅部或前方代表受检者的背侧结构,深部或后方代表受检者的腹侧结构。

2)横切面:声像图左侧代表受检者的左侧结构,声像图右侧代表受检者的右侧结构,图像浅部或前方代表受检者的背侧结构,深部或后方代表受检者的腹侧结构。

二、超声回声的描述与声像图观察的基本内容

(一)超声回声的描述

1.超声回声强度的描述与命名

超声灰阶图像由许多像素构成,像素的亮暗反应了回声的强弱,荧光屏上最亮到最暗的像

素变化过程(即从白到灰、再到黑的过程)称灰度,灰度所分成的若干等级称灰阶。

(1)强回声:灰度明亮,呈极亮的点状、条状或团块状回声,后方伴声影,如结石、气体、金属、致密骨及钙化等。

(2)高回声:灰度较明亮,呈点状、片状、条状或团块状回声,后方不伴声影,如肾窦、纤维组织等。

(3)中等回声:灰度中等,呈点状或团块状回声,如正常肝实质、脾实质等实质性脏器。

(4)低回声:灰度较暗淡,呈均质、细小的点状回声,如正常肾皮质等均质结构。

(5)弱回声:灰度暗淡,呈均质、细小的灰黑点状回声或接近于无回声,有时需提高增益才能显示,如正常淋巴结、肾锥体等。

(6)无回声:灰度极暗的黑色区,均匀的液体无声阻抗差,无界面反射,呈无回声区,如胆汁、尿液、血液、羊水等液体。

2. 超声回声形态的描述

(1)点状回声:回声呈细小的颗粒状亮点。

(2)斑片状回声:回声呈明亮的小片状,大小在 0.5 cm 以下,边界清晰。

(3)团块状回声:回声聚集,呈明亮的结节或团块,有一定的边界。

(4)环状回声:回声排列呈圆环状,大小不等,边缘清楚。

(5)带状或线状回声:回声排列呈条带状或线状。

3. 超声回声分布的描述

脏器超声回声分布的状况可用均匀或不均匀来描述,病变组织内部回声的分布可用均质或非均质来表达。

4. 某些特殊征象的描述

某些病变的回声表现具有特征性,为使描述更加生动,常对其进行形象化描述与命名,以突出或强调这些征象的特点,如"牛眼征""靶环征""假肾征""驼峰征""平行管征""彗星尾征""脂液分层征""太阳征""抱球征"等。

(二)超声声像图观察的基本内容

1. 超声声像图的观察方法

(1)观察图像循序渐进:在超声检查时,要仔细、全面,特别是当检查一些较大体积的脏器时,为避免遗漏一些小的病灶,检查时一定要循序渐进,从左到右、从上到下仔细检查,尤其是对一些盲区部位,常需变换体位和侧动探头以使其充分显现。

(2)从整体到局部、从回声到结构观察:观察超声声像图时,如果能按照从整体到局部、从回声到结构这样的原则去分析,则不仅对疾病的判断有清晰的条理,对病变的性质也能给出较准确的临床提示。

(3)结合临床综合分析:任何脱离临床的检查都是毫无意义的,临床表现可以指导检查和提示检查的重点,同时将图像观察与临床表现结合起来考虑,有利于对病灶的性质进行判定。

2. 二维声像图的观察分析

(1)直观显示:被检脏器的位置、形态、大小是否正常;边缘轮廓是否规则,包膜是否清晰完整;内部回声有无异常(包括管道分布、走行及管腔结构等情况);后方回声有何改变;周围脏器及血管是否有压迫、移位、粘连、浸润等情况。

(2)实时动态观察:胎儿生理功能的观察,如胎动、胎儿呼吸样运动、胎儿肌张力等有无异常;做脂餐试验,以观察胆囊的收缩功能有无改变;空腹饮水后,观察胃的排空功能、收缩功能或蠕动功能有无改变;用超声心动图观察心脏的收缩与舒张功能有无改变。另外,还要在不同时间对病灶进行随访观察和检查,以及时判断病情的变化。

3.**多普勒声像图的观察分析**

(1)彩色多普勒超声:对判断血流的方向、速度、性质有重要意义,同时对血管形态学(如血管的管径、走行、分布和血管的丰富程度等)的显示也有一定的价值,能评价脏器的血流灌注和病灶的血供特点,有助于确定病变的性质。

(2)频谱:多普勒主要利用频谱对血流动力学或血流流速做定量分析,如多普勒频谱曲线变化、频移大小、方向及分布,收缩期峰值流速、舒张末期流速、平均血流速度、加速度、阻力指数、搏动指数等。

(崔　峥)

第二节　食管-贲门失弛缓症

食管-贲门失弛缓症又称贲门痉挛、巨食管,是由食管神经、肌肉功能障碍所致的疾病,其主要特征是食管缺乏蠕动,食管下端括约肌高压和对吞咽动作的松弛反应减弱。临床表现为咽下困难、食物反流和下端胸骨后不适或疼痛。本病为一种少见病(估计每 10 万人中仅约1 人),可发生于任何年龄,但最常见于 20～39 岁的人群,儿童很少发病,男女发病大致相等,较多见于欧洲和北美。

一、病因与病理

食管-贲门失弛缓症的病因及发病机制仍不明确。其基本缺陷是神经、肌肉功能异常,食管缺乏蠕动,食管下括约肌高压和对吞咽动作的松弛反应障碍。其机制可能与食管的胆碱能神经支配缺陷有关。其主要病理表现为食管体部及食管下括约肌均有不同程度的肌层 Auerbach 神经丛内单核细胞浸润,到整个神经节细胞为纤维组织所替代,迷走神经有 Wallerian 变性,背运动核内丧失神经细胞体。食管平滑肌在光镜下正常,但在电镜下表现为微丝丛表面膜脱落及细胞萎缩,中段、下段食管痉挛伴上段食管扩张、贲门部痉挛、肌层增厚。本病多见于青壮年,女性多见。

二、临床表现

(一)咽下困难

咽下困难是本病最常见、最早出现的症状,起病多较缓慢,但也可较急,初起可轻微,仅在餐后有饱胀感觉。咽下困难多呈间歇性发作,常因情绪波动、发怒、忧虑、惊骇或进食过冷和辛辣等刺激性食物而诱发。病初咽下困难时有时无、时轻时重,后期则转为持续性。少数患者咽下液体较固体食物更困难。

(二)疼痛

疼痛可为闷痛、灼痛、针刺痛、割痛或锥痛。疼痛部位多在胸骨后及中上腹,也可在胸背部、右侧胸部、右胸骨缘及左季肋部。疼痛发作有时酷似心绞痛,舌下含硝酸甘油片后可获缓解。随着咽下困难的逐渐加剧、梗阻以上食管的进一步扩张,疼痛反而逐渐减轻。

(三)食物反流

随着咽下困难的加重、食管的进一步扩张,相当量的内容物可潴留在食管内数小时或数日之久,且会在体位改变时反流出来。从食管反流出来的内容物因未进入过胃腔,故无胃内呕吐物的特点,但可混有大量黏液和唾液。在并发食管炎、食管溃疡时,反流物内可含有血液。

(四)体重减轻

体重减轻与咽下困难影响食物的摄取有关。对于咽下困难,患者虽多采取选食、慢食、进食时或食后多饮汤水将食物冲下,或食后伸直胸背部、用力深呼吸、用力屏气等方法以协助咽下动作。病程长久者可有体重减轻、营养不良和维生素缺乏等表现。

(五)出血和贫血

患者常可有贫血,偶有由食管炎所致的出血。

三、声像图表现

(1)空腹显示食管下段明显扩张,部分呈迂曲状,近贲门管处食管长轴呈尖锯状。

(2)扩张的食管内可见潴留的液体无回声区及食物形成的光点或光团回声。食管蠕动增强,内容物呈往返运动或逆运动。

(3)当食管下段管腔充盈达到一定程度时,内容物可暂时通过贲门入胃,继而又重新阻塞。

(崔 峥)

第三节 消化性溃疡

消化性溃疡是胃溃疡和十二指肠溃疡的合称,是消化系统最常见的疾病之一,其中十二指肠溃疡是常见病、多发病,发病率较胃溃疡高,之比为3:1。消化性溃疡好发于青壮年,近年来16岁以下青少年的发病率有增多的趋势。

一、病理及临床表现

胃溃疡好发于胃体小弯侧或胃窦部,特别是胃角处,而发生在胃底及大弯侧者十分少见。胃溃疡可单发或多发,直径多在5～15 mm。病理检验示溃疡常较深,边缘平整,四周黏膜皱襞呈放射状排列,底部常破坏黏膜下层,深达肌层,甚至浆膜层;浆膜面常有脂肪粘连。典型的慢性溃疡有渗出层、坏死层、肉芽层、纤维瘢痕层等结构,同时在溃疡边缘常有不同程度的黏膜慢性炎症、上皮化生或不典型增生。十二指肠溃疡好发于十二指肠球部。十二指肠球部溃疡好发于前壁,其次是后壁,形态常呈圆形或椭圆形,直径和深度一般均在10 mm以内,大于15 mm者少见。十二指肠球部溃疡周围与胃溃疡相似。因十二指肠球壁较薄,前壁溃疡易发生腹腔穿孔,后壁溃疡可穿透至胰腺、小网膜囊,形成炎性包块。十二指肠球部溃疡同时合并胃溃疡时称复合性溃疡。十二指肠球部溃疡治愈后易复发。

　　胃溃疡的临床表现为进食后上腹疼痛、反酸、上腹胀满等,病程呈慢性经过,可并发呕血、黑便、急性穿孔、幽门梗阻和恶变等。十二指肠球部溃疡的主要表现为上腹部周期性、节律性疼痛。其疼痛规律为空腹疼痛—进食后缓解—空腹再疼痛。疼痛也可于睡前或午夜出现,称夜间痛。夜间痛是其特征性表现。其发病季节以秋冬或冬春之交多见。除疼痛外,十二指肠球部溃疡还可并发呕血、黑便、幽门梗阻、穿孔等。

二、病变声像图

(一)胃溃疡的声像图表现(图 6-1)

　　(1)病变处胃壁呈局限性增厚,回声偏低,其厚度常小于 15 mm,范围小于 50 mm。其中央黏膜面完整性破坏,呈现大小不一、深浅不等的缺陷性黏膜凹陷,其矢状切面呈月牙形、陷坑状,冠状切面呈圆环形或靶环形。病变处黏膜凹陷口形态规整、光滑柔软;一般口大底小,底部平坦;表面可附有强回声斑点、斑块,且不随胃蠕动而消失。

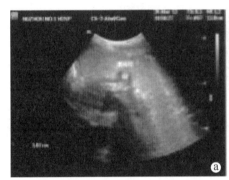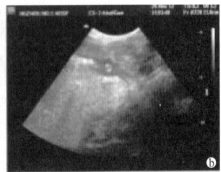

图 6-1　胃角溃疡

　　(2)病变处黏膜凹陷周缘胃壁呈对称性、均匀性增厚,以近黏膜凹陷处最厚,向远处逐渐变薄;胃壁五层结构(尤其是第三层强回声带清晰显示)均可辨认。

　　(3)溃疡直径大于 10 mm 者,局部胃壁蠕动减弱;溃疡直径小于 10 mm 者,一般胃蠕动不受影响。部分患者胃周围可显示肿大淋巴结回声。

　　(4)根据病变程度及声像图不同表现,可将胃溃疡分为以下类型。①活动期:溃疡深度大于 5 mm,周缘胃壁厚度大于 5 mm。②愈合期:溃疡深度小于 3 mm,周缘胃壁厚度小于 3 mm。③浅表型:溃疡直径和深度均小于 5 mm 者。④巨大型:溃疡直径大于 25 mm 者。⑤穿透型:溃疡深度大于 10 mm,穿透浆膜层。⑥胼胝型:溃疡底部和周围组织形成大小不一的包块。⑦多发型:胃壁黏膜上有 2 处或 2 处以上的溃疡。⑧复合型:胃溃疡合并十二指肠球部溃疡等。

(二)十二指肠球部溃疡的声像图表现(图 6-2~图 6-4)

　　(1)病变处肠壁呈局限性低回声增厚,黏膜完整性破坏,黏膜面显示有大小不一的溃疡黏膜凹陷,其口大底小,边缘规整、对称,直径大多在 10 mm 以内,少部分直径可大于 15 mm,其表面常有不规则的强回声斑点附着。病变冠状切面显示溃疡呈圆形或者椭圆形强回声,周围被低回声增厚的球壁环绕,类似于“靶环征”,其好发部位在球部的前壁和小弯侧。

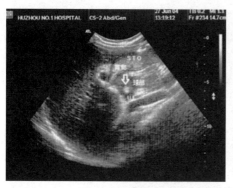
图 6-2　十二指肠球部后壁溃疡

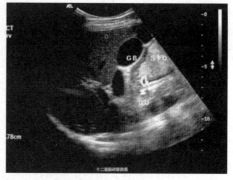
图 6-3　十二指肠球部前壁溃疡

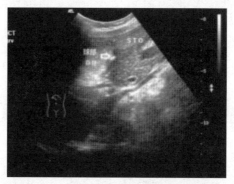
图 6-4　十二指肠球部小弯侧壁溃疡

（2）溃疡凹陷处球壁层次欠清晰，其周围球壁呈局限性低回声增厚隆起，厚度为 5～10 mm。

（3）十二指肠球部常变形（"倒三角"形态消失），面积变小，多数小于 30 mm²；球腔相对变窄，腔内造影剂充盈不良，常见激惹征象；部分伴有幽门管水肿、增厚，幽门孔关闭不良。部分患者在十二指肠球部和胃窦周围可见肿大淋巴结回声。

（4）根据病变程度及声像图表现的不同，可将十二指肠球部溃疡分为以下类型。①活动型：溃疡深度大于 3 mm，周缘胃壁厚度大于 5 mm。②愈合型：溃疡凹陷不明显，周缘胃壁厚度小于 3 mm。③浅表型：溃疡直径和深度均小于 2 mm 者。④巨大型：溃疡直径大于 15 mm。

三、诊断要点及临床思维

胃溃疡的声像图显示为病变的部位胃壁呈低回声局限性增厚隆起，伴黏膜凹陷形成，其表面附有强回声斑点，周围增厚的胃壁层次清晰等。十二指肠球部溃疡的声像图显示病变部位球壁呈低回声局限性增厚，伴黏膜面溃疡凹陷，表面有强回声斑点附着；球部变形、面积变小、造影剂充盈不佳。超声对直径 3 mm 以下的消化性溃疡敏感度较低，易发生漏诊。另因十二指肠球部面积小、位置较高、易受周围脏器的干扰等，十二指肠球部溃疡的检出率不如胃溃疡高。胃溃疡主要应与溃疡型胃癌鉴别。

超声检查能清晰显示十二指肠球部的组织结构，因而能清晰显示溃疡的部位、形态、大小、深度、范围、周围组织的炎症反应程度，可较全面地观察消化性溃疡的病变程度，为临床选择合适的治疗方案提供客观依据，并可追踪复查，以监测临床药物治疗的效果，是继 X 线钡餐造影、胃镜检查后又一种简便、无创、准确性较高的诊断消化性溃疡的客观影像学检查方法，尤其适宜于老弱幼小、不宜行胃镜检查的患者。在实际工作中,慢性穿透型、胼胝型溃疡与溃疡型胃癌、胃溃疡癌变单纯从声像图上很难鉴别,须依靠胃镜活检才能确诊。因此,超声检查不宜作为鉴别良、恶性溃疡的常规手段,可作为一种筛选手段而应用于临床。

(崔　峥)

第四节　消化道穿孔

消化道穿孔是严重的急腹症疾病之一,其病因众多。按穿孔部位的不同,可将消化道穿孔分为上消化道穿孔(胃十二指肠穿孔)、下消化道穿孔(肠穿孔)。

一、胃十二指肠穿孔

胃十二指肠穿孔在上消化道穿孔中最多见,是临床上最常见的急腹症之一。其最常见的病因是消化性溃疡,其中尤以十二指肠球部溃疡多见;其他少见的病因有胃肿瘤破裂、上腹部穿透伤或严重的闭合性挤压伤、吞服锐利异物(如鱼刺)、急性胃扩张等。

(一)病理及临床概要

胃十二指肠穿孔好发于青壮年,男性占大多数;穿孔部位多位于十二指肠球部前壁、胃小弯侧、胃体后壁等。急性穿孔可使胃腔或十二指肠腔与腹膜腔相沟通,导致胃液或肠液、胆汁等流入腹腔内而引起急性化学性腹膜炎,随即细菌繁殖转变为感染性腹膜炎。慢性穿孔常由十二指肠球部溃疡慢性穿透或异物(如鱼刺)缓慢损伤所致。由于其穿孔过程缓慢,胃肠内容物极少流入腹腔内,常在胃、十二指肠周围或小网膜囊内形成炎性包块。胃十二指肠穿孔的临床表现主要为骤起的上腹剧烈疼痛,疼痛如刀割样,会很快扩散至全腹。腹部触诊腹肌呈"板样"紧张,全腹有压痛、反跳痛。外伤引起者有外伤史,上腹部有创口。

(二)病变的声像图表现

(1)腹腔内游离积液:当积液较少时,常在胆囊、胃、十二指肠周围、肝肾间隙和右肝前下间隙等部位显示有局限性的液性无回声区。对疑为上消化道穿孔者,经口服 5% 碳酸氢钠液 100~200 mL 后,可发现胆囊和十二指肠球部周围间隙游离积液有增多的征象。当积液较多时,则除上述部位外,还可在右下腹腔、盆腔内显示有游离的液性区,其透声性稍差,内可见细小的点状、带状回声漂浮(图 6-5)。

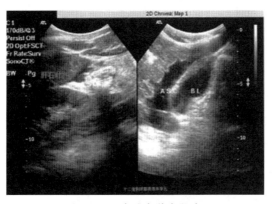

图 6-5　腹腔内游离积液

（2）腹腔内游离气体：采用左侧卧位或坐位，在肝左叶前方可见随体位改变而移动的气体强回声带，其后方常伴有多重反射。坐位检查，通过肝或脾声窗在膈肌顶部和肝或脾间隙显示有游离气体强回声带（图 6-6）。

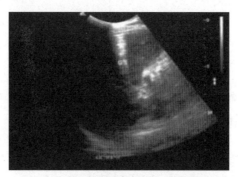

图 6-6　腹腔内游离气体(GS 示气体)

（3）穿孔部位的直接征象：大部分十二指肠球部前壁溃疡者、少部分胃窦部前壁溃疡穿孔者可直接显示穿孔的部位和大小，表现为十二指肠球壁或胃窦部前壁有明显增厚的水肿，其管壁连续性中断，呈现出大小不一的回声失落区（与腹腔相沟通），并可见腔内液体或气体溢入腹腔内的征象；或表现为增厚的管壁间有一条不规则的条状强回声带贯穿（与腹腔相沟通）（图 6-7）。少部分胃肿瘤穿孔者可显示出胃壁有低回声肿块，伴肿块连续性中断，使胃腔与腹腔沟通，也可见腔内液体或气体溢入腹腔内的征象。部分因锐利异物（如鱼刺）引起胃穿孔的则可显示异物呈带状强回声贯穿胃壁的声像图表现。

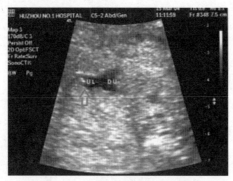

图 6-7　十二指肠球部溃疡穿孔

（4）其他伴随征象：①胃肠蠕动减弱或消失；②小肠腔可轻度扩张，内径不大于 2.0 cm，可伴胃肠腔胀气。

（5）慢性穿孔或穿孔被局限者，在胃和十二指肠周围、胆囊旁可见边界不清晰、边缘不规则、内部回声强弱不均和周围组织或脏器粘连的包块形成。

（6）在超声引导下行腹腔穿刺常可抽出混浊的或含有胆汁的液体。

（三）诊断要点及临床思维

超声检查显示腹腔两侧膈下有游离气体，伴胃十二指肠周围间隙局限性积液或腹腔内游离积液，结合相关的临床表现，可明确诊断上消化道穿孔。

目前，临床诊断上消化道穿孔主要根据临床表现，并结合腹部 X 线下的膈下游离气体，超声检查一般不作为首选的检查方法。但据文献资料和笔者的临床实践体会，超声检查对发现腹腔内游离气体具有较高的敏感性,几乎与 X 线检查无显著差异,有时还能显示 X 线不能发现的局限于肝上间隙的游离气体。超声检查对腹腔游离积液和局限性腹腔包块的显示远比 X 线敏感和准确,可同时排除其他脏器的病变,弥补了 X 线检查阴性时的不足。超声检查对部分患者可直接显示穿孔的部位、大小,达到病因诊断的目的。因此,相关专家认为,超声诊断胃十二指肠穿孔具有独到的优势,尤其是对诊断十二指肠球部溃疡穿孔。超声诊断胃十二指肠穿孔具有很重要的临床价值。如果需要排除其他急腹症(如胆系、胰腺、阑尾及妇产科等)疾病,则超声检查应作为首选的检查方法。

二、肠穿孔(或破裂)

肠穿孔(或破裂)在临床上以腹部创伤引起的多见,其中开放性创伤较闭合性创伤引起的多见,而肠道本身疾病引起的较少见。肠道肿瘤、某些肠道特异性疾病(如肠结核、溃疡性结肠炎、克罗恩病等)、肠腔内异物(主要有鱼刺、动物骨骼、锐利金属等)也可引起。

(一)病理及临床概要

在肠穿孔中小肠穿孔的发病率较大肠的发病率明显高。小肠穿孔在开放伤和闭合伤中均可发生,可发生在任何部位,且常为多发性。而大肠穿孔大多由开放伤引起,闭合伤极少,以位置表浅的横结肠和乙状结肠发生居多,大多伴有其他脏器损伤。肠道肿瘤和炎症引起的穿孔多见于大肠;肠道异物引起的穿孔多见于小肠。由于破裂使小肠腔或大肠腔与腹膜腔相沟通,导致肠液、肠内容物或粪便等流入腹腔内而引起急性化学性、细菌性腹膜炎;同时可伴有大量气体进入腹腔形成气腹,引起严重的感染性腹膜炎。

肠穿孔的主要表现为腹痛、腹肌紧张、压痛和反跳痛等腹膜炎体征。肠穿孔的症状较胃十二指肠穿孔的症状出现稍晚,呈渐进性,程度也较轻,但常伴有较明显的腹胀,肠鸣音消失,可伴发热。

(二)病变的声像图表现(图 6-8)

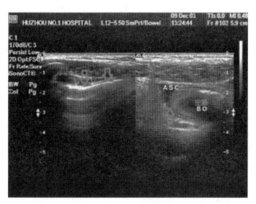

图 6-8 肠穿孔声像图示腹腔内有游离气体和游离液体

(1)腹腔内游离积液:当积液较少时,常在肠曲间周围、盆腔等部位显示有局限性的液性无回声区;当积液较多时,可在下腹腔、盆腔内显示有较多游离的液性区,其透声性稍差,内有细小的点状、带状回声漂浮。其中小肠穿孔的腹腔内游离积液明显较大肠穿孔要多。

(2)腹腔内游离气体:患者取平卧位时,在肝左叶前方、前腹壁腹膜下方(用高频率探头扫查明显)可见随体位改变而移动的气体强回声带,其后方常伴有多重反射;患者取坐位时,通过肝或脾声窗在膈肌顶部和肝或脾间隙显示有游离气体强回声带。其中大肠穿孔的腹腔内游离气体较小肠穿孔的明显。

（3）穿孔部位肠管的声像图表现：具体如下。①大部分闭合性创伤引起肠破裂可见损伤部位肠管壁有不同程度的增厚、水肿，回声较低，肠腔可轻度扩张，肠蠕动消失；肠间隙可形成不规则包块。用探头局部加压有明显压痛。一般较难直接显示破裂口的大小。②由肠道肿瘤引起的肠破裂者常可显示肠道"假肾征"肿块，伴包膜破溃中断征象；肿块周围常伴有游离液体无回声。③部分因锐利异物（如鱼刺）引起的肠穿孔则可显示异物呈带状强回声贯穿肠壁与腹腔沟通的声像图。

（4）其他伴随征象：①肠蠕动减弱或消失；②有不全性肠梗阻征象，肠腔可不同程度地扩张，其内径一般不大于 3.0 cm，肠腔内有积液、积气等。

（5）在超声引导下行腹腔穿刺常可抽出混浊的或血性的液体。

（三）诊断要点及临床思维

超声检查示肠曲间周围有局限性积液或腹腔内有游离积液和游离气体，局部肠管壁不同程度的增厚水肿等，结合相关的病史和临床表现，可明确诊断肠穿孔。

虽然目前临床上诊断肠穿孔的主要依据是临床表现结合 X 线腹部透视，超声检查尚未作为常规的检查方法，但超声检查在临床实践中具有较高的参考价值，它不但对显示腹腔内的游离气体和游离液体具有较高的敏感性，而且可显示病损肠管的一些异常改变，判断是小肠穿孔还是大肠穿孔，并可同步排除其他脏器的病变，弥补 X 线检查阴性时的不足。另外，超声检查对由肠道肿瘤、肠腔异物引起的肠穿孔的诊断具有独到之处，既能显示穿孔部位，又可揭示穿孔的病因，弥补了其他检查的不足。因此，超声检查是临床诊断和鉴别诊断肠穿孔时的一种客观实用、简便安全、准确性高的方法。

（崔　峥）

第五节　胃　炎

一、慢性胃炎

（一）临床表现

慢性胃炎占胃病患者的 50%。据统计，在进行胃镜检查时，90% 以上的成人有程度不一的胃黏膜慢性炎症。慢性胃炎从病理组织学上可分为浅表性胃炎、萎缩性胃炎和肥厚性胃炎 3 种。浅表性胃炎黏膜浅层充血、水肿，炎性细胞浸润、渗出，伴糜烂及出血，黏膜腺体正常。萎缩性胃炎黏膜萎缩变薄，腺体减少或消失，黏膜肌层肥厚，并向固有膜延伸，进而出现肠上皮化生。肥厚性胃炎为黏膜层弥漫性炎性改变、明显增厚，黏膜表面可有糜烂、出血，但肌层不受侵犯，若局限于一部分胃壁，则可形成息肉状、乳头状、似脑回样外观。

慢性胃炎的主要表现为上腹部不适或疼痛，轻者常无任何症状，临床表现似溃疡病，以上腹痛为主，进食后疼痛可暂缓，可有消化道反复、少量出血。

(二)病变的声像图特征

1.浅表性胃炎

胃壁厚度正常,层次清晰,仅黏膜层稍增厚,回声减弱,表面毛糙;若发生糜烂则黏膜回声中断,不规则,回声增强,可弥漫全胃,胃蠕动正常(图 6-9)。

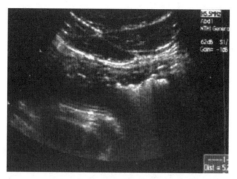

图 6-9　浅表糜烂性胃炎

2.萎缩性胃炎

胃壁黏膜层变薄,黏膜肌层变厚,回声减弱,黏膜下层粗糙、回声增强,肌层和浆膜层正常,胃蠕动减少(图 6-10)。

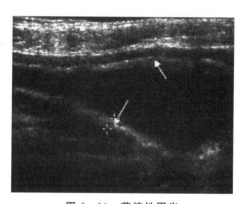

图 6-10　萎缩性胃炎

3.肥厚性胃炎

胃壁黏膜层增厚,其余四层结构正常,增厚的黏膜处可见多发性球型、乳头状低回声隆起凸向胃腔,黏膜层覆盖其上,轮廓清晰,胃壁蠕动时在黏膜层可见到海潮样运动,好似黏膜滑动,当幽门窦区黏膜肥大时,可发生黏膜脱垂,部分黏膜进入十二指肠。

4.彩色多普勒超声

彩色多普勒超声可示胃壁内血流略有增多。

(三)鉴别诊断

(1)慢性肥厚性胃炎与胃黏膜巨大肥厚症鉴别:两者黏膜均增厚,胃炎黏膜回声增强,基底窄,而胃黏膜巨大肥厚症黏膜为弱回声,常可见多发性小囊样暗区。

(2)慢性肥厚性胃炎瘤型应与胃息肉鉴别。

二、急性胃炎

急性胃炎是由各种原因引起的急性胃黏膜炎症,常急性发病,有明显的上腹部症状,多数有明确的发病原因,主要表现为胃黏膜充血、水肿、渗出、糜烂和出血等一过性急性病变。

(一)常见的超声表现

(1)胃壁呈弥漫性、均匀性、对称性增厚,胃壁各层常显示较清晰。

(2)病变仅限于黏膜层,其厚度可>0.8 cm且<1.5 cm。

(3)增厚的黏膜层呈低回声。

(4)彩色多普勒超声可显示血流信号。

(5)静脉超声造影黏膜层明显增强。

(6)治疗好转后,胃壁可较快地恢复正常厚度(图6-11)。

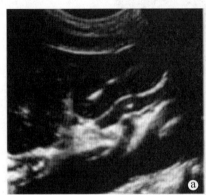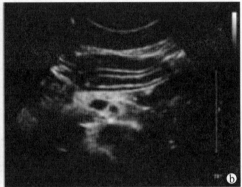

图6-11　急性胃炎治疗前后

(二)鉴别诊断

(1)低蛋白血症所致胃壁水肿、增厚:起病缓慢,常见病因为肝硬化、慢性肾病及重度营养不良等。

(2)弥漫浸润型胃癌:缓慢起病,胃壁增厚、僵硬、层次结构不清,可有周围淋巴结肿大或肝转移。

(3)胃恶性淋巴瘤:胃壁显著增厚或形成肿块,内部呈结节状弱回声,胃腔无严重狭窄,若患者有类似溃疡病的症状、上腹痛及体重减轻等,则应怀疑为胃恶性淋巴瘤。

(崔　峥)

第六节　胃　癌

胃癌是起源于胃黏膜上皮的恶性肿瘤,占胃恶性肿瘤的95%,在消化道恶性肿瘤中其发病率居首位。

经腹超声检查是一种简便易行、安全无痛苦的胃疾病检查方法,特别是声学造影剂的应用,使超声诊断胃癌的敏感性和特异性有显著的提高。在判断肿瘤浸润深度、浸润范围,发现淋巴结、肝脏转移灶,以及判定化疗效果等方面,超声有其他诊断方法不能比拟的优势。

一、病理

(一)早期胃癌

早期胃癌的癌组织仅限于黏膜层和黏膜下层,有或无淋巴结转移。根据肉眼形态的不同可将早期胃癌分为 3 种类型,即隆起型、平坦型和凹陷型。癌灶直径在 10 mm 以下称小胃癌,在 5 mm 以下称为微小胃癌。

(二)进展期胃癌

癌组织侵及肌层称为中期胃癌;癌组织突破肌层,侵及浆膜层,或穿透浆膜,浸润邻近组织称为晚期胃癌。两者合称为进展期胃癌。按照 Borrman 分型(即胃癌大体形态分型方法)可将进展期胃癌分为以下几种类型。

(1)息肉型(Borrman Ⅰ 型):肿瘤呈息肉状向胃腔内生长,基底较宽,边界较清晰。

(2)溃疡型(Borrman Ⅱ 型):肿瘤局限,呈盘状,中央坏死,有较大而深的溃疡,溃疡底凸凹不平,边缘隆起,呈堤状。

(3)浸润溃疡型(Borrman Ⅲ 型):肿物表面有溃疡,边缘部分隆起,部分被浸润,边界不清晰。

(4)弥漫浸润型(Borrman Ⅳ 型):肿物呈弥漫性、浸润性生长,癌组织侵及胃壁各层,范围广,胃腔狭窄,胃壁厚而硬。

二、临床表现

早期胃癌患者多数无明显症状,少数人有恶心、呕吐或类似溃疡病的上消化道症状,难以引起足够的重视。随着肿瘤的生长,癌变影响胃功能时才出现较为明显的症状,但各种症状均缺乏特异性。

疼痛与体重减轻是进展期胃癌最常见的临床症状。患者常有较为明确的上消化道症状,如上腹不适、进食后饱胀等,随着病情进展,患者会出现上腹疼痛加重、食欲下降、乏力。肿瘤发生部位不同,则患者会有不同的表现。贲门胃底癌可有胸骨后疼痛和进行性吞咽困难;幽门附近的胃癌有幽门梗阻的表现。

当肿瘤破坏血管时,可有呕血、黑便等消化道出血症状;当肿瘤侵犯胰腺被膜时,可出现向腰背部放射的持续性疼痛;当肿瘤溃疡穿孔时,则可引起剧烈疼痛,甚至腹膜刺激征;当肿瘤出现肝门淋巴结转移或压迫胆总管时,可出现黄疸;当发生远处淋巴结转移时,可在左锁骨上触及肿大的淋巴结。

晚期胃癌患者常可出现贫血、消瘦、营养不良,甚至恶病质等表现。

三、超声检查

(一)胃癌的声像图表现

1.胃癌的基本声像图表现

(1)胃壁增厚、正常层次结构紊乱或破坏:胃壁呈局限性或完全性不规则增厚,胃壁僵直。病变部位的胃壁正常五层结构层次紊乱、消失(图 6 - 12),病变侵及程度不同,则有不同层次的受累表现。当胃充盈良好时，正常胃壁的厚度不超过 6 mm。

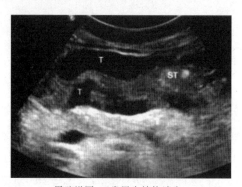

胃壁增厚、正常层次结构消失。

图 6-12　胃癌声像图一

（2）胃腔狭窄、变形：因有胃肿瘤侵蚀和突入胃内，胃腔可有不同程度的狭窄、变形，横切面扫查可见狭窄的管腔与周围增厚的胃壁形成"靶环征"，斜切面扫查时则可见"假肾征"（图 6-13）。

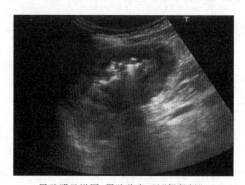

胃壁明显增厚，胃腔狭窄，呈"假肾征"。

图 6-13　胃癌声像图二

（3）肿瘤内部回声：肿瘤内部回声多呈不均匀的低弱回声。若为低分化型胃癌和胃黏液腺癌，则内部回声较低、较均匀。

（4）病变区胃壁僵硬、蠕动消失：胃癌侵袭胃壁，使之僵直，胃癌蠕动减缓、蠕动幅度减低或消失。

（5）幽门狭窄伴食物潴留：胃幽门部癌肿不断增大，常引起幽门梗阻，导致胃内食物潴留。

2.胃癌转移的声像图表现

（1）邻近脏器界限不清：如肝脏、胰腺、脾脏等，其声像图可见病灶与上述各脏器界限模糊不清。

（2）脏器转移最多见为肝脏转移（图 6-14），肝脏内可见单个或多个大小不等的肿物，边界清晰，典型表现有"牛眼征"或"靶环征"；恶性胃平滑肌肉瘤肝脏转移灶内可伴有液化坏死的无回声区；如胃癌细胞转移至卵巢，则可见双侧卵巢内有实性肿物，常合并腹水，这称为"Krukenberg瘤"。

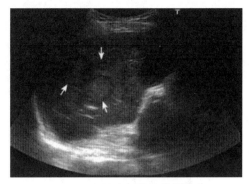

图 6-14　胃癌肝转移的声像图

(3)淋巴结转移：胃周围(特别是腹腔)动脉及肠系膜上动脉旁、肝门及脾门周围，肿大的淋巴结显示为实性低弱回声团，边界清晰，单发或多发，也可为多个结节相互融合。

(4)大网膜改变：当肿瘤转移到腹膜时，可见大网膜增厚，有时可见散在的低回声结节。

3.胃癌的超声分型及各型的声像图表现

按照 Borrman 分型(即胃癌大体形态分型方法)可胃转移癌分为以下几种类型。

(1)肿块型(Borrman Ⅰ型)(图 6-15)：肿瘤向胃腔内生长，呈结节状或不规则蕈伞型，肿瘤部分胃壁显著增厚，正常胃壁层次结构消失，范围较局限，与正常胃壁界限清楚。根据胃癌浸润范围大小、胃壁增厚程度的不同，胃腔的超声切面图像可出现以下表现。①"戒指征"：肿瘤呈局限性生长，胃充盈时如戒指状；②"半月征"：空腹时增厚的胃壁如弯月状；③马蹄征：胃壁明显增厚，范围较大，如马蹄状。

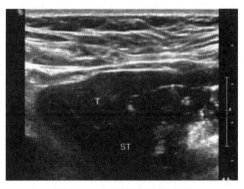

图 6-15　肿块型胃转移癌

(2)溃疡型(Borrman Ⅱ型)：在肿瘤表面可出现不规则凹陷，凹陷底部不光滑，溃疡较大，溃疡边缘隆起、不规则，整个病变呈"火山口状"，肿瘤界限较清楚、局限，向周围浸润不明显。

(3)浸润溃疡型(Borrman Ⅲ型)：肿瘤表面有明显的溃疡，溃疡边缘呈坡状隆起，肿瘤向深层及周围浸润性生长，界限不清楚，侵及范围较大。

(4)弥漫型(Borrman Ⅳ型)：胃壁大部或全部呈弥漫性增厚、隆起，胃壁僵硬，胃腔狭窄(图6-16)，黏膜面不规则破溃或糜烂。重者胃长轴断面呈"线状"胃腔，短轴断面呈"假肾征"。

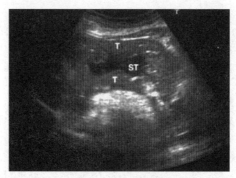

图 6-16　弥漫型胃转移癌

(二)胃癌浸润深度的超声诊断

一般在胃排空后,饮水或饮用胃肠造影剂 $500\sim1000$ mL,经腹扫查可以观察到胃壁的 5 层线状回声,以此来判断病变浸润的程度。在判断胃癌浸润深度时,应特别注意观察第 3 层高回声层(黏膜下层)的完整性,如胃癌只侵袭第 1、第 2 层线状回声,第 3 层高回声层的完整性未受破坏,则为早期胃癌。如第 3 层高回声层受胃癌浸润而断裂,则表明胃癌细胞已侵入黏膜下层,则为进展期胃癌。由于胃肠腔内气体和腹壁脂肪的干扰,有时胃壁层次回声显示欠清。超声内镜可以从胃内用高频率超声探头对病变局部进行扫查,能消除上述干扰,在观察胃内病变的同时,清晰地观察胃癌的浸润深度。

1.早期胃癌病灶

病灶处于第 1、第 2 层内,第 1 层高回声层已断裂,第 2 层弱回声层变薄、中断或增厚,第 3 层高回声层完整连续,病变局限在黏膜层。

2.进展期胃癌

(1)胃癌浸润达肌层:第 3 层高回声层有断裂,第 4 层弱回声层增厚,第 5 层高回声层连续性完整。

(2)胃癌浸润达浆膜:第 3 层高回声层有断裂,第 4 层弱回声层增厚,第 5 层高回声层有断裂和不规整突出。

3.超声诊断

超声诊断对早期胃癌的诊断准确率较低,在 60% 左右,而对进展期胃癌的诊断符合率较高,可达 90%~95%。

误诊原因分析:①合并溃疡病变:胃癌所致溃疡与良性溃疡瘢痕的超声改变相似;②胃癌较小;③受气体或腹壁脂肪的干扰。

(三)胃癌转移的途径

1.直接蔓延

胃癌细胞可侵及邻近脏器如肝脏、脾脏、胰腺等器官。胃底大弯侧病变可侵及脾脏,胃底小弯侧或贲门部病变可侵及肝左外叶,胃体大弯侧病变可侵及胰腺。

2.淋巴结转移

淋巴转移是胃癌的主要转移途径。贲门、胃底肿瘤多转移至胰腺、脾脏和胃上淋巴结;胃体、胃窦肿瘤多转移至幽门上、下淋巴结。进行超声检查时,要注意观察腹腔动脉、肠系膜上动脉、脾门和肝门周围淋巴结,以及胃上和胃下淋巴结有无肿大。

3.血行扩散

胃癌细胞可通过血行播散到远处脏器,主要发生在癌症晚期,最常见的为经门静脉转移至肝脏,其次为转移至肺脏、肾脏、骨骼等实质性脏器。

4.种植转移

肿瘤细胞脱落可种植转移到腹膜、腹腔或盆腔内的脏器。女性患者癌灶转移至双侧卵巢时引起的病变,称 Krukenberg 瘤。

四、鉴别诊断

(一)胃溃疡

溃疡面表现为黏膜面局部凹陷伴强回声光斑,周围胃壁增厚,其厚度常<5 mm,层次结构清晰。胃溃疡有时与伴发溃疡的早期胃癌较难区分,须通过胃镜活检进行鉴别。

(二)胃间质瘤

胃间质瘤多发生在第 4 层肌层,可见低弱回声肿瘤,肿瘤呈圆形或椭圆形,边界清晰;恶性胃间质瘤体积一般较大,其内常伴不规则的液性无回声区。

(三)胃恶性淋巴瘤

胃恶性淋巴瘤多发生于第 3 层黏膜下层,向黏膜层和肌层呈浸润性生长,可引起胃壁局限性或弥漫性增厚,但胃腔狭窄不明显。当病变侵及黏膜层并发生溃疡时,则与胃癌鉴别较困难。淋巴瘤回声一般较低,有时近似无回声。

五、临床价值

胃充盈后经腹部进行超声检查,可以清晰地显示胃的整体轮廓、胃壁的层次结构。作为一种无创伤性检查手段,超声检查能尽早发现进展期胃癌,提供病变的部位、大小、侵及范围、周围淋巴结及脏器的转移情况,对肿瘤进行分期,为临床选择合适的治疗方案提供影像学依据。需要指出的是,经腹超声检查胃时,阳性结果有意义,阴性结果没有意义。由于受到病灶大小、病灶发生部位、操作者水平、机器分辨率等多种因素的影响,目前超声不作为筛查胃癌的检查手段。经腹超声检查结合胃镜或超声胃镜可以进一步提高胃癌的检出率和诊断率。

(崔　峥)

第七节　胃部其他肿瘤

一、胃恶性淋巴瘤

胃恶性淋巴瘤是源于胃壁内淋巴滤泡的恶性肿瘤,发生在胃黏膜下层,也可为全身恶性淋巴瘤的一部分,占消化道原发性淋巴瘤的 1/3,占胃部恶性肿瘤的 3%～5%,在胃肉瘤中发病率最高,占 70%～80%,多见于中老年男性。

(一)病理

胃恶性淋巴瘤起源于黏膜下层或黏膜固有肌层的淋巴组织,可发生在胃的各个部位,多见于胃窦部、胃体部小弯侧及胃后壁。一般病变较大,有时以多中心性向周围扩展,并侵犯胃壁全层。大多数肿物表面发生溃疡、出血,其内部也常出现坏死或囊性变。胃恶性淋巴瘤从形态学角度可分为 5 种类型:肿块型、溃疡型、浸润型、结节型和混合型。临床上以混合型为多见。

(二)临床表现

1.症状

原发性胃淋巴瘤的症状极似胃癌,其有以下几种症状。

(1)腹痛:胃恶性淋巴瘤最常见的症状是腹痛。腹痛发生率在 90% 以上。疼痛性质不定,自轻度不适到剧烈腹痛不等,甚至有因急腹症而就诊者。最多的是隐痛和胀痛,进食后可加重。最初的诊断一般是溃疡病,但服制酸剂后常不能缓解腹痛,这可能是由恶性淋巴瘤原发性损伤周围神经或肿大淋巴结压迫所致。

(2)体重减轻:为肿瘤组织大量消耗营养物质和食欲缺乏摄入减少所引起,重者可呈恶病质。

(3)呕吐:与肿瘤引起的幽门不全梗阻有关,胃窦部和幽门前区病变较易发生。

(4)贫血:较胃癌更常见,有时可伴呕血或黑便。

2.体征

上腹部触痛和腹部包块是最常见的体征,有转移者可发生肝大、脾大,少部分患者可无任何体征。

(三)超声检查

(1)病变来源于黏膜下层,胃壁呈局限性或弥漫性增厚,胃壁正常层次结构消失,胃壁增厚方向与胃长轴一致。

(2)肿物内部回声均匀,近似无回声,后方回声增强,加大增益后肿物内呈结节状回声。

(3)肿物质地较软,尽管胃壁明显增厚,但导致胃腔狭窄的程度较轻。

(4)肿瘤可侵及胃黏膜层,并形成溃疡,在病变表面可见强回声光斑。

(5)病变周围可见淋巴结肿大(图 6-17)。

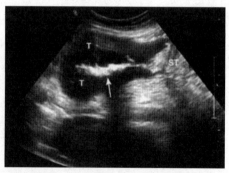

图 6-17　胃恶性淋巴瘤声像图

(四)鉴别诊断

1.胃癌

胃恶性淋巴瘤发生于黏膜下层,侵犯范围广,多累及胃部两个区域以上,早期易发生淋巴结转移;胃癌发生于黏膜层,多伴发溃疡,向外浸润较向周围浸润更明显。胃恶性淋巴瘤的胃壁增厚程度比胃癌的明显,但胃腔狭窄不明显。

2. 胃恶性间质瘤

胃恶性淋巴瘤与胃恶性间质瘤均发生于黏膜下层,其中胃恶性淋巴瘤回声更低,近似无回声。

(五)临床价值

因为胃恶性淋巴瘤的临床表现及 X 线、胃镜等多项检查无特异性,所以其术前正确诊断率较低。超声检查可以对病变大小、病变浸润范围、周围脏器及淋巴组织的转移情况进行评估。

二、贲门癌

按 2018 年美国癌症联合委员会颁布的第八版 TNM 分期标准,贲门癌是指食管胃交界线下约 2 cm 范围内的腺癌。①肿瘤侵犯胃食管结合部,但中心位于胃食管交界线以下 2 cm 以外区域;②肿瘤中心位于胃食管交界线以下 2 cm 以内,但肿瘤未侵及胃食管交界线的,应按照胃癌标准进行分期;③肿瘤侵及胃食管交界线且中心位于胃食管交界线 2 cm 以内的,应按照食管癌标准进行分期。幽门螺杆菌感染与胃远侧部位肿瘤的发生关系密切,饮酒和吸烟是贲门癌发病的重要因素。我国贲门癌的病死率和发病率在各类恶性肿瘤中位居前列。

(一)病理

1. 大体分型

(1)进展期:胃肠道分型一般沿用 Borrman 分型,其基本分类有蕈状、溃疡Ⅰ型、溃疡Ⅱ型与浸润型。我国学者据此将贲门癌分为以下 4 型。①隆起型:肿瘤为边缘较清晰的向腔内隆起的肿块,呈菜花状、结节巨块或息肉状,可有浅溃疡。②局限溃疡型:肿瘤为深溃疡,边缘组织如围堤状隆起,切面与正常组织境界清晰。③浸润溃疡型:溃疡边缘不清晰,切面与周围组织分界不清。④浸润型:肿瘤在贲门壁内浸润生长,受累处均匀增厚,与周围组织无界限,周围黏膜常呈放射状收缩。

贲门癌的大体分型与组织学类型有关,①、②两型以高分化腺癌和黏液腺癌居多。浸润溃疡型以中低分化腺癌及黏液腺癌居多。浸润型则多数是低分化弥漫型的腺癌或黏液腺癌。外科治疗的预后以隆起型最好,局限溃疡型第 2,浸润溃疡型较差,浸润型最差。

(2)早期:早期贲门癌的大体形态与胃其他部位和食管早期癌的大体形态相似,可以简单分为 3 型。①凹陷型:癌肿部黏膜呈不规则的轻度凹陷,有少数为浅溃疡,与周围正常黏膜分界不明确,镜下分化常较差。②隆起型:癌变部黏膜增厚、粗糙,稍有隆起,部分表现为斑块状、结节状或息肉状,以高分化腺癌居多。③隐伏型:病变部黏膜颜色略深,质地略粗,大体无明显改变,经组织学检查可确诊,是 3 型中较早存在的形态。

2. 贲门癌的组织发生

过去胃癌的组织发生学中,胃溃疡、胃息肉(腺瘤)及慢性萎缩性胃炎皆被认为是胃癌的癌前期病变。近年的研究发现,上述几种情况发生癌变的机会很小。特别是在贲门部这三种情况比胃的其他部分更少发生。因此,这三种情况显然与贲门癌的组织发生关系不大。

目前比较被承认的观点是贲门癌起源于贲门腺的颈部干细胞,因有多方向分化的潜能,可以形成具有贲门或腺上皮特点的腺癌。不典型增生是贲门癌的癌前病变,它也是在上述与贲门癌发病有关的溃疡、息肉、萎缩性胃炎共有的关键病理过程。当它们发生不典型增生改变时,才可能发生癌变,其中结肠型化生多数具有不典型增生的性质。

(二)临床表现

贲门癌占胃癌的 20.6%,其发生率仅次于幽门癌。因贲门的位置相对固定、形态典型,故超声对贲门癌的诊断较对胃其他部位肿瘤的诊断更有优势。

(三)声像图表现

贲门切面形态失常,内径增大(正常直径为 1.5~2.0 cm);贲门部胃壁不规则增厚,黏膜层被破坏,管腔偏移、变形,气体强回声偏心,有时可见多个气体强回声反射。

三、胃间质瘤

(一)常见超声表现

(1)胃壁局灶性肿物,位于黏膜下,多呈类圆形,大小通常为 2~5 cm,加压扫查时质地较硬。

(2)多数肿物内部呈均匀的低回声,边界清晰,但无明确包膜。

(3)声像图类型:具体如下。①腔内型:本型多见,肿物向腔内生长,黏膜层多数完整并被抬起,有时可见黏膜面小溃疡,基底较平整。短轴断面示局部胃腔变窄。②壁间型:肌层肿物同时向腔内、腔外生长,使黏膜层隆起,浆膜层向外隆起。③外生型:比较少见,肿物主要向外生长,浆膜面膨出明显,但连续性完整,黏膜面无明显膨出,胃腔变形不明显。此型易漏诊或误诊为胃外肿物。

(4)当肿物直径>5 cm、形态不规整、黏膜面不光滑、存在较深在的不规则形溃疡、肿物内部回声不均匀、出现片状无回声区时,高度提示为恶性,易发生周围淋巴结和肝脏转移(图 6-18)。

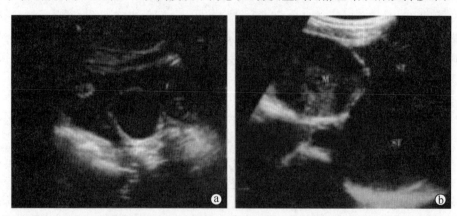

a.良性胃间质瘤:胃后壁可见圆形包块,包块边界清晰,向胃腔外突出,均匀低回声,胃黏膜完整。b.恶性胃间质瘤:肿瘤大,内部回声增多,回声不均,伴有小片无回声区。

图 6-18　良性胃间质瘤与恶性胃间质瘤的声像图

(二)鉴别诊断

(1)良性胃间质瘤应与恶性胃间质瘤鉴别。

(2)腔内型胃间质瘤应与胃息肉鉴别:后者起自黏膜层,基底部常带蒂,呈中等偏强回声,随胃蠕动而摆动。

(3)恶性胃间质瘤应与肿块型胃淋巴瘤鉴别:后者起自黏膜下层,内部呈均匀性弱回声,生长迅速,预后差。

（4）恶性胃间质瘤还应与胃癌鉴别：根据胃癌组织起自黏膜层、呈浸润性生长、分布不规则等特点不难与前者区分。当肿瘤较大、表面出现溃疡时，两者鉴别困难。

（崔　峥）

第八节　肠套叠

一、原发性肠套叠

原发性肠套叠是指肠管无器质性病变，主要由肠管蠕动功能紊乱所引起的肠套叠。它好发于婴幼儿，远较继发性肠套叠多见，是婴儿时期的一种特有的、最常见的急腹症，好发于 1 岁以内，2 岁以下发病率占 80%，肥胖儿多见。

（一）病理及临床概要

原发性肠套叠的病因尚不明确，目前认为其发病的基本条件与肠痉挛及肠管蠕动紊乱有关。原发性肠套叠大多数是单发的，一般由鞘部、套入部组成。套入部又分头部和颈部。一般情况下，一个肠套叠由三层肠壁组成称单套：外壁称鞘部；套入部由反折壁和最内壁组成，鞘部开口处为颈部；套入部前端为头部。如果单套全部套入相连的远端肠管，则形成复套，其壁由 5 层组成。肠套叠的类型较多见，按套入部位的不同可分为以下几种类型。①回盲型：回盲瓣是肠套叠头部，带领回肠末端进入升结肠，盲肠、阑尾也随着翻入结肠内，此型最常见，占总数的 50%～60%。②回结型：回肠从距回盲瓣几厘米处起，套入回肠最末端，穿过回盲瓣进入结肠，约占 30%。③回回结型：回肠先套入远端回肠内，然后整个再套入结肠内，约占 10%。④小肠型：小肠套入小肠，少见；⑤结肠型：结肠套入结肠，少见。⑥多发型：回结肠套叠与小肠套叠合并存在，罕见。肠套叠的基本病理变化是被套入的肠段进入鞘部后，其顶点可继续沿肠管推进，肠系膜也被牵入，肠系膜血管受压迫，造成局部循环障碍，逐渐发生肠管水肿，肠腔阻塞，套入的肠段被绞窄而坏死，鞘部则扩张并发生缺血性坏死，甚至穿孔而导致腹膜炎，由此可见肠套叠属于绞窄性肠梗阻的范畴。

腹痛（婴儿表现为阵发性哭吵）、呕吐、果酱样血便和腹部包块为婴儿原发性急性回盲型肠套叠典型的四大临床表现。

（二）病变声像图

1.典型声像图

声像图示单套型原发性肠套叠患者的腹腔内在肠套叠部位有一个边界清晰、边缘规则、大小不一的低回声为主的包块。其横断面呈大圆套小圆的征象，即"同心圆征"和"靶环征"。外圆均匀的低回声环带系鞘部肠壁回声，中间低回声带系水肿增厚的反折壁及其与鞘部之间的少量肠内液体形成；在外圆内又有一个小低回声环节，形成内圆，系套入的肠壁回声；内、外圆间为强回声带，为肠腔、肠系膜回声；部分可见内有肿大的肠系膜淋巴结回声；中心部为强回声区，为肠腔黏膜、肠内容物回声。其纵断面为多条平行排列的纵行低回声带，呈"套筒征"，在套叠的颈部明显缩窄。声像图示复套型原发性肠套叠患者腹腔内的包块较大，内肠管壁达 5 层，可呈"假肾征"图像；当套叠时间较长，肠壁发生严重水肿或缺血坏死时，则声像图示套叠包块内肠管壁明显增厚、水肿，回声减低，呈现出多重回声改变；周围肠腔内及腹腔内常有较多的游离液体。极少部分因肠腔严重胀气而不显示肿块。

回盲部肠套叠包块一般位于右侧腹腔内,位置固定,不会自行消失,以结肠肝曲处多见;少部分可达结肠脾曲、左侧腹降结肠或乙状结肠等部位。小肠肠套叠包块一般位于脐周围,活动度大,可随肠蠕动消失,并又可随肠蠕动而出现。结肠肠套叠包块一般位于左侧腹腔内,降结肠和乙状结肠相套叠多见(图 6 - 19)。

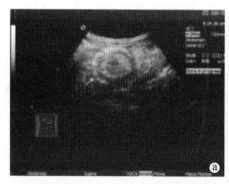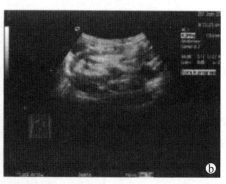

图 6 - 19　结肠肠套叠

2.肠梗阻表现

肠套叠部位的近端肠管有不同程度扩张,肠腔积液、积气,肠蠕动亢进或减弱。腹腔内可见有游离液体分布。

(三)诊断要点及临床思维

超声检查示腹部包块呈"同心圆征"或"套筒征"声像图,再参考患儿相应的临床表现,即可确诊为原发性肠套叠。

实时超声检查诊断原发性肠套叠具有特征性声像图表现,其准确率可达 95% 以上,是诊断婴幼儿原发性肠套叠首选的、简便安全的影像学检查方法。它可被用来判断肠套叠的类型、套入肠管有无发生缺血坏死、有无合并肠道肿瘤或其他肠道病变的存在。另外,在超声监视下利用温生理盐水灌肠复位治疗小儿肠套叠,临床效果较在 X 线下行空气灌肠复位的成功率高,且无 X 线空气复位的缺点,为非手术治疗小儿原发性肠套叠开辟了新途径。

二、继发性肠套叠

继发性肠套叠肠管本身具有器质性病变,较少见,多见于成人和大龄儿童(5 岁以上)。

(一)病理及临床概要

继发性肠套叠是由肠壁内肿块被肠蠕动推动,成为肠套叠的起点,连同所附肠管套入相连肠管腔内所致。其病因多见于肠息肉(以小儿结肠幼年性息肉、P-J 综合征多见)、肠肿瘤(以小肠脂肪瘤、回盲部癌为主)、梅克尔憩室、肠壁血肿(如过敏性紫癜)等。继发性肠套叠以小肠型肠套叠和结肠型肠套叠多见。其病程呈慢性或亚急性经过,以间歇性反复发作的腹痛为主要临床表现,少部分患者可扪及腹部包块,包块位置常不固定。

(二)病变声像图

继发性肠套叠的声像图表现与原发性肠套叠的声像图表现相同,在腹腔肠套叠部位显示有大小不一的"同心圆征"或"靶环征"包块。部分患者在观察一段时间后套叠包块可自动消失,尔后又可出现,呈现出周而复始的现象。在套叠包块头部肠腔内常可见大小不一、呈强或弱回声肿块的存在,肿块随肠蠕动而移动,不随套叠包块消失而消失。

(三)诊断要点及临床思维

超声检查示腹部有"同心圆征"包块,包块呈现周而复始的现象,并在包块起点肠腔内发现肿块。病因判断:小肠型套叠以成人小肠脂肪瘤为主;回盲型套叠以回盲瓣肿瘤、盲肠癌、回肠末端肿瘤为主;结肠型套叠以小儿结肠幼年性息肉为主。

实时超声检查不仅可以清晰显示有无肠套叠,而且对大多数继发性肠套叠也可显示肠腔肿块的存在,以鉴别是原发性还是继发性。因此,对大龄儿童及成人肠套叠、小肠肠套叠来说,要特别注意是否合并有肠道肿瘤或其他肠道病变。对一时不能判断是原发性还是继发性的肠套叠来说,可采用在超声下行温生理盐水灌充盈套叠部位肠腔,以鉴别有无肿块。

三、在超声下行温生理盐水自然水压灌肠复位法治疗原发性肠套叠

(一)原理及特点

本法采用临床输液的原理(即利用一定高度产生一个自然压力)将生理盐水经直肠灌入大肠内,在一定的自然压力(12~15 kPa)下使套叠包块逐渐回纳并消失、肠管恢复至原来正常位置,以达到非手术治疗原发性肠套叠的方法。

与 X 线下空气灌肠复位相比,本法具有以下特点。①所需灌肠器械取材简便、操作简单、安全无创伤。一经超声诊断明确,即可在超声下行温生理盐水自然水压灌肠复位治疗。②复位过程清晰直观,复位成功率高:对于发病时间在 48 小时内的肠套叠一般均能成功复位。超声所显示的肠套叠影像较 X 线所显示的更清晰、直观,反映复位成功的标准更准确,尤其是对复杂性肠套叠(回回结型、回结型)复位成功的判断更为准确;对一次复位不成功者,可进行重复多次复位。本法复位成功率高,同时避免了 X 线对患儿的损伤,也大大减少了手术给患儿带来创伤和痛苦。③复位方式方法多样、复位场所灵活机动,除了在超声室进行复位外,也可到手术室在麻醉状态下进行复位。④适应证范围广,本法不仅适用于初次发病者,而且适用于反复多次的复发性患儿,对 X 线下空气复位失败者,仍可复位成功。⑤无严重并发症,本法复位采用的是临床输液的原理,利用灌肠器的高度产生的自然压力(按 1 kPa 相当 9.8 cmH$_2$O 设置灌肠器放置的高度)达到灌肠复位的目的,通过高度可灵活调控水压大小,无须人为地注水加压,所需水量在 200~300 mL,可使复位过程更加安全,不易发生肠穿孔。同时在复位中本法也能清晰显示套叠肠管有无发生缺血坏死,可合理掌握复位适应证,避免肠穿孔等严重并发症的发生。另外,本法也可避免空气灌肠复位后发生的肠胀气、肠麻痹。⑥本法可进一步明确肠套叠的诊断和帮助判断其病因。超声下灌肠复位可明确有无肠套叠、肠套叠发生的部位、肠套叠的类型,鉴别是原发性还是继发性,以提高继发性肠套叠的诊断率,并使之得到及时治疗。

(二)适应证

本法的适应证主要是婴幼儿原发性肠套叠。它不仅适用于初次发病者,而且适用于反复多次发生的复发性肠套叠患儿,与此同时,本法对行 X 线空气复位失败者,仍可复位。也适用于成人原发性肠套叠者。另外,本法对继发性肠套叠可达到鉴别诊断的作用。

(三)器材

仪器为实时超声显像仪,探头频率为 3.5~7.5 MHz。灌肠材料自制的灌肠器(一般采用

容量 1000 mL 或 3000 mL 无菌生理盐水液袋)、标有压力刻度和固定装置的灌肠支架、进口双腔气囊导尿管(18～20 G)、直径 0.8～1.0 cm 连接导管、血管钳、石蜡油、50 mL 注射器及一次性辅料(包括清洁卫生纸、一次性床垫、婴儿尿不湿尿片等)。

(四)复位过程

(1)患儿经药物镇静(一般使用水合氯醛或安定保留灌肠)后取仰卧位,暴露会阴部,经肛门插入气囊导尿管,注水 20～30 mL 并固定,在导尿管上连接已装有温生理盐水(水温约 40 ℃)的灌肠器。

(2)在腹部超声实时扫查监视下,打开压力控制器,将压力控制在 9～10 kPa(相当于 100 cmH$_2$O 的高度),使生理盐水快速到达套叠部位。

(3)在显示套头和套鞘后,再将压力升至 12～13 kPa(相当于 130 cmH$_2$O 的高度),可见套叠包块逐渐向回盲部回纳,到达回盲瓣处常有停顿;而后该包块常迅速通过回盲瓣并消失,回盲瓣开放,生理盐水流入小肠内,使之充盈扩张,复位成功,遂关闭压力控制器,观察 1 分钟后放水、拔管,将患儿送入病房,6～8 小时后复查超声有无复发。

(4)对套叠包块停顿于回盲瓣而一时难以复位的患儿,可同时在超声监视下用手指在腹部套叠包块上方轻揉挤压腹壁,予以手法复位,并将水压升至 15 kPa(相当于 150 cmH$_2$O 的高度),一般可成功复位。

(5)对上述方法无效、一次难以复位的患儿,可先放水休息 5～10 分钟,再重复上述灌肠 2 或 3 次(压力不超过 15 kPa),一般也能复位成功。

(6)对经上述方法仍不能复位、发病时间较长(大于 48 小时),或患儿吵闹明显影响复位进行的,则可转入手术室,在麻醉状态下进行上述步骤灌肠复位,多数患儿可成功复位。

(7)对麻醉状态下复位仍不成功者,则应放弃灌肠复位并立即进行手术,以免发生肠穿孔。

(五)肠套叠复位声像图表现

当生理盐水灌肠复位到达套叠部位时,声像图显示套叠肠管在结肠腔内呈现出半弧形的低回声包块,呈"半岛征";当套叠包块退至回盲瓣处停顿时,声像显示为肠腔内低回声球状包块,呈"蘑菇征";当套叠包块通过回盲瓣而消失,回盲瓣开放,小肠扩张,内见液体流入,此为复位成功的标志;声像图显示套叠包块消失,回盲瓣开放呈"八字征""蟹钳征"或"圆环征";大多数复位成功者回盲瓣及末端回肠管壁常有不同程度的增厚、水肿。

(六)肠套叠复位成功的标准

回盲部套叠包块通过回盲瓣后消失,升结肠内的液体急速通过回盲瓣流入回肠,水肿的回盲瓣呈"蟹足样"运动,末端回肠水肿,纵断面呈"沟壑样变"。回回结型套叠包块通过回盲瓣后变小,但未消失,需继续在小肠内移动一段距离后才消失,液体快速流入近端小肠可使其扩张充盈。因此,回盲瓣显示并开放、套叠包块消失和近端小肠生理盐水充盈为复位成功的标志。

(七)注意事项

(1)婴幼儿肠套叠患儿有以下情况的,复位中的最高压力不能超过 12 kPa(120 mmH$_2$O):病程在 48 小时以上的患儿;肿块在脾曲以下的患儿;一般状况较差,有脱水征象的患儿;3 个月以下的患儿。有上述情况者,若复位中最高压力达 12 kPa,经 2 或 3 次复位仍不成功,则应进行手术治疗。

(2)除上述 4 种情况外的病例,对复位中最高压力达 15 kPa(150 mmH$_2$O)后多次复位仍不成功者,可行麻醉下继续复位,如不成功,应及时进行手术治疗。

(3)复位过程中探头压力适当,移动平缓,让患儿保持安静,以利于配合;辅以手法复位动作时要轻揉,压力适度、均匀,逆时针方向自上而下进行。

(4)对复位成功者,复位 6～8 小时后可复查超声有无复发。复位成功当天禁食 6 小时,后以清淡、流质饮食开始,逐渐恢复为正常饮食。根据病情,给予患儿抗炎、补液、对症等综合处理。观察期间,一旦发现患儿有异常情况,如阵发性哭吵、呕吐、精神不振等,应及时进行超声复查,以防复发。

(5)本法不适用于治疗继发性肠套叠,但适用于对继发性肠套叠的病因、类型进行鉴别,为临床明确继发性肠套叠提供重要的参考资料。

实时超声监测下行温生理盐水自然水压灌肠复位法治疗原发性肠套叠具有简便易行、复位过程清晰直观、复位成功率更高、适应证范围更广、可重复多次进行、避免 X 线对婴幼儿的影响等优点。因为整个复位过程均在直视下进行,水压可灵活控制,操作医师能及时观察掌握患儿的呼吸、腹胀变化及全身情况,所以本方法对患儿来说更具安全性。因此,本法可作为治疗小儿原发性肠套叠首选的非手术方法。

(崔　峥)

第九节　肠梗阻

任何原因引起的肠内容物通过障碍统称为肠梗阻。它是常见的外科急腹症之一。有时急性肠梗阻诊断困难,病情发展快,常致患者死亡。水、电解质与酸碱平衡失调,患者年龄大合并心肺功能不全等常为肠梗阻患者的死亡原因。

一、临床表现

(一)粘连性肠梗阻

1.病史及症状
(1)以往有慢性梗阻症状和多次反复急性发作的病史。
(2)多数患者有腹腔手术、创伤、出血、异物或炎性疾病史。
(3)临床症状为阵发性腹痛,伴恶心、呕吐、腹胀及停止排气与排便等。

2.体征
(1)全身情况:梗阻早期多无明显改变,晚期可出现体液丢失的体征。当发生肠绞窄时可出现全身中毒症状及休克。
(2)腹部检查应注意如下情况:①有腹部手术史者可见腹壁切口瘢痕;②患者可有腹胀,且腹胀多不对称;③多数可见肠型及蠕动波;④腹部压痛在早期多不明显,随病情发展可出现明显压痛;⑤梗阻肠袢较固定时可扪及压痛性包块;⑥腹腔液增多或肠绞窄者可有腹膜刺激征或移动性浊音;⑦肠梗阻发展至肠绞窄、肠麻痹前均表现为肠鸣音亢进,并可闻及气过水声或金属音。

(二)绞窄性肠梗阻
(1)腹痛为持续性,且较剧烈,呈频繁阵发性加剧,无完全休止间歇,呕吐不能使腹痛、腹胀缓解。

（2）呕吐出现早而且较频繁。

（3）早期即出现全身性变化，如脉率增快、体温升高、白细胞计数增高等，部分患者早期即有休克倾向。

（4）腹胀：低位小肠梗阻腹胀明显，闭袢性小肠梗阻呈不对称性腹胀，可触及孤立胀大肠袢，不排气、排便。

（5）连续观察：可发现体温升高、脉搏加快、血压下降、意识障碍等感染性休克表现，肠鸣音从亢进转为减弱。

（6）有明显的腹膜刺激征。

（7）呕吐物为血性或肛门排出血性液体。

（8）腹腔穿刺为血性液体。

二、常见的超声表现

（1）梗阻近端肠管显著扩张，小肠内径多＞3.0 cm，结肠内径多＞5.0 cm，肠腔内有大量液体充盈。进行立位或坐位纵行扫查时可见气液分层征。

（2）梗阻近端肠管蠕动频繁、亢进伴肠内液体往复流动。梗阻局部蠕动减弱或消失。麻痹性肠梗阻进行肠蠕动也减弱或消失。

（3）肠壁改变：肠袢纵断面黏膜皱襞清晰，可伴有水肿增厚，表现为"琴键征"或"鱼刺征"。肠袢弯曲扭转，可形成"咖啡豆征"（图6-20）。

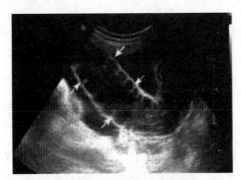

图6-20　肠梗阻的声像图

（4）绞窄性肠梗阻的动态变化：①肠蠕动由增强迅速减弱，以至完全消失；②由肠间无或有少量积液，逐渐转为有大量积液。

（5）提示肠梗阻原因的特殊声像图征象有：①梗阻末端强回声团提示有巨大结石、各类粪石或蛔虫性肠梗阻；②梗阻末端低回声团块提示有肠管病变，如肿瘤、克罗恩病等；③沿肠管长轴呈多层低、中等回声相间的结构即"套筒征"，短轴切面呈"同心圆征"，提示为肠套叠；④肠壁均匀性显著增厚，回声减低，内部血流信号明显减低且发病急速者，提示为肠系膜血管阻塞；⑤阴囊内、腹壁内见到肠管回声，不能还纳的是肠管嵌顿的佐证；⑥当腹腔内见到闭袢状肠管扩张时，提示为肠扭转或肠粘连。

三、鉴别诊断

超声检查一般不易诊断肠梗阻的病因，但肠套叠或肠肿瘤等梗阻时有特殊征象。例如，当发生肠套叠时，横断面声像图呈多层"同心圆征"。当肿瘤导致肠梗阻时，可见肠壁增厚，肠腔回声偏离中心或呈"假肾征"。蛔虫如扭结成团可以堵塞肠腔，患者以少年儿童居多，有蛔虫病史，声像图上小肠扩张可不严重，但可显示出线团状的蛔虫征象。

四、临床价值

肠梗阻的典型 X 线表现是直立位腹部 X 线片显示气-液平面及肠袢胀气，但在梗阻早期肠袢积气不多时，X 线检查无阳性表现，超声检查可显示肠管扩张和肠蠕动异常，而且超声对腹腔积液的诊断优于 X 线。

超声检查可以判定梗阻的有无，动态观察肠管的扩张和功能状态，以及有无血运障碍和腹腔积液等。超声检查还可提示部分肠梗阻的病因，如肠肿瘤、肠套叠、肠扭转、肠系膜血管阻塞等。对保守治疗的病例，超声检查可监测病情的动态变化。

（崔　峥）

第十节　弥漫性肝疾病

一、脂肪肝

脂肪肝是指肝内脂肪在组织细胞内贮积超过肝重量的 5％，或在组织学上有 30％ 的肝细胞出现脂肪变性而引发的病变。轻度脂肪肝患者无症状；较重者可有肝大、肝区疼痛和压痛；严重者可有食欲缺乏、恶心、黄疸和肝功能异常；长期的脂肪肝可发展成肝硬化。

（一）超声表现

根据脂肪在肝内的分布情况，脂肪肝可分为弥漫性脂肪肝和局限性脂肪肝两类。

弥漫性脂肪肝的声像图表现为肝均匀性增大、饱满、表面圆钝；肝实质回声弥漫性增高，分布较均匀、细密，明显高于同侧肾皮质回声，两者形成鲜明的对比，故也称为"明亮肝"；整个肝区透声性差，肝实质深部因不同程度的声衰减而回声明显降低；肝内管道结构显示模糊，肝静脉细小（图 6-21）。彩色多普勒超声示肝内血流的灵敏度降低，尤其是对于较深部位的血管来说，血流信号难以显示或较正常减少。

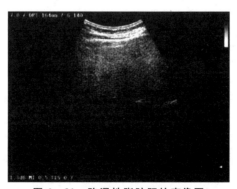

图 6-21　弥漫性脂肪肝的声像图

局限性脂肪肝通常累及部分肝叶或肝段，超声表现为脂肪浸润区部位的高回声区与正常肝组织的相对低回声区，两者分界较清，呈花斑状或不规则的片状（图 6-22）。脂肪浸润区呈细密的高回声,单个或多个区域;有时在肝实质回声明显增强的背景下,在肝门部或胆囊周围可显示有局限性低回声区,边界清晰,无包膜,无球体感。彩色多普勒超声示不均匀回声区内无明显彩色血流,或正常肝内血管穿入其中,走行正常。

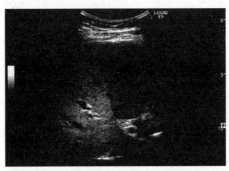

图 6 - 22　局限性脂肪肝的声像图

(二)鉴别诊断

1.弥漫性脂肪肝与正常肝的鉴别

肝实质回声的高低有时可由仪器调节不当引起,对比肝实质的回声强度有助于鉴别。患脂肪肝时,肝实质回声明显高于肾皮质回声,而当仪器调节不当时,常导致肝实质回声与肾皮质回声均增强。

2.局限性脂肪肝与肝肿瘤的鉴别

当肝脂肪呈局限性不均匀分布时,病变区无明显的球体感,肝实质回声增高;对肝肿瘤病灶进行动态扫查时显示有明显的占位效应,可挤压周围的结构,肝实质多无脂肪肝背景。

(三)探测要点

1.探测内容

测量肝的各径线,了解有无明显的肝大征象。观察肝实质浅部和深部的回声散射情况、肝内管道清晰度,对比肝实质与肾实质的回声强度,并进行彩色多普勒血流信号的检测。

2.注意事项

脂肪的衰减常导致脂肪肝的声像图不满意,尤其是难以显示深部结构。为使肝实质显示清晰,需要合理调节仪器参数,如降低探头频率、适当提高远场的增益等。对于局限性脂肪肝患者,应多切面、多角度地观察回声异常区,以避免假阳性。

二、肝炎和肝纤维化

肝炎多由肝炎病毒引起,急性期具有较强的传染性。其病理上表现为肝细胞混浊肿胀、局灶性坏死、炎症细胞浸润,以及肝细胞再生和修复同时存在。临床表现无特异性,主要为乏力、食欲缺乏、肝区隐痛、腹胀等,部分患者可有黄疸和发热。急性肝炎迁延不愈半年以上即为慢性肝炎,表现为肝功能轻度异常或反复波动,多伴有不同程度的肝纤维化。在我国,血吸虫病也是肝纤维化的病因之一。血吸虫性肝纤维化患者临床消化道症状轻,主要以脾大为特征。

(一)超声表现

(1)急性肝炎早期,因肝细胞水肿超声显示肝实质回声稍减低(黑色肝),肝形态稍饱满,表面光滑,无其他明显的改变。慢性肝炎常伴肝纤维化,超声显示肝实质回声稍增粗、短线状增强,肝包膜尚光滑,声像图无特异性改变。

（2）当发生急性血吸虫感染时,仅显示肝轻度肿大,以肝左叶明显,可见尾状叶肥大。当发生血吸虫性肝纤维化时,肝内呈中等或较大的斑片状高回声,或肝内有纤维条索和网格样回声,呈"地图样";脾大明显,可出现巨脾。

（二）鉴别诊断

当肝体积较大、呈弥漫性改变时,需与脂肪肝鉴别。肝炎所致的肝实质回声呈弥漫性减低或增粗、增高,与仪器调节密切相关;而脂肪肝的回声细密、明亮,后方衰减,必要时应结合病史和实验室检查来判断。

（三）探测要点

1.探测内容

观察肝的外形、包膜、肝内管道及其分布,以及肝实质回声是否改变;测量肝的径线,以明确有无肝大或肝萎缩,尤其是肝左、右叶的比例是否失调;排除肝内占位性病变。

2.注意事项

急性肝炎的声像图多无明显特征;对传染期的患者进行检查时要注意隔离和消毒。当患慢性肝炎时,超声只能提示肝弥漫性病变的存在,难以提示具体的病变类型或进程,如肝纤维化、肝硬化、糖原贮积症等,需要通过实验室检查或肝穿刺活检进行诊断。

三、肝炎后肝硬化

慢性肝炎反复发作会损害肝脏,并最终导致肝硬化。肝炎后肝硬化的病理特点是肝细胞变性、坏死,继而出现纤维组织增生和肝细胞的结节状增生。这些病理改变反复交错进行,会导致肝小叶结构和血液循环体系改建,形成假小叶,肝质地变硬。肝硬化代偿期的临床表现较轻,仅有乏力、食欲缺乏、右上腹不适等;失代偿期可出现肝功能减退和门静脉高压所致的临床表现,如食欲缺乏、乏力、腹胀、出血倾向、肝掌、蜘蛛痣、脾大、腹腔积液、食管胃底静脉曲张及脐周静脉曲张等。

（一）超声表现

（1）当为早期肝硬化时,超声显示肝脏的大小、形态无明显变化,肝内血管基本正常。

（2）当为典型肝硬化时,灰阶超声的主要表现为肝左、右叶比例失调,即右叶萎缩、左叶增大,肝缘变钝,缩小的肝向右季肋部上移;肝表面不光整或凹凸不平,呈波浪状、锯齿状、驼峰状(图6-23)。肝实质回声呈短线状增粗和增强,分布不均匀,后方可衰减。胆囊壁增厚,呈"双边影"(可能是由胆囊静脉回流于门静脉,引发门静脉高压,使胆囊静脉回流受阻,胆囊壁充血、水肿、渗出所致)。腹腔积液多见于下腹部膀胱前方、肝前和肝肾间隙等部位。

肝硬化所致的门静脉高压的超声表现主要有门静脉内径增大,肝门部门静脉主干内径大于14 mm,门静脉血流速度降低,严重者可出现双向血流,甚至离肝血流。部分门静脉内有血栓形成,门静脉周围静脉有侧支形成,呈"蜂窝样"低回声,也称门静脉海绵样变性;肝动脉较正常代偿性增宽,超声易显示和检测,血流量增加;肝静脉显示不清晰,内径变小,流速曲线的波动性减弱;脐静脉开放,重新开放的脐静脉位于肝左内外叶之间的肝圆韧带内,长轴切面肝圆韧带呈液性管腔,一端与门静脉矢状段囊部相通,另一端至肝下缘延续至腹壁;脾门区脾静脉内径增大,脐周、腹壁静脉曲张。食管胃底静脉曲张。在上述这些静脉内均可测到静脉频谱,静脉血流速较慢。

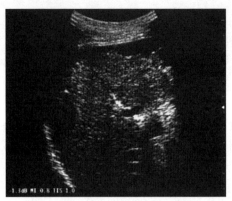

图 6-23　典型肝硬化的声像图

（二）鉴别诊断

1.与肝癌的鉴别

肝硬化时肝区回声增粗，呈结节样，患血吸虫病时肝区回声呈斑片状，均需排除肝癌的可能。患肝硬化时肝内结节回声不均匀，无球体感；肝癌的超声表现除了病变区回声异常外，肿瘤多有明显的边界或周边有暗环，动态扫查时有明显的占位效应，并推挤周围肝组织致肝内管道结构移位、肝体积增大；彩色多普勒超声示肝癌内血流丰富，流速曲线多呈动脉搏动性，阻力指数较高，有时可见门静脉分支内癌栓形成。

2.与脂肪肝的鉴别

当肝硬化声像图回声弥漫性增高时，后方回声衰减。但脂肪肝患者一般情况好，肝区回声细密，且无肝硬化的其他征象，必要时可结合实验室检查以明确诊断。

（三）探测要点

1.探测内容

患肝硬化时，借助超声除了应观察肝实质、肝包膜和边缘、肝内血管等结构外，还应仔细观察胆囊、肝内门静脉、肝外门静脉、脐静脉、脾静脉和脾的大小和血流情况，以及有无腹腔积液。

2.注意事项

患肝硬化时，肝形态发生改变，肠道胀气及腹腔积液时常导致声像图显示不满意。此时应改变体位，以多角度显示肝实质及肝内、外血管。测量门静脉内径应在肝门部为宜，肝内血管的内径可因肝实质的硬化牵拉而缩小，并需要仔细显示门静脉及其属支的血流情况，以排除血栓或癌栓。肝硬化常致胆囊壁水肿，但没有胆囊炎的临床表现，需与胆囊炎鉴别。

（崔　峥）

第十一节　胆系疾病

一、胆系结石

胆系结石包括胆囊结石、肝内胆管结石和肝外胆管结石等。在肝内胆管结石中，肝左叶胆管结石较多见。肝外胆管结石以胆总管结石多见，可以原发于胆管系统，称为原发性胆总管结石，也可来源于胆囊，称为继发性胆总管结石。

(一)病理生理

(1)胆系结石与胆道感染、胆汁淤积、胆汁脂质代谢失调以及遗传因素有关。

(2)胆系结石分为胆固醇、胆红素钙以及混合性结石。胆囊结石以胆固醇结石或混合型结石多见,肝内胆管结石多为胆红素钙结石。

(3)胆总管结石可来源于胆囊、肝内胆管或直接形成。

(4)胆总管结石可引起十二指肠乳头反复炎变、乳头肥厚而致胆总管下段狭窄。

(5)当胆系结石发生急性嵌顿时,往往可引起急性梗阻性胆管炎,严重者可引起化脓性胆管炎。

(二)临床表现

(1)症状与结石的大小、数量和部位以及有无阻塞和炎症等有关。

(2)当无感染时,则无特殊体征或偶有上腹消化不良症状。

(3)当发生急性感染时,中上腹及右上腹可出现压痛、肌紧张、墨菲征阳性。

(4)肝内、外胆管结石一般无症状,当结石造成梗阻时,可出现腹痛、寒战、高热和黄疸。查体示剑突下、右上腹压痛,肝区叩痛,有时可触及肿大的胆囊。

(三)影像学表现

1.胆囊结石

(1)平片:胆囊结石仅 10%～20% 为阳性结石,X 线片示胆囊区有结节状、环形高密度影,可单发或多发。

(2)内镜逆行胰胆管造影:当胆囊充盈良好时,可见结节状充盈缺损。若胆囊充盈不良,则显示结石较小;若造影剂浓密,则结石可不显示。

(3)CT:因结石的成分及其比例不同而表现各异。结石中胆固醇含量越高,CT 值越低;胆红素及钙含量越高,CT 值越高(图 6-24)。

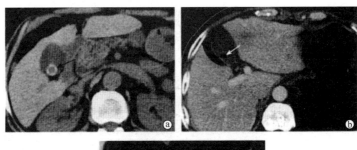
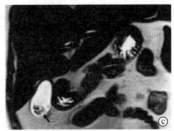

a.CT 平扫示胆囊内有环状混合结石;b.CT 增强扫描示胆囊内结石阴性(白色箭头所示);c.T_2WI 冠状位平扫示胆囊内有低信号结石。

图 6-24 胆囊结石的影像学表现

(4)MRI：与结石的成分密切相关,多表现为结节状 T_1WI、T_2WI 低信号影或 T_1WI 等或稍高信号影、T_2WI 低信号影(图 6-24)。有时因胆汁的成分及比重不同,在 T_1WI 上可见胆囊内胆汁分层现象。

2.肝内、外胆管结石

(1)内镜逆行胰胆管造影及术后"T"管造影：能显示胆管结石的位置、大小,胆管梗阻及其继发的肝内、外胆管扩张情况,表现为胆管内类圆形或不规则形的充盈缺损(图 6-25)。因肝内胆管结石常伴有胆管炎症,胆管走行僵直,胆系可呈"枯树枝"样。

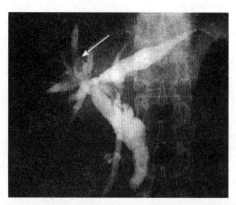

"T"管造影示肝右叶胆管内有不规则形充盈缺损征象(白色箭头所示),提示为结石。

图 6-25　胆道结石术后复查

(2)CT：肝内外扩张胆管内有等或高密度影,以后者多见,少见环状混杂密度影。胆总管下段结石常因与胆管壁接触的不同而形态各异,对于胆汁等密度或稍低密度的胆固醇结石,CT 常难以显示。当继发胆管炎时,CT 示胆管壁增厚、强化。肝内胆管结石病程长及反复发生者,可伴有相应的肝叶萎缩、纤维化或继发胆源性肝硬化(图 6-26、图 6-27)。

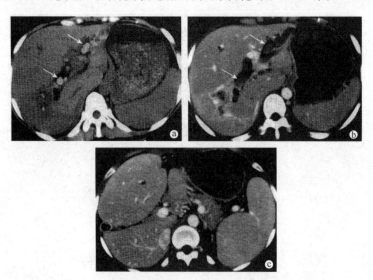

a.CT 平扫示左、右叶肝管有多发结节状高密度结石影(白色箭头所示);b.、c.CT 增强扫描示肝内胆管扩张,其内结石呈相对稍低密度影,肝硬化、脾大。

图 6-26　肝内胆管多发结石伴肝硬化的 CT 表现

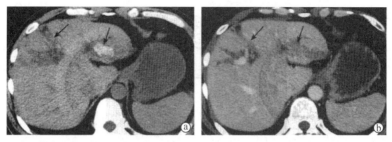

a. CT 平扫示左、右肝管内有多发结节状高或等密度影（黑色箭头所示）；b. CT 增强扫描示肝内胆管扩张，其内结石呈相对稍低或等密度影（黑丝箭头所示），肝左叶萎缩，体积缩小，右叶增大。

图 6 - 27　肝内胆管结石伴肝左叶萎缩的 CT 表现

（3）MRI 与结石的成分密切相关，多表现为结节状，T_1WI 呈低、高或等信号，T_2WI 呈低信号。磁共振胰胆管水成像可清晰直观地显示肝内外胆管扩张及其内的充盈缺损征象，以及继发的胆囊增大及胰管扩张（图 6 - 28、图 6 - 29）。胆总管结石的典型磁共振胰胆管水成像表现是扩张的胆总管下段呈"倒杯口"状充盈缺损。

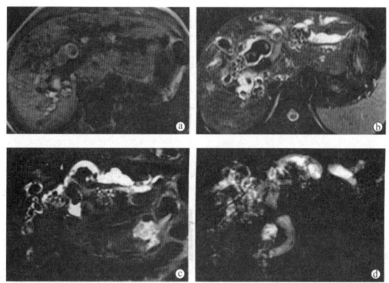

a～c. MRI 示肝内外胆管扩张，内有多发结节状 T_1 稍高、T_2 低信号结石影；d. 磁共振胰胆管水成像更直观地显示了肝内外胆管扩张及其内的充盈缺损征象。

图 6 - 28　肝内外胆管多发结石的 MRI 表现

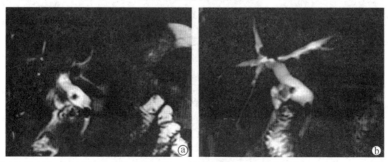

a. MRI 冠状位 T_2WI 平扫示胆总管内低信号结石影；b. 磁共振胰胆管水成像更直观地显示了肝内外胆管扩张及其内的充盈缺损征象。

图 6 - 29　肝内外胆管结石的 MRI 表现

（四）胆系结石的主要并发症

1.急性胆囊炎

CT 示胆囊增大，囊壁增厚、强化明显，周围低密度水肿或脂肪间隙密度增高、肿胀，有区域性腹膜炎征象（图 6-30），当合并胆囊坏死、穿孔时可有相应的影像学表现。

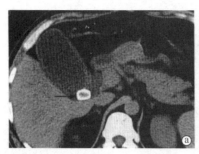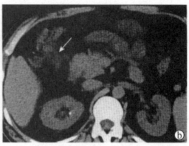

a.、b. CT 平扫示胆囊腔内有环状混合密度结石影，胆囊壁增厚，胆囊增大，胆囊周围脂肪间隙密度增高、肿胀（白色箭头所示）。

图 6-30　胆囊结石伴胆囊炎的 CT 表现

2.慢性胆囊炎

B 超、CT 和 MRI 均可显示胆囊壁增厚、毛糙，胆囊结石，但因胆囊壁厚度的个体差异以及胆囊收缩状态的不同，CT 和 MRI 一般不作为慢性胆囊炎的常规检查。

3.急性化脓性胆管炎和慢性胆管炎

B 超可探及胆囊内的小结石、胆总管增宽、胆总管结石。CT 和 MRI 能清晰显示肝内外胆管内结石，胆管扩张，胆管壁水肿、增厚、强化，以及肝内并发的炎症、脓肿改变（图 6-31），MRI 检查优于 CT。对于慢性胆管炎，CT 及 MRI 可显示受累胆管壁增厚、强化，近段胆管扩张，磁共振胰胆管水成像可显示肝内胆管扩张，呈"枯树枝"状（图 6-32）。

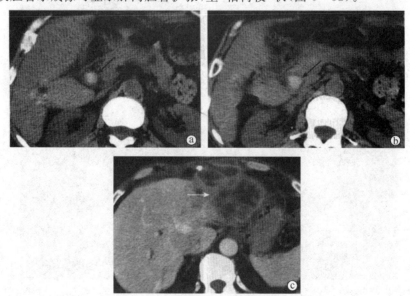

a.、b. CT 平扫示不同平面的胆总管内结石；c. CT 增强扫描示肝左叶并发肝脓肿（白色箭头所示），有环状分隔样强化。

图 6-31　胆管结石伴肝脓肿的 CT 表现

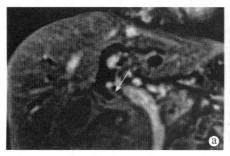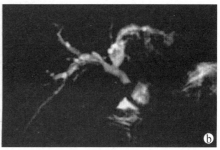

a.T_1WI 示胆总管壁明显增厚、强化(白色箭头所示),近段胆管扩张;b.磁共振胰胆管水成像示肝内胆管扩张,呈"枯树枝"状。

图 6-32　慢性胆管炎的 MRI 表现

4.胆源性胰腺炎

B 超、CT 和 MRI 可显示胆系结石以及继发的胰腺炎影像学改变。

(五)诊断要点

胆系结石的影像学表现典型、直观,诊断不难。因各种影像学检查有各自的优势和劣势,临床工作中应综合各种检查结果,以避免漏诊。

(六)鉴别诊断

1.右肾结石

在 X 线片上,右肾结石位于右肾区,在侧位片上,胆系结石位于腹前中部,而肾结石位于后方与脊柱重叠。CT 或 MRI 可明确诊断。

2.胆管内出血

胆管内出血的 CT 表现为扩张的胆管内有铸型或结节状稍高密度影,有时可见液-血平面。MRI 根据胆管内出血时间的长短可有不同的表现。内镜逆行胰胆管造影检查可见乳头处有血液流出,造影片上胆管内可见边缘清晰的充盈缺损征象。

3.胆总管中下段肿瘤

胆总管中下段肿瘤的主要表现为胆管壁的不规则偏心性增厚、强化,胆管内软组织结节或肿块影及其伴发的胆管扩张。CT 或 MRI 可清晰显示肿瘤本身及其周围结构的侵犯以及远处扩散转移的情况。

二、胆管炎和胆囊炎

(一)胆管炎

1.临床表现与病理

临床表现:急性梗阻性化脓性胆管炎起病急骤,突发上腹绞痛伴高热和黄疸,严重者伴休克和中枢神经抑制的症状。腹痛明显,主要为撕裂样痛,呈持续性并阵发性加剧,高热,体温一般在 39~40 ℃,患者多伴有其他消化道症状,如恶心、呕吐等。体检示右上腹部有压痛、肌紧张,可触及肿大的胆囊,实验室检查示白细胞计数升高。慢性胆管炎和原发性硬化性胆管炎的临床表现多不典型。胆管炎多见于成年人,以进行性梗阻性黄疸为特征,右上腹部或剑突下隐痛,但一般无胆绞痛。体检可触及肿大的肝、脾。

病理:胆管炎分为急性梗阻性化脓性胆管炎、慢性胆管炎及原发性硬化性胆管炎。急性胆管炎的主要病因为胆管梗阻使胆汁淤积、胆管内压力迅速增高致胆道发生急性化脓性感染(主要为大肠杆菌),本病起病急骤。梗阻最常见为胆石梗阻,少数梗阻可由胆道蛔虫、肿瘤及胰腺疾病引起。慢性胆管炎,大多数是由急性胆管炎后遗留改变,炎症迁延、反复发作所致,也可由慢性过程,如长期化学及机械刺激、十二指肠乳头及周围解剖异常,使胆汁排泄不畅所致。慢性胆管炎可引起胆总管壁增厚、胆管狭窄及狭窄近端扩张,从而引起胆汁性肝硬化。原发性硬化性胆管炎的病因不明,感染和自身免疫可能与本病有关,是一种慢性胆管阻塞性疾病,是以肝内外胆管的慢性进行性炎症及纤维化改变,最终导致胆管变形和节段性狭窄为特征的病变。

2.CT 和 MRI

CT:急性者其表现可有胆管内结石或蛔虫,胆总管明显扩张,肝内胆管不对称或局限性扩张,增强扫描可见充血、水肿、增厚的胆管壁明显强化,脓液不强化,可见"靶征",可伴有胆管积气或肝内脓肿。慢性胆管炎以明显的肝内外胆管扩张并发结石为主要表现,增强延时扫描可见胆总管下段有鼠尾状狭窄征象,胆管壁轻中度环形强化,无软组织肿块;原发性硬化性胆管炎病变大多累及胆囊在内的整个胆道系统,受累胆管壁增厚,胆管变形和节段性狭窄,常可见胆管呈跳跃性扩张、串珠状狭窄,肝内胆管可见"剪枝征",即长度大于 4 cm 的肝内胆管无次级分支表现,病程长者可见胆汁性肝硬化表现。

MRI:急性者 MRI 显示胆管扩张及梗阻的结石影,胆管壁水肿、渗出、边缘毛糙。慢性者肝内外胆管扩张,胆囊可萎缩,胆总管下段狭窄,呈鼠尾状改变,管腔内及周围未见结石及肿瘤影,磁共振胰胆管水成像清晰显示胆道扩张情况。对于原发性硬化性胆管炎患者来说,磁共振胰胆管水成像可非常清晰且直观地显示肝内胆管节段性狭窄、节段性扩张。

(二)胆囊炎

1.临床表现与病理

临床表现:急性胆囊炎常引起右上腹疼痛,初始疼痛与胆绞痛相似,但急性胆囊炎引起的腹痛其持续的时间多较长,呼吸和改变体位疼痛常加重,大多数患者还伴有发热,体温常在38.0～38.5 ℃,少数患者有皮肤轻度黄染。急性胆囊炎患者主要有以下两组症状:①结石一时性阻塞胆囊管,引起胆绞痛的发作,疼痛多位于上腹部或右上腹,持续数分钟至数小时不等,疼痛可牵涉到背部或右肩胛骨处,可伴恶心和呕吐;②常有腹胀、上腹或右上腹不适、胃灼热、嗳气、反酸等一系列消化不良的症状,进食油煎或多脂的食物后症状常加剧。

病理:胆囊炎分急性和慢性两种。急性胆囊炎的病理表现可分为以下三种类型。①单纯性急性胆囊炎:胆囊黏膜充血、水肿,胆囊轻度肿胀。②化脓性急性胆囊炎:胆囊壁弥漫性白细胞浸润形成广泛蜂窝织炎,胆囊肿大,胆囊壁增厚,浆膜纤维素性渗出,发生胆囊周围粘连或肿胀。③坏疽性急性胆囊炎:胆囊高度肿大,胆囊壁缺血、坏死、出血,甚至穿孔,引起胆汁性腹膜炎。如为产气杆菌感染,则发生胆囊坏疽的同时,也会发生胆囊内和胆囊壁积气,这称为气肿性急性胆囊炎。慢性胆囊炎由于炎症长期、反复发作,胆囊黏膜萎缩,粗糙不平;胆囊壁因纤维组织增生而增厚、钙化;胆囊缩小或因积水而肿大,胆囊功能不良,常有结石并存。

2.CT 与 MRI

CT:急性胆囊炎的 CT 表现具体如下。①胆囊体积增大,横径可达 5 cm 以上;②胆囊壁增厚,表现为弥漫性、向心性增厚,增强扫描示强化明显,且强化持续时间较长;③胆囊周围见低密度水肿带,部分病例可见胆囊内结石、出血、积气及穿孔等;④胆囊床邻近肝组织出现动脉期一过性斑片状强化,为局部灌注异常表现。慢性胆囊炎的 CT 表现主要有胆囊壁均匀或不均匀性增厚,胆囊内有时可见结石影,胆囊体积多可见缩小,为胆囊纤维化、萎缩所致;有时也可见胆囊体积增大,由胆汁淤积所致。增强扫描检查可见增厚的胆囊壁出现均匀增强。胆囊壁钙化是慢性胆囊炎的典型表现,但少见。

MRI:对急性胆囊炎病变进行 MRI 平扫可见胆囊周围有水肿带,在 T_2WI 上表现为高信号。而胆汁的信号则表现多样,与胆汁的成分及胆囊炎性渗出等因素有关。对于慢性胆囊炎来说,MRI 对胆囊内结石的显示优于 CT,但对胆囊壁钙化的显示不及 CT。因此,MRI 不作为胆囊炎常规的检查方法。

三、肿瘤样病变

(一)息肉

1.病理特点

胆囊息肉分为胆固醇性息肉、炎性息肉、混合性息肉。胆囊息肉常多发,大小为 2~8 mm。

2.优选检查路线

优选检查路线包括:①超声;②CT;③MRI。

超声为胆囊息肉首选的检查方法;CT 平扫难以显示病灶,增强扫描对直径<0.5 mm 的小息肉检出率较低;MRI 很少被采用。

3.影像学表现

(1)超声:胆囊内出现略强回声团,后方无声影,不随体位的改变而活动(图 6-33)。

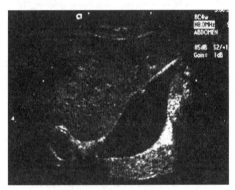

图示胆囊内略强回声团,后方无声影。

图 6-33　胆囊息肉

(2)CT:平扫不易发现病变,增强扫描可见胆囊壁向腔内隆起的软组织肿块,单发或多发,边缘光滑,均匀强化(图 6-34)。

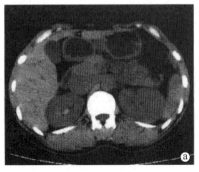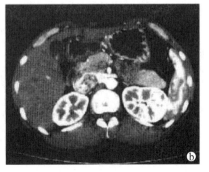

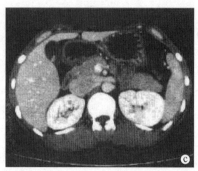

a.平扫;b.动脉期;c.静脉期。增强扫描示胆囊壁有结节状强化。

图 6 - 34　胆囊息肉

(3)MRI:平扫显示不清楚,增强扫描后呈结节状明显强化(图 6 - 35)。

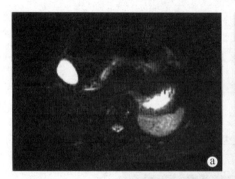
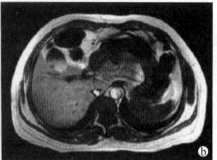
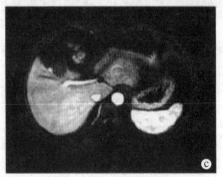

a. T_2WI;b. T_1WI;c. 动脉期。胆囊壁 T_1WI 呈低信号,增强扫描后明显强化。

图 6 - 35　胆囊息肉

(二)腺瘤

1.病理特点

以乳头状腺瘤常见,直径多在 1 cm 以下,常为多发,以颈部及底部多见。

2.优选检查路线

优选检查路线包括:①超声;②CT;③MRI。

超声为首选的检查方法,CT 增强扫描有助于病灶的检出和确诊,MRI 很少被采用。

3.影像学表现

(1)超声:腺瘤呈囊壁向囊腔隆起的息肉样椭圆形中强回声或等回声结节,基底较宽,偶尔有蒂(图 6 - 36)。

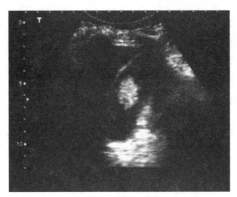

胆囊腔内椭圆形强回声。

图 6-36　胆囊肿瘤

（2）CT：平扫不易发现病变，增强扫描可见胆囊壁有向腔内隆起的软组织肿块，单发或多发，边缘光滑，均匀强化（图 6-37）。

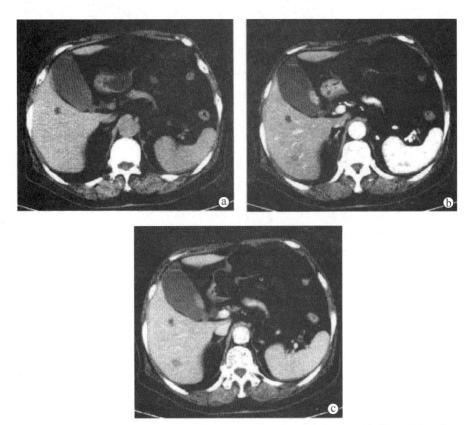

a.平扫；b.动脉期；c.静脉期。平扫示胆囊壁有向腔内隆起的稍高密度影，增强扫描后呈均匀强化。

图 6-37　胆囊腺瘤

（3）MRI：平扫显示不清楚，增强扫描后呈结节状明显强化，MRCP 可见胆囊腔内充盈缺损（图 6-38）。

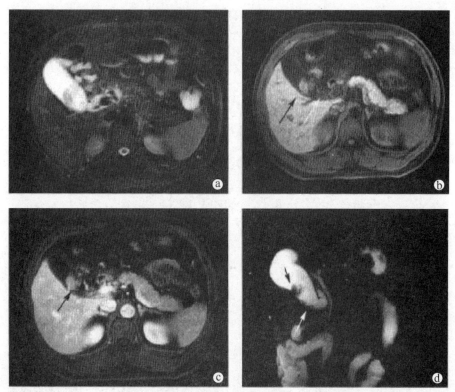

a.T₂WI；b.SPGR 平扫；c.增强扫描；d.MRCP。增强扫描后胆囊腔内有结节状明显强化(黑箭头)，MRCP 见充盈缺损(白箭头)。

图 6-38　胆囊腺瘤并结石

(三)胆囊癌

1.病理特点

胆囊癌多位于胆囊底或颈部，以腺癌最常见，根据生长方式的不同可分为浸润型、结节型和混合型，常侵及邻近肝脏。

2.优选检查路线

优选检查路线包括：①超声；②CT；③MRI。

超声为筛查手段，CT 在了解胆囊癌扩散范围方面优于超声，MRI 在显示胆管侵犯方面优于 CT，MRCP 能全面显示胆管受侵的情况。

3.影像学表现

(1)超声：胆囊壁局限性或弥漫性不规则增厚；胆囊壁上可见位置固定的突向腔内的实性团块；胆囊实变，其形态明显失常，胆囊内胆汁暗区减少，甚至消失。彩色多普勒：病变区域血供增多，频谱显示为高速、高阻动脉血流信号。

(2)CT：胆囊壁不规则增厚、腔内有不规则肿块、胆囊腔缩小或闭塞，增强扫描后呈不均匀持续强化(图 6-39、图 6-40)；常侵及邻近肝实质(图 6-41)；易合并肝门 K 淋巴结转移，侵及肝门胆管。

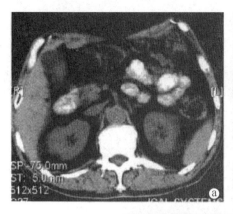
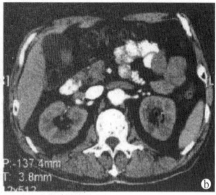
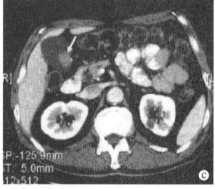

a.平扫；b.动脉期；c.静脉期。腔内有局限性肿块、轻度强化（箭头）。

图6-39　胆囊癌

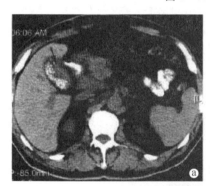
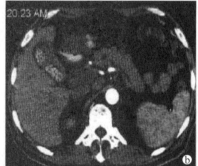
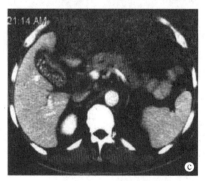

a.平扫；b.动脉期；c.静脉期。胆囊腔内有多发点状致密影，左前壁呈不均匀增厚，持续强化（箭头）。

图6-40　胆囊癌并结石

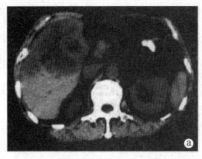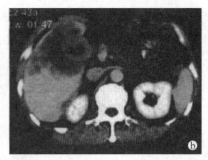

a. 平扫；b. 静脉期。

图 6-41　胆囊癌累及相邻肝脏

（3）MRI 及 MRCP：局限性腔内肿块，T_1WI 呈稍低或等信号，T_2W1 呈中等高信号，强化模式同 CT，仿真内镜可见腔内占位（图 6-42）；可侵及邻近肝脏（图 6-43）；常伴有淋巴结转移（图 6-44）；侵及肝门胆管，MRCP 可见胆管移位、外压、阻断（图 6-45）。

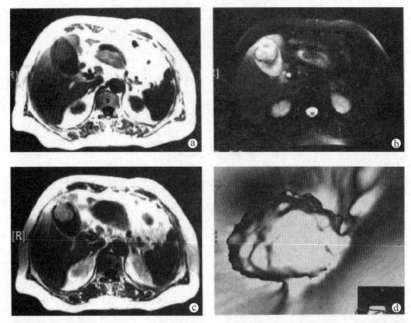

a. T_1WI；b. T_2WI；c. 增强扫描延迟期；d. 仿真内镜。胆囊腔内可见局限性肿块，呈菜花状，增强后可见强化。

图 6-42　胆囊癌

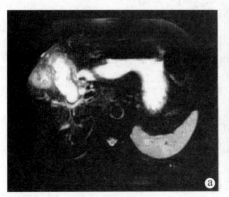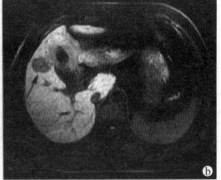

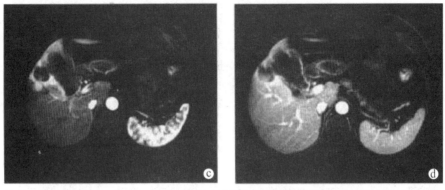

a. T_2WI；b. SPGR 平扫；c. 动脉期；d. 静脉期。胆囊癌累及邻近肝脏，其信号异常，边缘模糊不清（箭头）。

图 6-43　胆囊癌侵及肝脏

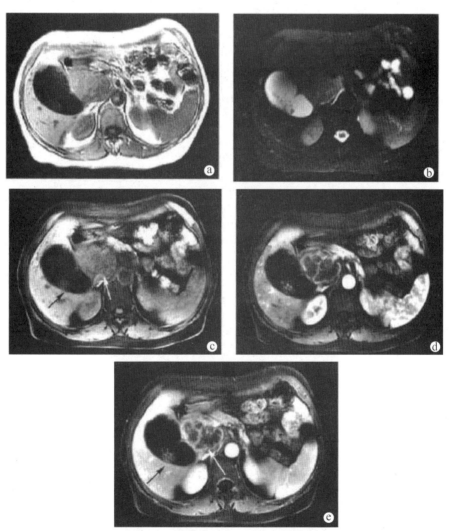

a. T_1WI；b. T_2WI；c. SPGR 平扫；d. 动脉期；e. 静脉期。可见胆囊腔内肿块（黑箭头）、淋巴结转移（白箭头）。

图 6-44　胆囊癌伴淋巴转移

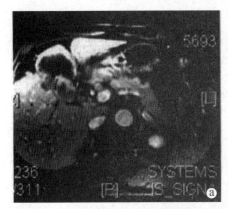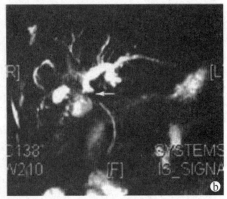

a.增强扫描;b.MRCP。胆囊癌侵及肝门(黑箭头),MRCP 示胆管阻断(单箭头)。

图 6-45 胆囊癌侵及肝门胆管

(四)胆管癌

1.病理特点

胆管癌起源于胆管上皮细胞,多数为腺癌,2/3 发生在肝外胆管,好发于肝门部左、右肝管汇合处,胆总管上段及壶腹部,从部位上可分为肝门型、肝外胆管型和壶腹型,从病理学上可分为结节型、浸润型和乳头型。

2.优选检查路线

优选检查路线包括:①MRI;②超声;③CT;④X 线。

MRI 动态增强结合 MRCP 可准确显示梗阻部位和病变全貌,为首选检查。

3.影像学表现

(1)超声:结节型、乳头型表现为胆管内有结节状或乳头状强回声光团,边缘不清楚,无声影;浸润型表现为管壁有生长增厚或沿管壁有生长的环状肿物,扩张的胆管远端狭窄、截断侵及周围区域,见致密的强回声斑点,边界不清楚,可见肝门淋巴结及肝内转移灶。

(2)CT:肝门型表现为高位胆道梗阻,肝门可见软组织肿块,或局部管壁局限性增厚、管腔截断,增强扫描后肿块及增厚的管壁可见不均匀轻中度延迟强化,并可见周围结构受侵及的表现(图 6-46),胆囊缩小;肝外胆管型和壶腹型表现为低位胆道梗阻和管腔突然截断,腔内软组织肿块或局限性管壁不规则增厚,增强扫描后可见轻中度延迟强化(图 6-47、图 6-48),胆囊增大。

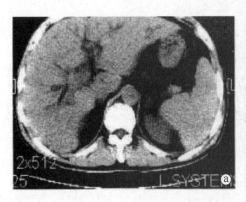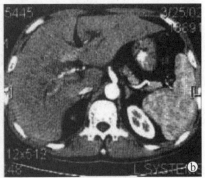

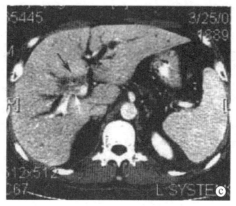

a.平扫;b.动脉期;c.静脉期。可见肝门肿块(黑箭头),邻近血管受侵(白箭头)。

图 6-46　肝门胆管癌

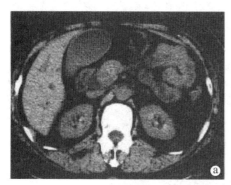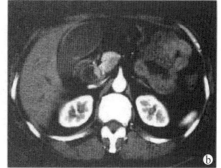

a.平扫;b.动脉期。胆总管左前壁局限性增厚、异常强化。

图 6-47　胆总管癌

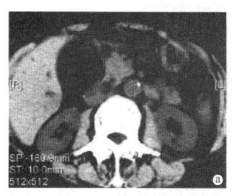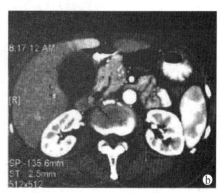

a.平扫;b.动脉期。胆总管右后壁腔内小结节、异常强化。

图 6-48　胆总管癌

(3)MRI:胆管壁局部不规则增厚或腔内肿块,T_1WI 呈等、低信号,T_2WI 呈高信号,增强扫描后呈轻度延迟强化。MRCP 能准确显示梗阻的部位及全貌,梗阻局部胆管呈不规则向心性狭窄或锥形截断,远端胆管呈鼠尾状狭窄,近端胆管中、重度扩张,扩张的肝内胆管呈软藤状(图 6-49 ~图 6-51)。

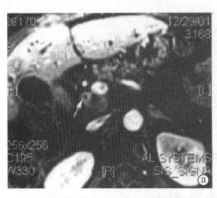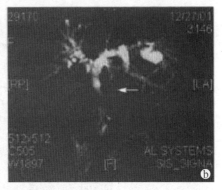

a. 增强扫描；b. MRCP。胆总管壁不规则增厚（箭头），MRCP 示远端胆管呈鼠尾状。

图 6 - 49　胆总管癌

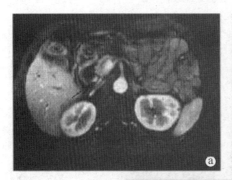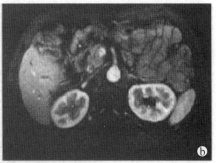

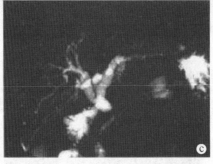

a. 梗阻上端增强扫描；b. 梗阻段增强扫描；c. MRCP。增强扫描示胆总管左后部局限性增厚，异常强化；MRCP 示胆总管梗阻。

图 6 - 50　胆管壁癌

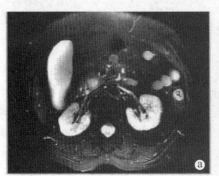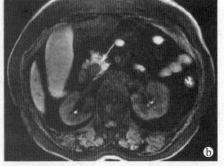

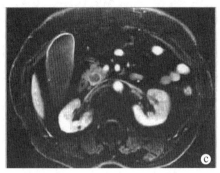
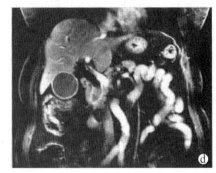

a. T₁WI；b. SPGR；c. 增强扫描（轴位）；d. 增强扫描（冠状位）。胆总管腔内肿块，T₂WI 稍高信号，SPGR 低信号（白箭头），胆管壁异常强化。

图 6-51　胆总管癌

（4）ERCP/PTC：病变部位胆管梗阻，梗阻端胆管呈鼠尾状狭窄（图 6-52），可见腔内充盈缺损（图 6-53）。

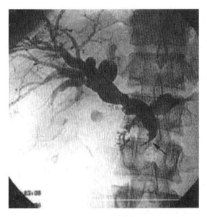
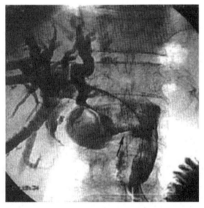

ERCP 示局部管腔呈鼠尾状狭窄（箭头）。　　　肝内、外胆管扩张，腔内不规则充盈缺损（箭头）。

图 6-52　胆总管上段癌　　　　　　　　　**图 6-53　胆总管癌**

（马春梅）

第十二节　胰腺疾病

一、急性胰腺炎

急性胰腺炎是多种病因导致胰酶在胰腺内被激活，引起胰腺及其周围组织消化、水肿、出血，甚至坏死的炎症反应。临床上以急性上腹痛、恶心、呕吐、发热和血胰酶增高为特点，可伴有或不伴有其他器官功能障碍。其主要病因是胆道系统疾病、酗酒暴食，偶而由内镜逆行胰胆管造影和胰腺穿刺活检引起。

急性胰腺炎从病理特征上可分为水肿型急性胰腺炎和出血坏死型急性胰腺炎两型。水肿型急性胰腺炎的病理表现为胰腺肿大、间质水肿、充血和炎症细胞浸润，可有轻度的局部脂肪坏死，腹膜后周围组织水肿，腹腔内少量渗液。出血坏死型急性胰腺炎的主要病理改变为胰腺实质坏死,胰腺内血管损害引起水肿、出血、血栓形成,胰腺周围组织脂肪坏死及其伴随的炎症性反应。

临床上,根据急性胰腺炎病情轻重和凶险程度的不同,可分为轻症急性胰腺炎和重症急性胰腺炎两种。轻症急性胰腺炎的临床表现为急性持续性腹痛伴恶心、呕吐,血清淀粉酶活性增高,大于或等于正常值上限的3倍,但无器官功能障碍或局部并发症。重症急性胰腺炎除了具备急性胰腺炎的临床表现和生化改变外,还有局部并发症(胰腺坏死、假性囊肿、胰腺脓肿)或器官衰竭。若在72小时内重症急性胰腺炎出现肾衰竭、呼吸衰竭、休克、凝血功能障碍、全身炎症反应综合征中的一种,则称为早发性重症胰腺炎。轻症急性胰腺炎多为水肿型急性胰腺炎,重症急性胰腺炎多为出血坏死型急性胰腺炎。临床上急性胰腺炎的诊断应包括病因诊断、分级诊断、并发症诊断。

(一)超声表现

水肿型急性胰腺炎和出血坏死型急性胰腺炎是两种不同类型病理变化或是病理变化的两个阶段,其声像图表现不尽相同。区分其声像图特点有利于明确诊断、判断病情变化及其严重程度。

1.水肿型或轻症急性胰腺炎

(1)胰腺回声减低,呈低回声或极低回声。胰管多无扩张。

(2)胰腺肿大,形态饱满,多呈弥漫性肿大,胰腺测量径线超出正常值。偶见局部肿大明显,常为慢性胰腺炎急性发作所致。胰腺肿大和回声减低是水肿型急性胰腺炎最重要的声像图特点(图6-54)。

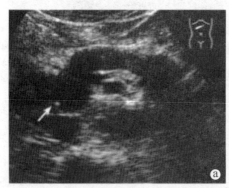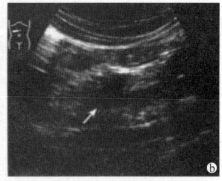

a.胰腺肿大,胰头可疑钙化点(箭头);b.横旋转扫查为肝外胆管内小结石(箭头)。

图6-54 水肿型急性胰腺炎

(3)胰腺边缘较整齐、清楚。胰腺外周环绕欠规则细带样低回声或无回声,为胰腺周围渗出及水肿变化。

(4)胰腺深方的脾静脉、肠系膜上静脉及下腔静脉可受压变细。

(5)可伴发少量腹腔积液。

(6)胰腺区胃肠气体全反射现象,常导致胰腺显示不清。此为急性化学性胰腺炎的刺激引起麻痹性肠道蠕动减弱,胃肠道内积气所致。

(7)可见胆系结石或梗阻性病变。

2.出血坏死型或重症急性胰腺炎

除了水肿急性型胰腺炎的声像图表现外,出血坏死型或重症急性胰腺炎的声像图有着自身特点(图6-55)。

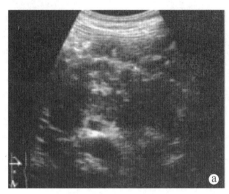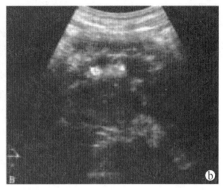

图 6-55　出血坏死型急性胰腺炎

(1)胰腺实质回声减低,伴杂乱分布的不规则斑块、斑点状高回声或无回声。

(2)胰腺明显肿大,胰管多无扩张。

(3)胰腺边缘轮廓线显示不规则、边界不清晰,胰腺表面和周围软组织回声强弱不均。此为胰腺和周围脂肪组织坏死、液化出血所致。

(4)有胰腺局部并发症的表现,胰腺内部及周围可出现血肿及假性囊肿或脓肿。

(5)多伴发胸腔积液和较多量腹腔积液。

(6)麻痹性肠梗阻导致胰腺区胃肠气体强回声,肠袢扩张积气、积液伴蠕动差。

(7)多脏器衰竭的其他表现,如肾弥漫回声增强等。

(二)CT 表现

1.急性单纯性水肿性胰腺炎

这类患者临床上大多属于轻型,病变较轻,20％左右的患者的胰腺在 CT 上的形态、大小和密度等没有改变,包括增强扫描,其增强方式与正常胰腺没有区别。CT 诊断单纯性水肿型急性胰腺炎主要取决于有无胰腺形态的改变以及胰周的渗液等,表现为局部或全胰的增大,有时其增大的变化是很轻微的,胰腺密度可轻度下降,胰腺轮廓模糊,同时可见胰周少量积液,特别是注射对比剂后,胰腺仍均匀强化,无坏死区(图 6-56)。少部分病例可见中量腹腔积液和双侧少量胸腔反应性积液。

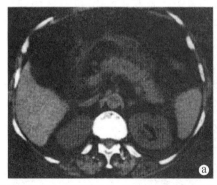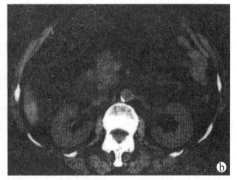

a.为平扫胰体水平,见胰体增大,但密度均匀,胰周有少量渗液;b.为平扫胰头水平,胰头同样稍增大,并且左侧肾前筋膜有轻度增厚。

图 6-56　水肿型急性胰腺炎

2.出血坏死型急性胰腺炎

出血坏死型急性胰腺炎的主要 CT 表现为胰腺体积明显增大,轮廓模糊,其 CT 密度下降,并常呈弥漫性,特别是坏死区呈更低密度。有时急性出血区域的 CT 密度可高于正常胰腺,但当遇亚急性或慢性出血时,该区域的 CT 密度值可呈水样,但无论出血还是坏死区域,在增强扫描时,该区域均没有强化(图 6-57)。胰腺局限性小范围的早期坏死(<1.0 cm)在 CT 常规增强扫描时往往不易发现或敏感性不高,而螺旋 CT 增强动脉晚期扫描能够很好地显示没有强化的呈低密度的坏死区域。因此,CT 可提高坏死性胰腺炎早期诊断的准确性,这对临床及时进行必要的处理甚为重要。其主要 CT 特征为胰腺实质内小点状或小片状边界不清的低密度灶,这种小片坏死大部分位于胰体尾前缘包膜下,有时呈皂泡状,局部胰包膜增厚或包膜下积液(脓),包膜即被掀起厚 1 mm 左右,较规则(图 6-58)。胰后缘包膜增厚、掀起及包膜下积液少见。另外,平扫时胰腺实质内可见小片状高密度区,代表出血灶。

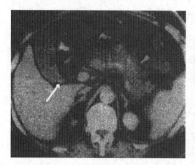
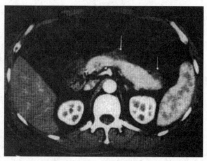

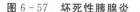
胰见局限性坏死性呈无增强的低密度(三角),　　胰体尾前方包膜下见局限性的
胆囊内有高密度的结石。　　　　　　　　　　小点状坏死和包膜下积液(箭头)。
图 6-57　坏死性胰腺炎　　　　　　**图 6-58　局灶型坏死性胰腺炎**

与单纯性水肿性型急性胰腺炎不同,出血坏死型急性胰腺炎的胰周改变常常很明显,表现为脂肪坏死和积液,病变的范围和程度变化也较大(图 6-59)。胰周或胰腺外积液常有一定的规律分布,小网膜囊积液最为常见,其次依次为左前肾旁间隙、降结肠旁沟等,同时可表现出其相关的腹膜或筋膜不规则的增厚。其他非常见部位还包括:①右前肾旁间隙,常为胰头部炎症向后扩散的结果,也有人认为少数人左、右前肾旁间隙经中线可以沟通,因此左前肾旁间隙的炎症可扩散到右侧;②穿过肾周筋膜进入肾周间隙内;③可进入后肾旁间隙,并由此可扩散到椎旁、盆腔和大腿上部;④经小网膜囊和静脉韧带裂隙进入肝实质内;⑤可经脾门进入脾脏;⑥经膈脚之间和裂孔进入纵隔;⑦经横结肠系膜到达横结肠;⑧沿小肠系膜根部扩展。

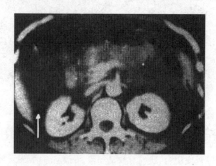

胰腺大片坏死,胰周和左前肾旁间隙有大量积液,肾旁筋膜增厚,肝周围有弧形低密度腹腔积液(箭头)。
图 6-59　坏死性胰腺炎

　　积液和水肿组织的密度与水近似,如蛋白含量较高,则 CT 值高于水,如积液内有出血,则 CT 值更高,增强扫描后积液没有强化,并且显示更清晰。大部分积液可自行吸收,或局限化,然后由纤维组织包裹形成假性囊肿。也可继发感染,形成细菌性蜂窝织炎和脓肿等。如果病灶区域内见到透亮、散在的小气泡影,则可明确为脓肿形成。如果积液内见到大量气体积聚或出现大的气-液平面,除脓肿可能外,还需考虑病灶与肠道之间沟通的可能性,特别是当与临床症状不太符合时,不应贸然诊断为脓肿。如果病灶内没有气体影,单靠病灶的 CT 密度和形态等,常常很难鉴别是单纯的积液,还是细菌性蜂窝织炎和(或)脓肿。如果病灶壁在增强 CT 图上见到环状强化,则对细菌性感染的诊断有一定提示,但最后诊断必须密切结合临床表现,必要时可在 CT 导引下穿刺抽吸,并对内容物进行生化检查和细菌培养。

　　假性囊肿在急性胰腺炎病程的 4～6 周内形成,是积液未能及时吸收,被纤维组织粘连包裹所致。它可发生在胰腺内或胰腺外,胰腺外者其分布与积液的扩散途径和分布范围是一致的。假性囊肿的 CT 表现可以为圆形、椭圆形和不规则形,大小从几厘米至几十厘米不等,大多数为单房,偶为多房且具有分隔,囊壁可薄厚不一,但一般较均匀,尤其是伴感染时,囊壁常较厚(图6-60)。一般而言,假性囊肿的密度与水相近,感染性囊肿和出血性囊肿密度可升高,但也有例外,故不能单以密度高低来区分囊肿有无感染。注射对比剂后,假性囊肿的囊肿壁强化常不明显,甚至不强化,但如果是感染性囊肿,则囊肿壁可有不规则的强化表现。

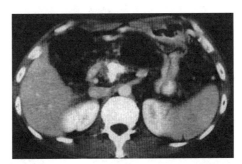

胰尾与胃之间有约 5 cm 大小的囊样水密度影,边缘规则,囊壁均匀一致,同时有胰体有大块钙化影。

图 6-60　胰腺炎伴假性囊肿

　　40%～50%的假性囊肿可自行吸收。囊肿可与胰腺管相通,当胰腺肿胀消退后,囊液可经主胰腺管排入肠道内。囊肿吸收常在 6 周内发生,如果超过 6 周,则囊肿自行吸收的机会明显降低,超过 13 周几乎不可能吸收。假性囊肿可穿破到腹腔或胃肠道,少数可穿破到胆管或压迫胆管引起梗阻性黄疸。

　　螺旋 CT 可以大范围扫描,更可以进行三维多平面的重建,对显示胰腺炎并发症(如脓肿、假性囊肿以及假性动脉瘤的位置、范围及其与周围脏器的结构关系)更加全面、直观和准确。但其最主要的优点是显示胰腺炎引起的血管病变。假性动脉瘤是胰腺炎的一个重要并发症,当胰液或炎症侵蚀胰腺周围血管时,逐渐导致血管破裂出血,一般发生较缓慢,被纤维组织包裹,形成假性动脉瘤(图6-61)。被累及的血管以脾动脉最常见,其次为胃十二指肠动脉和胰十二指肠动脉。增强 CT 可明确诊断,但螺旋 CT 除可显示假性动脉瘤的腔内情况外,还可利用三维 CT 血管成像更直观地显示假性动脉瘤与周围结构、脏器的关系。另外,急性胰腺炎可导致门静脉系统血管闭塞和静脉血栓形成,随后伴大量侧支血管形成,螺旋 CT 对门静脉的显示较常规 CT 满意和清晰(图6-62)。

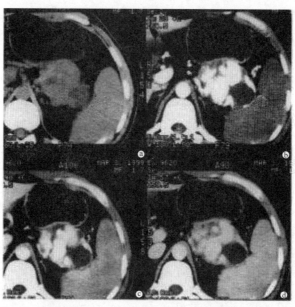

　　a.脾门处有较大低密度混合影,边缘较清晰;b、c 和 d 依次为动脉期、门静脉期和延迟期扫描,可见肿块强化非常明显,并且见到扭曲的血管影,同时可见没有强化的血栓。

图 6-61　脾动脉瘤伴动脉静脉瘘

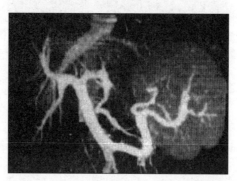

图 6-62　螺旋 CT 三维血管显示门静脉和肝静脉及其分支

　　另外,急性出血坏死性胰腺炎常伴大量的腹腔积液和肠麻痹所致的肠腔高度扩张,同时常伴有肺部感染和中量以上的胸腔积液等表现。

二、慢性胰腺炎

　　慢性胰腺炎是由各种原因导致的胰腺细胞破坏,纤维组织增生,胰腺内、外分泌功能受损的一类病变。其以慢性酒精中毒和胆石症为主要原因。病理表现为胰腺不同程度的水肿、炎症细胞浸润、腺泡或胰岛组织坏死和胰腺小叶周围广泛纤维化,胰管不规则扩张或狭窄,胰腺实质或胰管腔内可见钙化或胰石,可伴有假性囊肿形成。胰腺形态可随病理改变及病期的不同而增大或缩小。胰腺表面呈结节状,质地变硬。

　　本病在临床上主要表现为长期反复发作的上腹痛及消化道症状。重症者可因大部分腺泡和胰岛损坏,胰液和胰岛素分泌减少,而出现脂肪性腹泻及糖尿病。胆总管受阻可导致持续性或间歇性黄疸。

(一)超声表现

1. 形状和大小

胰腺形态僵硬,约半数患者胰腺为肿大型或缩小型。肿大型多发生于病程早、中期或急性发作期;缩小型多见于病程后期及纤维化明显的病例。一般前后径＜1.0 cm 为缩小型。

2. 边界轮廓

胰腺边缘不清晰,不规则,与周围组织分界模糊;胰腺萎缩严重,实质回声杂乱增强者可与周围脂肪及结缔组织相混。

3. 实质回声

内部回声增强、分布不均,可呈不均匀的斑点状、细条样或斑块状改变,提示实质内部有小结石、纤维化及钙化灶(图 6 - 63)。

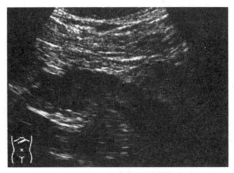

图 6 - 63　慢性胰腺炎

4. 胰管变化

主胰管扩张,管腔内可见强回声,后伴声影;位于胰管小分支内部的结石则表现为胰腺实质内的斑点样强回声,多伴"彗星尾征"。

5. 其他继发改变

慢性胰腺炎可合并假性囊肿形成。位于胰头部的胰管结石和严重纤维化区域可造成胆管的扩张(以轻度扩张多见)。

部分慢性胰腺炎呈局限性肿大,多见于胰头部。病灶边界欠清楚,内部回声多为相对均匀的低回声,少数可见斑点状强回声,后方回声不衰减。胰管不规则扩张,侧动探头追踪胰管可见其逐渐变细并穿入病灶内。如做超声造影,则表现为肿块与胰腺实质同步增强、同步减退。

(二)CT 表现

对慢性胰腺炎患者进行 CT 检查的目的为:①对慢性胰腺炎临床症状比较含糊,易与其他疾病混淆,CT 检查可协助诊断或排除其他病变;②对已明确诊断的患者,CT 检查可用来了解胰腺的形态改变等,从而决定治疗方案;③与胰腺肿瘤等病变进行鉴别。

根据有关文献报道,慢性胰腺炎的特征为 66％的患者有胰腺管扩张,54％的患者有胰腺萎缩,50％的患者有胰腺钙化形成,34％的患者有假性囊肿形成,29％的患者有胆道扩张,16％的患者有胰周脂肪密度增高或胰周筋膜增厚,7％的患者未发现胰腺和(或)胰周的异常改变。

CT(尤其是螺旋 CT)最大的优点是能够利用动脉早、晚期增强扫描,可以更清晰、更全面地显示呈低密度扩张的胰腺管形态和范围等。由于慢性炎症的反复刺激,慢性胰腺炎的典型表现为主胰管及其分支呈串珠状扩张或扭曲等,同时伴胰腺管内和(或)胰实质的结石或钙化。这些结石或钙化均较粗大,多在胰腺管内,胰腺整个体积可增大、正常或缩小。有人认为,如果扩张胰腺管直径与相应胰腺直径之比<1/2,则多为慢性胰腺炎;反之,则胰腺癌的可能性大。此外,胰腺癌(尤其是胰头癌)所致的胰腺管扩张常较规则,边缘光整。但是单从胰腺管扩张程度和形态改变分析,两者鉴别有时仍很困难,必须结合其他征象和依赖其他影像技术(如ER-CP和螺旋CT)的密切随访,甚至活检等进行诊断。

胰腺的钙化是慢性胰腺炎的病理特征,是由于胰腺的纤维化和病变后期的表现,但仅50%的患者能够见到胰腺的钙化。因此,对发现早期的慢性胰腺炎的改变,CT不是一个敏感或理想的影像诊断手段。MRI不仅能够显示慢性胰腺炎的形态改变,而且能够了解胰腺纤维化的程度,故MRI在显示慢性胰腺炎方面较CT为佳。因为纤维化是引起胰腺钙化的前期表现,所以MRI能够较CT更早期地显示慢性胰腺炎的情况。纤维化在T_1WI抑脂肪像和T_2WI上均表现为低信号区,这提示在胰腺腺泡中水蛋白消失。在动态增强MRI上,纤维化区没有强化或强化不明显,这反映了胰腺的正常毛细血管床损害,而代之以乏血管的纤维肉芽组织(图6-64)。

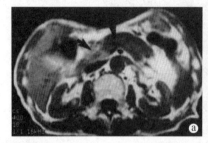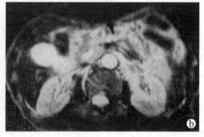

a.为SET_1WI,可见胰体尾(箭头)较胰头(箭头)明显均匀的低信号区;b.为$FSET_2WI$,可见该区扩张的胰腺管呈明显条状的高信号影(箭头)。

图6-64 慢性胰腺炎

慢性胰腺炎可伴假性囊肿,假性囊肿在T_1WI上为低信号,在T_2WI上为高信号区域(图6-65)。信号的高低还取决于假性囊肿内有无出血、蛋白成分、感染和坏死物质的残留等。在增强扫描图上假性囊肿可清楚显示,表现为无强化的低信号区。对小的假性囊肿的显示MRI较CT敏感且特异性高,因部分容积效应对CT的影响较大,同时囊内成分的改变使CT值升高,进而会影响对假性囊肿的判断。

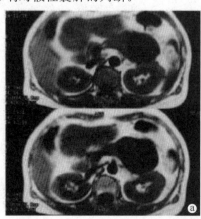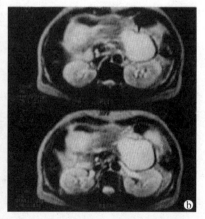

a.为SET_1WI,显示胰尾部有较大的水样均匀信号影,边缘轮廓规则;b.为$FSET_2WI$,示胰尾部有明显均匀的高信号影。

图6-65 胰腺假性囊肿

CT 所显示的慢性胰腺炎的形态改变,如胰腺萎缩、胰腺管的串珠状扩张以及胰腺周围筋膜增厚等,有助于慢性胰腺炎的诊断。但是,对于慢性胰腺炎所致的胰头局限性增大和胰头癌的鉴别仍十分困难。这是因为两者均可导致胆总管与胰腺管扩张,胰体尾萎缩以及胰腺周围血管脂肪层消失等。即使手术时有时也很难对两者进行鉴别,甚至偶尔在病理学上也会发生鉴别困难,这是因为慢性胰腺炎可诱发胰腺癌变,同时胰腺癌也可在肿瘤表面产生广泛的纤维化组织。因此,目前对于疑难病例仍主张采用多种影像学检查的综合判断。目前,比较公认的看法如下。

(1)如果在肿块内见到较大的斑片状钙化影或假性囊肿影,则提示为胰头慢性炎症的概率大。CT 对发现钙化敏感,而 MRI 对发现小的假性囊肿的敏感性高,故提倡将 CT 和 MRI 技术相结合来进行诊断(图 6-66～图 6-67)。

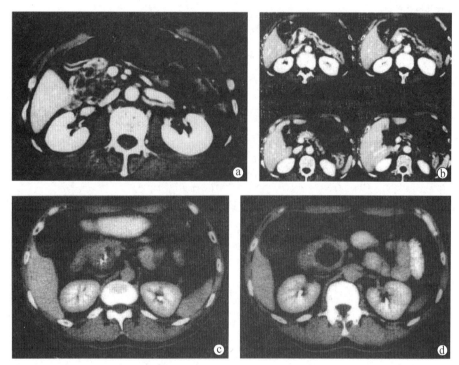

a. 为增强扫描门静脉期,显示胰头增大,呈蜂窝状强化,见多个小囊状影,胰头与周围血管境界清晰;b. 为稍高平面,胰腺管明显扩张。c. 为增强扫描延迟期,见胰头稍增大并有点状钙化影;d. 为稍低平面,见约2.5 cm的假性囊肿。

图 6-66 胰头慢性炎症

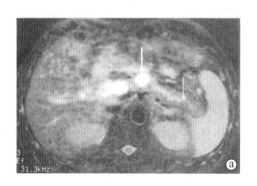
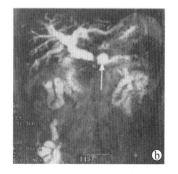

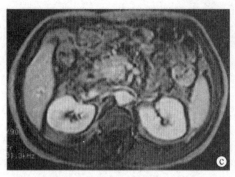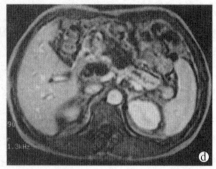

a. 为 FSET$_2$WI，显示胰体部 1.5 cm 直径的均匀高信号影，同时其远端见扩张的胰腺管；b. 为 MRCP，显示胆总管、肝内胆管和胰腺管扩张，同时假性囊肿也清晰显示；c. 为动态增强横断面图像，显示胰头稍增大，但仍均匀强化；d. 为稍高层面，见扩张的胰腺管和假性囊肿。

图 6 - 67   慢性胰腺炎伴假性小囊肿

（2）在以往的经验中，对于疑难病例，十分强调 CT 和 ERCP 相结合，由于 MRCP 技术的发展，目前提倡 MRI 和 MRCP 相结合的应用，这是 MR 技术的一大优势。

（3）慢性胰头炎性肿块以纤维化改变为主，在 T$_1$WI 和 T$_2$WI 上均呈低信号改变，如果再加上动态增强扫描肿块，无论是在动脉期，还是在门静脉期和实质延迟期扫描，其强化的变化趋势基本与正常部位胰腺的强化趋势一致，同时结合螺旋 CT 的动态增强扫描有类似的表现，则提示为慢性胰头炎；相反，胰头肿块在动脉期主要为低信号，而没有强化的表现，或仅肿块边缘有轻度的强化，且肿块边缘较清楚，则提示为胰腺癌。

（4）胰头局限性增大伴胆总管和胰腺管扩张及周围血管脂肪层模糊或消失，应考虑胰头癌较胰头慢性炎症的概率大。如果仍有怀疑之处，可做 MRCP 以观察胆总管的形态，特别是在胰头肿块区呈截然中断者，提示为胰头癌；如果胆总管呈逐渐变细的尖嘴样改变，则提示为慢性胰头炎。同时，做增强 CT 血管成像和磁共振血管成像以观察胰头周围血管的形态改变，如果有血管的明显狭窄和侵犯等，则考虑为胰头癌的概率大一些。尽管如此，尚有极少数的病例，需依靠穿刺活检或随访来明确诊断。

（马春梅）

第十三节   脾脏疾病

一、脾外伤

脾外伤往往是腹部外伤的一部分，而腹部挫伤最常受累的是脾，也经常合并肋骨、肝、胰、肾的损伤。因受力大小、方向、作用速度及受伤时体位不同，而产生不同类型、不同程度的损伤。脾外伤可分为：①脾被膜下撕裂，损伤轻，被膜完整，被膜下表浅组织损伤，产生被膜下血肿；②中央破裂，脾被膜完整，深部组织发生破裂，形成深部血肿；③完全性破裂，此型最为多见，脾实质及被膜均有破裂，伴有严重的腹腔出血。根据脾破裂发生的时间的不同，临床上将脾破裂分为早发性脾破裂和迟发性脾破裂。

早发性脾破裂的患者可出现剧烈的左上腹疼痛并向背部放射，全腹明显压痛及肌紧张，以左上腹为著，严重者可出现出血性休克。迟发性脾破裂者，症状可隐匿数天至出现大出血。

(一)X线

平片可显示一些间接征象,如脾影增大,轮廓呈部分或全部消失,结肠脾曲因受压而下移,左膈抬高、活动受限,以及反射性肠淤张和腹腔积液征象,还可合并肋骨骨折、气胸、胸腔积液和膈下游离气体等。

进行脾动脉造影时,根据受伤程度的不同可有以上三种表现。重度:大血管分支断裂。中度:脾内外有较大量的对比剂外溢。轻度:脾内血肿呈小范围无血管区改变或有少量对比剂外溢。在血管造影已明确脾损伤部位、性质、范围后,根据临床情况,可行紧急性介入治疗,可部分取代外科手术。

(二)声像图

(1)脾包膜下血肿,脾脏稍肿大、变形,被膜光滑、完整,血肿部位可见局限性无回声区,其间可有细点状回声。

(2)中央型破裂,脾脏不同程度增大,轮廓清楚,实质回声不均匀,可见不规则的回声增强或减低区;对有血肿形成者来说,可见实质内不规则无回声区。

(3)完全型破裂,多数表现为脾包膜连续性中断,局部回声模糊,或有局限性无回声区,脾实质内可有不均匀性回声增强或减低区;严重者脾脏失去正常轮廓,边界模糊不清,内部回声杂乱,或实质分为不规则的低回声碎块;均可见在脾外或腹腔内显示异常液性无回声区。

(三)CT

脾挫裂伤显示为脾内有线条状、不规则形的低密度区,伴小点、片状高密度影。新鲜的脾包膜下血肿及脾内血肿于平扫时呈等密度或稍高于脾密度,包膜下血肿表现为脾实质与被膜间的半月形影,脾实质受压变形,脾内血肿呈实质内的团块状高密度影。随着时间的推移,血肿密度逐渐降低,陈旧性血肿呈现为边缘光滑、锐利的均一水样密度。增强扫描时,因血肿不增强,与增强的脾实质密度差别更明显,而显示出清晰的形态。脾破裂时,脾脏光滑、锐利的边缘变得模糊不清,边缘连续性中断,实质内可见稍低密度的裂隙,脾周及腹腔内可有出血征象。增强扫描(尤其是螺旋CT双期扫描)有助于显示较轻的病变(图6-68)。

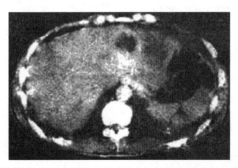

CT平扫示脾脏密度不均匀,边缘模糊,实质内可见多发不规则低密度影,脾脏外后缘包膜下也可见弧形高密度影,这说明既有脾内血肿,又有包膜下血肿。

图6-68　脾挫裂伤

(四)MRI

对外伤引起的脾内、包膜下血肿,以及脾脏破裂造成的脾周或腹腔内出血来说,其MRI表现与其他部位的血肿相似。

（五）鉴别诊断

根据 CT 或声像图表现,结合病史易做出诊断。但当受外伤时间短,脾破裂和血肿征象表现不明显时,则需随访观察。单凭 CT 表现不易区分陈旧性血肿和脓肿,鉴别需要密切结合临床资料。

二、脾肿瘤

原发于脾的肿瘤少见,良性肿瘤中以血管瘤多见,恶性肿瘤中以淋巴瘤多见。血管瘤在病理学上可分为海绵状血管瘤、毛细血管瘤及静脉性血管瘤,以海绵状血管瘤最多见,肿瘤大者内部可发生血栓、坏死、纤维化、钙化和出血等。脾恶性淋巴瘤除原发于脾者外,也可为全身性恶性淋巴瘤脾浸润,其在病理上可有以下几种类型。①弥漫性脾大,无明显肿块形成;②粟粒状肿物;③2～10 cm 大小的肿物;④孤立性大肿块。脾血管瘤多发生于 30～60 岁,多为海绵状血管瘤,也可见于 6 岁以下的小儿,多为毛细血管瘤。可无症状,肿瘤大者可有上腹痛、左上腹肿块、压迫感及恶心、呕吐等症状。恶性淋巴瘤患者年龄多在 40 岁以上,平均年龄为 56 岁,男性稍多于女性。临床上多以左上腹疼痛和脾大为最突出的症状。血液中白细胞计数和血小板计数减少。

（一）X 线

腹部 X 线平片上可大致显示脾脏大小、形态的改变以及周围脏器的受压移位情况,偶尔可见肿瘤内的钙化,特别是血管瘤。

（二）声像图

脾海绵状血管瘤表现为边界清楚的圆形高回声,边缘锐利,高回声内可有小的无回声区和高回声间隔光带,呈网格状。脾恶性淋巴瘤表现为脾弥漫性增大,脾实质回声减低或正常,光点分布均匀;部分患者为脾实质内有单发或多发散在分布的圆形低回声结节,边界清楚,多个结节融合可呈分叶状;多发性结节状淋巴瘤呈蜂窝状低回声,间隔呈较规则的线状高回声带。

（三）CT

脾海绵状血管瘤,平扫时为边界清楚的低密度区,形态规则,当内部有出血、坏死时,密度不均匀。增强扫描时,早期呈病灶周边的结节状强化,延迟扫描示对比剂逐渐向病灶中心充填,最后病灶呈等密度。当肿瘤中心有血栓形成、囊变及坏死时,其中心部位可始终为低密度区(图 6-69)。

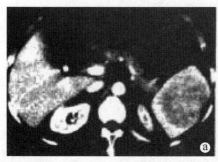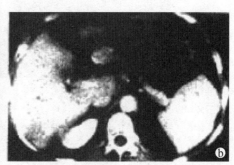

CT 增强扫描早期示脾实质内有类圆形低密度肿块,强化不均匀,边界清楚;延迟扫描示肿块完全被造影剂充填,与正常脾实质密度一致。

图 6-69　脾血管瘤

脾恶性淋巴瘤,可见脾大,平扫时可见比脾实质密度稍低的单发或多发性低密度占位性病变,边界不清楚。增强扫描示病灶呈轻度不规则强化,但周围正常脾组织强化明显,从而密度差加大,病灶显示得比较清楚(图 6-70)。

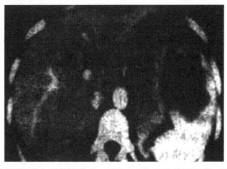

CT 增强扫描示脾脏前部有不规则的低密度肿块,无强化,脾实质明显强化,使肿块边界清楚,内见分隔。

图 6-70 脾恶性淋巴瘤

(四)MRI

脾血管瘤由于其 T_1 和 T_2 延长,在 T_1WI 上为低信号区,且肿瘤内具有瘤样扩张的血管成分,血流缓慢,在 T_2WI 上呈明显的高信号。血管瘤往往信号均匀,边界清楚。Gd-DTPA 增强后约 83% 显示明显强化。

脾淋巴瘤在 MRI 上表现为单个或多个大小不等的圆形肿块,在 T_1WI 和 T_2WI 上均为不均匀性混杂信号,边界不清楚,Gd-DTPA 增强扫描对诊断有一定帮助。

(五)鉴别诊断

脾海绵状血管瘤患者常无临床症状,声像图和 CT 表现均类似于肝海绵状血管瘤的表现,与脾恶性肿瘤易于鉴别,对个别疑难病例可借助 DSA 检查来确诊。声像图、CT 和 MRI 均可对脾淋巴瘤做出定位诊断并判断肿瘤与周边的关系,显示其他部位的肿大淋巴结,但在定性诊断方面仍需要密切结合临床、实验室检查等资料。

(马春梅)

第七章

肿瘤影像诊断及介入治疗

第一节 肺　癌

肺癌是全球范围内发病率和病死率最高的恶性肿瘤。根据全球流行病统计数据估计,全球 2012 年癌症新发病例约为 1410 万例,死亡病例约为 820 万例,其中,肺癌新发病例约为 182 万例,死亡病例约为 159 万例,占全部恶性肿瘤死亡病例的 19.4%,居首位。肺癌是中国发病率最高的恶性肿瘤,也是癌症死因之首。从 2000 到 2011 年,男性肺癌的发病率及病死率保持稳定。肺癌占男性癌症发病率的第 1 位,占女性癌症发病率的第 2 位,在病死率方面,男性、女性均占第 1 位。

在肺癌的诊断和治疗过程中,影像检查的任务是:①早期肺癌筛查;②诊断;③分期和再分期;④判断手术切除的可能性;⑤诊疗后评估和随诊。此外,随着功能影像学和分子影像学的进步,影像检查在预后评价方面也将起到一定的作用。

主要的影像学检查方法目前主要是以正、侧位胸部 X 线片为基础,以增强 CT 为主,辅以 PET/CT 和 MRI,具体要根据各医院的设备和经验来选择,原则为尽可能以最少的费用、最小的损伤取得最好的效果。特别应重视薄层增强 CT(层厚 0.5~1.25 mm)和多平面重建(multiplane reconstruction, MPR)在肺癌的诊断和分期中的作用,如有条件,应常规使用。

一、肺癌的传统影像学分型

对肺癌进行传统影像学分型时,根据发生部位的不同可将肺癌分为中央型、周围型和特定部位肺癌。中央型肺癌发生在支气管及叶、段支气管,常引起继发的阻塞性改变。周围型肺癌发生在段支气管远端特定部位的肺癌,包括肺上沟瘤和纵隔型肺癌等。

(一)中央型肺癌

1. 早期中央型肺癌

(1)影像学诊断要点:①支气管壁局限性增厚、内壁不规则、管腔狭窄(图 7-1);②单支亚段支气管内有黏液栓,CT 表现为与肺动脉伴行的支气管内条状或点状(轴位观)密度增高影;③通常无阻塞性改变;④薄层增强 CT(层厚 0.5~1.25 mm)和 MPR 在早期中央型肺癌的检出中有重要的价值,可以提高检出率。

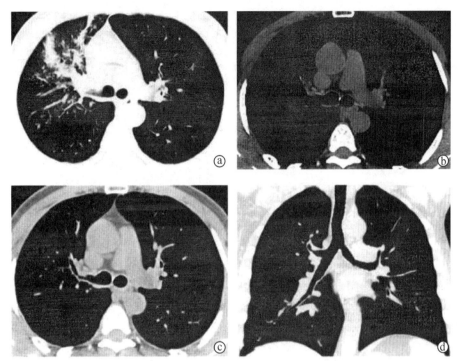

右肺上叶高-中分化鳞状细胞癌,肿瘤位于叶支气管内,侵透支气管壁,未累及周围肺组织,淋巴结未见转移癌。a. 外院胸部 CT 平扫横断面:右肺上叶斑片影,上叶支气管起始部似有狭窄。b.～d. 2 周后复查胸部 CT 平扫图像:b、c 为横断面、d 为 MPR 冠状面,右肺上叶斑片影基本消散,右肺上叶支气管管壁增厚,管腔狭窄。

图 7-1　中央型肺癌的影像表现

男,56 岁,因"感冒发热"于外院就诊,抗感染治疗 2 周后来院复查,外院支气管镜检为阴性。

(2)相关临床:早期中央型肺癌是指癌组织局限在支气管壁内生长,可以侵犯支气管外膜,但不侵及邻近的肺实质,同时无局部淋巴结转移。临床症状不典型,通常需借助纤维支气管镜诊断。影像表现有时可以阻塞性肺炎为主,在抗感染治疗后炎症消散,但仍需注意近端支气管壁是否增厚。

2. 中晚期中央型肺癌

(1)影像学诊断要点:①以中央型肿物和阻塞性改变为主要表现,阻塞性改变最早为阻塞性肺气肿,再进一步发展为阻塞性肺炎和肺不张;②阻塞肺的近端常因肿瘤而外突,形成反"S"征(图 7-2);③当支气管不完全阻塞时,CT 可见支气管通气征;④增强 CT 常可以看到扩张、充满黏液的支气管;⑤少部分中央型肺癌可以表现为沿段及亚段支气管铸型的分支状改变;⑥胸部 X 线片中不张的肺体积缩小,肺组织萎陷,形成软组织阴影,使相邻结构(如心脏、主动脉、膈肌)边缘模糊,称为边缘掩盖征,当为左上肺叶不张及右肺中叶不张时,后前位胸部 X 线片分别可见主动脉左缘及心右缘模糊,当为下叶不张时,侧位胸部 X 线片可见不张肺相邻部分的膈肌模糊等;⑦CT 多平面重建在中央型肺癌术前评估中有重要的价值,应常规应用,如无禁忌证,则应行增强扫描;⑧当为中央型肺癌伴肺不张时,MRI 对于区分肿瘤与肺不张有一定帮助,T_2WI 示肺不张的信号高于肿瘤,T_1MI 增强扫描示肺不张的强化程度高于肿瘤。

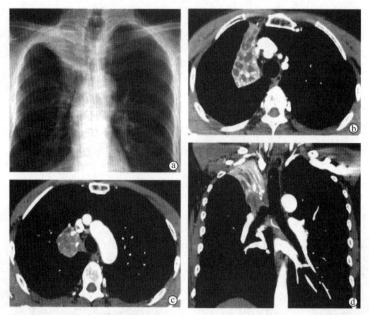

a.后前位胸部 X 线片:右肺上叶肺不张,水平裂上移,与近端肿物构成"反 S 征"。b、c(CT 增强横断面)及 d(MPR 冠状面):右肺上叶根部不均匀强化肿物(c),上叶支气管完全闭塞(d),远端肺组织不张,不张肺组织与肿物仍可区分,其内可见扩张、充满黏液的支气管(b、d)。

图 7 - 2　右肺上叶的分化鳞状细胞癌

男,64 岁,左腮腺嗜酸性腺瘤术后,发现右肺占位病变 20 天。

(2)相关临床:中央型肺癌多数为鳞状细胞癌、小细胞神经内分泌癌。常见的症状有刺激性干咳、咯血、呼吸困难、胸痛等,无特异性,若出现局部侵犯或远处转移,则会有相应的临床症状。CT 平扫有时难以区分瘤体与阻塞性肺不张,对诊断及放疗计划带来一定困难,可以顺序选择薄层增强 CT、MRI 或 PET/CT 辅助鉴别。阻塞性肺炎在抗感染治疗后可以吸收,但吸收较缓慢,且可反复发作。对中老年吸烟患者来说,如局部有迟缓吸收或反复发作的肺炎,应警惕有肺癌的可能,需进一步做支气管镜检查,切不可在临床症状缓解时即误认为炎症,放松随诊而致延误诊断。

(二)周围型肺癌

通常将肺内≤3 cm 的局限病变称为结节,而>3 cm 者称为肿物,1 cm 以下的微小结节也很常见。分析影像表现时,结节或肿物的大小、形态、密度、内部结构、瘤-肺界面及体积倍增是最重要的诊断指征。观察结节/肿物的特征时,应常规应用薄层增强 CT(层厚 0.5～1.25 mm),MPR 可在各方向观察结节的形态,有助于定性诊断。

1.以实性结节/肿物为主要表现的周围型肺癌

影像学诊断要点:具体如下。①最常见的周围型肺癌影像表现,对较大的肿物来说,根据肿物轮廓和边缘特征,诊断相对比较容易,对较小的结节应采用薄层 CT 扫描,观察结节的边缘、瘤肺界面及内部结构(图7-3)。②分叶及细小毛刺。③支气管通气征:是指病变内未被肿瘤充填的各级支气管影,可见于肺癌、肺炎性病变或淋巴瘤,但以肺癌较多见。④"空池征":通常被认为是充气支气管的轴位相,或未被肿瘤充填的残余含气肺泡,一般指 1 mm 左右的小空腔,在腺癌中常有支气管通气征同时存在。⑤"胸膜尾征"或"胸膜牵拉征":呈从结节或肿物至胸膜的细线状或条状密度增高影,有时外周呈喇叭口状,大体病变可见局部为胸膜凹陷,主要由肿物内成纤维反应造成的瘢痕收缩牵拉局部胸膜所致,其内可充填有液体或胸膜外脂肪,以肺腺癌最为常见。⑥钙化:薄层 CT 发现结节内钙化的概率远大于常规 CT,6%～10% 的肺癌内可出现钙化,钙化位于结节/肿物中央,呈网状、弥漫小点"胡椒末"状及不定形状者多为恶性,弥漫性致密钙化、分层样或爆米花状钙化多数为良性。非小细胞肺癌和小细胞肺癌均可出现钙化,不能以此判断肿瘤的病理类型。⑦卫星病灶:以肺腺癌多见,常可呈结节或小片状,卫星瘤灶与主病灶位于同一肺叶者属 T_3 期,位于同侧肺内者属 T_4 期。良性病变(特别是肺结核)也可见卫星病变。⑧结节强化:增强 CT 扫描与平扫比较,以增加 15～20 Hu 作为鉴别良、恶性病变的阈值。动态增强后的时间-密度曲线对鉴别结节的良、恶性也有一定帮助,恶性结节的时间-密度曲线在开始时呈中等强度增高,再逐渐升高至峰值,然后出现一平台期;良性结节在增强后的时间-密度的只显示轻微增高或不升高,而炎性结节的时间-密度曲线在增强后快速升高,达峰值后曲线下降,然后又有升高,呈双峰状。增强 MRI 也可以通过观察结节的信号增高程度来鉴别病变的良、恶性,但因为 MRI 空间分辨率低,确定钙化困难以及费用高,所以在孤立性肺结节的应用中价值有限。⑨PET/CT:注射 [18]FDG 后约 1 小时进行显像所得到的病灶 SUV 值可用于鉴别肺结节的良、恶性,最大的 SUV 值可以作为诊断时的参考,但不能仅仅以此来判断结节的良、恶性,延时扫描后若 SUV 值升高,则鉴别意义较大。视觉比较的方法是用病灶的 [18]FDG 摄取程度与胸腔纵隔的摄取程度进行比较。⑩肿瘤体积倍增时间:是指肿瘤体积增长 1 倍(直径增长约 26%)所需的时间,是判断良、恶性的一个重要指标。不同病理类型的肺癌,生长速度有明显差异,倍增时间变化很大,一般大于 30 天,鳞癌＜浸润腺癌＜微浸润腺癌和原位腺癌＜不典型腺瘤样增生,CT 筛查发现的肺癌容积倍增时间常为 400～800 天。二维体积测量史:易于精确对比结节体积的变化,确定容积倍增时间。

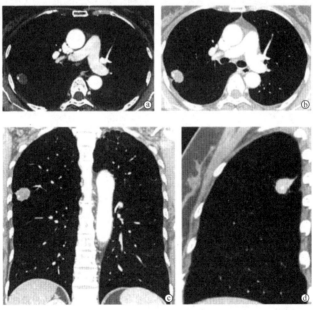

a、b(增强 CT 横断面)及 c、d(MPR 冠状面及矢状面重建图像):右肺上叶结节灶,浅分叶,边缘可见细小的毛刺和长毛刺,内部可见小结节状钙化灶,与侧胸膜及斜裂胸膜有牵拉。

图 7-3 右肺上叶中-低分化腺癌伴黏液分泌,小部分为乳头状腺癌

女,55 岁,咳嗽 1 个月。

2.以磨玻璃样密度为主要表现的周围型肺癌

影像学诊断要点:①非实性结节:呈单纯磨玻璃样密度(GGO),为肿瘤沿肺泡构架匍匐生长,不掩盖肺实质,病变内可见周围肺血管穿行;实性结节完全掩盖肺实质,无磨玻璃样密度成分;部分实性结节两种成分兼有。②支气管通气征和空泡征较多见。③多见于分化好的腺癌。磨玻璃样密度成分较多,肿瘤生长越缓慢,预后越好。④在纯磨玻璃密度结节中,10 mm以上的不典型腺瘤样增生和15 mm以上的原位腺癌非常罕见,纯磨玻璃结节如果>15 mm,有分叶、毛刺、空泡或空气支气管征,胸膜牵拉或凹陷征提示浸润腺癌(图7-4)。

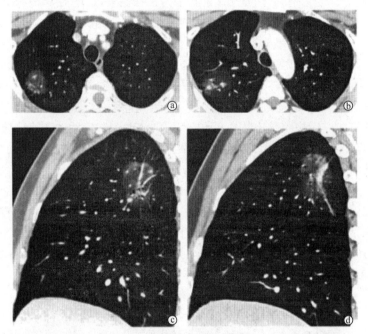

a、b(CT增强扫描横断面)及c、d(MPR矢状面重建图像):肺下叶有磨玻璃样密度病变,内可见血管及支气管穿行;b、d显示为病灶内所含的部分实性成分,可见胸膜牵拉。

图7-4　右肺上叶腺癌

男,56岁,体检发现右上肺占位病变10天。

3.以空腔(空洞和囊腔)为主要表现的周围型肺癌

影像学诊断要点:①空洞通常被认为是肿瘤内坏死物经支气管排出后形成,占肺癌的5%~15%,多见于>3 cm的肿物,在鳞癌中占7%~15%,在腺癌中约占2%。极少有小细胞肺癌出现空洞的报道。②偏心厚壁空洞和内壁凹凸不平支持为肺癌的诊断。③囊腔通常被认为一部分为肺大疱或肺囊肿壁上发生的癌,一部分为肿瘤内部形成活瓣效应所致,病变可以在囊腔一侧生长,也可以围绕囊腔生长,囊腔壁多不均匀,肿瘤的主要成分可以是实性,也可以是磨玻璃成分。

4.以肺实变为主要表现的周围性肺癌

影像学诊断要点:①肿瘤沿肺泡壁生长浸润,尚未完全破坏肺泡间隔,但使肺泡壁增厚或邻近肺泡内有分泌物,部分肺泡内仍有含气,形成肺实变,也称为肺炎型改变;②增强扫描时可见在实变的肺组织中穿行的强化血管,CT图像上称为CT血管造影征,其多见于肺腺癌,如黏液型腺癌,也可见于阻塞性肺炎、感染性肺炎、淋巴瘤、肺梗死和肺水肿。

(三)肺上沟瘤

1.影像学诊断要点

影像学诊断要点:①CT以显示肺尖部病变,可鉴别肿物与胸膜增厚,显示骨破坏、胸壁侵犯范围以及肿瘤是否向颈根部侵犯;②MPR和MIP的应用非常重要,后者主要用于显示大血管(如锁骨下动脉)是否受侵;③MRI有很好的软组织分辨率,可以显示胸廓入口和臂丛的解剖细节,对于判断肿瘤侵犯范围和骨髓有无受侵优于CT;④CT在判断骨皮质受侵方面优于MRI。

2.相关临床表现

发生在肺尖部位的周围型肺癌称为肺尖癌,在肺上沟内发生的癌为肺上沟瘤,又称为Pancoast瘤。所谓肺上沟,即指解剖学上锁骨下动脉在胸膜顶和肺上叶尖部通过而形成的沟。从解剖学的角度看,肺尖癌可包括肺上沟瘤,但肺尖癌不能等同于肺上沟瘤。肺上沟瘤约占肺癌的3%,绝大多数为非小细胞肺癌,肿瘤易早期侵犯周围结构,如锁骨下动脉、前臂丛的低支、肋间神经、星状神经节、交感神经链、邻近肋骨和椎体,产生相应的临床症状,主要表现为持续性C_8和T_1、T_2神经干分布区域的疼痛,以及霍纳综合征(同侧眼球内陷、瞳孔收缩、眼睑下垂、面部无汗)。

(四)多原发肺癌

影像学诊断要点及相关临床表现:多原发肺癌是指一侧或双侧肺内同时或先后发生的两个或两个以上的原发型肺癌。异时发生的多原发肺癌的诊断标准为:①组织学类型不同;②组织学类型相同,但肿瘤相隔至少2年,或都起源于原位癌,或肺段、肺叶不同,在共同的淋巴引流区内无转移瘤,也无胸外转移瘤。同时多原发肺癌的诊断标准为:①肿瘤分别存在,界限分明;②组织学类型不同;③组织学类型相同,但肺叶或肺段不同,均由原位癌起源,在共同的淋巴引流区内无转移瘤,也无胸外转移瘤。近年来,多发含有原位腺癌成分的肺腺癌检出逐渐增多,发现一个病灶后,要注意观察全肺薄层图像,以判断是否还有其他癌灶。

二、肺癌的不同组织学类型

不同组织学类型的肺癌具有各自的生物学行为及病理特征,其影像表现也有相应的特点。熟悉不同组织学类型肺癌的影像表现特点,有助于初步判断其组织学类型,可为临床进一步诊断、治疗提供有价值的线索。

(一)肺癌前病变

1.影像学诊断要点

影像学诊断要点:①无症状,女性、非吸烟者多见;②不典型腺瘤样增生在薄层CT中表现为<10 mm的纯磨玻璃结节,多发,有时可辨别出支气管通气征或空泡征,无毛刺及胸膜牵拉;③与原位腺癌鉴别很难,<5 mm者可以认为是不典型腺瘤样增生;④有研究认为纯磨玻璃样结节无论最终病理变化如何,均可获得长期生存,因此对有纯磨玻璃样结节者可以长期随诊,在确定生长趋势加快或出现实性成分后再做处理。

2.相关临床表现

鳞癌的癌前病变为鳞状上皮不典型增生和原位癌。腺癌的癌前病变为不典型腺瘤样增生,是指发生于呼吸性细支气管或肺泡上皮的局灶性轻度或中度不典型细胞增生,不伴间质性炎症和纤维化,病变通常<5 mm。不典型腺瘤样增生与原位腺癌鉴别有时很困难。神经内分泌癌的癌前病变仍不明确,但弥漫性特发性神经内分泌细胞增生被认为与类癌和不典型类癌的发生有关,与不典型腺瘤样增生相似,弥漫性特发性神经内分泌细胞增生位于支气管上皮层,<5 mm,当细胞增生超过5 mm时,可诊断为类癌。随着薄层CT的广泛应用和肺癌筛查的开展,临床上对不典型腺瘤样增生的影像表现积累了一定经验。

(二)肺原位腺癌和微浸润腺癌

1.影像学诊断要点

影像学诊断要点:①薄层CT显示有非实性结节或仅有很少实性成分的部分实性结节,原位腺癌大小通常小于1 cm,微浸润腺癌大小通常小于1.5 cm(图7-5、图7-6);②可有分叶、支气管通气征、空泡征,边缘略不规则,一般无毛刺、胸膜牵拉等表现,当部分实性结节出现毛刺、胸膜牵拉等表现时,表明有肺间质、胸膜浸润和瘢痕形成,这是浸润性腺癌的可靠表现。

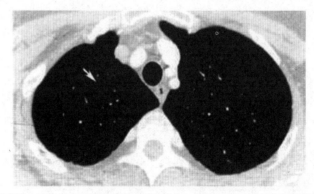

CT增强扫描肺窗显示右肺上叶尖段有纯磨玻璃样结节(箭头),边缘呈分叶状,其内密度较均匀,大小约7.0 mm×6.0 mm。

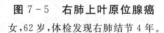

图7-5　右肺上叶原位腺癌

女,62岁,体检发现右肺结节4年。

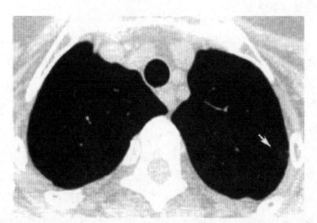

胸部CT平扫显示左肺上叶尖后段有纯磨玻璃结节(箭头),边界较清楚,边缘光整,内密度欠均匀,可见小血肿,最大约14.0 mm×12.0 mm。

图7-6　左肺上叶微小浸润腺癌

女,60岁,体检发现左肺上叶有结节1年余。

2.相关临床表现

2015 年 WHO 肺肿瘤新分类将肺腺癌分为不典型腺瘤样增生、原位腺癌、微浸润性腺癌及浸润性腺癌。这种分类方法摒弃了细支气管肺泡癌和混合型腺癌的概念。原位腺癌病灶直径≤3 cm,显微镜下见肺泡结构存在,肺泡间隔增厚,间质增生,细胞呈立方形或柱状,核异型性不显著,无分层现象,无任何间质、血管、胸膜浸润,微浸润性腺癌病灶直径≤3 cm,病理表现为以附壁生长为主的病灶,浸润表现为肿瘤细胞穿透基膜,浸润纤维间质,细胞出现分层现象,排列成腺泡样、乳头状、微乳头状或实体型亚型,但最大浸润范围≤5 mm,肿瘤周边见纤维化改变。原位腺癌和微浸润性腺癌均分为微黏液型、黏液型或两者的混合型。患者术后 5 年生存率为 100%或接近 100%。

(三)肺腺癌

1.影像学诊断要点

典型表现为周围型孤立性结节/肿物,多为实性和部分实性,有分叶、毛刺、胸膜牵拉、支气管通气和空泡等征象。不典型表现包括以下几点。①空腔:空洞少见,囊腔多见。如为空洞,则表现为偏心,厚薄不均,与鳞癌相比其特点是空洞较小,多<1 cm,可多发,无液平面,少见典型壁结节,如为囊腔,则表现为囊腔壁一侧生长或围绕囊腔生长,多不均匀,肿瘤的主要成分可以是实性,也可以是磨玻璃样成分。②中央型或支气管内肿瘤伴气道阻塞性改变。③肺实变/肺炎样改变,腺癌如黏液型腺癌可有此表现,增强扫描可见 CT 血管造影征。④弥漫浸润性病变,可累及整个肺叶,表现为肺叶内有多发结节和条索影,也可合并癌性淋巴管炎。⑤沿胸膜弥漫浸润形成假间皮瘤样表现。不典型表现常见于低分化腺癌。此外,腺癌常见肺门及纵隔淋巴结转移,即使很小的淋巴结也可能为转移淋巴结。

2.相关临床表现

肺腺癌约占全部肺癌的 40%,为肺癌最常见的类型。无典型影像表现的腺癌常被误诊为肺炎、肺结核等,治疗后短期随诊可以帮助明确诊断。

(四)肺鳞状细胞癌

1.影像学诊断要点

(1)中央型:①肿瘤多为局限性生长,直接侵犯肺门或纵隔,并可引起远端各种不同程度的阻塞性改变,形成阻塞性肺气肿、支气管通气征、反"S"征等;②通过增强 CT 常可以看到扩张、充满黏液的支气管;③早期表现为支气管壁局限性增厚、内壁不规则、管腔狭窄,单支亚段支气管内黏液栓沿支气管腔内生长,进一步发展为沿段及亚段支气管型的分支状改变。④增强扫描示肿瘤可有中度强化。

(2)周围型:①有圆形或分叶状较大肿物(相对腺癌),也可呈不规则形;②边缘清楚或有长的瘤周毛刺,与腺癌的放射状短毛刺有所不同;③肿物远端常可见到阻塞性炎症,亚段、亚亚段肺不张;④直接侵犯邻近结构,如胸膜、胸壁软组织、肋骨、脊椎、纵隔等,靠近叶间裂片可跨叶生长;⑤鳞状细胞癌常发生角化坏死,CT 扫描可显示由中央大片低密度坏死物经支气管排出后形成的较大的单发空洞,占鳞状细胞癌的 7%~14%。洞壁厚薄不均,有时洞内可见少量液体;⑥钙化可沉积于坏死组织中,病理检查约为 16%,CT 检出率约为 7%,呈小的散在无定形钙化。原有的肺内钙化被肿瘤吞噬者多呈粗颗粒状,位于肿瘤的外围。

2.相关临床表现

鳞状细胞癌占全部肺癌的 30％,约 2/3 为中央型肺癌,1/3 为周围型肺癌。对原位癌或早期浸润癌来说,肉眼难以发现异常,或仅发现支气管黏膜有细颗粒状或斑块状水肿,影像检查也无异常发现,随着病变的发展,病变向腔内形成息肉状或乳头状肿物。当腔内肿物较小时,先形成远端阻塞性肺气肿,随着肿瘤的长大,可形成阻塞性肺炎或肺不张。肿瘤在向支气管腔内生长的同时,还可向黏膜下和支气管管壁外生长,使支气管管壁增厚,形成支气管内、外肿物。周围型肺癌表现为边界清楚的肿物,当肿瘤较大时,易发生中心性坏死,坏死物与支气管相通,排出后形成空洞。

(五)肺小细胞神经内分泌癌

1.影像学诊断要点

(1)中央型:①长段支气管壁及周围软组织增厚、肿物伴管腔狭窄或闭塞,单纯腔内生长罕见,远端阻塞性肺不张较少(相对鳞癌);②有沿多个段及亚段支气管铸型的分支状改变;③肺门、纵隔大血管直接侵犯;④增强扫描不均匀强化,空洞罕见;⑤肺门及纵隔淋巴结转移早、广泛(影像学 80％,尸检 100％),有时仅见转移淋巴结而未发现肺内病变;⑥早期即出现多发远处转移,最常侵犯肝、肾上腺、胰腺及腹膜后、腹腔淋巴结。

(2)周围型:①表现为孤立性肺结节者难以明确诊断,约 4％的小细胞神经内分泌癌表现为孤立性肺结节,约 4％的孤立性肺结节为小细胞神经内分泌癌;②密度均匀,类球形、分叶状、堆积状,边缘较光整,少有毛刺;③肿瘤体积倍增时间短;④肿瘤围绕周围多支细支气管生长,可表现为相邻的多结节灶,为多个亚段支气管铸型的横断面表现;⑤有成串较大的肺门、纵隔淋巴结。

2.相关临床表现

小细胞神经内分泌癌,在肺癌中占 15％左右。绝大多数发生于叶和主支气管,浸润性强,早期即沿支气管黏膜下和支气管血管周围结缔组织长段侵犯和播散。与鳞癌向支气管管腔内生长,形成阻塞性改变有所不同,小细胞神经内分泌癌主要是侵犯并包绕支气管管壁内外及血管,早期便可形成小血管、淋巴管受侵,肺门和纵隔淋巴结常有明显肿大有少数约 5％的小细胞神经内分泌癌发生于周围肺实质。TNM 分期系统难以全面体现小细胞神经内分泌癌的生物学特点。一般将小细胞神经内分泌癌分为局限期和广泛期。局限期是指肿瘤局限在一侧胸腔能被同一放射野所包括的病变,超出上述范围的病变被称为广泛期,就诊时约 1/3 属于局限期,2/3 属于广泛期。局限期术前评估的最佳方案为增强 CT 判断是否手术可切除,联合 PET/CT＋脑 MRI 增强可检出是否有转移瘤,也可以选择包括锁骨上区的胸腹部增强 CT＋骨扫描＋脑增强 MRI 或 CT。

(六)肺大细胞神经内分泌癌

1.影像学诊断要点

影像学诊断要点:①大多数为周围型,少部分为中央型,就诊时肿瘤往往很大,肿瘤生长快,可短期迅速增大;②呈圆形或卵圆形,边缘分叶,轮廓光整,罕见瘤周毛刺;③CT 扫描有时可见肿瘤中有斑片状的较低密度坏死区,空洞罕见。

2.相关临床表现

2015 年 WHO 肺肿瘤新分类将大细胞神经内分泌癌的诊断限定于手术切除缺乏明确形

态学或免疫组化分化的肿瘤,将大细胞癌亚型重新分为其他类型。其中,大细胞神经内分泌癌同小细胞神经内分泌癌及类癌归为神经内分泌肿瘤。大细胞神经内分泌癌发病率较低,占肺癌的 1.6%～3.1%,好发于中老年人,平均发病年龄为 65 岁,且 80% 以上为男性患者,其发生与吸烟密切相关,患者几乎均为重度吸烟者。多数文献报道,大细胞神经内分泌癌预后较差,患者的 5 年生存率为15%～57%;即使是Ⅰ期大细胞神经内分泌癌患者,其 5 年生存率也仅为27%～67%。

(七)肺类癌

1.影像学诊断要点

影像学诊断要点:①中央型类癌表现为支气管管腔内有生长的肿瘤,伴不同程度的阻塞性改变,CT 增强扫描常有明显强化;②周围型类癌表现为边缘光滑的结节或肿物,可有浅分叶,密度均匀,无坏死,钙化相对多见,26%～33%,多为偏心性,有时与肺内良性肿瘤(如肺错构瘤、硬化性肺泡细胞瘤)难以鉴别;③不典型类癌在影像学上无特征性表现,与其他病理类型的肺癌难以区别。

2.相关临床表现

肺类癌属低度恶性肿瘤,较少见,在肺恶性肿瘤中占 1%～2%,起源于支气管树黏膜上皮及黏膜下腺体的神经内分泌细胞,与肺小细胞神经内分泌癌、大细胞神经内分泌癌同属肺神经内分泌肿瘤。类癌又分典型类癌和不典型类癌两种。不典型类癌的恶性程度略高于典型类癌。典型类癌分为中央型、周围型和微瘤型类癌,后者由弥漫性特发性神经内分泌细胞增生演变而来。中央型类癌多见,约占 60%,其典型的临床表现是咯血。

(八)肺腺鳞癌

肺腺鳞癌是一种少见的肿瘤亚别,占原发肺癌的 0.6%～2.3%。病理诊断要求至少含有10%腺癌或鳞癌成分时才能明确诊断。肺腺鳞癌常位于外周,伴有中央瘢痕形成。肺腺鳞癌无特征性影像表现,与鳞癌和腺癌难以鉴别。

(九)肺肉瘤样癌

肺肉瘤样癌是一组分化差的、含有肉瘤或肉瘤[梭形和(或)R 细胞]分化的非小细胞肺癌,包括多形性癌、梭形细胞癌、巨细胞癌、癌肉瘤和肺母细胞瘤。肺肉瘤样癌罕见,占非小细胞肺癌的 0.1%～0.4%。吸烟是肺多形性癌主要的危险因素,超过 90% 的肺多形性癌患者为重度吸烟者,预后差,5 年生存率低于其他非小细胞肺癌。肺多形性癌是指一类分化差的含有梭形细胞和(或)巨细胞,或只由梭形细胞(或巨细胞)成分组成的非小细胞癌。非小细胞癌可以是鳞癌、腺癌或大细胞癌,梭形细胞和(或)巨细胞癌成分至少占 10%。梭形细胞癌是指一类只有梭形肿瘤细胞组成的非小细胞癌,无腺癌、鳞癌、巨细胞癌或大细胞癌结构。巨细胞癌是指一组由高度多形的多核和(或)单核肿瘤性巨细胞组成的非小细胞癌,肿瘤全部由巨细胞组成,无腺癌、鳞癌或大细胞癌结构。癌肉瘤是指一种伴有癌和分化的肉瘤成分(如恶性软骨、骨或横纹肌)的混合性恶性肿瘤,双向分化,由明确的非小细胞癌和含有分化成分的真正肉瘤混合组成。肺母细胞瘤由原始上皮和间叶成分组成,前者类似胎儿型腺癌,后者则为幼稚间叶成分。

影像检查表现为较大肿物,肿物密度不均匀,有坏死,坏死物排出后可以形成不规则的空洞,容易侵犯胸膜或胸壁,多有肺门与纵隔淋巴结转移,很难与其他非小细胞肺癌区分。

(十)肺小涎腺来源的癌

1.影像学诊断要点

影像学诊断要点：①气管、主支气管、叶段支气管腔内、一侧支气管壁或环周浸润生长的肿瘤，多平面重建或 3D 重建有助于显示病变范围；②偶尔可见到气管上段肿瘤主要向前生长，而酷似甲状腺肿瘤；③腺样囊性癌密度常较低，平扫密度低于或近于肌肉，增强扫描后强化不明显，一般低于肌肉；④黏液表皮样癌有时骑跨在隆突区，也可有周围型病变，肺气肿出现的概率较高并且持续时间长，青年患者出现肺部慢性阻塞性病变时应考虑黏液表皮样癌的可能性。CT 增强扫描示病变常明强化，密度高于肌肉的密度；⑤病变内的钙化出现率高于其他类型肺癌的钙化出现率，可达 50%。

2.相关临床表现

肺小涎腺来源的癌属低度恶性肿瘤，主要类型为腺样囊性癌和黏液表皮样癌，均少于全部肺癌的 1%。因为支气管小涎腺主要分布在气管和近端支气管，所以涎腺型癌主要发生在这些部位。腺样囊性癌好发于 40～60 岁，多位于气管、主支气管和叶支气管腔内，好发于侧壁或侧后壁邻近软骨与膜部交界处，也常呈环周浸润性生长。50% 的黏液表皮样癌患者的年龄小于 30 岁，是主要的儿科支气管内肿瘤，多位于主支气管、叶支气管、段支气管，少部分位于外周肺内。其临床表现常无特异性，遇到成人期发作的"哮喘"，夜间或侧卧位时发生的呼吸困难，长期、反复发作的肺部慢性炎症等患者时，应考虑本病的可能性，因为气管狭窄需要达到 75% 才会产生呼吸困难，所以确诊时肿瘤往往已较大。

三、肺癌的 TNM 分期

(一)国际抗癌联盟和美国癌症研究联合会第 8 版肺癌分期简介

2017 年国际抗癌联盟和美国癌症研究联合会已接受国际肺癌研究会新的肺癌分期方案，最新的第 8 版 TNM 分期方案于 2017 年 1 月 1 日实施，与第 7 版的不同之处如下。

1.T 分期

本版分期中以 T 分期变化最为明显：①T_1 期增加了 T_{1c}，将原 T_{1a} 进一步分为 T_{1a}(肿瘤最大径≤1 cm)和 T_{1b}(>1 cm，≤2 cm)，原 T_{1b} 现划归为 T_{1c}(>2 cm，≤3 cm)；②将原 T_{2a} 进一步分为 T_{2a}(>3 cm，≤4 cm)和 T_{2b}(>4 cm，≤5 cm)；③原 T_{2b} 现划归为 T_3 期(>5 cm，≤7 cm)；④肿瘤最大径>7 cm 归为 T_4 期。

此外，肿瘤侵犯主支气管未及隆突，无论距隆突多远，现均划划归为 T_2；肿瘤伴部分或全肺不张/肺炎，也均划归为 T_2 期。侵犯膈肌(原 T_3)现划归为 T_4 期。在 T 分期中删除"纵隔胸膜浸润"这条术语。

2.N 分期

继续沿用原 N 分期方法。但对淋巴结病理分期提出要按淋巴结转移的站数(单站与多站)以及是否存在跳跃式淋巴结转移来区分。将原 N_1 细分为 N_{1a}(单站)和 N_{1b}(多站)；将原 N_2 细分为 N_{2a}(无 N_1 转移，向接跳跃到单站的 N_2 淋巴结转移，或有 N_1 淋巴结受累，同时发生单站 N_2 淋巴结转移)和 N_{2b}(多站 N_2 淋巴结受累)；N_3 未做修改。

3.M 分期

M 分期增加了 M_{1c}。M_{1a} 指局限于胸腔内，包括胸膜播散(恶性胸腔积液、心包积液或胸膜结节)以及对侧肺叶出现癌结节。M_{1b}为远处器官单发转移灶；M_{1c}为多个器官或单个器官多处转移。

4.综合 TNM 分期

综合 TNM 分期的主要变化包括：①将 Ⅰa 期进一步分为 $Ia_1(T_{1a}N_0M_0)$，$I_{a2}(T_{1a}N_0M_0)$ 和 $Ia_3(T_{1c}N_0M_0)$；②$T_{1a,b}N_1M_0$ 由 Ⅱa 期改为 Ⅱb 期；③T_3N_1 由原 Ⅱb 期改为 Ⅲa 期；④T_3N_2 由 Ⅲa 期改为 Ⅲb 期；⑤新增 Ⅲc 期($T_{3,4}N_3M_0$)；⑥M_{1a} 和 M_{1b} 更新为 Ⅳa 期；M_{1c} 更新为 Ⅳb 期。

(二)TNM 分期的影像学表现

临床 TNM 分期法可分为有创性方法(如纵隔镜、胸腔镜检查)和无创性方法两种。CT 是肺癌分期最主要的无创性方法，MRI 可作为一个重要补充，PET/CT 是肺癌分期最准确的方法，特别是对于淋巴结转移和远处转移更具优势。

1.T 分期

影像学诊断要点：具体如下。①对于 T_1、T_2 期肿瘤来说，CT 多可做出正确判断，CT 对脏层胸膜有无受累(T_2)的判断有一定困难。②对于 T_3、T_4 期肿瘤来说，尤其对原发灶贴邻胸壁，明确 T_3、T_4 期有一定难度。当 CT 显示与肿瘤贴邻区胸膜外脂肪层消失、胸壁肌肉组织、肋骨或胸椎骨质破坏时，即可诊断胸壁受侵，难点是判断壁层胸膜、胸壁肌肉组织的微小侵犯。MRI 在胸壁受侵的判断中有一定作用，优于 CT，可靠征象是正常胸膜外脂肪层消失，代之以中等强度信号(T_1WI)和高信号(T_2WI)的软组织影。CT 和 MRI 对于膈肌受侵的判断都比较准确。③在"纵隔胸膜浸润"这条术语删除后，纵隔受侵仍被列入 T_4 期，但主要是指明确侵犯纵隔大血管、心脏、主气管、食管或椎体，一般认为肿瘤与纵隔的接触面<3 cm、肿瘤包绕主动脉<90°、肿瘤与纵隔结构间存在的脂肪间隙是手术可以切除的。CT 和 MRI 对于纵隔侵犯的评估差别不明显。对于不能接受碘对比剂的患者，应采用 MRI 进行分期。CT 对气道受侵的评估效果优于 MRI，MRI 评估心包(T_3)或心脏(T_4)受侵的效果优于 CT。④MRI 在评估肺上沟瘤侵犯臂丛神经、血管、椎管及椎体方面的效果优于 CT。⑤PET/CT 在肿瘤局部可切除性的评估中不能提供更多信息，其优势是可以区分肿瘤与瘤周的炎症或肺不张，对胸壁和纵隔受侵的评价优于 CT 和 MRI，对 T 分期的评估比单独的 PET 或 CT 更准确。

2.N 分期

目前，国际上通用的用于肺癌分期的胸内淋巴结分布图是将下颈部、锁骨上、纵隔、肺门和肺内淋巴结划分为 14 个区。

1 区：包括下颈部、锁骨上、颈静脉切迹淋巴结，上界为环状软骨下缘，下界为双侧锁骨、胸骨柄上缘，以气管中线为界，分为 1R、1L 区。

2 区：上段气管旁淋巴结，以气管左外侧壁为界，分为 2R、2L 区。2R 上界为肺和胸膜腔顶，2R 区下界为无名静脉下缘与气管交叉点；2L 区下界为主动脉弓下缘。

3 区：血管前(3A)及气管后(3P)淋巴结，上界为胸廓入口，下界为隆突水平。3A 淋巴结位于胸骨后缘后方、上腔静脉前缘(右侧)及左颈总动脉前方(左侧)，以气管中线区分同侧和对侧，3P 淋巴结划归为右侧淋巴结。

4 区：下段气管旁淋巴结，以气管左外侧壁为界，分为 4R、4L 区。4R 区上界为无名静脉下缘与气管交叉点，下界为奇静脉下缘；4L 区上界为主动脉弓上缘，下界为左侧主肺动脉上缘，左侧缘为动脉韧带内侧。

5 区：主动脉弓下或主-肺动脉窗淋巴结。它位于动脉韧带外侧，上界为主动脉弓下缘，下界为左侧主肺动脉上缘。

6区:主动脉旁淋巴结。它位于升主动脉及主动脉弓的前方和侧面区域,上界为主动脉弓上缘,下界为主动脉弓下缘。

7区:隆突下淋巴结。其上界为气管降嵴,心侧下界为中间段支气管下缘,左侧下界为左肺下叶支气管上缘。

8区:食管旁淋巴结。其上界为中间段支气管下缘(右侧)和左肺下叶支气管上缘(左侧),下界为膈肌。食管中线区分同侧、对侧。

9区:肺韧带淋巴结。其位于肺韧带内,上界为下肺静脉,下界为膈肌。

10区:肺门淋巴结。其紧密贴邻主支气管和肺门血管,上界为奇静脉下缘(右侧)和左侧主肺动脉上缘(左侧),下界为双侧叶间区域。

11区:肺叶间淋巴结,位于叶支气管间。

12区:肺肺叶淋巴结,邻近叶支气管远端。

13区:肺段淋巴结,邻近段支气管。

14区:肺亚段淋巴结,亚段支气管周围。

N_1 指纵隔胸膜反折以外的淋巴结转移,包括肺门淋巴结(10区)、肺叶间淋巴结(11区)、肺叶淋巴结(12区)、肺段淋巴结(13区)、肺亚段淋巴结(14区)。螺旋CT增强扫描对显示 N_1 有帮助,但因为行肺癌手术时要常规清除肺门淋巴结,所以术前确诊 N_1 对制订治疗方案没有重大影响,只是 N_1 的预后较 N_0 差。N_2 指包裹在同侧纵隔胸膜内及(或)隆突下的淋巴结转移,N_3 指对侧纵隔或肺门淋巴结转移或对侧斜角肌及锁骨上淋巴结转移。

CT和MRI主要依靠淋巴结大小判断有无转移,一般以短径10 mm为标准,准确性大体相似。PET/CT的效果优于CT和MRI。

3.M分期

(1)影像学诊断要点:具体如下。①胸膜转移表现为胸膜斑片、结节状增厚,强化。②肺内转移,通过血行转移表现为双肺多发、随机分布的结节灶,大多边缘光整;通过淋巴管转移表现为小叶周围型结节、小叶间隔增厚、支气管血管束增粗及邻近的胸膜结节。③脑转移应选增强MRI检查,其多表现为脑实质内多发的增强结节,多伴不规则水肿区。④肾上腺转移,肾上腺转移主要应与偶然发现的肾上腺良性结节鉴别,肾上腺腺瘤类脂质含量高,CT平扫密度低。MRI和PET/CT也可提供有用的帮助。⑤肝、胰腺转移,表现为肝和胰腺内有多发低血供结节,密度均匀或不均匀,可以看到中央低密度区。⑥骨转移以溶骨性为多,PET/CT诊断骨转移的敏感性与 ^{99m}Tc 标记的亚甲基二磷酸盐骨显像相当,而特异性更高,如已行PET/CT,一般无须再行骨扫描。

(2)相关临床表现:肺癌远处转移对于决定能够手术及预后起着关键作用,约20%新诊断的非小细胞肺癌已有远处转移,当转移部位为脑、骨、肝、肾上腺等时,可通过CT扫描检出,发现胸外转移的最好方法是PET/CT。PET/CT可以检出相对隐秘部位的转移。

(李怀波)

第二节　肝脏恶性肿瘤

一、肝细胞肝癌

肝细胞肝癌是我国最常见的恶性肿瘤之一,其发病率在男性为第3位,仅次于胃癌和食管癌,在女性则为第 4 位。该病起源于肝细胞或肝内胆管上皮细胞。50%～90%的原发性肝癌合并有肝硬化,30%～50%的肝硬化合并有原发性肝癌。

(一)临床特点与病理

肝细胞肝癌多在中年后发病,30～60 岁好发,男性多见,男女比例约为 2.59:1。发病与乙型肝炎和肝硬化密切相关,高发区主要在东南沿海一带:起病通常较为隐匿,早期多无明显症状或体征,称为亚临床期,中晚期可出现右上腹肝区疼痛,最为常见,多表现为持续性钝痛,肿瘤破裂出血刺激腹膜时可出现剧痛。可有消化系统症状,如食纳不佳、恶心、呕吐、腹胀、腹泻或便秘,有时可有上消化道出血及便血等。晚期患者出现消瘦乏力,并呈持续进行性加重,黄疸和原因不明的发热。低血糖和红细胞增多症则少见。体格检查于右上腹可扪及肝大或肝区肿块,可有腹水征和脾大。60%～90%肝细胞癌血清甲胎蛋白阳性,当甲胎蛋白测定高于 400 $\mu g/L$ 时,可考虑为肝癌。

早期肝癌是指单个癌结节最大直径小于 3 cm 或两个癌结节最大直径之和小于 3 cm,又称小肝癌。小肺癌多呈球形,边界清楚,有明显包膜,切面均匀一致,无出血和坏死。晚期肝癌肝脏体积明显增大,大体形态分为 3 型:①巨块型,肿瘤体积巨大,直径大于等于 5 cm,圆形,多见于肝右叶,切面中心常有坏死、出血,瘤体周围常有数目不等的卫星状癌结节,本型不合并或仅合并轻度肝硬化;②多结节型,最为常见,通常合并肝硬化。癌结节散在,每个结节直径小于 5 cm,呈圆形或椭圆形,大小不等,可融合成较大结节;③弥漫型,癌组织弥漫分布于肝内,结节不明显,常发生在肝硬化的基础上,形态上与肝硬化易混淆,此型较少见。

(二)影像学表现

1. 声像图

声像图表现为肝内单发或多发的圆形或类圆形肿块,多数呈膨胀性生长,突向肝表面。肿块内部表现为均匀或不均匀的弱回声、强回声或混杂回声;肿块周围可见完整或不完整的低回声包膜,在侧后方形成侧后声影;瘤周血管可受压形成窄带环状低回声;若有门静脉、肝静脉或下腔静脉癌栓形成,则在扩张的血管内可见高回声灶。声像图对肝门、腹主动脉旁淋巴结转移也可显示。

2. X 线

肝癌肝动脉造影的表现主要有:①显示肿瘤血管,表现为肿瘤区内有大小不均、形状不规则的血管影,或呈"湖样"充盈,其供血动脉增粗;②动脉拉直和移位,动脉边缘不规则且僵硬,系由肿瘤包绕所致;③毛细血管期可见肿瘤染色,呈高密度的结节影;④肝实质期显示为充盈缺损区;⑤有时可形成动静脉瘘,使相邻的门静脉分支早期显影。

3. CT

肝细胞肝癌的 CT 表现可分为巨块型、结节型和弥漫型。在 CT 平扫上结节型表现为单发或多发结节,每个结节直径小于 5 cm,呈圆形、类圆形或不规则形,有假包膜者边缘清晰(图 7-7)。弥漫型的结节分布广泛,边界不清楚,多呈低密度,少数表现为等密度或高密度。巨块型的肿块直径大于 5 cm,可有中央坏死的更低密度区,如有出血或钙化,则肿块内可出现高密度影;有时肿块周围出现小的结节灶,称为子灶。肿瘤以右叶多见,其次为左叶,尾状叶最少。肿瘤多位于肝脏表面,也可向肝外生长,造成肝脏形态和轮廓改变。

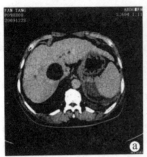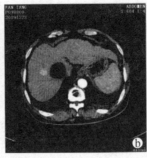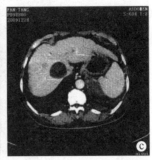

a.平扫;b.增强扫描动脉期;c.增强扫描门静脉期。平扫可见肝右前叶上段有类圆形稍低密度灶,边界欠清楚;增强扫描示动脉期结节明显强化;门静脉期病灶强化的程度减低,呈速升速降型。CT图像上可见左侧肾上腺转移。

图 7-7　结节型肝癌 CT 图像

　　CT 动态增强检查肿块在动脉期呈明显的斑片状、结节状早期强化,迅速达到强化峰值,可见到肿瘤内有丰富的供血血管;肿瘤在门静脉期增强密度迅速下降,平衡期增强密度则继续下降,时间-密度曲线呈速升速降型。肿瘤包膜见于动脉期,也见于门静脉期,或在两期中均可出现,增强扫描后可仍为低密度环影,也可呈等密度或高密度环影。

　　门静脉期或动脉后期可见门静脉显影,出现门动脉瘘时常见胆囊周围静脉曲张。门静脉系统侵犯或癌栓形成是肝癌肝内扩散的最主要形式,可表现为门静脉扩张,增强扫描后出现充盈缺损,有时在瘤栓内也可见供血的肿瘤血管,周围可见细小的侧支循环。弥漫型肝癌的门脉癌栓发生率几乎为100%。肝静脉和下腔静脉受侵时血管狭窄不规则,或局部受压、被肿瘤包绕若有癌栓形成,则出现腔内不规则的充盈缺损,有时可延伸到右心房内。胆管系统受侵,引起胆管扩张。肝门部或主动脉旁、腔静脉旁淋巴结增大提示为淋巴结转移晚期,可出现肺、肾上腺、骨骼等远处转移。

　　4. MRI

　　(1)平扫:在 T_1WI 上肿瘤呈稍低或等信号,肿瘤出血或脂肪变性表现为高信号,坏死囊变则为低信号。40%的肝癌可出现低信号环的肿瘤假包膜,环绕肿瘤周围,厚 0.5~3 mm。肿瘤在 T_2WI 上呈稍高信号,在 T_2WI 上信号不均匀,坏死囊变呈明显高信号。约半数肝癌侵犯门静脉或其分支产生瘤栓,表现为门静脉或其分支内的软组织影,表现为 T_1WI 呈等信号,T_2WI 呈高信号。梯度回波序列有助于本病与血流引起的伪影的鉴别,血管结构在 FFE 序列表现为高信号,而瘤栓的信号与肝组织类似,门静脉周围出现高信号套袖状水肿提示为肿瘤侵犯门静脉。

　　(2)增强扫描:时间-信号曲线呈速升速降型,是肝癌的特征性表现。

　　1)动脉期:①富血供病灶强化明显高于肝实质,少血供病灶不强化或仅有轻度强化,为低信号或等信号改变。②较大病灶多为不均匀强化,信号差别较大,多为周边强化,有的病灶有分隔,可见到分隔强化,整个病灶呈"多房状"改变。③若病灶内或附近的门静脉分支在动脉期显影,与腹主动脉信号相近,则提示有动静脉分流,此征象是肝癌的特征之一。④假包膜强化程度不同,可表现为低信号、等信号或高信号。

　　2)门静脉期:①病灶强化信号开始下降,多数表现为低信号,这是因为肝细胞性肝癌主要靠肝动脉供血;门静脉期肝实质强化达到峰值,与病灶信号差别最大。②假包膜可强化为高信号环带,无强化者为低信号或等信号环带,厚薄不一,完整或不完整;有时包膜可显示为双层改变,内层为丰富的纤维组织成分,外层为大量受压的血管和新生胆管。③门静脉内瘤栓形成,主要表现为门静脉主干及其分支内低信号充盈缺损及管腔的扩大,管壁可有强化。④肝门区可见到强化扭曲的侧支循环血管,称为海绵样变。⑤由于门静脉瘤栓可造成肝脏局部供血不足,形成低灌注,表现为区域性低信号改变。⑥肝静脉与下腔静脉也可受侵犯或有瘤栓形成。

3)延迟期:1～5分钟或更长:延迟扫描对不典型病例的定性诊断有一定帮助。动脉期为高信号,而门静脉期表现为等信号的病灶,延迟期扫描若为低信号,则符合肝细胞癌的表现;若延迟期扫描病灶仍为等信号,则倾向于为肝脏良性肿瘤。

4)并发症:具体如下。①肝外转移:肝门、胰头周围及腹膜后主动脉旁淋巴结转移;血行转移的常见部位有肺、肾上腺和骨骼。②肝内胆管扩张:局部或普遍性胆管扩张,严重者左、右胆管均见扩张,多由肝癌肿块或肝门区转移性淋巴结肿大压迫胆管或癌肿直接侵犯胆管所致。③肝癌破裂出血:慢性亚急性出血可积聚在肝包膜下。

5)小肝癌:单结节直径在3 cm以内的小肝癌因肝动脉和门静脉供血量不同,动态增强扫描表现各异。①MRI平扫病灶在T_1WI上为低信号,在T_2WI上为高信号,动脉期强化明显高于肝实质信号,门静脉期呈轻度强化,为稍高信号,延迟扫描为等或稍低信号。②MRI平扫病灶在T_1WI上为低或等信号,在T_2WI上为稍高信号,动脉期强化明显高于正常肝实质信号,门静脉期为低信号。③MRI平扫病灶在T_1WI上为低或等信号,在T_2WI上为稍高信号,动脉期为稍高信号,门静脉期病灶边缘呈高信号环形强化,延迟期强化的瘤体降为等或低信号。④MRI平扫病灶在T_1WI上为低或等信号,在T_2WI上为稍高信号,动脉期边缘高信号环形强化,门静脉期强化环信号仍高于肝实质。

(三)鉴别诊断

1.血管瘤

血管瘤的典型表现为增强早期病灶边缘见结节或环形强化,门静脉期或平衡期强化的范围逐渐扩大,从周边向中心扩展,最后呈等密度充填,动态增强呈"早进晚出"型,在T_2WI上表现为明显的"灯泡征",信号强度高且均匀。

2.肝腺瘤

肝腺瘤多见于口服避孕药的年轻女性。CT扫描边缘光滑,密度均匀,肿瘤周围常有低密度环,动脉期明显强化,门静脉期和延迟期可为等密度或略低密度。

3.肝硬化结节

CT平扫较正常组织密度偏高,动脉期强化不明显,门静脉期肝脏密度可趋于一致,也可见弥漫分布的低密度结节,门脉内没有癌栓形成。

4.局灶性结节增生

动脉期明显强化,有时可见粗大、扭曲的供血动脉,门静脉期病灶边界不清楚。其典型表现为中央放射状或不规则的瘢痕组织,动脉期不强化,延迟期可有延迟强化。T_1WI多为等或低信号,中央瘢痕呈更低信号,偶尔可见到流空血管为其特征,在T_2WI上呈略高或等信号,中央瘢痕为更高信号。

5.肝脓肿

典型的肝脓肿CT平扫为边界不清楚的低密度区,中心可见更低密度区,病灶周围可见低密度环。动脉期脓肿壁可强化,但早期强化不如肝癌明显,门静脉期和延迟期仍可见强化,边界不清楚其内分隔也可强化。结合病史有助于鉴别诊断。

6. 胆管细胞癌

胆管细胞癌好发于左叶,动脉期无明显强化或有轻到中度强化,强化程度远低于肝癌,门静脉期和延迟期持续强化,边界不清楚,特征性表现为延迟强化区内见到扩张的胆管,多数病例病灶周边或中心可见到扩张的胆管。

7. 转移性肝癌

一般为多发病灶,大小、分布趋于均匀,边界清楚或不清楚,大多数病灶早期强化不明显,增强中期表现为周边环形强化,中央多出现无增强的坏死区,形成典型的"牛眼征",T_1WI 多为低信号,T_2WI 多为高信号。

二、肝内胆管细胞癌

肝脏原发恶性肿瘤以肝细胞肝癌最为常见,来源于其他组织的可分为两大类:一类起源于上皮,有胆管细胞癌、胆管细胞囊腺癌等;另一类起源于间叶组织,有肝母细胞瘤、恶性纤维组织细胞瘤、恶性淋巴瘤、间叶组织肉瘤等。

肝内胆管细胞癌起源于肝内胆管上皮,多发生在肝内末梢胆管。肝内胆管细胞瘤在肝脏原发恶性肿瘤中占 10%～20%,较为少见,发生率居肝脏原发恶性肿瘤的第 2 位。肝内胆管细胞瘤在我国肝吸虫高发地区,如广东、香港等地发病率较高。

(一)病理与临床

临床上以上腹部不适或胀痛、黄疸、扪及肿块为首发症状,血清甲胎蛋白阴性。一般无肝硬化,多与肝吸虫感染、肝内胆管结石、胆管炎有关。60 岁以上多发,90% 以上的患者可出现无痛性、进行性黄疸,少数呈波动性,皮肤瘙痒,尿色深黄,大便呈陶土色;部分患者可伴胆管炎症状。体征:肝大、触痛;门静脉受侵犯时可出现脾大、腹水。实验室检查:血清磷酸酶、谷丙转氨酶、胆红素浓度升高、CA19-9、CA125、癌胚抗原浓度升高。

大多数免疫细胞化学法检测是腺癌,呈管状和乳头状结构,有不同程度的纤维间质。胆管细胞癌是起源于亨利管的腺癌。其镜下特点为双层小细胞组成的腺管状或微小腺泡状癌组织分布于纤维间质内。

(二)影像学表现

1. 声像图

肿瘤可呈强回声、弱回声或混杂回声,与肝细胞癌表现相似,但肿瘤远侧肝内胆管扩张有助于对胆管细胞癌的诊断。

2. CT

病灶以单发为主,多位于肝左叶,可见到主病灶周围的卫星灶。病灶平扫呈低密度,轮廓不规则,边缘欠清晰:部分病灶内可见不规则的点状或斑片状钙化,但不位于肝内胆管,数目多而小,密度高,形态不规则,增强早期病灶边缘可有不规则强化,含细胞成分多者则强化明显,含纤维成分多者则强化不明显(图 7-8)。延迟扫描(2～10 分钟)后病灶边缘可呈低密度,中央纤维成分丰富的区域延迟强化,可达到 70%。坏死区或含大量细胞外黏液的区域则表现为低密度的无强化区,延迟强化区内可出现条形或分支状边缘锐利的水样低密度影,为扩张的肝内胆管,这是胆管细胞癌的典型表现,富细胞的胆管细胞癌也可在增强早期迅速强化,但并不迅速消退,门静脉期(甚至延迟期)仍呈高或等密度,胆管细胞癌的外周有时可见楔状强化,在附近肝叶内常见萎缩的门静脉(被肿瘤包绕),门静脉分支闭塞是常见征象。在肝门、胰周和腹膜后可以发现转移淋巴结,发生率比原发性肝癌多见。

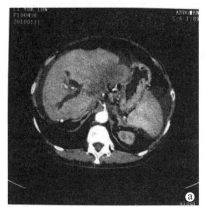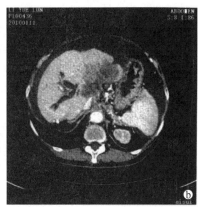

a.平扫;b.增强扫描动脉期。

图 7-8　肝内胆管细胞癌 CT 图像

3.MRI

肿瘤在 T_1WI 上常呈低信号,在 T_2WI 上常呈略高信号,边界不清楚,无假包膜。如肿瘤内纤维成分多而坏死或黏液成分少时,在 T_2WI 上表现为略高信号或等信号;如果含坏死或黏液成分多时,则在 T_1WI 上呈明显的低信号,在 T_2WI 上呈明显的高信号。肿瘤内有时可见到纤维组织形成的中心瘢痕,在 T_1WI 和 T_2WI 上均呈低信号。肿瘤 MR 动态增强表现类似于 CT 表现,增强早期边缘环形强化,轻到中度,强化程度不如肝细胞癌明显。随着时间的延长,病灶中心缓慢强化。当肿瘤内含有大量的肿瘤细胞时,则增强早期可有明显强化;当含肿瘤细胞少时,则强化程度轻微。当肿瘤内黏液成分多或坏死多,或有透明变性时,则不出现向心性强化表现。胆管细胞癌常伴有肝内胆管扩张,位于病灶内或病灶周围,在 T_1WI 上常为低信号,在 T_2WI 上为高信号。最常见的肝内胆管扩张类型为弥漫的轻度胆管扩张,伴有肿瘤周围的局部胆管重度扩张。胆管细胞癌偶可包绕血管,如门静脉、肝静脉或下腔静脉,但少见癌栓形成。MRI 检查可发现肝门及胰周的淋巴结转移。

(三)鉴别诊断

1.肝细胞肝癌

大多数肝癌病例有肝炎病史和肝硬化表现,多有血清 AFP 甲胎蛋白浓度升高。平扫为低密度,边界较清楚,病灶内钙化极为少见。螺旋 CT 动脉期增强扫描示肿瘤实质为高密度,即使出现较大范围的液化坏死,肿瘤实质部分仍为高密度,门静脉期为低密度,呈"快进快出"的强化模式。肿瘤较大的病例多有门静脉侵犯,表现为癌栓形成。

2.肝转移瘤

肝转移瘤的特点为多发,病灶小,弥漫均匀性分布,往往有原发肿瘤病史。在少数转移灶内可出现钙化,特点是钙化密度较低,范围大,位于病灶中央,同时可出现多个病灶。增强扫描示大多数病灶早期强化不明显,增强扫描中期表现为周边环形强化,中央多出现无增强的坏死区,形成典型的"牛眼征"。

三、肝血管肉瘤

(一)临床表现与病理

肝血管肉瘤多见于儿童或老年人,尤其多见于 60～70 岁的老年男性。临床上主要有腹痛、腹部不适、乏力、恶心、食欲缺乏、体重减轻、偶尔呕吐和发热等症状。大多数患者表现为不明原因的肝大,触诊肝表面可有结节或肿块,多数有触痛。肝脏表面有时可闻及动脉杂音。病程进展较快,晚期可有黄疸、腹水,腹水呈淡血性。如肿瘤破裂导致血性腹水,则可有急腹症的症状和体征。患者可有脾大及全血细胞减少,常有肝外转移,多为血行播散,可有转移至肺、胰、脾、肾和肾上腺或骨骼等的症状和体征,其中以肺转移最为常见。实验室检查可有肝功能损害的表现,血清甲胎蛋白检查为阴性。

肝血管肉瘤是一种肝血窦壁细胞异形增生所形成的原发性恶性肿瘤,为血管源性恶性肿瘤中最常见的一种肿瘤。肝血管肉瘤很少见,但其为肝脏最常见的恶性间叶组织肿瘤。本病病因不明,一般认为与肝硬化,尤其是大结节型肝硬化及某些致癌物(如氟化乙烯、二氧化钍、砷剂或放射性镭)的长期接触史等有密切关系。病理上,瘤灶中具有丰富的血窦。病灶常呈多发结节状,肉瘤细胞沿肝血窦浸润生长,有形成血管或血管样结构的趋势,可有息肉或乳头样突起,与正常肝组织分界不清楚。组织学类型包括窦隙状、海绵状和实性 3 种,可为单发或多发实性或呈海绵状结节,腔内充满血液,可有坏死出血或囊变纤维化。大体上肿瘤可分为 4 型:弥漫微结节型、多结节型、巨块型以及多结节和巨块混合型。本病易发生肝外转移,且多为血行转移,以肺转移最为常见,也可转移至肾上腺或骨骼等其他脏器。虽然肉瘤的血供一般都不丰富,但位于肝表浅部位的肿瘤若破裂,则可导致血腹而引起急腹症。免疫组化 CD34、CD31、Ⅷ因子等指标阳性有助于诊断。本病恶性程度高,患者多在 1 年内死亡。

(二)影像学表现

1. CT

CT 表现取决于肿瘤的大体病理状况,巨块型表现为形态较规则的肿块,因为肉瘤为软组织实性肿块,所以肿块多呈软组织密度影,略低于肝实质密度影。因为肉瘤瘤体多较大,易发生坏死囊变,所以瘤灶的密度可不均匀。CT 增强扫描示瘤体多为轻度强化,强化持续的时间多较长,而瘤灶中的坏死囊变区始终无强化表现。肿瘤以膨胀性生长为主,肿瘤的边缘较清楚,CT 增强扫描对瘤体边缘的显示更为清楚。瘤体邻近的肝组织受压可有条片状较低密度影,如压迫较粗大的胆管,则可见远段胆管扩张征象。

2. MRI

MRI 表现为瘤体信号均匀,在 T_1WI 上呈较低信号,在 T_2WI 上呈较高信号,增强扫描可见其内有条片状强化及包膜强化,酷似包膜型肝癌的表现。本病的 MRI 表现缺乏特征性,不易与其他肉瘤鉴别,在 T_1WI 上肿瘤呈略低信号影,其内部及外围部分可见条片状较低信号影;肿块边缘清楚,在 T_2WI 上呈不甚均匀的略高信号,增强扫描病灶呈不规则强化,可见较规则且较厚的包膜影。

四、肝脏转移瘤

(一)临床表现与病理

全身各组织器官的恶性肿瘤有 30%～50% 可转移到肝脏,形成转移性肝癌,以消化道和胰腺肿瘤多见。肝转移瘤在欧美国家是最常见的肝脏恶性肿瘤。其转移途径主要有：①邻近器官肿瘤的直接侵犯；②经肝门部淋巴转移；③经门静脉转移；④经肝动脉转移。

转移性肿瘤主要表现为原发肿瘤的病理学组织结构，需要注意的是，转移性肿瘤可摄取胆汁，造成分泌胆汁的假象。肝外肿瘤若出现肝细胞性分化，则可生成胆汁，对此需要与原发性肝细胞癌仔细加以鉴别。Fischer 等对原发性、继发性肝脏恶性上皮性肿瘤的细胞角蛋白单克隆抗体标记的特点做了比较，显示肝细胞癌 CK－2 阳性，CK－7 阴性，KA－4 在个别病例有局灶性阳性；胆管细胞癌、乳腺癌和甲状腺滤泡癌 CD－2、CK－7 和 KA－4 阳性；结肠和直肠癌 CK－2 和 KA－4 阳性，CK－7 阴性，借此有助于鉴别诊断。

本病的临床症状包括原发肿瘤的症状和肝恶性肿瘤的表现，出现肝大、肝区疼痛、消瘦、黄疸、腹水等。血清甲胎蛋白多为阴性。

（二）影像学表现

1. 声像图

肝内有多个结节性肿块，其图像有多种类型。高回声型者较多见，肿瘤内回声不均匀，此型多见于来自消化道和泌尿道的恶性肿瘤。低回声型者内部为分布不均匀的低回声，边界清楚。有"靶环征"或"牛眼征"，表现为高回声的外周有较宽的低回声带包绕，而高回声的中央又有液性暗区，肿瘤结节边界清楚。混合型为兼有液实性成分，回声分布不均匀。

2. CT

多数转移瘤在 CT 平扫上表现为圆形或类圆形稍低密度影，其密度与原发性病变的病理类型有关，也与病灶的大小有关。较小的肝脏转移瘤由于其密度与肝实质相近，平扫可不显示或仅表现为略低密度或稍低密度影，容易漏诊。CT 增强扫描多可见轻度或中度周边性强化，有的可表现为典型的"牛眼征"，此征象常见于消化道肿瘤的肝转移。宫颈癌、食管癌等肝转移性肿瘤可全部坏死、液化，表现为囊性密度，壁较厚或有不规则强化。大肠癌、卵巢癌等的肝转移性肿瘤也可合并有钙化，表现为点状、斑块状、羽毛状高密度灶。

3. MRI

MRI 平扫显示肝转移瘤比 CT 平扫更敏感。瘤灶为多发或单发，多为圆形或类圆形密度影，T_1WI 常表现为低信号，T_2WI 表现为高信号，反转恢复脂肪抑制序列呈稍高信号；部分肿瘤在 T_2WI 上中心呈高信号，在 T_1WI 上为低信号，称为"靶环征"或"牛眼征"改变。有时肿瘤周围 T_2WI 呈"亮环征"或"晕征"，这可能与肿瘤周边水肿或丰富的血供有关。

（三）鉴别诊断

1. 原发肝细胞癌

原发肝细胞癌多在肝硬化、肝炎基础上发病，乙肝病毒携带者血清甲胎蛋白浓度升高，增强扫描动脉期示明显强化，门静脉期为低密度，呈现"快进快出"的模式，巨块型肝癌可显示假包膜，在较大的病灶内可有门静脉癌栓形成。

2. 血管瘤

血管瘤也可多发，临床上多无明显症状，增强扫描最具特点，从病灶周围逐渐向中心强化，静脉期强化最明显，延迟期呈等密度改变，时间-密度曲线呈"慢进慢出"或"快进慢出"的模式，在 T_2WI 上信号显著增高，呈"亮灯征"。

3. 肝脓肿

临床上有腹痛、发热、白细胞计数增高等感染症状，病灶多为单发，病灶内可有分隔，增强扫描示脓肿壁明显强化,病灶周围充血带呈片状强化,内部坏死无强化,脓肿壁和周围的水肿带形成典型的"靶环征"。

4.肝囊肿

肝囊肿需与囊性转移灶相鉴别。肝囊肿边界清楚,边缘光整,内部密度典型为水样低密度,T_2WI 呈明显高信号,增强扫描后无强化,囊壁一般不能显示。

五、肝脏淋巴瘤

肝脏原发淋巴瘤极为罕见,可能与宿主免疫状态等因素有关,发病仅占肝脏恶性肿瘤的 0.1%,占所有结外淋巴瘤的不到 1%,继发性淋巴瘤较为多见。尸检发现约 20% 的霍奇金淋巴瘤患者和 50% 的非霍奇金淋巴瘤患者有肝脏受累。近年来关于 AIDS 患者及器官移植接受环孢素免疫治疗的患者肝脏原发淋巴瘤的报道有所增多。原发肝脏淋巴瘤的诊断原则为有肝脏受累的相关症状和体征,无浅表淋巴结肿大或远处淋巴结肿大的影像学表现,无白血病的血清学表现。

(一)临床特点

肝脏淋巴瘤可发生于任何年龄,无明显的性别差异。其临床表现缺乏特征性,较为常见的症状有上腹部隐痛不适、呕吐、食欲缺乏、发热、盗汗、体重减轻或黄疸,查体可见肝大或上腹部包块。实验室检查指标中乳酸脱氢酶浓度明显增高,肿瘤标志物甲胎蛋白、癌胚抗原浓度无增高。

肝脏淋巴瘤可分为结节型和弥漫型两种。结节型表现为肝内有单发或多发结节,无包膜;弥漫型表现为肝脏弥漫性浸润改变,肝脏体积往往增大。组织学上几乎均为非霍奇金淋巴瘤,多为B细胞型,也可为 T 细胞型。

(二)影像学表现

1.CT

原发性肝淋巴瘤大多表现为单发肿块,病灶较大,边缘较清楚,多为密度均匀的低密度病灶,合并出血、钙化较少见,增强扫描动脉期强化不明显或轻度强化,实质期部分病灶可有周边或伴分隔样轻度强化(图 7-9)。在较大的病灶内可见到低密度坏死区,增强扫描后无强化,其形态不规则。少数原发性肝淋巴瘤表现为多发病灶,类似继发性肝淋巴瘤。与肝脏继发淋巴瘤患者不同,肝脏原发淋巴瘤患者的脾脏未见异常改变。继发性肝淋巴瘤主要是弥漫性浸润和结节样浸润,大部分病例为多发病灶,平扫密度均匀,增强扫描后无强化或有实质期环状强化,弥漫浸润性病变可表现为肝门区不规则斑片状低密度病变,血管结构穿行其间而无受压、推挤、移位,或表现为全肝弥漫性增大。继发性肝淋巴瘤往往有广泛的浅表(如腋窝、颈部、锁骨上和腹股沟区)淋巴结肿大,伴腹膜后淋巴结肿大和(或)纵隔淋巴结肿大。肝脏淋巴瘤可围绕门静脉周围生长,但不侵犯门脉系统。

2.MRI

结节型淋巴瘤在 T_1WI 上呈低信号,在 T_2WI 上呈略高信号,在 DWI 上为明显高信号;当病灶内有出血时,T_1WI 可为高信号。Gd-DTPA 动态增强扫描的表现类似于 CT 的,早期病灶强化往往不明显,或表现为周边强化,实质期病灶表现为低信号,边界较为清楚。病灶内可见基本正常的血管穿行,有一定的提示价值。弥漫型淋巴瘤在 T_1WI 上表现为肝内弥漫分布的低信号区,边界不清楚,在 T_2WI 上为略高信号,整个肝脏信号不均匀,增强扫描后无明显强化,如同时有脾脏增大和类似的信号改变,则提示为淋巴瘤。

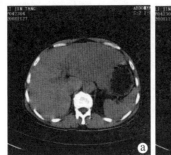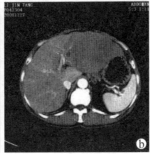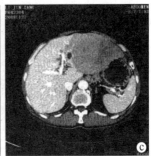

a.平扫;b.增强扫描动脉期;c.增强扫描门静脉期。平扫可见肝脏左外叶有大片低密度区,密度较均匀,边界清楚,增强扫描动脉期和门静脉期呈轻度强化,内有小片状稍低密度区,肝胃间隙淋巴结肿大。

图 7-9 肝脏淋巴瘤 CT 图像

(三)鉴别诊断

1.肝脏转移瘤

肝脏转移瘤患者有原发恶性肿瘤病史,肝内病灶多表现为多发结节,增强扫描后门静脉期典型者呈环形强化。部分肝脏转移瘤增强扫描后可无明显强化,需与多发结节型淋巴瘤相鉴别,如同时累及其他脏器并有腹腔和腹膜后淋巴结肿大,则多提示为淋巴瘤。

2.原发肝细胞癌

原发肝细胞癌多在肝硬化、肝炎的基础上发病,大多数血清甲胎蛋白浓度明显升高,增强扫描动脉期明显强化,门静脉期为低密度,呈现"快进快出"的模式,巨块型肝癌可显示假包膜,较大病灶可侵犯门脉并形成癌栓。

3.胆管细胞癌

胆管细胞癌多见于肝左叶,常伴有邻近肝脏的萎缩、肝内胆管扩张,增强扫描示早期病灶通常无明显强化,病灶中心可有延迟强化。

(李怀波)

第三节 胰腺癌

胰腺癌占胰腺恶性肿瘤的95%,患者年龄多在40～60岁以上,男性多于女性。临床上早期可无症状,中晚期患者可出现上腹及背部疼痛,其中以后者较为显著。胰头癌大多有黄疸(阻塞性),晚期与其他癌症一样可出现恶液质。

胰腺位于腹膜后间隙,位置深,胰腺癌早期无明显症状,即使有症状也仅是较轻的非特异性消化道症状,这些因素导致胰腺癌早期不易被发现,而且胰腺癌有早期胰外侵犯的特点,易较早通过血行转移和淋巴转移。因此,绝大多数患者明确诊断时已经处于晚期,预后很差。目前,手术切除仍是唯一可能治愈胰腺癌的手段,早期患者经过根治性手术切除后的5年生存率可达25%。因此,改善胰腺癌预后的关键在于早期检测出小病灶、准确定性并客观评估手术切除的可能性。

一、病理

胰腺癌是消化系统常见的恶性肿瘤,其病因尚不明确,与多种因素有关,如与大量吸烟、饮酒、饮咖啡有关,与糖尿病、慢性胰腺炎等也有关。胰腺癌为胰腺外分泌组织所发生的恶性肿瘤,大多数来自胰管上皮细胞,仅极少部分起源于腺泡上皮。肿瘤内少血管,富有纤维组织,呈质地坚硬的灰白色肿块,可局部直接侵犯或通过血行、淋巴转移。胰腺癌发生于胰头部最多,约占 65%,胰体癌次之,胰尾癌少见。胰头癌常早期直接侵犯胆总管下端、十二指肠,引起无痛性进行性梗阻性黄疸;胰头癌易侵袭和(或)压迫胰导管,引起胰导管扩张,同时,可导致胰体尾部出现不同程度的萎缩。胰体癌常直接侵犯腹腔动脉、肠系膜上动脉起始部及邻近腹膜后神经;而胰尾癌常侵犯脾门。胰腺癌的生长具有围管性、嗜神经性及侵袭性等特点,因此胰腺癌手术切除的难度较大。胰腺癌易经门静脉转移到肝脏,通过淋巴常转移至胰周及后腹膜淋巴结。

二、临床表现

因为胰腺癌具有围管性浸润和嗜神经生长这两个重要的生物学特性,所以胰头癌早期就可出现胆总管、肝内阻管扩张,胆囊增大以及胰腺管扩张,患者常感到上腹部闷胀、食欲缺乏和持续性腹痛或腰背痛。胰头癌进一步发展可导致患者出现进行性加重的黄疸,胰体尾癌主要为持续性腹痛和(或)腰背痛。因此,胰头癌被发现时常较胰体尾癌为小,原因之一是胰头癌可导致黄疸,促使患者较早就诊。胰腺癌较易出现其他脏器或淋巴结的转移,依次为肝、胰周局部淋巴结、腹膜后和肺等。因为胰腺淋巴引流丰富和缺乏胰周包膜,所以胰腺癌较早出现局部淋巴转移,如胰周、主动脉、腔静脉旁淋巴结和门脉腹腔动脉干旁淋巴结最易受累。晚期病例常出现消瘦、恶病质和腹水等临床表现。

三、影像学表现

(一)声像图

本病的声像图表现为胰腺局限性肿大,少数弥漫性肿大,轮廓不规则,边界不清楚。肿块回声减低,肿块内可见不均匀回声点,偶见强回声团,后壁回声减弱。肿块内出现坏死时可见不规则的回声区。肿瘤周围器官和血管可受压移位、变形。当胰头癌侵犯胆总管和胰管时,可出现"双管征"。

(二)X 线

上消化道钡餐透视可发现胰头癌侵犯十二指肠的征象:十二指肠内缘呈反"3"字形压迹,并有内缘肠黏膜破坏。当胰体癌、胰尾癌侵犯十二指肠水平段时,可致肠管局限性狭窄、僵硬、黏膜破坏、钡剂通过受阻。

(三)CT

目前,螺旋 CT 被认为是胰腺肿瘤理想和主要的无创性影像学检查手段,它不仅能清晰显示肿瘤的形态、大小、密度、轮廓以及血供情况,还能准确地了解肿瘤与周围血管、脏器间的关系,以及在门静脉期完成肝脏扫描,显示可能存在的肝脏转移灶,从而为临床肿瘤定性及其分期提供客观而详尽的依据。随着多排螺旋 CT 在临床上的应用经验的积累,必将进一步提高

CT 诊断胰腺癌的敏感性和准确性。

　　事实上,大量的临床病例分析表明,黄疸的出现往往并非是早期胰头癌的临床表现,这是由于胆总管和肝内胆管扩张到一定程度后才出现黄疸。95％的胰头癌患者迟早会出现黄疸等表现,仅 5％的胰头癌(包括早期钩突癌)呈外生性生长,或由于胆总管和主胰管分别开口于十二指肠,并且两者相距较远,同时胰头肿瘤较小(小于 2.0 cm),尚未侵犯胆总管下端开口,不引起肝内胆管和胆总管扩张以及胆囊增大,仅表现为持续性腹痛或腰背痛。早期胰尾癌并不出现黄疸,主要表现为持续性腹痛或腰背痛,或早期转移引起的相关临床症状(图 7-10)。

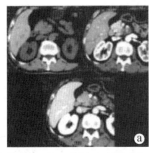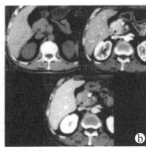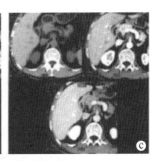

上图代表胰头区相邻的层面,每图中各有 3 幅小图分别表示平扫、增强扫描动脉晚期和门静脉期。图中清晰显示钩突肿瘤呈低密度,并且肿瘤向内侧生长侵犯和包绕腹腔动脉。

图 7-10　外生性胰头钩突癌

　　小胰腺癌指肿瘤直径小于 2.0 cm 或小于 3.0 cm 的胰腺癌,目前尚未得到统一,多数人比较倾向肿瘤直径小于 2.0 cm 的标准。小胰腺癌在常规 CT 和螺旋 CT 平扫时往往呈等密度,仅局限性胰腺轮廓改变或没有改变,因此不易在平扫 CT 图上识别,仅少数小胰腺癌因表现为低密度或高密度改变而引起重视,故单纯平扫对其的漏诊率甚高。CT 平扫图上胰腺癌引起的间接 CT 征象十分重要:肿瘤远端胰腺可萎缩,胰腺管可有不同程度的扩张,或者伴有假性潴留性囊肿形成,如小胰头癌还可见到胆总管、肝内胆管扩张以及胆囊增大等。但是极少数外生性生长的胰头钩突癌可以没有肝内胆管、胆总管以及胰腺管的扩张,仅表现为胰头区的直接征象(即肿块影)。对更少数的胆总管和主胰管分别开口于十二指肠,且两者相距较远(大于1.0 cm)的患者,虽无胆总管、肝内胆管扩张以及胆囊增大等,但可见小胰头癌所致的胰腺管扩张,主胰腺管扩张有时 CT 平扫不明显,增强扫描动脉晚期或门静脉期(甚或实质延迟期),因为正常或萎缩的胰腺强化十分明显,所以没有强化的胰腺管显示更清晰。对于少数外生性胰体癌(尤其是小胰体癌),其肿瘤远端胰腺管可不扩张,当然也无胰尾的萎缩等改变。

　　胰腺动脉血供十分丰富,胰腺癌相对其胰腺组织来说为乏血管肿瘤。因此,在动脉晚期增强扫描肿瘤的主要表现为均匀或不均匀的低密度病灶,边缘呈规则或不规则的环状强化,这主要是肿瘤边缘血供相对丰富的缘故。门静脉期或实质延迟期扫描仍可为低密度,但其与正常胰腺组织间的密度差异不如动脉晚期明显,同时,肿瘤边缘也模糊不清。有时,门静脉期或实质延迟期扫描可表现为等密度,故门静脉期或实质延迟期扫描一般不如动脉晚期扫描易于识别小胰腺癌。因此,必须强调动脉晚期扫描的重要性。门静脉期扫描的意义在于了解肝脏是否有转移病灶存在,以及更好地显示门静脉系统血管是否被侵犯。有研究人员曾收集了 15 例手术证实的胰头癌资料,其中 7 例为小胰头癌,平扫中 6 例为等密度,1 例为低密度;动脉晚期扫描均为低密度,仅边缘有环状规则或不规则强化;门静脉期扫描仅 3 例仍为低密度,且其低密度改变不如动脉晚期显著,其余 4 例均为等密度。此外,研究人员还测定了肿瘤与正常胰腺动脉晚期强化的平均 CT 值之差为 66 Hu±16 Hu,而门静脉期扫描仅为 35 Hu±21 Hu。可见动脉晚期扫描时,肿瘤和正常胰腺密度之差较门静脉期扫描为大,故螺旋 CT 动脉晚期扫描更易检出小胰腺癌。但有 5％的小胰腺癌动脉血供可相对丰富,可在动脉晚期扫描呈明显强化,或动脉晚期强化与正常胰腺强化密度差异不大。因此,动脉晚期扫描显示肿瘤反而不如门静脉期扫描清晰。

Hollott 等研究了 120 例正常胰腺的单螺旋 CT 动脉和门静脉双期增强扫描,结果显示:动脉晚期扫描胰腺强化较门静脉期扫描平均 CT 值高 20 Hu 左右。同样,David 等测定 27 例胰腺癌肿瘤和正常胰腺增强的 CT 值改变,结果表明:动脉晚期扫描正常胰腺与肿瘤组织 CT 值之差为 67 Hu±19 Hu,而门静脉期扫描仅为 39 Hu±16 Hu。他们的结果基本一致。

小胰腺癌的早期检出的重要意义在于早期治疗,提高生存率。肿瘤越小,手术越易切除,术后生存率也越高。

中晚期胰腺癌(肿瘤直径大于 3.0 cm),尤其是胰头癌,其 CT 征象除胰头肿块外,基本上都伴有肝内胆管、胆总管和胰腺管等不同程度的扩张,胰尾萎缩更为常见,伴慢性胆囊炎的患者胆囊可不增大。至于胰尾癌,其主要表现仍为肿块影,胰体癌也可致远端胰腺萎缩和胰腺管扩张,胰尾癌则可侵犯脾门及其静脉,引起肝外性门静脉高压,即脾静脉分支与胃底和食管下端的静脉吻合而致食管胃底静脉曲张。无论中晚期胰头癌还是胰尾癌,增强扫描肿瘤大多表现为低密度,边缘可有不规则强化或可见扭曲增粗的肿瘤血管,若胰液外渗还可引起假性囊肿形成或者阻塞引起肿瘤远端胰腺组织内潴留。因此,超声、常规 CT、螺旋 CT 以及 MRI 均较易发现或定性。全胰腺癌罕见,螺旋 CT 增强扫描和常规 CT 增强扫描一样,也表现为整个胰腺呈低密度肿块影或部分胰腺呈不规则肿块影,部分融合,偶尔中央夹杂小部分正常的胰腺组织。但螺旋 CT 在了解肿瘤临床分期及手术切除性判断方面更优于其他影像诊断技术。因为螺旋 CT 没有漏层,且增强扫描范围大,所以对了解腹膜后淋巴结、肝门区淋巴结及肝脏转移等均较理想和清晰,尤其是对肝脏 0.5～1.0 cm 转移灶的发现较为敏感。

螺旋 CT 另一个重要作用在于显示胰腺癌侵犯周围血管及脏器方面比常规 CT 更敏感和准确。胰头癌最易侵犯肠系膜上动静脉、门静脉、脾静脉和下腔静脉,胰尾癌最易侵犯腹腔动脉、脾动脉、脾静脉和腹主动脉等。相关文献报道,肿瘤直径大于 3.0 cm 的胰腺癌或多或少地会侵犯上述血管,尤其是胰头癌更多见,往往手术不能切除或切除较困难。螺旋 CT 在判断胰腺癌侵犯血管不能手术切除方面的准确性为 100％,而在判断能够切除方面,其准确性为 70％～80％,即仍有部分假阴性。

许多学者研究胰腺癌,特别胰头癌侵犯周围血管的 CT 判断分级标准,旨在术前提高判断肿瘤(主要为胰头癌)能否切除的准确性和可靠性。被引用最多的是 Loyer 等提出的 6 级分级标准:A 级——肿瘤与血管间脂肪层仍可见;B 级——肿瘤与血管间有正常的胰腺组织分隔;C 级——肿瘤与血管以凸面相接触;D 级——肿瘤与血管以凹面相接触或肿瘤部分包绕血管;E 级——肿瘤完全包绕血管;F 级——肿瘤栓塞血管。同时,Loyer 等认为 A、B 级可切除;C、D 级有切除的可能,需根据手术中血管切除、血管移植或补片的具体情况而定;E、F 级不可切除,其阳性预测值达 96％。

如果进一步细化肿瘤包绕血管的程度,又有学者认为可将胰腺癌分成:1 级——肿瘤包绕小于 1/4 周径血管;2 级——肿瘤包绕 1/4～1/2 周径血管;3 级——肿瘤包绕 1/2～3/4 周径血管;4 级——肿瘤包绕大于 3/4 周径血管。肿瘤包绕血管的范围越大,则不能切除的可能性也越大。

多数学者将肿瘤包绕血管周径的1/2作为胰腺癌能否切除的分界点。除观察血管周径被肿瘤包绕的情况外,更重要的是判断血管被肿瘤包绕的长度。绝大多数学者认为,若肿瘤包绕血管的长度超过2.0cm,则常常切除十分困难或不可切除。

根据受侵血管是否变形可将胰腺癌分为:A级——血管无狭窄,边缘规则;B级——血管无狭窄,边缘不规则;C级——血管狭窄,边缘规则;D级——血管狭窄,边缘不规则;E级——血管增粗,边缘规则;F级——血管增粗,边缘不规则;G级——血管闭塞或栓塞。有学者认为,血管壁不规则常提示肿瘤不仅侵犯血管外壁,而且侵犯血管内壁,即使肿瘤得以切除,往往会加剧远处转移的发生。而对血管壁规则者,常为肿瘤侵犯血管外壁,而血管内壁是否受累不能确定。

近年来,有些学者研究注意到,胰周小静脉扩张也是胰腺癌侵犯主干静脉或肿瘤扩散的一种敏感征象,可作为肿瘤不可切除的诊断标准之一,因而可提高不可切除性胰腺癌的诊断准确率。胰周小静脉扩张的机制主要有:①门静脉和肠系膜上静脉受累,使汇入其内的属支小静脉发生滞留或反流而扩张;②胰腺癌侵犯胰腺表面的静脉,未受侵的静脉代偿性扩张,引流胰腺内的大部分血液。胰周小静脉主要包括胰十二指肠上后静脉、胰十二指肠上前静脉、胃结肠干静脉、胰十二指肠下后静脉、胰十二指肠下前静脉、第一空肠静脉、中结肠静脉、结肠右上静脉和胃网膜左、右静脉。

但是,胰周小静脉的扩张对胰腺癌手术不可切除性或肿瘤扩散的实际临床价值有待进一步研究和探讨。理由为:①胰周小静脉的扩张毕竟是一种间接征象,其扩张与胰腺癌侵犯主干静脉或肿瘤扩散程度的相关性到底如何,目前无明确结论;②胰周小静脉变异很大,尽管螺旋CT薄层扫描技术提高了其显示率,但仍有限;③胰周小静脉正常的管径大小也很难明确,个体差异大。胰周小静脉的扩张是胰腺周围主干静脉受侵的间接征象。目前,螺旋CT完全有能力清晰显示主干静脉和主干动脉,手术能否切除主要应考虑主干静脉和主干动脉受累的程度和范围,故应着重研究CT如何准确反映胰周主干静脉受侵犯的程度和范围等。只研究胰周小静脉的扩张,其临床意义并不大。

肿瘤侵犯血管的方式是多样性的,在临床实际工作中应综合应用各项指标判断血管受累的程度和范围,同时也应结合手术者的技术(血管外科的水平)和患者的全身状况等因素来综合考虑。

简而言之,肿瘤包绕血管以及血管变形或闭塞为较可靠的不能手术切除的征象,而肿瘤与血管间脂肪层消失,或仅部分包绕血管的可靠性较差。

国内外有关螺旋CT与血管造影、手术结果进行对照研究的文献认为,螺旋CT基本能代替血管造影来进行胰腺癌切除性的估价,其判断的准确性为80%～85%。用CT横断面增强扫描判断血管受侵犯有一定的限度,螺旋CT薄层增强扫描行三维最大密度投影和容积再现血管重建可明显提高血管侵犯判断的准确率和直观性。另外,因为MRI可以直接做冠状面扫描,所以MRI对胰腺癌侵犯血管的程度和范围也有一定的帮助。

(四)MRI

与CT表现相似,胰腺癌在T_1WI上呈等、低信号,在T_2WI上呈等、高信号。当出现液化坏死时,T_1WI表现为混杂不均匀信号。磁共振胰胆管成像可以清楚地显示梗阻扩张的胰管和胆管,其梗阻末端呈喙突状。

四、特殊类型胰腺癌

(一)变异型胰腺导管细胞腺癌

变异型胰腺导管细胞腺癌指具有特定组织成分与分化类型的胰腺导管细胞腺癌,占总体胰腺导管细胞腺癌的 2%～10%,主要包括非囊性黏液腺癌、腺鳞癌、未分化癌和破骨细胞类巨细胞腺癌等,还包括极其罕见的印戒细胞癌、透明细胞癌、纤毛状细胞癌和混合性导管内分泌细胞癌等。它们的临床表现和生物学行为均与普通胰腺癌(即胰腺导管细胞腺癌)的类似,单凭影像学无法与普通胰腺癌鉴别。下面简要叙述它们的相关病理表现和 CT/MRI 表现。

1.非囊性黏液腺癌

其腺细胞分化好,细胞外间质有丰富的黏液(大于 50%),肿瘤呈白凝蚀状,边界清楚。CT 平扫可见肿瘤内有稍高密度的黏液,增强扫描示肿瘤中央几乎无强化区,呈低密度。在 T_1WI 和 T_2WI 上黏液成分可呈稍高信号。

2.腺鳞癌

肿瘤内腺上皮细胞和鳞状上皮细胞混合存在,且两种细胞占整个肿瘤细胞的 30% 以上,肿瘤转移发生率高,预后差,影像学上与普通胰腺癌鉴别困难。

3.未分化癌

肿瘤由多形大细胞、巨细胞和梭形细胞组成,远处转移多见,预后极差。肿瘤多位于胰尾,常为 6 cm 左右,肿瘤内常有坏死和出血。除肝和淋巴结转移外,CT 增强扫描示肿瘤实质部分常强化明显。

4.破骨细胞类巨细胞腺癌

肿瘤由圆形或梭形未分化的恶性上皮细胞及其相关的破骨细胞类巨细胞组成,大体病理、CT 表现与未分化癌的相似,预后更差。

(二)胰腺腺泡细胞癌

胰腺腺泡细胞癌的肿瘤细胞由分化的胰腺腺泡组成,偶尔还可见到分化的内分泌细胞。该肿瘤很少见,占所有胰腺外分泌肿瘤的 1%～2%,多见于老年男性,儿童患该肿瘤也曾有报道。50% 的病例发现时已有肝和淋巴结的转移。

本病在临床上一般无特点,主要表现为肿瘤相关的压迫症状。即使肿瘤位于胰头,也很少出现黄疸,这一点与常见的胰头癌不同。另外,约 15% 的胰腺腺泡细胞癌患者可伴有相关特征性的临床表现,如多关节痛和关节炎;若脂肪酶活性增高,则可出现皮下脂肪散在局灶型坏死和外周血嗜酸性粒细胞增多。一般而言,本病的预后介于胰腺导管细胞癌和非功能性内分泌肿瘤的预后之间。

病理上,肿瘤可位于胰腺各部,但以胰头多见。肿瘤直径平均大小为 10 cm,边缘清楚。绝大多数肿瘤为实质性肿瘤,伴有坏死灶,偶见囊变区,有丰富的纤维结缔组织分隔肿瘤。肿瘤细胞核呈圆形,胞质呈颗粒状和嗜酸性染色(PAS 阳性)。免疫组织化学分析显示,各种胰腺酶,如胰蛋白酶、胰淀粉酶、胰脂肪酶和胰凝乳蛋白酶(糜蛋白酶)等,呈阳性结果。胰内分泌细胞的标志物常呈阴性,或仅见于单个细胞,当内分泌细胞及成分超过整个肿瘤的 1/3 以上的,则被称为胰腺混合性腺泡-内分泌细胞癌。

在平扫CT图像上,肿瘤较大,呈低密度或混合密度,边界常较清楚,胰腺管和(或)胆道系统扩张不多见。增强扫描示边缘不规则强化或整个病灶不均匀强化。其CT表现常不易与胰母细胞瘤和实质性假乳头状肿瘤的鉴别。部分肿瘤(特别是位于胰头者)血供丰富,动脉晚期扫描可见中等或明显的强化,较易与普通胰头癌鉴别,但与非功能性内分泌肿瘤鉴别困难(图7-11)。

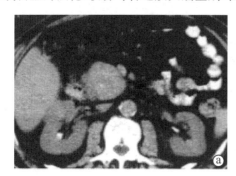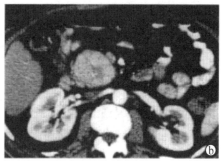

a.为平扫,胰头增大呈圆形,边缘清晰,密度均匀;b.为增强动脉晚期,肿瘤强化较明显。

图7-11 胰头腺泡细胞癌

五、鉴别诊断

鉴别诊断的范围主要包括胰腺非导管性肿瘤、继发性肿瘤及慢性胰腺炎。

(一)胰腺囊腺瘤或癌

这种胰腺囊性肿瘤相对来说比较少见,组织学上囊腺瘤属良性,而囊腺癌则属恶性。CT表现为边界清楚或不清楚的囊实混合性肿块,大小不等,单发或多发。囊内密度一般欠均匀,存在分隔,囊壁可见局部不规则的结节;部分类型囊性肿瘤还可见囊中央的放射状纤维瘢痕征象。增强扫描可出现囊壁和纤维分隔的强化现象。有时囊壁或囊内容物可出现钙化。

(二)胰腺功能性肿瘤

胰腺功能性肿瘤即功能性胰岛细胞瘤,最常见者为胰岛素瘤,占60%～75%。胰岛细胞瘤多数为良性,少数为恶性。其最显著的病理特点在于肿瘤血供十分丰富。因此,增强CT扫描可显示病灶呈高密度明显强化的特征,特别是在肝动脉期扫描显示效果更佳。结合临床表现、实验室检查结果以及典型CT征象,不难做出鉴别诊断。

(三)转移性胰腺肿瘤

消化道肿瘤、乳腺癌、肺癌等均可能发生胰腺实质内的转移或胰周淋巴结的转移肿大。CT表现常为胰实质内或胰周多数融合成团的低密度病灶,CT与原发性胰腺癌的鉴别较为困难,需结合原发病病史及其他临床资料来综合判断。

(四)慢性胰腺炎

典型的临床表现、病史过程和典型的CT表现在大多数情况下可以鉴别慢性胰腺炎和胰腺癌。但对不典型慢性胰腺炎,特别是表现为胰头或钩突肿大的肿块型慢性胰腺炎,由于炎症浸润及纤维变也可使胰周脂线受累,变得模糊、密度增高,甚至可影响血管周围和包绕血管,导致两者的鉴别十分困难。下列CT表现提示慢性胰腺炎的可能性更大:①胰头/钩突区出现钙化灶,胰管内或胆总管内结石;②胰头、钩突增大,但外形规整、光滑,一般无分叶征;③强化后胰头/钩突区密度均匀或稍欠均匀,但不易出现胰腺癌那样的局限性低密度灶(合并小假性囊肿除外);④胰周血管、邻近脏器无恶性侵犯表现;⑤胰头部胆总管虽可扩张,但无突然截断、变形现象;胰管可穿行于胰头炎性肿块之中,而较少或几乎不出现中断现象。关于慢性胰腺炎的CT灌注研究很少,对比胰腺癌与慢性胰腺炎的CT灌注研究就更少。目前,对两者在CT灌注上的差别尚无确切定论。值得注意的是,胰腺癌可以发生于慢性胰腺炎的基础上。这更增加了鉴别诊断的难度。

(五)自身免疫性胰腺炎

自身免疫性胰腺炎也称淋巴浆细胞硬化性胰腺炎,是一种很少见的慢性胰腺炎,主要的组织学特征包括胰腺间质中大量淋巴细胞浸润并发生纤维化。其临床表现和影像学特点与胰腺癌较相似,如临床表现也可为体重下降、黄疸、CA19-9浓度升高,CT表现为弥散性胰腺增大、胰腺导管变窄,或胰腺局灶性肿块。服用皮质醇类药物可以有效治疗自身免疫性胰腺炎。对其与胰腺癌进行鉴别可避免不必要的手术。腹部CT的典型表现是,胰腺如香肠样增大,周围包绕着一层囊性环形组织,不过在一些病例中也可观察到胰腺的局限性增大,这时则很难鉴别。血浆免疫球蛋白IgG水平升高支持自身免疫性胰腺炎的诊断。

(李怀波)

第四节　前列腺肿瘤

前列腺形态似倒置的锥形,位于膀胱与盆底之间,尿道穿越其中。前列腺底部邻接膀胱颈,尖部向下位于尿生殖膈上,两侧有前列腺提肌绕过,底部与尖部之间为前列腺体部,其后缘平坦,中央有一纵行浅沟,称为前列腺中央沟。

前列腺由腺体和肌肉纤维组成,后外侧以腺体成分为主,前方以肌肉纤维组织为主。临床上将前列腺分为外周带、中央带、移行区及尿道周围带。外周带位于前列腺的后外侧,状似漏斗,占前列腺腺体成分的70%左右。中央带状似楔形,包绕射精管,楔形底部位于膀胱颈下,中央带的腺体占前列腺腺体成分的25%左右。移行区由两个独立的小叶组成,位于前列腺腹侧,占前列腺腺体的5%~10%。

前列腺恶性肿瘤根据上皮和基质细胞来源的不同可分为两大类,其中上皮来源肿瘤包括腺癌、鳞癌和移行上皮癌,非上皮来源肿瘤包括平滑肌肉瘤、横纹肌肉瘤、脂肪肉瘤、血管肉瘤和恶性淋巴瘤等。来源于前列腺腺泡上皮的腺癌占前列腺恶性肿瘤的95%以上。约75%的前列腺癌发生在外周带,15%发生在中央带,10%发生在移行区。

前列腺癌是欧美国家男性最常见的恶性肿瘤。在我国,前列腺癌的发病率偏低,但随着人均寿命的延长,饮食及生活方式的改变等,前列腺癌的发病率有较明显的上升趋势。

前列腺癌的主要影像学检查方法包括经直肠腔内超声、CT和MRI检查。

CT图像上前列腺癌的密度与正常组织相仿,增强扫描后差异也不大,因此早期前列腺癌不易被发现,只有当局部坏死密度减低时才可能被检出。

MRI检查的软组织分辨率高,能区分外周带与中央腺体,对前列腺癌的诊断和分期具有重要价值。在T_1WI上前列腺癌与正常组织均为较低信号,难以识别。在T_2WI上前列腺癌的典型表现为正常较高信号的周围带内出现低信号的结节或肿物,但早期病变较难与炎症、纤维化或穿刺后血肿引起的信号减低相鉴别。DWI、磁共振波谱及多期动态增强扫描等MRI成像有助于提高前列腺癌诊断的特异性及准确性。通常,前列腺癌组织扩散的受限程度高于正常前列腺组织和前列腺增生及炎症的扩散程度,似相互之间有所重叠。磁共振波谱检查可发现前列腺的异常代谢、癌组织分泌枸橼酸盐减少、上皮代谢产物胆碱类化合物增多,而肌酸含量相对恒定,导致(Cho+Cre)/Cit 值增高,多期动态增强时前列腺癌较良性病变表现出更早期的明显强化。MRI 在检出中央腺体区的前列腺癌方面有一定的限度。

腔内超声分辨率高,检查早期癌及小癌较 CT、MRI 敏感,尤其是操作方便,在其引导下进行穿刺活检具有优势,其局限性检出区域淋巴结敏感性不如 CT、MRI。经腹超声在检查前列腺病变的作用及局限性同 CT。

一、前列腺癌

(一)影像学诊断要点

1. CT

(1)除含有大量的黏液腺癌外,CT 对于局限在前列腺包膜内的癌灶,一般较难显示。

(2)当肿瘤突破前列腺包膜侵及周围脂肪、精囊腺、直肠、膀胱等结构时,CT 可显示相应区域脂肪密度增高、精囊角不对称、直肠前脂肪间隙被软组织密度代替、膀胱壁不规则增厚等征象。

2. MRI

(1)局限于腺体内的外周带癌典型表现为 T_2WI 高信号外周带内出现低信号的结节或肿块影,但这一征象缺乏足够的特异性,外周带内的出血、炎症、纤维化、钙化等均可导致 T_2WI 信号减低。DWI、磁共振波谱及多期动态增强扫描等功能成像有助于提高早期前列腺癌诊断的准确性。T_1WI 仅用于观察前列腺轮廓和前列腺内有无出血等(图 7-12)。

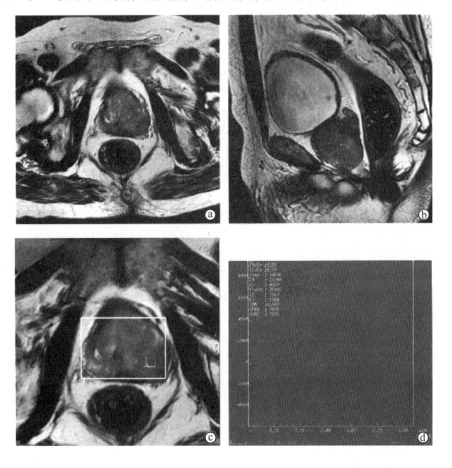

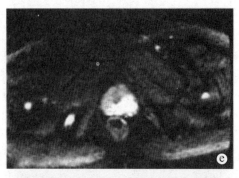

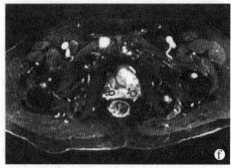

　　a.、b. T₂WI 横断面、矢状面）：前列腺外周带不规则增大，以左侧为著，T₂WI 呈低信号，与中央腺体区分界欠清楚，精囊腺信号减低。c.、d.（磁共振波谱）：提示结节区域枸橼酸盐水平减低，而胆碱代谢物水平显著增高。e.（DWI）：前列腺外周带及扫描范围内多处骨质异常；f.（MRI 增强扫描）：外周带不均匀强化，增强扫描可见多发骨质异常。

图 7-12　双侧外周带前列腺腺癌（以左侧为主）
男，72 岁，排尿困难半年余。

　　（2）当肿瘤侵犯被膜时，局部被膜突起、中断、边缘不归整；当周围神经、血管束受侵时，其较对侧增粗、模糊；当肿瘤向上侵犯精囊腺时，精囊腺可不规则增大，T₂WI 信号减低，精囊角不对称。MRI 在显示直肠、膀胱、盆底肌肉等侵犯上均优于 CT。此外，还需注意腰、骶椎及盆骨有无骨转移，前列腺癌的骨转移以成骨性转移为主，T₁WI 呈低信号，T₂WI 呈中高信号。

　　（3）DWI 上前列腺癌组织扩散的受限程度高于正常前列腺和良性前列腺增生及炎症的，但少数肿瘤细胞增生不旺盛、细胞密度增加不明显的癌灶，DWI 扩散的受限程度不明显。

　　（4）磁共振波谱研究显示，在正常情况下前列腺外周带内 Cit 含量很高，Cho 和 Cre 浓度相对稳定，随年龄增加变化不明显，前列腺癌组织分泌 Cit 减少，Cho 增多，（Cho＋Cre）/Cit 值增高。

　　（5）多期动态增强癌肿区域多呈早期快速明显强化，部分可见流出型曲线。

　　（6）发生在中央腺体区的前列腺癌相对少见，MKI 常规扫描虽可显示局部异常，但较难与良性前列腺增生区分，根据磁共振波谱局部（Cho＋Cre/Cit 的比值增高进行针对性穿刺可提高发生在中央腺体区癌肿的诊断率。

　　经腹超声仅能粗略观察前列腺的大小，对前列腺病变则缺乏诊断价值。

　　经直肠腔内超声是临床常用的前列腺检查方法。

　　（1）结节型前列腺癌表现为前列腺边缘区邻近包膜或包膜表面有结节，结节多呈低回声，部分可突破包膜，用探头压迫时触感较硬。

　　（2）弥漫分布的前列腺癌表现为前列腺体积明显增大，形态不规则，包膜不完整，腺体回声杂乱，不均匀分布点状、斑片状强回声或见多处片状低回声。前列腺旁可出现异常肿块或膀胱颈、精囊等受侵而与前列腺分界不清。

（3）部分血清前列腺特异性抗原浓度明显增高或持续升高，而超声检查无明显异常回声者，需经超声引导下穿刺活检才可能被发现，这与癌肿体积较小、呈等回声或被前列腺增生结节的声像图掩盖等有关。

（二）相关临床表现

前列腺癌是与年龄显著相关的老年性疾病，40 岁以后发病率缓慢上升，约 85％的临床前列腺癌发生在 65 岁以上，发病高峰年龄在 60～70 岁。其症状缺乏特异性，多表现为排尿困难、尿频等，与前列腺增生症状相仿，当肿瘤侵犯膀胱、精囊腺、直肠时，可出现血尿、血精、排便困难等，部分患者以骨转移局部骨痛为首发症状。

临床上前列腺癌可分 4 期：Ⅰ期（组织学检查偶尔发现前列腺癌）及Ⅱ期（肿瘤局限在包膜内）可行前列腺根治切除术和近距离放疗，临床上称为早期；Ⅲ期（肿瘤已穿破包膜，可侵犯周围脂肪、膀胱颈部、精囊和尿道）和Ⅳ期（肿瘤已有转移，包括局部淋巴结或远处转移灶）无外科手术指征，在临床上称为晚期。

（三）鉴别诊断

局限早期前列腺癌需与发生在外周带的前列腺增生、前列腺炎、局部纤维化、穿刺后血肿等鉴别。弥漫分布型前列腺癌有时应与慢性前列腺炎做鉴别。对于体积较大、回声较低者还需与前列腺肉瘤相鉴别。局部结节型前列腺癌有时应与发生在前列腺的肉芽肿、增生结节鉴别，确诊需要做超声引导下穿刺活检。

1. 前列腺增生

前列腺增生是老年人最常见的泌尿生殖系统疾病，60 岁以上老年男性约 3/4 会发病，尿频和排尿困难是最常见的症状。前列腺增生起源于前列腺中央腺体，包括靠近尿道旁的区域。当增大的结节压迫邻近尿道和膀胱出口时，可导致不同程度的膀胱梗阻。

（1）CT：具体如下。

1）前列腺增大，正常前列腺上缘低于耻骨联合水平，如前列腺超过耻骨联合上方或（和）横径超过 5 cm，即可判定为增大。

2）密度均匀，有时可见高密度的前列腺钙化或结石。

（2）MRI：具体如下。

1）前列腺增大，通常呈对称性，以中央腺体区增大为主。

2）在 T_2WI 上中央腺体区信号混杂，当增生结节以腺体成分为主时，则呈不均匀的高信号；若以基质成分为主，则多呈等信号；部分结节内可见高信号的囊变灶。

3）前列腺周围带受压变薄，在 T_2WI 上仍维持正常较高信号。

4）磁共振波谱总体接近正常形态，Cit 峰可略有减低，Cho 峰增高，但通常不会超过 Cil 峰，（Cho＋Cre）/Cit 值轻度增高。

（3）超声：具体如下。

1）前列腺内回声增高，体积增大，增生结节形成，回声可为高、偏低或等回声，结节内可见小囊性区。

2）前列腺边界清楚，包膜连续。

3）膀胱可呈流出道梗阻的声像图表现。

2.前列腺炎

前列腺炎是指由前列腺特异性和非特异感染所致的急、慢性炎症,急性期前列腺肿胀,慢性期前列腺体积增大不明显,甚至缩小,包膜完整。前列腺炎在 T_2WI 上可表现为外周带内有边界不清楚、相对均匀的片状信号减低区,增强扫描后可有片状强化;少数情况下发生在外周带的增生结节也可表现为局灶性的 T_2WI 信号减低,常规 MRI 扫描上述改变难以与局限在前列腺内的早期前列腺癌相鉴别,MRI 功能成像可提供更多的诊断信息。但对于部分分化较好或肿瘤密度稀疏的癌灶来说,仍较难与良性病变相鉴别,确诊需经直肠腔内超声导引下穿刺活检来证实。

二、前列腺肉瘤

(一)影像学诊断要点(图 7 – 13)

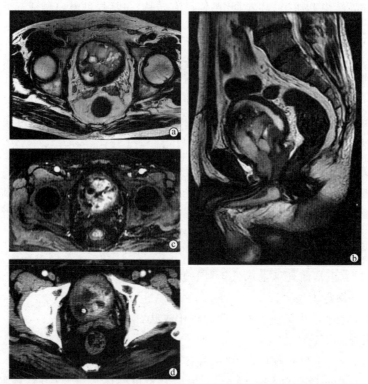

a.、b.(T_2WI 横断面、矢状面):肿物信号极不均匀,多发囊变,体积巨大,向上生长几乎占据整个膀胱腔。c.(MRI 增强扫描横断面):肿物明显不均匀强化。d.(CT 增强扫描):肿瘤不均匀强化,内见多发囊变坏死,膀胱内有导尿管留置。

图 7 – 13 前列腺肉瘤部分切除术后复发

1.CT

前列腺肉瘤为体积较大的不规则肿物,边界尚清楚。肿瘤内大量出血及坏死导致密度不均匀,增强扫描示肿瘤周边强化,中心坏死区无明显强化。

2.MRI

前列腺肉瘤的 MRI 表现与 CT 所见相仿,肿瘤体积巨大,轮廓不规则,肿瘤内因出血及坏死而信号混杂,MRI 在显示肿瘤对周围骨质、肌肉侵犯范围的效果方面略优于 CT。

3.超声

肿物体积巨大,探头压迫时触感较软,甚至如囊肿,内部回声通常极低。

(二)相关临床表现

前列腺肉瘤占前列腺恶性肿瘤的不足 1%。其病理类型多样,包括横纹肌肉瘤、平滑肌肉瘤、纤维肉瘤、恶性纤维组织细胞瘤等,其中约半数为横纹肌肉瘤。前列腺肉瘤发病年龄较轻,约 3/4 的病例发生在 40 岁以下,约 1/3 的病例发生在 10 岁以下男童。儿童的前列腺肉瘤多为横纹肌肉瘤,成年人的前列腺肉瘤多为平滑肌肉瘤。前列腺肉瘤的肿瘤体积巨大,可占据盆腔大部,常环绕膀胱颈部而导致完全性尿潴留,或挤压会阴、直肠,引起排便困难,也可侵犯骨盆,引起溶骨性破坏。前列腺肉瘤以局部淋巴结转移多见,也可血行转移至肺、肝、骨骼等。

(三)鉴别诊断

前列腺肉瘤发病年龄较轻,进行超声检查时,内部回声通常极低,有时需与体积较大、回声较低的弥漫型前列腺癌鉴别,但前列腺癌发病年龄较大,在 CT、MRI 图像上坏死不如前列腺肉瘤明显。

(李怀波)

第五节 肺癌的介入治疗

一、肺癌介入治疗的路径

肺癌的介入治疗已有近 30 年历史,包括经动脉化疗灌注及栓塞、经皮消融和放射性粒子治疗等,但由于缺乏大样本、多中心的随机对照的临床试验,无与其他学科治疗进行比较的客观数据,目前尚未得到普遍认可,因此本路径(图 7-14)仅为非小细胞肺癌肺内病灶介入治疗的推荐方案,供参考,并不包含其他学科的治疗意见。

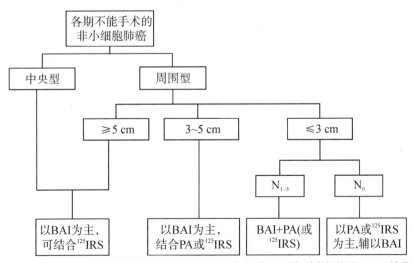

BAI:支气管动脉等体循环动脉的灌注化疗及栓塞。PA:经皮消融。125IRS:125I 放射性粒子。N:区域淋巴结分期。

图 7-14 肺癌介入治疗的路径

二、肺癌供血动脉内化疗和栓塞

肺癌是最常见的恶性肿瘤。其发病率和病死率都占恶性肿瘤的第 1 位。虽然手术仍然是治疗肺癌的主要手段之一,但大多数患者在发现时已失去了手术根治的机会,而传统放、化疗的疗效也不理想,靶向治疗还有待于进一步研究。经支气管动脉灌注化疗和栓塞作为一种局部治疗手段,应被视为肺癌综合治疗中值得选择的疗法。

(一)适应证

(1)中晚期的中央型与周围型肺癌。

(2)虽能手术切除,但有手术禁忌或拒绝手术者。

(3)手术前需局部化疗以提高疗效者。

(4)虽有胸内外转移,但不接受全身化疗者。

(二)禁忌证

(1)恶病质或心、肺、肝、肾衰竭。

(2)高热、严重感染或白细胞计数明显低下无法纠正。

(3)有严重出血倾向和碘过敏等血管造影禁忌。

(三)术前准备

1.明确诊断和分期

(1)胸部正、侧位 X 线片和 CT 增强检查,明确肿瘤的部位、大小和范围。当进行胸部 CT 增强检查时,扫描范围应从胸廓入口至膈角水平,并做 CT 血管成像,明确支气管动脉等体循环供血动脉的起源、数量、粗细、走行、有无异常交通等,为手术中寻找供血动脉提供导引,缩短手术时间,提高疗效。

(2)支气管镜、肺部穿刺活检、痰或胸水细胞学检查等,以获得组织学和(或)细胞学诊断。

(3)借助头颅 CT 或 MRI,上腹部超声、CT 或 MRI,骨扫描以及 PET-CT 等检查,明确有无全身转移。

2.患者准备

(1)血常规、出血时间、凝血时间、肝功能、肾功能、电解质、癌胚抗原、神经元特异性烯醇化酶、心电图等入院常规,KPS 评分,ECOG 评分。

(2)术前与家属说明病情、治疗经过及可能的并发症,并签订手术协议书。

(3)术前禁食 4 小时,给予口服艾司唑仑 10 mg 或肌内注射苯巴比妥 0.1 g。

3.器械和药物准备

(1)导管:推荐 Cobra 导管,管径应在 5 F 以下,远端逐渐变细,导管弯曲直径应大于主动脉宽度的 10%。其他导管如(RLG、Simon、Mikaelsson、Shepherd'hook 等)均可根据操作者的习惯和动脉的实际情况选用,导管头应有朝上、朝下两种。备用微导管。

(2)对比剂:应选用非离子对比剂,浓度 45%左右。原则上禁用高渗离子型对比剂。

(3)化疗药:化疗药物应根据细胞类型决定,选择抗癌药,制订化疗方案。可参照不能切除的以铂类药物为主的一线化疗方案。

(4)栓塞剂:300~1000 μm 明胶海绵颗粒。聚乙烯醇颗粒以及各种药物微球也可使用。

(5)止吐药:昂丹司琼 8 mg 或甲氧氯普胺 20 mg。

(6)减少过敏和化疗反应药:地塞米松 10 mg,盐酸异丙嗪 25～50 mg 等。

(7)其他:如铂类药物(除卡铂外),升白细胞药,心电监护仪、急救器材和药物。

(四)操作程序

1. 动脉入路

常规以股动脉入路。心电监护下常规行会阴部消毒、铺巾,取腹股沟韧带下方 1～2 cm、股动脉走行上方皮肤为穿刺点,局部麻醉后行 Seldinger 技术穿刺,引入导管鞘。对股动脉穿刺有困难者可选择肱动脉等。

2. 支气管动脉插管和造影

(1)经导管鞘插入 4～5 F Cobra 导管,透视下将导管头送至降主动脉水平,经导管或静脉通路灌注地塞米松 10 mg 和止吐药。

(2)导管头在 T_5 至 T_6 椎体水平,即左主支气管与主动脉交叉处上下各一椎体范围内的主动脉各壁依次上下缓慢移动,当导管头有嵌顿感或挂钩感时,推注少量对比剂,判断是否是供应肿瘤的支气管动脉。

(3)当证实为靶血管后,轻微转动和上送导管头,根据导管头的固定情况,以 1～2 mL/s 的速度注入 45%～60% 的非离子对比剂 5～10 mL,行数字减影血管造影,了解支气管动脉的走行、分布及肿瘤和淋巴结的染色情况,以及有无脊髓动脉分支和其他侧支交通。

(4)当找不到支气管供血动脉时,应:①扩大寻找范围;②更换导管;③判断有无迷走的动脉供血,如胸主动脉、肋间动脉、内乳动脉、锁骨下动脉、腹主动脉、膈动脉、肾动脉、无名动脉、甲状颈干等体循环动脉,必要时可做主动脉造影。

(5)找到一支供血动脉并进行造影后,仔细观察肿瘤血管和肿瘤染色的分布情况,若肿瘤内有染色缺失区,则说明可能还有其他供血动脉,应该扩大寻找范围,尽力找到另外一支或几支供血动脉,如其他支气管动脉、肋间动脉、内乳动脉、膈动脉等。

3. 供血动脉的化疗药物灌注

(1)灌注范围应包括纵隔内受累的淋巴结。当支气管动脉与肋间动脉共用主干时,尽可能避开肋间动脉或用明胶海绵将其栓塞,应避免导管管径与血管直径相似时影响远端的血流,提倡有条件时(常规使用)应用微导管。有脊髓营养动脉时必须避开(在此强调 DSA 的重要性)。

(2)当有多支肿瘤供应血管时,应根据每条动脉供血的比例将化疗药分成若干份注入。

(3)参考全身化疗的方案,推荐以铂类为主的二联疗法,用量为静脉化疗总量的 1/2～2/3 (若为中晚期肺癌,应予静脉补充剩余化疗剂量)。药物稀释后经动脉缓慢推注,也可利用动脉泵经导管维持滴注 1～2 小时。对老年或总体状况较差的患者,可酌情减少化疗药物的用量。

(4)当个别病例找不到供血动脉时,可在降主动脉起始处推注。

4. 供血动脉栓塞

(1)适用情况:肿瘤血供丰富;供血动脉较粗;有支气管动脉-肺动脉或肺静脉瘘;无脊髓营养动脉。

(2)透视下经导管将明胶海绵等颗粒和对比剂的混合液缓慢推注,当流速明显减慢时即可停止。

(3)避免反流或过度栓塞主干造成永久闭塞而影响下一次灌注。

5.其他

原则上前 4 次治疗应间隔 3 或 4 周,以后可酌情延长。可根据病情和患者的耐受情况等决定是否采用其他局部治疗(如消融、粒子植入)、手术、放疗或全身化疗。

(五)术后处理

(1)拔出导管和导鞘后,压迫局部穿刺点 15~30 分钟,加压包扎。

(2)液体量应在 1500 mL 以上,对症处理包括服用止吐药、利尿剂、升白细胞药等。

(3)24 小时后拆除止血包扎物品,观察 3 天至 1 周后出院。

(六)并发症及其防治

脊髓损伤是本治疗方法不常见但较严重的并发症,其原因为支气管动脉与脊髓动脉吻合,多发生于右支气管动脉与肋间动脉共干时,由高浓度对比剂(尤其是高渗离子型对比剂)直接损伤脊髓,或微小颗粒阻塞根髓动脉造成脊髓缺血所致。应当强调的是,由于化疗药物的化学毒性,进行支气管动脉化疗药物灌注时造成脊髓气管、支气管或食管损伤的可能性远高于咯血治疗时单纯栓塞的可能性。另外,行内乳动脉和肋间动脉化疗灌注时,还可出现皮肤坏死的可能。因此,应充分稀释化疗药并缓慢灌注,原则上应避开肋间动脉,且多运用微导管技术和保护性栓塞技术。

1.脊髓损伤的表现

术后立刻或者是数小时开始出现横断性脊髓损伤症状,损伤平面以下感觉功能、运动功能减弱或消失,如下肢麻木、大小便障碍、双下肢活动不灵等。若损伤平面较高,则可出现呼吸肌麻痹,甚至呼吸衰竭。

2.预防

(1)禁止使用离子型对比剂,使用非离子型对比剂前也应稀释,注射压力不宜过高。

(2)当支气管动脉造影发现"发夹征"时,一定要超选才能治疗,原则上应避开肋间动脉,且多运用微导管技术和保护性栓塞技术。

(3)对化疗药物应充分稀释并缓慢灌注,切忌反流。

3.处理

术后需要密切观察下肢的感觉、运动和大小便情况,如有异常,应立即给予地塞米松 10~20 mg、甘露醇 125~250 mL、维生素、活血化瘀药物和神经营养药物,以尽早促进神经功能恢复,同时应密切监视神经损伤的层面,如出现呼吸肌麻痹,则应立刻采取呼吸机辅助呼吸等急救措施。

(七)疗效评价

疗效评价应包括近期疗效(完全缓解、部分缓解、稳定、进展)、生存时间和 Karnofsky 评分等。

三、肺癌射频消融治疗

尽管肺癌外科治疗已经微创化,但仍有部分肺癌患者因为身体原因或其他非医疗因素,不能或不愿接受外科手术切除肿瘤,如一些高龄肺癌患者不能耐受全身麻醉手术。肿瘤射频消融技术的出现为这部分患者带来了希望。

(一)适应证

NCCN 指南建议对淋巴结阴性的肺癌患者不愿手术或因心血管风险、肺功能及其他并发症不能耐受手术者,可选择肺癌射频消融治疗。其适应证如下。

(1)不能手术的非小细胞周围型肺癌。

(2)心、肺功能差或合并全身其他疾病,不能耐受手术者。

(3)转移性肺癌,单侧肺内病灶少于 5 个。

(4)手术探查不能切除的肺癌。

(5)放化疗或其他治疗不佳者。

(6)病灶离主要血管和气管 1 cm 以上。

(二)禁忌证

(1)重要脏器功能严重衰竭者。

(2)肺门病变伴有较大空洞者。

(3)中央型肺癌合并严重的阻塞性肺炎者。

(4)肺癌转移到颈椎、胸椎,椎体破坏严重有截瘫危险者。

(5)肺部有弥散性转移病灶者。

(三)术前准备

在进行射频消融治疗前,需检查患者的心肺功能,以及是否存在出血倾向和肺部感染,是否正在使用抗凝药物或支气管扩张药。

(四)操作过程

1.确定进针位置

目前多是在 CT 引导下进行,首先根据病灶的部位决定患者的体位(仰卧或俯卧),确定经皮穿刺点、进针方向及深度,穿刺路径选择与活检相同:沿肋骨的上缘刺入,以免损伤肋间神经和动静脉;避免穿入大血管和气管,尽量避开叶间胸膜和肺大疱。

2.麻醉

穿刺点局部麻醉至胸膜。如果肿物贴近胸膜,对胸膜处应尽量麻醉彻底,否则容易出现胸膜反应。

3.穿刺

按所测定的距离和角度,将电极刺入肿瘤组织内部,再行 CT 扫描,调整射频电极针的位置。

4.消融

在射频电极针位置满意后进行消融,对瘤灶较大或肺内多灶者可视患者身体情况行多点治疗或多点穿刺治疗。完成肿瘤消融后,对穿刺针道进行消融,以防止发生针道种植转移。再次行 CT 扫描,以明确有无气胸、出血等改变。

5.电极选择

目前应用最多的是锚状电极和冷电极,两者都能产生 5 cm 的凝固性坏死灶。锚状电极是将弹性良好的多个细针状电极置于 14~19 号活检穿刺针壳内,制成同轴共壳电极,导入实体组织后,通过针柄上的推进装置,将电极推出针壳,排成锚状阵列,从而扩大消融范围;冷电极采用 14~18 号电极,中空双腔设计,针尖内有循环冷却系统,治疗时不断带走热量,使针尖温度保持在 16~20 ℃,避免针尖周围组织炭化,使热损毁的范围缩小。

(五)术后处理

(1)对穿刺点用无菌纱布覆盖。

(2)必要时应用抗生素。

(3)采取补液、对症治疗。

(六)并发症及其防治

1.气胸

气胸是本治疗方法最常见的并发症,多为电极针穿刺所致,对少量气体可不予处置,对中至大量气体可胸穿抽气或放置胸腔闭式引流装置。

2.肺内出血与咯血

一定量的肺内出血表现为咯血,多由射频电极针穿刺损伤血管所致,与消融无关。多数患者治疗后都有少至中等量的咯血,咯血多为自限性,必要时可应用止血药。如果为大量咯血,则要防止发生窒息。

3.术后胸膜炎和胸水

少量胸水大多数是自限性,与胸膜受刺激有关,多可自行吸收,严重者需行胸腔引流。

4.胸痛

胸痛与壁层胸膜受刺激有关,特别当肿瘤靠近胸壁时更易发生,可于术中给予哌替啶止痛。对术后出现的胸痛应查明原因,给予对症处理。

5.肺部感染、心包积液

肺部感染、心包积液多发生在中央型肺癌患者,该型肿块常包裹支气管、大血管或与支气管及大血管相粘连而使这些重要脏器容易损伤,必要时给予抗感染等对症治疗。

(七)疗效评价

1.CT

一般认为近期术后 3 个月进行 CT 复查,若 CT 增强扫描示治疗部位出现残留强化灶、低密度周围环绕不规则强化环,则认为治疗不满意;远期术后 6 个月进行 CT 复查,若肿瘤坏死区明显缩小,其周边环绕清晰锐利的强化环,则表明肿瘤无明显的重新生长,治疗得当。CT图像仅能显示病变的形态学变化,肺癌射频消融治疗后早期肺部肿瘤并不能显著缩小,甚至完全消失。因此,不能仅凭形态学变化判定肺癌射频消融治疗的疗效。建议评估疗效以肺癌射频消融治疗后 1 个月的肿瘤大小为基线进行评估。

2.FDG-PET 和 PET-CT

肺癌射频消融治疗后肿瘤的形态学变化往往迟于代谢变化,因此 FDG-PET 比增强 CT扫描判定疗效更为准确。通过比较肺癌射频消融治疗前后肿瘤组织代谢情况的变化,可以准确判断近期治疗的效果,为进一步的放疗或再次肺癌射频消融治疗提供更加精确的治疗靶区。

3. 肿瘤标志物

细胞角蛋白 19 片段、癌胚抗原、神经元特异性烯醇化酶是肺癌最有诊断价值的肿瘤标志物,其表达水平对肺癌的诊断、监测、治疗等均有重要的参考价值。肺癌射频消融治疗后肿瘤标志物水平多有明显下降,如随访过程中肿瘤标志物再次升高,则应高度警惕肿瘤复发或转移的可能,如确定为肿瘤局部复发,则可再次行肺癌射频消融治疗。

(八)随访

肺癌射频消融治疗后应定期随访和进行相应的检查。具体的检查方法包括病史、体检、血液学检查、影像学检查、内镜检查等,旨在监测疾病复发或治疗相关不良反应、评估生活质量等。术后前 2 个月每月复查 CT 以及肿瘤标志物等,观察病灶坏死情况和肿瘤标志物的变化。之后每 2 或 3 个月复查肿瘤标志物,或者 CT、MRI。两年后每 3～6 个月复查肿瘤标志物,或者 CT、MRI。根据随访的结果判断肿瘤的复发和进展情况,具体如下。

1. 局部肿瘤进展

当肿瘤完全消融后,在消融灶的边缘出现新的病灶,新病灶与消融灶相连。

2. 新病灶

肺内其他部位新发生的病灶。

3. 远处转移

出现肺外的转移灶。

四、肺癌微波消融治疗

(一)适应证

(1)不能手术切除的原发或转移病灶,病灶数目少于或等于 3 个,最大径少于或等于 3 cm。
(2)手术切除后的复发病灶。
(3)肿瘤边缘距离肺门等重要位置大于或等于 0.5 cm。
(4)对放疗和化疗有严重反应的患者。
(5)要求消融而无禁忌证的患者。

(二)禁忌证

本治疗方法的禁忌证包括严重的心肺功能障碍、肺气肿、肺大疱、肺部感染、凝血功能障碍、严重的出血倾向等。对肺癌位于特殊部位(如靠近心脏、大血管)者应慎重使用本治疗方法。

(三)术前准备

需常规进行必要的实验室化验及影像学(特别是胸部 CT、心电图、心肺功能、骨扫描)等检查。进行充分的术前讨论,排除手术禁忌证,向患者详细告知治疗的方法、目的、预期目标、可能的风险及并发症等,并签署知情同意书。

(四)操作程序

1. 穿刺

穿刺多在 CT 引导下进行。根据病灶部位决定患者体位(仰卧、俯卧或侧卧),兼顾术者穿刺操作方便和患者舒适。做好体表定位标记,扫描,确定穿刺点、进针方向及深度。穿刺路径选择:沿肋骨的上缘刺入,以免损伤肋间神经和血管;避免穿入大血管和气管,尽量避开叶间胸膜和肺大疱。

2. 麻醉

对穿刺点局部麻醉至胸膜。如果肿物贴近胸膜,胸膜处应尽量麻醉彻底,否则容易出现胸膜反应。

3. 穿刺

按所测定的距离和角度将电极刺入肿瘤组织内部,再行 CT 扫描,必要时调整电极针的位置。

4. 消融

电极针位置满意后进行消融,对瘤灶较大或肺内多灶者可视患者身体情况行多点治疗或多点穿刺治疗。完成肿瘤消融后,对穿刺针道进行消融,以防止发生针道种植转移。再次行 CT 扫描,以明确有无气胸、出血等改变。

(五)术后处理

(1)对穿刺点用无菌纱布包扎。

(2)必要时给予止血、抗生素治疗。

(3)给予适当补液、止痛、退热等对症治疗。

(4)如有气胸发生,则给予必要的胸腔引流等。

(六)常见并发症及处理

本治疗方法几乎无明显的不良反应和并发症。只要定位准确,严格掌握适应证,就可达到满意的治疗效果。微波凝固的治疗属微创治疗,除穿刺局部创伤、肿瘤及周围少量正常肺组织的热损伤外,对机体影响不大。常见的并发症有气胸、出血、一过性发热、局部疼痛、皮肤烫伤及咯血等。治疗中大部分患者有热感,个别患者有轻度咳嗽,术后即刻行 CT 检查,可发现胸腔内有少量积气,1 周后可吸收,如气胸超过 30%、患者有胸闷、气急等症状,则应给予胸腔引流。若术后出现一过性低热,持续 3 天左右,则应密切观察,若体温超过 38.5 ℃且有感染,则应给予抗感染退热处理。

(七)疗效评价

肺癌微波消融治疗后要定期随访和进行相应检查。具体的检查方法包括体检、血液学检查、影像学检查等。同时,应监测肿瘤灭活、复发的情况或治疗相关的不良反应,评估生活质量等。术后 2 个月每月复查 1 次 CT、肿瘤标志物等,观察其动态变化。之后每 2 或 3 个月复查 1 次肿瘤标志物,或者 CT、MRI。两年后每 3~6 个月复查 1 次肿瘤标志物,或者 CT、MRI。根据随访结果判断肿瘤的复发、进展情况。

1. 局部肿瘤进展

当肿瘤完全消融后,在消融灶的边缘可出现新的病灶,新病灶与消融灶相连。

2. 新病灶

肺内其他部位新发生的病灶。

3.远处转移

出现肺外转移。

五、肺癌氩氦刀冷冻治疗

氩氦刀冷冻治疗技术可在 X 线透视下,CT、MRI、胸腔镜引导下或配合手术切除进行肺部肿瘤的治疗。下面以 CT 引导下经皮穿刺肺癌冷冻治疗为例进行介绍。

(一)适应证

(1)局限性肺癌,但患者不能耐受手术或拒绝手术治疗。

(2)影像学评估无法彻底切除的原发性肺癌。

(3)原发癌已切除或得到较好控制的转移性肺癌(数目小于 5 个且单个肿瘤直径在 1.0~4.0 cm)。

(4)癌肿巨大,累及纵隔、心包,如无广泛转移者仍可行减瘤负荷冷冻术,为临床综合治疗创造条件。

(5)仅伴有恶性胸水,但原发灶显示清楚者。

(二)禁忌证

(1)多于 5 个或双侧有多发病灶。

(2)胸膜广泛转移伴大量胸水,且原发灶显示不清楚者。

(3)肺门肿块,穿刺冷冻治疗有困难,术中、术后易合并呼吸衰竭或大出血者。

(4)肺功能严重受损,一秒钟用力呼气量小于 50% 或不能下床活动,静息时仍感气急者。

(5)剧烈咳嗽、呼吸困难或难以配合者。

(6)全身状况差、有出血倾向且不能耐受手术者。

(三)术前准备

(1)术前全面检查:应详细询问病史、仔细体检,做好与肺叶手术切除类似的术前检查,包括肺功能、血气分析等。术前原则上应具有病理学诊断依据,并取得 CT 等影像学资料。

(2)与患者或家属签署知情同意书。

(3)术前进行常规手术讨论,严格掌握手术适应证,设计冷冻治疗方案,评估术中困难,做好术中可能出现的各种并发症的预防和处理。

(4)肺癌患者若伴有肺不张、气道阻塞,则易继发肺部感染,出现咳嗽、咳痰、气急等症状。术前应选用有效抗生素以控制感染。对肺部无明显感染者,术前 0.5 小时给予一次有效抗生素。也可同时采用局部雾化吸入,稀化痰液,促进炎症吸收。

(5)术前晚 8:00 可适量使用镇静催眠类药物,如地西泮等。对术前患者精神仍较紧张者,可肌内注射苯巴比妥 0.2 mg 或地西泮 5 mg。

(6)当术前已知有某些并发症(如高血压、糖尿病等)时,应给予对症治疗,待病情稳定后再施行手术。让患者通过锻炼适应手术体位及学会控制呼吸。

(7)对全身状况较差,伴有严重贫血、水及电解质紊乱、酸碱失衡及营养不良者,应进行纠正后再行手术。

(8)手术前 4 小时禁食。为防止意外情况发生,术前应备好气管插管、吸痰管、吸引管,胸腔闭式引流瓶,以备抢救时所需。

(9)对于咳嗽严重的患者,手术前半小时给予口服镇咳药物。术前应建立静脉输液通路。

(四)操作程序

根据术前患者的影像学资料确定体位,可选择仰卧位、俯卧位或侧卧位。

CT 扫描肺肿瘤后设计冷冻靶区,确定体表进针点、进针角度及进针深度。完成常规消毒铺单后,用 0.5%利多卡因局部浸润麻醉穿刺点,在 CT 引导下确定穿刺肿瘤靶区,调整满意后引入导丝和扩张管鞘,再导入冷冻刀冷冻,做好术中监测。

术中监测包括血压、脉搏、呼吸、体温等生命体征及冷冻冰球的大小。冷冻消融模式:冷冻 15～20 分钟,复温 3 分钟,重复冷冻 1 次。冷冻完成后复温 3 分钟,拔出冷冻刀。冷冻过程中及时扫描冷冻区域,监测冰球的大小及邻近纵隔、心脏和膈肌等重要结构与冰球距离,避免冷冻损伤。肺癌经皮靶向冷冻术一般对患者的血压、脉搏、体温影响不大,这些指示均可稳定在正常范围内。冷冻结束退出冷冻刀后,针道内充填明胶海绵条或止血绫。术毕常规行 CT 扫描,进一步了解冷冻效果及有无血胸、气胸,以便于术后及时处理。

(五)术后处理

(1)术后第一天至少平卧 6 小时,持续吸氧,床边心电监护,一级护理,测血压、脉搏,严密监测生命体征变化及有无血胸、气胸发生。对冷冻范围大者应注意保暖,观察伤口有无渗血,禁食6 小时后改进半流质饮食。

(2)止血剂的应用:冷冻有止血作用,但冰球融化后,在周围血管血栓尚未形成对,仍有部分血流存在,所以术后局部仍存在出血可能,应严密观察。但多数患者术后平稳,无咯血及大出血征象,少数患者痰血增多,3～5 日可停止。故术后常规预防性使用止血药 1～3 日。出血量大者可用少量神经垂体后叶素 5～10 U,每日 1 或 2 次静脉滴注。

(3)抗生素的应用:冷冻具有杀菌作用,多数学者认为术后无须使用抗生素。但经皮靶向治疗后残存窦道与外界相通,细菌可通过此通道进入,易合并感染。冷冻后病灶周围细支气管肿胀阻塞,使痰液不易引流,也易引发局部感染。必要时可使用抗生素。

(4)术后常规检测尿常规、肾功能、电解质及血气分析,及时纠正水、电解质、酸碱平衡紊乱。尤其是对老年人来说,其代偿能力较差,应加强监测。

(六)并发症的预防和处理

CT 引导下经皮穿刺肺癌冷冻治疗术后的反应与冷冻范围的大小有关。肿瘤小、冷冻范围小者,术后一般无不良反应,术后恢复快,手术次日即可恢复正常饮食,下床活动。冷冻范围大者,可出现如下反应。

(1)发热:当用 2 把以上冷冻刀,冷冻 2 个循环时,一般冷冻范围较大,大块组织细胞坏死,周边组织水肿渗出,均可刺激机体产生发热,发热率为 30%～50%。发热可出现在手术当日或次日,体温在 37～38 ℃,持续 3～5 日,必要时使用吲哚美辛栓或其他解热镇痛药,可减轻或控制发热。

(2)咯血:术后可出现血痰或血痰较术前增多,发生率约为 60%,绝大多数在 1 周内停止。咯血可能与多次穿刺损伤肺组织有关。故术中应提高穿刺的准确性,以减少穿刺次数。

(3)胸水:肺肿瘤较大且靠近肺表面者,冷冻后可出现一定程度的胸水,积液少者多无明显不适,仅在复查胸部 X 线片或胸部 CT 时发现。可自行吸收,无须处理。当大量积液引起胸闷气急时,经 B 超、胸部 X 线片定位后,可行胸腔穿刺引流胸水。胸水多为淡黄色,如胸水为血水样,则在排除术后继发胸腔出血后,可同时向胸腔内灌入卡铂等化疗药物。

(4)气胸:在氩氦刀手术中气胸的发生率为10%～30%。患侧肺压缩小于20%,患者无明显的胸闷气急感,气胸可不予引流而自行吸收。如气胸肺压缩大于20%,且有明显的胸闷气急感,尤其是出现胸部压迫感,则应立即行胸腔抽气或闭式引流。可先行穿刺抽气,若病情缓解,气胸量不再增多,则可继续观察;反之,应于锁骨中线第2肋间局麻下切开胸壁,置入一硅胶管接水封瓶,开放导管后可见大量气泡出现。若引流两三日,夹管后无不适,胸透肺复张良好,即可拔管。

(5)皮下气肿:老年人皮下组织疏松,胸壁较薄,当术中或术后咳嗽较剧烈时,可发生皮下气肿。检查见刀口附近皮肤隆起,触诊皮下有握雪感,CT示皮下有游离气体。处理:一般患者可自行吸收,对气体量较多者,可用手赶压气体,使气体从刀口处排出。

(6)肺动脉、肺静脉损伤破裂大出血:经皮肺穿刺氩氦刀手术中,如果定位不准,穿刺伤及肺血管可导致大出血,临床上可出现咯血或休克。为防止此类并发症的发生,应做到:①熟悉肺动脉、肺静脉在肺内的分布和走向,反复研读CT片,比较平扫和增强扫描后的变化,从而明确肿瘤周围大血管的三维结构变化;②设计肺穿刺路径时,尽可能避免刺伤肺动脉、肺静脉及主干分支;③穿刺中如发现经针孔喷出或涌出大量鲜血,则应立即退针,重新调整穿刺角度,不可继续引入穿刺针及扩张管,如置入导管鞘后仅有少量血液渗出,则可立即引入冷冻刀,冷冻后出血即可停止,不应终止手术操作;④当肿瘤与大血管浸润或包绕时,冷冻方案设计应非常周密。

(七)疗效评价

肺癌氩氦刀冷冻治疗后的复查、随访与其他消融治疗术后的类似,包括体检、一般化验、肿瘤标志物检查、影像学检查等。根据随访结果判断肿瘤的复发和进展情况。

六、肺癌组织间放射性粒子植入治疗

近年来,肺癌的发病率和病死率呈不断上升的趋势,但肺癌的治疗效果在近数十年中没有显著的提高,其总的治愈率约为10%,相当一部分患者在确诊时已是晚期,无法行手术治疗。肺癌组织间放射性粒子植入治疗为肺癌晚期患者提供了新的治疗方法。与体外放射治疗相比,^{125}I粒子组织间植入近距离治疗肺癌的主要优点有:①^{125}I粒子组织间植入具有高度的适形性、局部控制和持续低剂量等优点,不但能使肿瘤细胞遭受最大程度的杀伤,还能保证正常组织不受损伤或仅有轻微损伤;②淋巴途径植入粒子能有效阻止癌细胞转移,预防亚病灶区域或转移淋巴结残留癌细胞的复发;③该方法安全、有效,可明显改善患者的生存质量。

(一)适应证

(1)因患者身体原因不能耐受或拒绝手术的Ⅱ期肺癌患者和Ⅲ期、Ⅳ期肺癌患者。

(2)肺癌胸腔手术术后复发或肺内转移。

(3)肿瘤侵犯胸膜、胸壁或脊髓,无法通过手术彻底切除。

(4)病变在肺门,且与周围大血管粘连,无法通过手术安全切除。

(5)病变扩展到纵隔、气管、主动脉、上腔静脉或心包。

(6)肺功能储备差,如手术治疗所需切除的肺组织超出了患者的耐受。

(7)其他器官恶性肿瘤转移至肺的转移瘤。

(8)其他肺内恶性病变。

(二)禁忌证

(1)重度肝硬化或肝功能不全(尤其是大量腹水者)。

(2)严重的心、肺、肾功能不全,或存在急性感染。

(3)难以控制和纠正的凝血功能障碍。

(4)全身器官衰竭、恶病质。

(三)术前准备

(1)详细询问病史,尤应注意有无高血压、心脏病、慢性阻塞性肺疾病等。

(2)常规检查肝功能、肾功能、凝血酶原时间、肿瘤标志物等,做胸部 X 线片、心电图。

(3)术前通过 CT、MRI 了解肺部肿瘤的大小、数目和位置,尤应注意肿瘤与胸部大血管的关系,根据病灶的大小和部位选择进针路线。

(四)操作程序

(1)术前先行 CT 扫描,将图像传送到放射性粒子计算机治疗系统进行三维立体数字化图像重建,勾画靶区。根据肿瘤靶区的体积的大小,计算肿瘤匹配图像剂量,由此确定植入粒子的数量和空间排列,并确定穿刺进针的方向和深度。

(2)根据病变的部位选择不同的体位。若肿瘤位于前胸壁,则选择平卧位,必要时伸展一侧上肢。侧胸部的肿瘤取相应的侧卧位,后胸部的肿瘤取俯卧位。

(3)给予面罩吸氧,开通静脉通路。

(4)进行充分局麻,在 CT 的引导下,按预先计算好的粒子间距,将一根或数根穿刺针刺入肿瘤内,开始植入粒子。

(5)根据肿瘤的大小确定穿刺点的数目。对肿块小于 5 cm 的病灶可选择 1 个穿刺点,调整进针方向,对同一穿刺点多次进针(2 或 3 针),对于肿块较小的病例,采用同一穿刺点能有效地减少或避免术后出血及气胸等并发症的发生。对肿块大于 5 cm 的病灶,可选择多个穿刺点(2～5 个),采用平行进针,间隔为 1.0～1.5 cm,采用周边均匀的方式植入。可先行多点穿刺针同时穿刺至肿瘤内,再行[125]I 放射性粒子植入,以有效地缩短手术时间,降低不能耐受手术(如心力衰竭、全身体质差)的患者其他并发症的发生率。根据治疗计划结合 CT 实时图像调整进针的方向和深度,进针时注意避开周围大血管和重要器官。

(6)粒子植入后行影像检查,检查有无气胸、血胸和粒子移位,了解粒子分布是否均匀,如果粒子空间分布欠均匀,则可以进一步补充粒子,避免出现剂量学冷点。

(五)术后处理

术后卧床休息,并常规给予止血和抗感染治疗。

(六)操作注意事项

(1)对位于肺尖部的肿块,因锁骨的遮挡,穿刺针不能由前胸入路,只能改为由后胸背部穿刺。嘱患者取俯卧位,患侧肩胛骨外展,选择椎体横突与肩胛骨内侧缘之间,经肋间隙进针。

(2)对位于肺门周围的肿块,因周围毗邻心脏和大血管,应先行 CT 增强扫描,以辨认肿块周围和穿刺路径上的血管。患者可取平卧位或将患侧胸背垫高,以利于操作。位于肺门部的肿块穿刺路径较长,经皮穿刺时,穿刺针应缓慢进入,特别是接近肿瘤边缘,往往由于心血管的剧烈波动,会影响针尖的位置,要实时监测针尖的位置,以免误穿入心脏和大血管,造成严重后果。在每次植入粒子之前,应先将穿刺针芯抽出,证实无回血后方可植入粒子。

（3）位于膈面附近的肿块，由于肿块与下腔静脉、降主动脉及膈肌邻近，可随呼吸运动，肿块上下移动的幅度较大，容易误伤膈下组织，因此在操作前应先训练患者呼吸，嘱患者平静呼吸，在进针的瞬间应屏气。

（4）中央型肺癌伴阻塞性肺炎、肺不张，可有高热、咳嗽、白细胞升高等表现，肿瘤与不张的肺组织在普通 CT 片上不易区别。此时可先行 MRI 多功能成像，将肿块与不张的肺组织分开，使肿瘤靶区的勾画更为准确。

（5）肿瘤伴偏心性空洞，为了防止粒子在空洞腔内沉积，行 CT 引导下经皮穿刺在肿瘤壁内植入 ^{125}I 粒子。若空洞内有液体，可先穿刺、抽吸液体后再行肿瘤壁内粒子植入。

（七）并发症的预防和处理

与放射性粒子植入有关的并发症主要有气胸、出血、血管栓塞、粒子脱落、植入区皮肤破溃以及正常组织放射损伤等，其中气胸最为常见。主要并发症的预防和处理方法如下。

1. 气胸

CT 引导下肺癌穿刺应该根据肿瘤生长部位选择合适的穿刺点，以减少穿刺的次数、减少手术时间、减少气胸的发生率。为了防止气胸的发生，首先要充分止咳，避免患者术中咳嗽，在患者吸气或呼气后屏气时进针。充分麻醉胸膜以减轻患者咳嗽是减少气胸的关键，不要穿过叶间胸膜，禁止穿刺针在胸膜面摩擦。虽然出现气胸，但若肺组织压缩均未超过该侧肺体积的30%，则无须进行特殊处理。当气体较多引发憋气时，可考虑采取穿刺抽气或放置闭式胸腔引流等来进行处理。

2. 疼痛

对植入 ^{125}I 粒子后疼痛不适（特别是呼吸困难）的患者，在排除气胸后，可给予吸氧、补液及心电监护等对症处理，一般 2 天后疼痛可明显缓解。

3. 肺内出血

对于中央型肺癌术前应行 CT 增强检查，以明确区分肿瘤与大血管、心脏、气管的边界。穿刺时尽可能选择肿瘤的中心层面进针，避开大血管，^{125}I 粒子植入与邻近大血管、心脏的距离应较大，以减少 ^{125}I 粒子植入后对于大血管壁、心肌、气管的放射性损伤，确保术中及术后安全。

4. 粒子脱落

^{125}I 粒子脱落主要由肿瘤缩小所致，预防方法为将粒子植入病灶内，且距病灶边缘 1.0 cm 以上。

5. 植入区皮肤破溃及正常组织放射损伤

植入前应精心计划，对病灶中心选择较大活度的粒子，对病灶边缘及重要器官（如血管、神经走行处）选择较小活度的粒子。

（八）疗效评价

肿瘤疗效评估：术后 1 个月、2 个月、6 个月、12 个月进行 CT 扫描，采用 WHO 制订的实体瘤疗效评估标准。完全缓解：肿瘤完全消失影像学检查不能显示肿瘤或仅有条索状影像。部分缓解：肿瘤消退 50% 及以上。无变化：肿瘤增大不足 25%，减少不足 50%。进展：肿瘤增大超过 25% 或有新病灶出现。

粒子植入后进行 CT 复查时,应仔细观察肿瘤周围是否有浸润性生长及纵隔淋巴结是否有转移性肿大。如仍有部分肿瘤存在,则表示植入时存在冷区,若患者全身状况允许,经仔细研究,决定是否需要再次植入粒子,或者改用体外放疗等治疗方法。如疗效满意,则可以配合进行免疫、中药等辅助治疗,并定期随访。

(崔　峥)

第六节　肝癌的介入治疗

原发性肝癌发病隐匿,早期没有症状,难以发现,当出现临床症状时已不是早期,大多已失去手术治疗的机会,能够手术切除者不足 10%,而且手术切除的复发率也较高。介入治疗以其微创、准确、安全、高效、适应证广、并发症少、可重复性高等特点,成为目前不能手术切除的中晚期肝癌患者的首选治疗方法。

一、肝癌介入治疗的理论依据

肝癌介入治疗的理论依据是基于肝脏及肝癌血供的特点:肝脏是具有双重血供的特殊器官,正常肝脏肝动脉血供约占 1/4、门静脉血供约占 3/4,而肝癌组织的血供大多(约 90%)由肝动脉提供,而门静脉供血则较少(约 10%)。从理论上看,肝动脉介入治疗是通过对肝癌供血动脉末梢的选择性阻断,导致肿瘤组织缺血、缺氧、坏死来发挥作用,不会对正常肝脏组织的血供造成大的影响,在栓塞基础上与化疗药物结合,可以提高肿瘤局部药物的浓度,并以缓释或控释原理延长药物的作用时间,发挥最大限度的杀伤作用,减少药物的全身毒副反应。

二、肝癌介入治疗的方法及应用情况

介入技术分血管性介入技术和非血管性介入技术两种。肝癌治疗中的血管性介入技术有动脉途径、静脉途径和门静脉途径;非血管介入技术有胆道途径和间质途径。目前,在血管性介入中,最常用的是动脉途径,如肝动脉灌注化疗(transcatheter arterial infusion,TAI)、肝动脉栓塞、经导管动脉栓塞化疗(transcatheter arterial chemoembolization,TACE);其次是静脉途径,如腔静脉支架植入、经颈静脉肝内门体分流术;门静脉途径因无肝外通道,经肝穿刺风险较大,应用最少。胆道途径有经皮肝穿胆道造影及引流、胆道支架植入;间质疗法(又称经皮穿刺瘤体灭能术)是指治疗刺激直接作用于肿瘤组织,而其周围的正常组织不受损害。常用的间质疗法有物理疗法(如微波、射频、激光、超声、沸水、冷冻等)、化学疗法(如无水乙醇和乙酸的瘤内注射等)。

(一)TACE 治疗

(1)基本原则:①要求在数字减影血管造影机下进行;②必须严格掌握适应证;③必须强调插管至肿瘤的供养血管内治疗;④必须强调保护患者的肝功能;⑤必须强调治疗的规范化和个体化;⑥如经过 4 或 5 次 TACE 治疗后,肿瘤仍继续进展,则应考虑换用或联合其他治疗方法,如外科手术、局部消融和系统治疗以及放疗等。

(2)适应证:①Ⅱb 期、Ⅱa 期和Ⅱb 期的部分患者,肝功能 Child - Pugh 分 A 级或 B 级,ECOG 评分为 0~2 分;②可以手术切除,但由于其他原因(如高龄、严重肝硬化等)不能或不愿接受手术的 Ib 期和Ⅱa 期患者;③多发结节型肝癌;④门静脉主干未完全阻塞,或虽完全阻塞

但肝动脉与门静脉间有代偿性侧支血管形成;⑤肝肿瘤破裂出血或肝动脉-门静脉分流造成门静脉高压出血;⑥控制局部疼痛、出血以及栓堵动静脉瘘;⑦行肝癌切除术后,DSA 检查可以早期发现残余癌或复发灶,若有应给予介入治疗。

(3)禁忌证:①肝功能严重障碍(Child-Pugh C 级),包括黄疸、肝性脑病、难治性腹腔积液或肝肾综合征;②凝血功能严重减退,且无法纠正;③门静脉主干完全被癌栓栓塞,且侧支血管形成少;④合并活动性肝炎或严重感染且不能同时治疗者;⑤肿瘤远处广泛转移,估计生存期<3 个月者;⑥恶液质或多器官衰竭者;⑦肿瘤占全肝计数比例≥70%(如果肝功能基本正常,可考虑采用少量碘油乳剂分次栓塞);⑧外周血白细胞计数和血小板计数显著减少,白细胞计数<$3.0×10^9$/L(非绝对禁忌,如脾功能亢进者,与化疗性白细胞减少有所不同),血小板<$50×10^9$/L;⑨有肾功能障碍,肌酐浓度>176.8 μmol/L(2 mg/dL)或者肌酐清除率<30 mL/min。

(4)操作程序要点和分类:具体如下。①肝动脉造影,通常采用 Seldinger 法,经皮穿刺股动脉插管,将导管置于腹腔干或肝总动脉行 DSA,造影图像采集应包括动脉期、实质期及静脉期;应做肠系膜上动脉造影,注意寻找侧支供血,仔细分析造影表现,明确肿瘤的部位、大小、数目以及供血动脉。②根据肝动脉插管化疗、栓塞操作的不同,通常分为:a.肝动脉灌注化疗,即经肿瘤供血动脉灌注化疗,常用的化疗药物有蒽环类等;b.肝动脉栓塞,即单纯用栓塞剂堵塞肝肿瘤的供血动脉;c.肝动脉化疗栓塞,即将化疗药物与栓塞剂混合在一起,经肿瘤的供血动脉支注入。TACE 治疗最常用的栓塞剂是碘油乳剂、标准化明胶海绵颗粒及药物洗脱微球。治疗前先灌注一部分化疗药物,一般灌注时间不应短于 20 分钟。然后将另一部分化疗药物与碘油混合成乳剂进行栓塞。碘油用量一般为 5~20 mL,不超过 30 mL。在透视监视下依据肿瘤区碘油沉积是否浓密、肿瘤周围是否已出现门静脉小分支影为界限。在碘油乳剂栓塞后加用颗粒性栓塞剂(如标准化明胶海绵颗粒、药物洗脱微球、聚乙烯醇颗粒等)。提倡使用超液化乙碘油与化疗药物充分混合成乳剂,尽量避免栓塞剂反流栓塞正常肝组织或进入非靶器官。栓塞时应尽量栓塞肿瘤的所有供养血管,以尽量使肿瘤去血管化。

(5)TACE 术后常见的不良反应:栓塞后综合征是 TACE 治疗后最常见的不良反应,主要表现为发热、疼痛、恶心和呕吐等。发热、疼痛的原因是肝动脉被栓塞后引起局部组织缺血、坏死,而恶心、呕吐主要与化疗药物有关。此外,还有穿刺部位出血、白细胞下降、一过性肝功能异常、肾功能损害以及排尿困难等其他常见的不良反应。介入治疗术后的不良反应会持续 5~7 天,经对症治疗后大多数患者可以完全恢复。

(6)疗效评价:根据改良实体肿瘤疗效评价标准(mRECIST)以及欧洲肝脏研究协会(EASL)评价标准评估肝癌疗效,长期疗效指标为患者总生存时间(OS);短期疗效评价指标为肿瘤的影像学应答和手术至疾病进展时间(TTP)。

(7)影响 TACE 远期疗效的主要因素:①肝硬化程度、肝功能状态;②血清 AFP 水平;③肿瘤的容积和负荷量;④肿瘤包膜是否完整;⑤门静脉有无癌栓;⑥肿瘤血供情况;⑦肿瘤的病理学分型。

(8)随访及 TACE 间隔期间治疗:一般建议第 1 次 TACE 治疗后 3~6 周时复查 CT 和(或)MRI、肿瘤相关标志物检测、肝肾功能和血常规检查等;若影像学检查显示肝脏的瘤灶内的碘油沉积浓密、瘤组织坏死,并且无增大、无新病灶,则暂时不做 TACE 治疗。至于后续 TACE 治疗的频率应依随访结果而定,主要包括患者对上一次治疗的反应、肝功能和体能状况的变化。随访时间可间隔 1~3 个月或更长时间,依据 CT 和(或)MRI 动态增强扫描评价肝脏肿瘤的存活情况,以决定是否需要再次进行 TACE 治疗。目前,主张综合 TACE 治疗,即 TACE 联合其他治疗方法,目的是控制肿瘤、提高患者的生活质量和使患者带瘤长期生存。

(二)单纯 TAI 治疗

单纯 TAI 治疗适用于不宜手术、不宜栓塞的患者及手术后预防性化疗患者。肝癌灌注化疗常用的药物有多柔比星、顺铂、5 -氟尿嘧啶、丝裂霉素等,使用时常多药联合。由于药物与病灶接触时间短、易被稀释,TAI 所灌注的药量对肝癌所需的完全抑制剂量来说只不过是杯水车薪,虽较静脉内用药疗效好,但疗效还是十分有限,而剂量过大又会引起肝功能损害,且肝癌对目前的各种化疗药物多不敏感,故肝癌常规治疗不主张单独做 TAI。TAI 常用的治疗策略有以下几点。①动脉升压化疗:肿瘤血管壁发育不完整,对血管活性物质不起直接反应,应用血管收缩药(如血管紧张素-Ⅱ)后反而会产生被动性血管床扩张,从而提高肿瘤区化疗药物的灌注流量。②球囊阻塞化疗:以球囊导管阻断引流肝静脉后做动脉内药物灌注,可延长药物停留时间、提高肿瘤区的药物浓度。

三、TACE 治疗中存在的问题、机制及解决办法

TACE 治疗技术比较成熟、疗效也较肯定,但目前存在的主要问题是,TACE 治疗后会有隐藏的侧支循环开放,肿瘤新生血管形成,碘化油吸收使肿瘤血管再通,始终存在的少量门静脉供血及代偿性门静脉供血增多,使部分癌细胞总有机会获得血供,单次经肝动脉的化疗栓塞很难达到肿瘤完全坏死的目标,需要反复多次的栓塞才能勉强控制主灶的复发,但此时肝内子灶已如雨后春笋般出现,远处转移也多已发生,导致接下来的介入治疗失去了意义。TACE 术后肝癌复发与肝内外转移是影响其远期疗效的重要原因。

近年来的研究对 TACE 后肝癌复发和转移的机制有了较深刻的认识:肝癌 TACE 后肝脏血流动力学发生改变,栓塞使近、远端动脉压力差增加及组织缺血缺氧致血管活性物质增加,进而使侧支循环形成或交通支开放及异位血供增加,碘油作为损伤因素可激活 Kupfer 细胞对碘油的吞噬功能,使栓塞血管再通,均造成肝癌栓塞不完全,残癌细胞生物学特性在缺氧环境诱导下及化疗药物反复刺激下发生一系列的适应性变化,具有更强的增生侵袭能力并产生化疗抵抗,发生复发和转移,从而直接影响 TACE 的效果。肝癌 TACE 后的微环境改变可以引起各种细胞因子、炎症介质的释放,能通过刺激血管生成、细胞黏附迁移能力改变、免疫抑制及降解细胞外基质等多种机制促进肿瘤细胞生长、浸润及转移,血管生成是其中重要的一环。血管生成过程受多种血管生成因子和抑制因子的调控,其中血管内皮生长因子 VEGF 是主要的促血管生成因子。缺氧使 VEGF 等缺氧反应因子转录和表达发生改变,是刺激 VEGF 分泌的最重要因素。缺氧反应主要通过缺氧诱导因子 HIF - 1 来调控。

碘化油的吸收或再分布使肿瘤血管再通是影响 TACE 后肝癌复发的重要因素。这里存在碘化油用量的问题,但碘化油用量尚无统一标准,有采用肿瘤直径与碘化油用量之比为 1:1 者,也有采用肿瘤截面积与碘化油用量之比为 1:1 者。其实碘化油用量不仅取决于肿瘤的大小,还取决于其数量、血供及肝功能所能耐受的栓塞程度,肝功能差的一般行部分栓塞,肝功能好的可行完全栓塞、过量栓塞,甚至扩大栓塞(癌周稀碘油预防性化疗栓塞,理论上碘化油用量越大则越不容易被吸收。碘化油填充不充分是肝癌不全坏死、复发及转移的重要原因。

掌握合理的治疗间隔时间十分重要。单从肿瘤治疗的角度考虑,治疗间隔时间越短越好,但间隔时间太短,患者的肝功能、肾功能、骨髓功能及免疫功能均不能耐受;间隔时间太长,肿

瘤早已复发或转移。TACE 一般采取多种化疗药物联合,用量不一,患者对化疗药物的代谢能力、机体恢复能力也因人而异,因此对治疗间隔时间的估计和制订要做到因人而异的准确几乎是不可能的。原则上既要让机体得到最大程度的恢复,又要保持治疗效果。一般认为,首次与再次 TACE 治疗的间隔时间以不超过 1 个月为宜,以后治疗间隔视复查情况而定。

因为肝癌始终存在少量的门静脉供血及肝动脉栓塞后代偿性门静脉供血增多,所以单纯动脉化疗栓塞不能完全控制其周边复发和转移。理论上只要在肝动脉化疗栓塞的基础上再行门静脉化疗栓塞就能极大地降低肝癌的复发率。应运而生的有前述的水门汀疗法,即超选节段性动-门脉化疗栓塞和肝动脉-门静脉联合栓塞法(TACE+PVEC),分别插管至肝动脉和门脉叶/段分支进行栓塞。前者为间接性门脉化疗栓塞,效果欠稳定;后者为直接性门脉化疗栓塞,效果稳定可靠,但操作较复杂,需经皮穿刺,创伤性较前者大。王建华等借助微创器械经皮穿脾门静脉插管获得成功,为肝癌进行肝动脉与门静脉双重介入治疗开创了新的途径。TACE+PVEC 原本主要用于以门脉供血为主(肝动脉造影为少血性)的肝癌,但越来越多的研究发现此法可有效地预防肝癌的复发和转移,应用前景广阔。

鉴于肝癌周边早在 TACE 治疗前就很可能有癌细胞浸润或淋巴、血行转移,导致其复发和转移很常见,类似于手术切除的扩大根治理念,肝癌栓塞的范围应该再扩大,而不仅仅局限于可见癌灶本身,在超选择性化疗栓塞基础上行肝段或肝叶的稀碘化油预防性化疗栓塞很有必要,而根据正常肝脏供血的特点,并不会导致正常肝组织的坏死。据观察,将此法用于肝癌的治疗,则肝内肿瘤的复发率与转移率明显降低。当然,此种方法对肝功能至少短期内还是有所影响的,对肝功能不佳的患者来说应慎用。

四、肝癌综合介入治疗

近年,随着技术的发展,产生了许多新的治疗手段,传统介入治疗与其结合形成了前景可期的综合介入疗法。

(一)TACE 联合局部消融

局部消融分物理消融和化学消融两种。物理消融包括微波消融、射频消融、激光消融、高强度聚焦超声消融、氩氦冷冻消融等;化学消融包括经皮无水酒精治疗、经皮乙酸治疗等。TACE 联合局部消融治疗肝癌,可协同增效,减少复发。一方面,TACE 可使大部分肿瘤血管闭塞,避免消融时热量随血流丢失或被化学药物的稀释,增加消融时肿瘤的坏死范围,提高消融的疗效;另一方面,消融可增加细胞的通透性,使化疗药物更易进入肿瘤细胞内,增加对药物的敏感性,提高化疗疗效。

(二)TACE 联合放射治疗

三维适型放射治疗属外照射,能对栓塞效果不理想的肿瘤边缘实施进一步的精确定位治疗。常用的内照射栓塞剂有发出低能 γ 射线的^{131}I-碘化油和发出高能纯 β 射线的放射性核素微球,可实现近距离放射性杀伤肿瘤和栓塞血管的双重效果。

(三)介入联合免疫治疗

免疫制剂通过与 TACE 途径或瘤体内注射法的联合运用,可减轻其毒副反应并直接杀伤和抑制癌细胞,增强免疫细胞对癌细胞的杀伤作用和化疗药物的抗癌效应。

(四)介入联合基因治疗

介入技术是一种理想的、微创的、易操作的基因体内定向施放方法,它可使基因转染仅限于目标组织细胞内,最大程度地减轻基因治疗的系统性不良反应。

(五)介入联合生物导向疗法

生物导向疗法是利用有一定特异性的载体把药物或其他杀伤肿瘤的物质选择性地运送到肿瘤部位的治疗方法。采取介入方法给药更增加了治疗的精确性,从而清除肝癌亚临床灶、减少复发和转移。

(六)TACE 联合抗血管生成治疗

抗血管生成治疗具有抑制肿瘤血管内皮细胞生长和侧支循环生成的作用,与 TACE 联合应用具有强大的抗癌优势,能有效地减少肿瘤的复发和转移,使肝癌患者的生存明显获益,已成为肝癌治疗的新模式。目前,研究较多的抗血管生成药物有 TNP - 470[O -(氯乙酰-氨甲酰基)烟曲霉醇]、血小板因子 4(PF4)、血管抑素和内皮抑素、反应停、基质金属蛋白酶抑制剂(TIMP)、肝素及其类似物。

(七)TACE 联合中医药治疗

在介入治疗间隙辅以保肝、扶正固本、提高免疫力的中医治疗可提高 TACE 后肝癌患者的免疫功能,也可直接在 TACE 治疗的过程中注入抗癌中药制剂(如白芨、鸦胆子油、莪术油、斑蝥素等),具有栓塞作用完全、持久及侧支循环形成少、时间晚等特点。

五、肝癌介入治疗展望

随着技术的进步,肝癌介入治疗取得了很大成绩,具有其他治疗手段无法比拟的许多优势,但由于肝癌特殊的血供特点、复杂的生物学特性及目前对其认识的局限性,TACE 后肝癌复发和转移的发生率仍较高,严重影响了疗效和患者的生存率。在任何单一治疗手段对肝癌不能完全根治的当下,TACE 联合其他治疗方式的综合介入治疗无疑是目前肝癌治疗的最佳选择和发展方向,提高肝癌总体疗效依赖于综合治疗已成共识。进一步加强对肝癌血供特点及 TACE 治疗后肝癌生物学行为改变及发生机制的基础研究,能够为肝癌治疗方案的科学设计和优化提供指导依据,这对提高疗效、减少复发和转移、延长生存期具有重要的意义。这也是目前肝癌介入治疗亟待深入研究的重大课题。

六、危险区域肝癌的消融治疗

绝大多数肝癌(原发性肝癌及肝转移癌)并非位于肝脏的中心部位,而是邻近大血管、重要脏器或邻近肝包膜,甚至突出肝包膜,这些特殊部位的肝癌均被视为经皮穿刺局部消融(包括射频消融、微波消融等)的相对禁忌证。合理的方案设计、精准穿刺、实时监控、联合治疗等均可使对这一类肝癌的局部消融达到与非危险区域肝癌消融治疗同样的疗效。

(一)危险区域肝癌的定义

危险区域肝癌是指位于邻近大血管或肝外重要脏器的肝癌,肝癌靠近肝门静脉一、二级分支 5 mm 以内,或肝静脉、下腔静脉主干旁;邻近重要脏器则定义为靠近心脏、胆囊、肺、右肾或胃肠道 5 mm 以内。邻近肝包膜或突出肝包膜等,又可以称为特殊/高危部位肝癌。

(二)危险区域肝癌消融治疗方式

针对肝癌特殊部位和邻近脏器的不同,选择消融的设备、方式也不同,且一般是在超声导引下实时进行消融,麻醉方式也争取选择静脉麻醉,必要时予以呼吸机,可随时控制呼吸的频率、幅度等。

几种特殊部位肝癌的消融治疗介绍如下。

1.邻近肝包膜或突出肝包膜的肝癌(图 7-15)

对邻近肝包膜或突出肝包膜的肝癌,术前应充分阅读 CT 片或 MRI 片,并在超声引导下确定肿瘤的位置、大小、与肝包膜的距离,突出肝包膜外的肿瘤与肝内部分的比例、位置等,明确进针点,进针的路径深度,鉴于静脉麻醉后肝脏会上移,超声导引下进针点、进针路径及进针深度也应根据实际情况有所改变。微波消融、射频消融的消融范围具有不同的特点,微波消融是以针尖后 1 cm 向后加热,针尖前端温度较低;射频消融的加热范围可超过针尖前端0.5 cm,对于不同位置邻近肝包膜的肿瘤可选择不同的消融方式。

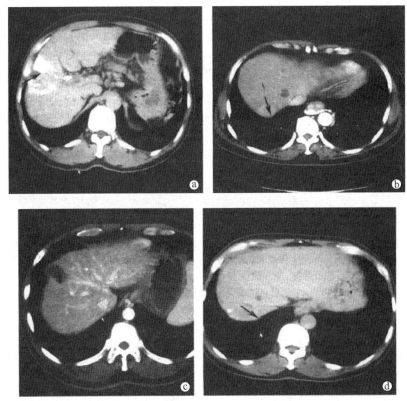

a.若肿瘤位于进针方向近端肝包膜下,进入肝包膜后即立刻进入肿瘤,为防止肿瘤破裂及渗血导致腹腔转移,应尽可能选择射频消融,因其较微波消融针的直径更细且针尖更加锐利;b.若肿瘤位于进针方向远端肝包膜下,为使肿瘤完全毁损,又不伤及肝包膜,根据射频消融/微波消融的特点可选择射频消融;c.对突出肝包膜外的肿瘤,为防止穿刺或消融过程中肿瘤破裂,可选择尽最大可能毁损肝内部分的肿瘤以及基底部,达到使肝外部分肿瘤缺血坏死;d.若肿瘤邻近肝包膜有一定的距离,则可以选择射频消融或微波消融。

图 7-15 对各种不同位置邻近肝包膜的肿瘤推荐的进针路径及不同的电极针

(1)肿瘤位于进针方向近端肝包膜下:邻近肝包膜肿瘤,超声下定位穿刺点,选择射频消融/微波消融,进针要尽可能经过正常肝组织再进入肿瘤,并要求精准穿刺,争取一针到位。如果进入肝包膜后即立刻进入肿瘤,为防止肿瘤破裂及渗血导致腹腔转移,则应尽可能地选择射频消融,因其较微波消融针的直径更细且针尖更加锐利。

(2)肿瘤位于进针方向远端肝包膜下:为使肿瘤完全毁损,又不伤及肝包膜,根据射频消融

/微波消融的特点选择射频消融。

（3）突出肝包膜外的肿瘤：为防止穿刺或消融过程中肿瘤破裂，可选择尽最大可能毁损肝内部分的肿瘤以及基底部，达到使肝外部分肿瘤缺血、坏死的目的。

2. 膈顶部位肝癌

膈顶部位的肿瘤容易受到肺部气体的干扰，较难完整显示，如操作不当容易损伤膈肌和心肺等重要脏器。既往报道表明，膈顶部位的肿瘤在射频消融后容易引发膈肌局部坏死或穿孔、肺炎、胸膜渗出、气胸、心律失常等较严重的并发症。目前，针对膈顶部位的肿瘤主要以射频消融治疗为首选，途径为超声引导下经皮穿刺，其次为经腹腔镜或开腹途径。由于膈顶部解剖上的特殊性，很多情形下上述穿刺途径并不适用，且射频消融膈顶部位肿瘤面临许多影响疗效的不利因素，比如膈顶部位置狭小，不利于多针穿刺和多位点消融，肿瘤能见度差，不易精确定位，肿瘤邻近膈肌、心肺等重要生命器官，操作时易有顾虑等。理论上这些因素可不同程度地限制安全消融边缘的获得，由此降低消融的完全性。不少学者探索了射频消融膈顶部位肿瘤的其他途径，比如：直接经胸穿刺或经胸膜膈肌间隙穿刺途径；人工诱导气胸，CT 引导下经胸穿刺途径；通过在胸膜与横膈间注入葡萄糖溶液或生理盐水，尽量使肿瘤下移，远离膈肌，以增加肿瘤的清晰性，由此提高消融的彻底性和安全性；通过 CT 引导，借助胸腔镜经皮穿刺途径等。利用上述方法对膈顶部位的肿瘤进行射频消融后均取得了令人满意的结果。

进行超声引导下经皮射频消融治疗膈顶部位的肿瘤时，为减少并发症应注意以下几点：①严格控制膈顶部位肿瘤超声下经皮射频消融的入选条件，超声下必须能够清晰可辨肿瘤整体，穿刺、布针无明显障碍，预判不易造成膈顶邻近组织损伤；②尽量在低于肿瘤平面的肋间或肋缘下进针，垂直于膈顶部肝包膜斜向上穿刺，针尖距离肿瘤近膈顶侧边缘至少 0.5 cm，并从肿瘤远侧包膜处开始消融，使后续治疗位点逐渐远离膈顶；③尽量选择单电极射频针；④消融过程中对消融范围进行超声实时监测，防止损伤膈顶部组织。

3. 肝内近大血管部位肝肿瘤的消融治疗

一方面，对肝内近门静脉、肝静脉、下腔静脉及所属大血管（病灶距大血管最近距离＜5 mm）旁肿瘤的消融治疗，可能使血管造成损伤，引起血管破裂或血栓形成，导致严重的并发症；另一方面受其治疗机制的限制，位于大血管旁的病灶易残留。

近大血管部位肝肿瘤的消融治疗存在以下问题。

（1）距离大血管多远消融治疗才安全？

（2）大血管旁消融治疗对血管有何影响？

（3）大血管旁消融治疗时对毁损病灶的影响有多大？

研究对肝内下腔静脉旁肝组织行射频消融治疗犬的实验观察，以评价大血管旁射频消融治疗的安全性和有效性。通过在彩超引导下穿刺到下腔静脉旁的射频电极，并实施射频消融，建立大血管旁射频消融治疗的动物模型。结果表明，在下腔静脉旁行射频消融治疗动物有较好的耐受性和安全性；彩色超声技术提示下腔静脉血流动力学无明显变化；邻近的下腔静脉无破裂、出血、血栓形成。由于血流的热沉降效应，凝固性坏死区域明显缩小且不规则，沿下腔静脉走行；影像学上表现为稍低密度区，周围出血、水肿区明显缩小。病理学上治疗区域内有残留肝细胞存活。相关文献报道，邻近大血管旁射频消融治疗肝肿瘤具有很高的安全性和较好的疗效，无大血管损伤、血栓形成等严重的并发症发生，肝功能变化和普通射频消融病例相一致。近大血管部位受血流流速快带走热量所致的流失作用的影响，易发生病灶残留；为防止此现象的出现，可以在近大血管病灶治疗时加大功率，进行多方向、多角度治疗，也可结合无水乙醇瘤内注射(percutaneous ethanol injection，PEI)等治疗，以取得满意的疗效。

4.近胆囊肝肿瘤的消融治疗

在超声引导下将针经皮垂直于胆囊壁插入肿瘤内，电极针尖距胆囊壁1 cm，射频毁损范围超过肿瘤边缘，对于较大的肿瘤采用多层面治疗。穿刺时要确保射频电极不能穿破胆囊壁，造成胆囊穿孔，建议采用单针射频电极；当病灶在距胆囊0.5 cm的范围内时，属射频消融的禁忌证；或者在腹腔镜超声引导下行射频消融治疗，必要时先行腹腔镜胆囊切除后再行射频消融治疗。

5.邻近心脏、肾脏、胃肠等部位肿瘤的消融治疗

根据肿瘤的大小、邻近脏器的距离、进针方向等选择不同的消融方式，同时进针的方向角度尽可能地正对于邻近的脏器，用超声实时监控消融的范围，避免伤及邻近脏器(图7-16)。

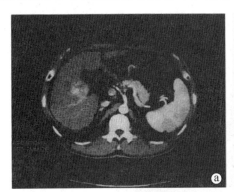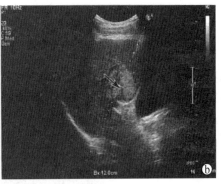
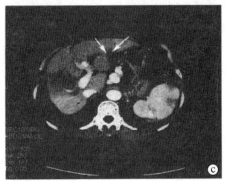

a.紧邻且压迫胆囊、邻近门静脉分支的肿瘤；b.对此部位的肿瘤应在超声导引下进行消融，进针路径应正对胆囊，选择射频电极针针尖距离胆囊0.5 cm；c.紧贴肝包膜邻近胃肠的肿瘤，穿刺时应选择远离或正对邻近的脏器进入肿瘤内。

图7-16　箭头所指为建议的进针路径

邻近重要脏器的肿瘤大部分邻近肝包膜，在治疗中应注意以下几点。

(1)在选择消融设备、功率的设置、进针角度、毁损的范围等方面应严格设计，术前通过超声及CT明确肿瘤的大小、形态及与邻近的血管或器官的距离，制订合理的布针方案，特别是双针或多针消融，对消融热场的相对合理的评估非常重要，是手术成功的关键因素。进针时应争取精准穿刺，一针到位，避免反复穿刺出现的不良后果。

(2)进行微波消融或射频消融时要注意功率输出和时间的组合，对血流丰富的肝癌，采用80 W以上较大的功率输出快速消融，可以防止因丰富的血流造成热量散失。

(3)在超声导引下消融治疗的过程中应实时监控，可实时观察病灶和穿刺针的位置，以利于指导消融治疗、观察消融的范围是否累及重要脏器等；肿瘤消融治疗要达到首次整体灭活，

消融后即刻的有效评估就显得非常重要；超声造影可以作为判断消融治疗后肿瘤是否残存的有效方法，消融后即刻超声造影和术中超声技术结合，使肿瘤不完全消融率下降，可降低再次治疗的概率。

（4）因为微波消融自针尖后形成类圆形的消融区域，因此对邻近重要器官的肝癌结节进行消融时，应将针尖位置定位为朝向重要器官并抵达，甚至越过肿瘤远端，避免消融不完全，同时应注意不要造成邻近器官的损伤；射频消融可达针尖前 0.5～1 cm 的消融范围，因此对于邻近重要器官的肝癌结节进行消融时，应将针尖位置定位为朝向重要器官，距离至少＞0.5 cm，以避免邻近器官的损伤。

（5）射频消融/微波消融与 PEI 联合治疗时，在注入乙醇之前先布针，以免乙醇的弥散影响布针效果；突出肝包膜外的肿瘤不宜采用 PEI 避免肿瘤内压力过大引起破裂出血，但对于肝包膜内肿瘤 PEI 可作为射频消融/微波消融后残留肿瘤的辅助性治疗。

（三）并发症

1.相关因素

相关文献报道，射频消融治疗肝癌的相关的并发症与病灶的部位和大小、操作者的经验、穿刺次数等因素有关，还与消融针的类型和通过肝实质的穿刺路径有关。

2.轻度并发症

Choi 等报道 51％的患者有不同程度的上腹痛，且有 17％的患者无法忍受，需要药物治疗，37％的患者表现为消融术后综合征（指术后出现的发热、全身不适、局部疼痛、恶心、呕吐及呃逆等综合征）。Ansari 等报道术后 1 周内均有疼痛的患者占 75％，发热的患者占 50％，关节痛和右肩痛的患者占 12％，未发现胆囊病变。孙崇启等报道，射频消融联合 PEI 治疗特殊/高危部位肝癌的并发症的发生率是 3.7％，单纯 RFA 的并发症的发生率则是 25.0％。Kelogrigoris 等报道微小并发症的发生率是 9.5％。Curlev 等报道膈顶部位肝癌在开腹或腹腔镜下进行可以减少并发症的发生。Teratani 等报道特殊/高危部位 1 个月内部的并发症的发生率是 5.8％。

3.胆道损伤

胆道损伤是一个非常值得关注的并发症。Teratani 等报道胆道扩张的发生率是 2.0％。在胆道损伤病例中，靠近大血管的占 7.6％。Wong 等报道胆道损伤仅表现为轻度肝内导管扩张，未出现明显的胆管炎。

4.重度并发症

Teratani 等报道胸水和胃肠道穿孔等严重并发症只见于特殊/高危部位的患者。Song 等报道 2.1％的患者出现包括腹腔内出血、肺梗死等严重并发症。可见，特殊/高危部位肝癌射频消融治疗严重并发症的发生率较低，但也时有发生。

（四）临床疗效的观察

1.完全坏死率

完全坏死率定义为射频消融术后 1 个月内行 CT 增强扫描，若靶灶未见强化则定义为完全坏死。Teratani 等比较了特殊/高危部位≤5 mm 的肝癌的完全坏死率是 99％，而非特殊/高危部位的完全坏死率是 100％。Song 等报道特殊高危部位肝癌的完全坏死率是 90.9％。Kelogoris 等报道特殊/高危部位肝癌的完全坏死率是 89.7％，其中膈顶下肿瘤的完全坏死率是 89.1％，胆囊旁的完全坏死率是 91.7％，下腔静脉旁的完全坏死率是 83.3％，心脏旁的完全坏死率是 85.7%.右肾旁的完全坏死率是 93.3%,胃旁的完全坏死率是 91.7%。Wong 等报道,特殊/高危部位射频消融和 PEI、非特殊/高危部位单纯射频消融、特殊/高危部位单纯射频消融完全坏死率分别是 88%、93.2%、80.7%。温子龙等报道,在腹腔镜下射频消融特殊/高危部位肝癌可以达到 100% 的完全坏死率。由此可见,射频消融治疗特殊/高危部位肝癌可以取得非常理想的肿瘤完全坏死率。

2.肿瘤局部进展率和复发率

《原发性肝癌治疗指南》建议射频消融治疗后的 1、3、6 个月复查 CT 增强扫描。Teratani 等报道,特殊/高危部位肝癌射频消融治疗后 1、2、3 年的局部进展率分别是 2.1%、3.1%、3.1%;非特殊/高危部位的局部进展率分别是 0.6%、1.7%、2.5%,无明显差异。Song 等报道,1、2 年肿瘤的局部进展率分别是 13.9%、18.7%,复发率分别是 29.8%、50.8%,平均随访 20.4 个月,肿瘤的局部进展率是 10.5%,复发率是 34.2%。Wong 等报道,特殊/高危部位肝癌射频消融联合 PEI、非特殊/高危部位单纯射频消融的效果比较,结果两组无明显差异,并指出边界不清楚或失去治疗机会的肿瘤仍有较高的肿瘤局部进展率。

1、2、3 年生存率指首次射频消融治疗法到患者死亡的概率。Kelogrigoris 等报道,1、2、3年的生存率分别是 82.6%、67.3% 和 54.1%。Wong 等报道,随访 12 个月,特殊/高危部位患者和非特殊/高危部位患者的生存率分别是 87% 和 100%。随访 24 个月的生存率分别是 77%和 80%。Song 等报道,1、2 年的生存率分别是 97.2%、97.2%,无并发症的生存率分别是60.8%、42.7%,无疾病存活的中位时间是 16.1 个月。可见射频消融治疗特殊/高危部位肝癌有着比较高的 3 年内生存率,是安全、有效和可行的,可以取得非常理想的肿瘤完全坏死率,较低的局部进展率和复发率,并且与非特殊/高危部位肝癌射频消融无显著差异。但该技术要由训练有素、心理素质良好且有着丰富介入经验的医师操作,只有这样才可以达到更加理想的治疗效果并减少相关并发症的发生。

单纯射频消融/微波消融治疗肝癌有其自身的局限性,探索射频消融/微波消融的综合治疗方案也就越来越多,有联合 TACE、PEI、术前注入人工胸腹水等措施。射频消融/微波消融治疗可直接使肝癌细胞死亡,TACE 可使肝癌血管栓塞,局部热量不易散发。行射频消融/微波消融治疗前应用 TACE 可有效地减少肝癌的血供,减少因血流带走的热量,使射频消融/微波消融局部热效应更集中,进而提高肝癌细胞的完全坏死率。因此,对单发的>3.5 cm 的肝癌在射频消融/微波消融前可先行 TACE 治疗。有学者也主张用射频消融/微波消融联合 PEI 治疗肝癌,因为在射频消融/微波消融前注入无水乙醇可以减少热量的散失,无水乙醇可引起凝固性坏死并堵塞肿瘤内的微小血管,冷却组织并利于消融。无水乙醇通过射频热量的影响而升温,可以扩大肿瘤的坏死范围。

尽管射频消融/微波消融治疗险区域肝癌取得了比较理想的疗效,但对其远期疗效的评价还要长期的随访和观察,与传统手术切除相比,射频消融/微波消融还需要大量的前瞻性随机对照组的研究。对于不能或不愿接受手术切除的肝癌患者,非手术治疗显得尤为重要。临床上射频消融/微波消融组合治疗方案有很多种,如联合 TACE、PEI 等。使用激光消融治疗危险区域肝癌,取得了比较好的疗效。随着外科手术与介入治疗的结合,肝癌的治疗前景将更加广阔,也将为提高患者的生存率、改善患者的生存质量提供保证。但是在治疗时应充分考虑个体因素差异,选择最佳的序贯联合治疗方案。总之,射频消融/微波消融与其他治疗方法的结合将是不能手术切除的危险区域肝癌治疗的研究方向。

(崔　峥)

第八章

肌骨系统介入治疗

第一节　创　伤

肌骨创伤十分常见,往往需要进行紧急治疗。在急性治疗时针对的往往不是肌骨创伤的本身,而是继发的血管损伤、创伤性休克、出血及缺血等。

一、肢体创伤相关性动脉损伤

急性肢体血管损伤,常造成动脉瘤及动静脉瘘等。对此类患者在纠正休克的同时可立即行动脉造影,并施行相关治疗。

(一)介入简史

国外于20世纪80年代初开展外伤性假性动脉瘤的介入治疗。国内于20世纪90年代初开展此项技术,近年来已有较多的报道。

(二)临床概述

假性动脉瘤多为血管外伤后出血而形成血肿,逐步形成纤维化囊壁,并与血管腔相通。血管造影表现为圆形或类圆形囊袋状影,也可呈分叶状或不规则形。如腔内有血栓形成时,其内密度则不均匀。

动静脉瘘发生在外伤后,表现为患侧肢体肿胀、静脉曲张和静脉瓣膜功能不全,可扪及搏动性肿块,局部有杂音和震颤。肢体局部皮温较对侧的高。插管动脉造影可见造影剂从动脉经瘘口快速进入静脉,回流入腔静脉。

(三)适应证与禁忌证

1.适应证

适应证包括骨盆、四肢、腰部、颈部假性动脉瘤及动静脉瘘。

2.禁忌证

禁忌证包括广泛动脉粥样硬化,有严重的心脑血管疾病。若动脉瘤极小,则介入手术对患者的生理功能无影响。

(四)介入器械

动脉插管造影穿刺针、导管、导丝等,数字血管造影设备,微弹簧栓及镍钛合金支架等。

(五)技术与方法

行选择性或超选择性动脉造影,明确假性动脉瘤和动静脉瘘的部位、大小、形态、与供血动脉的关系。如对动脉瘤与供血动脉有细蒂或为动脉终末支供血的假性动脉瘤,可用微弹簧栓栓塞小动脉,此方法可达永久性栓塞,且无并发症。如动脉瘤直接与大动脉主干相通,且开口较大,则可放置血管内支架以隔离动脉瘤。对动静脉瘘多采用覆膜支架隔离(图8-1)。

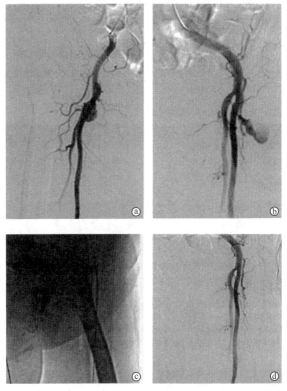

a.、b.造影见股动脉假性动脉瘤;c.、d.用覆膜支架栓塞后动脉瘤隔绝。

图8-1　外伤性股动脉假性动脉瘤

(六)疗效评价

介入治疗动脉瘤及动静脉瘘疗效安全可靠、创伤小。对于终末小动脉干供血的假性动脉瘤,可用永久性栓塞物彻底治愈;对于直接与大动脉干相通的大动脉瘤或动静脉瘘,采用带膜支架也能达到治愈的目的(图8-2)。

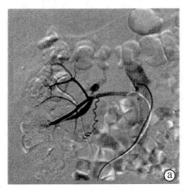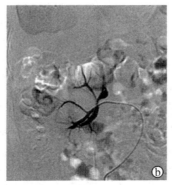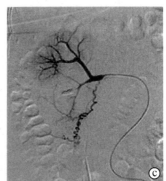

a.造影见肾动脉分支动静脉瘘;b.超选择性插管至瘘口,行弹簧圈栓塞;c.复查造影见瘘口封闭。

图8-2　外伤性肾动静脉瘘

(七)并发症及其处理

介入治疗假性动脉瘤的并发症少。终末小动脉供血的假性动脉瘤的栓塞一定要超选择性插管,避免非靶血管栓塞或栓塞物反流。在应用血管支架时,可形成血栓,因此术后要常规行抗凝治疗。如支架移位,则可造成远端血管闭塞,此时需行外科手术以取出支架。

二、骨盆骨折合并出血

骨盆骨折传统上由急症科医师首诊,多采用外科治疗手段救治。随着介入治疗技术的普及,对由创伤所致的出血,特别是由血管破裂所致的大出血,介入治疗成了首选的治疗手段。目前,介入治疗的优势在于既能及时快速地发现血管损伤的部位,又能经导管立即行栓塞治疗。栓塞止血成功后能稳定患者状况,为后续的治疗提供有利条件。

(一)介入简史

介入简史同"肢体创伤相关性动脉损伤"。

(二)临床概述

骨盆骨折合并出血,除具有骨折的一般表现外,还会有失血性休克,表现为血压下降、心率加快、四肢冰凉等。骨盆骨折合并大出血是骨盆骨折合并出血中最为严重的一种,其外科止血难度极大,病情十分危急,病死率高。借助影像诊断骨盆骨折时应先行X线检查,查明骨盆损伤情况,危急情况下可直接将患者送导管室行血管造影。

需行介入治疗者一般都是因病情危重。因此,治疗前做好急救的准备工作是非常重要的。这些准备工作包括备好各种必需的急救药品、心电监护、吸氧、建立1～2条静脉通道、急查血型并备血等。血管造影应置管于腹主动脉分叉处,从整体上了解盆腔动脉的情况,再选择性地进入髂内动脉及其分支,行二次造影以明确出血的部位。

(三)适应证与禁忌证

1.适应证

适应证为骨盆骨折所致的出血。

2.禁忌证

禁忌证为穿刺部位严重感染。

(四)介入器械

介入器械包括数字血管造影设备、动脉插管造影穿刺针、导管、导丝、球囊、微弹簧栓及明胶海绵等。

(五)技术与方法

骨盆外伤的广泛出血,可将导管置于髂内动脉主干施行栓塞。对小动脉及其末梢血管出血的栓塞可用明胶海绵颗粒或明胶海绵条加钢圈,以加强栓塞效果(图8-3)。对较大的动脉分支出血则立即用适当大小的钢圈在接近出血部位栓塞,常需数枚钢圈方可有效止血。若造影显示盆腔中心部位出血,则应行双侧髂内动脉栓塞术。栓塞后血管损伤处无明显造影剂外溢,扩容后血压升高接近正常,观察15～30分钟,若生命体征稳定,则可终止栓塞。

应行肾、肝、脾及腰动脉等造影,寻找出血迹象,血压升高后再造影有利于发现潜在的出血病灶。对于外伤性假性动脉瘤、直径较大的动静脉瘘或直径6 mm以上的动脉出血,栓塞术常难以止血,此时可采用较受损血管直径大的球囊导管,将其置于动脉近端,当膨胀球囊阻塞动脉止血后紧急送手术室行手术治疗。

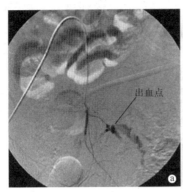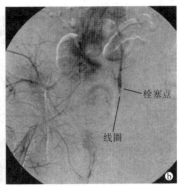

出血点

栓塞点

线圈

a.超选择插管至右髂内动脉,造影减血管破裂、造影剂外渗;b.用明胶海绵栓塞后再加微钢圈栓塞小动脉,止血成功。

图 8-3　小动脉出血

(六)疗效评价

本方法可协助外科医师在术中阻断动脉、减少出血,有利于清除血肿、修补受损血管,从而降低手术的风险和难度。

(七)并发症及其处理

骨盆腔血管栓塞的并发症少。尽量行超选择性插管以栓塞靶血管,同时应避免非靶血管栓塞或栓塞物反流入髂外动脉。

(孙　闻)

第二节　退行性病变

一、腰椎间盘突出症

腰椎间盘突出症为多发病,以往常采用非手术治疗和手术治疗两种治疗方法。约 50% 的患者经过非手术治疗可使临床症状改善或消失,但一部分患者的症状易反复发作并加重。手术治疗大多可以获得满意的效果,即大多数病例术后症状消失,但一部分患者在术后仍诉有颈腰无力或酸痛等现象,且一小部分患者术后可复发椎间盘突出症状。常用的介入手术治疗方式有如下几种。

(一)经皮穿刺腰椎间盘摘除术

1.手术简史

1975 年,Hijikata 设想用经皮穿刺摘除椎间盘来治疗腰椎间盘突出症,并获成功。20 世纪 80 年代,国外许多学者相继开展经皮穿刺腰椎间盘摘除术(percutaneous lumbar discectomy,PLD),如 Kambin(1983)、Onik(1985)、Schreibe(1989)等报道取得了满意的效果。国内学者 1989 年开始进行 PLD 研究,周义成(1990)、刘加林(1991)、孙钢(1992)、田世杰(1993)、滕皋军(1994)等相继报道了 PLD,也取得极满意的治疗效果。

2.临床概述

腰椎间盘突出症主要是由椎间盘的退行性变所致,而外伤,尤其是累积性损伤,则成为纤维环破裂的诱因。髓核从破裂的纤维环处突出,压迫神经根或硬膜囊,产生一系列的临床症状。在急性期,受压的神经根常发生炎性反应,充血水肿,因此任何刺激均可产生剧烈腰腿疼痛。其典型症状为下腰背疼痛向下肢放射,症状反复发作,脊柱侧弯,间歇性跛行,卧床时可减轻,直立行走、负重时会加重。另外,患者还会有肢体麻木、发凉、肌肉萎缩、肌力下降等表现,少数会出现马尾神经功能症状,表现为会阴部麻木、大小便功能障碍、阳痿和两侧坐骨神经疼痛。体检时可发现脊柱侧凸,行动受限,局部压痛、放射痛,直腿抬高试验阳性,股神经牵拉试验阳性,脚趾背伸肌力减弱,反射活动减弱,不同程度的感觉减退。当疑为腰椎间盘突出症时,应尽快行腰椎间盘 CT 或 MRI 检查,它们可直接显示病变以及神经根与硬膜囊受压的情况,并可指导选择手术方法。

3.适应证与禁忌证

(1)适应证:具体如下。

1)持续性下腰背疼痛、腰腿痛或坐骨神经痛,经过至少 6 周以上的保守治疗无效者。

2)神经系统损伤,如下肢感觉异常、反射异常、肌肉萎缩、肢体温低等。

3)一侧或双侧下肢活动受限、跛行等。

4)直腿抬高试验阳性。

5)经 CT 扫描确诊,且临床症状与 CT 表现一致。

(2)禁忌证:具体如下。

1)椎间盘突出,且突出物占相应椎管截面积的 60% 以上。

2)突出的椎间盘呈游离碎片。

3)CT 证实突出的椎间盘完全钙化、骨化。

4)椎体后缘有游离骨片,有骨性椎管狭窄、小关节退变、椎体滑脱。

5)患者年龄在 65 岁以上,病史超过 3 年。

6)有心、脑血管疾病,有出血倾向,有精神病病史。

4.介入器械

行 PLD 的器械目前有多种,一般有气动或电动旋切吸刀、往复式切吸刀(图 8-4)、手动往复式或旋转式切吸刀(图 8-5)、电动旋切吸刀以及电动旋切吸刀加内镜髓核钳取装置,目前还有激光切除装置。

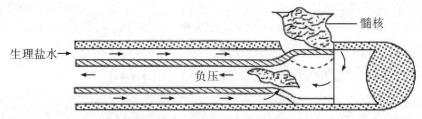

图 8-4　往复式切吸刀示意图

5.技术与方法

术前准备,除了解患者的症状、体征及影像学检查结果外,还需要了解患者的一般情况。应检查血常规,出、凝血时间。拍腰椎正侧位片,了解有无移行椎,并结合 CT 再次确认病变椎间盘的水平,排除并存的椎管内肿瘤或脊柱结核或转移肿瘤。术前常规检查心电图、血压、血糖,以排除心脑血管疾病与糖尿病。术前是否行抗感染治疗,学术界对此有不同看法,笔者主张术前不必用,而术后应用大剂量抗生素静脉滴注。另外,术前应常规应用镇静剂,如地西泮或苯巴比妥。

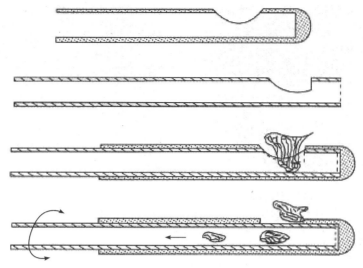

图 8-5　手动旋转式切吸刀示意图

患者侧卧于检查床上,健侧向下。局部消毒、铺巾。用侧位电视透视确定病变的椎间盘平面。用金属标记标出该椎间盘的体表水平,确定皮肤上的穿刺点。该点位于病变椎间盘水平上,在 $L_{3,4}$ 水平,此点距中线 7~10 cm(图 8-6);在 $L_{4,5}$ 水平,进针点距中线距离 8~12 cm(图 8-7);在 L_5~S,水平,距中线 7~16 cm,进针点距中线距离具体应多少,最好根据轴位 CT 测量而定(图8-8、图 8-9)。如遇 L_5~S_1,椎间盘平对髂嵴时,可按 $L_{4,5}$ 间盘进针点穿刺,如髂骨翼稍高于 L_5~S_1 椎间盘(<2 cm),则可在健侧腰部加棉垫垫高,健侧腿弯曲,患侧腿伸直侧卧,此时按 $L_{4,5}$ 水平进针也能成功。如遇髂嵴高于 L_5~S_1,间隙 3 cm 以上或高出一个椎体高度,加之 L_5 横突肥大时,则用环钻对准该间隙后缘垂直钻一直径 5~7 mm 的小孔,然后经此孔按 $L_{4,5}$ 椎间盘穿刺方法进行定位。如遇有结肠后位时,穿刺点应尽量靠近中线,距中线 5~6 cm 也可穿刺成功。也可在 CT 引导下按上述步骤穿刺切吸,不过所用的手术时间可能会稍长些。

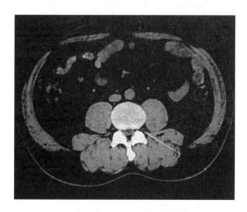

图 8-6　L_4 椎间盘水平 CT 全腹横断面扫描,
确定穿刺定位针的进针路径

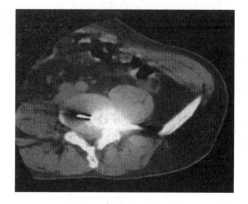

图 8-7　切割器在 $L_{4～5}$ 椎间盘
中的位置

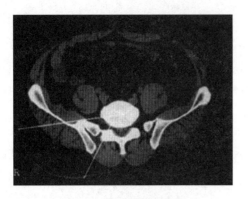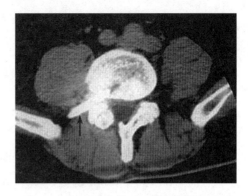

图 8 - 8　两种穿刺途径，　　　　　图 8 - 9　在 CT 引导下经髂骨后路穿刺法，
即髂骨钻孔法和后路穿刺法　　　　　CT 扫描示切割器在椎间盘的位置

术后处理：术后一般住院观察 6 天，绝对卧床休息，对症处理，并观察患者的血压、局部出血情况、体温、神经功能、大小便功能等。

6.疗效评价

关于 PLD 的疗效，国内外已有大量报道，国外报道的优良率为 70%～95%，大多在 80% 以上，且无严重并发症。国内近年来报道的 PLD 也不少，优良率为 87%～98%，大多在 90% 以上。

部分病例在术后 3～12 个月内影像学复查显示突出的椎间盘有明显回纳（图 8 - 10）。

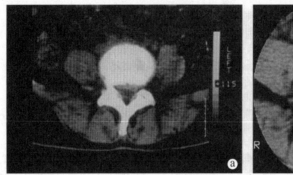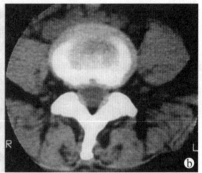

a.CT 示 L$_{4,5}$椎间盘突出（PLD 术前）；b.PLD 术后 1 年复查，椎间盘突出回纳。
图 8 - 10　腰椎间盘突出 PLD 术前和术后改变

几年前美国矫形外科学会已经把 PLD 列为治疗腰椎间盘突出症的有效手段之一。蓝盾技术评价委员会已确认 PLD 治疗腰椎间盘突出症是安全有效的，可进入临床实用阶段。传统开放式腰椎间盘摘除术或显微外科手术的有效率大多在 85%～90%，与 PLD 的疗效相差甚微，但 PLD 创伤小、痛苦少、恢复快，无椎管麻醉之弊，对椎管内无直接干扰，无术后脊柱不稳等并发症。而开放式外科手术有潜在的严重并发症，如在 Ramires 和 Thisted 回顾的18000例患者中，1/64 的患者有严重并发症，1/335 的患者有严重的神经系统并发症，近 1/500 的患者有心血管并发症，1/1700 的患者死于此手术。因此看来，PLD 具有无可争议的优点。关于术后复发率，开放式外科手术为 5%～12%，而 PLD 则只有 3.8%。

7.并发症及其处理

PLD 的常见并发症是术后腰部疼痛、症状加重、出血、椎间盘感染、神经损伤等。术后局部疼痛加重通常采用抗炎、止痛等对症处理，1 周便可好转。椎间盘感染的原因较多，如器械消毒不严、无菌操作不严、定位针穿过肠腔又进入椎间盘(尤其是有结肠后位时)。因此,对切吸刀一定要进行高压消毒,术中严格执行无菌穿刺操作,穿刺时应避开肠腔,术后1周内静脉滴注大剂量抗生素。如临床上出现局部腰痛加重、发热、血沉加快、白细胞计数增加,则要考虑到椎间盘感染的可能,此时应静脉滴注大剂量抗生素,如头孢曲松钠(菌必治)、头孢他啶(复达欣)等。必要时应尽早行椎间盘减压,加用抗生素盐水冲洗引流,效果更佳。局部出血很少发生,严重者更为罕见。少量出血(如腰大肌出血)一般无须处理,可自行吸收,必要时加以理疗,促进血肿吸收。术后测血压,每4小时1次,监测12小时,以便及时发现大出血,并采取相应的处理措施。一般来说神经损伤是可以避免的,只要采用局麻、监测神经根痛、缓慢进针,且穿刺针、切吸刀在椎间隙后下部之"安全三角区"进针(图8-11),则触及神经根的概率低。

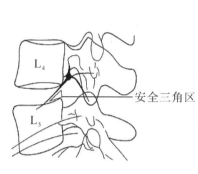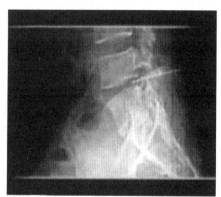

左图示 PLD 的"安全三角区";右图侧位片示穿刺针由"安全三角区"进入椎间盘。

图 8-11　PLD 的"安全三角区"

8.限度与进展

尽管 PLD 有许多优点,并不是每个腰椎间盘突出症患者都要或都能行 PLD。腰椎间盘突出症是一种自愈性疾病。症状初次发作或症状较轻者,少数可自愈或约50%经过保守治疗后症状消失,笔者发现在门诊20%左右的患者需要考虑行 PLD,大多数患者经过非手术治疗后症状消失。另外,有一部分患者由于椎间盘钙化、椎管狭窄、椎体滑脱,并同时存在椎管内肿瘤或脊椎转移瘤,或并存严重的心脑血管疾病等而不能行 PLD,因此 PLD 患者的选择受到一定的限制,对椎间盘突出钙化、后缘有游离骨片、间盘脱出游离、骨性椎管狭窄、椎体滑脱者仍要行外科手术。

近些年来,对 PLD 研究又有新的发展,如采用 PLD＋胶原酶溶核治疗,椎间盘的激光摘除术,手术后无效或椎间盘突出症复发的 PLD 的治疗,椎间盘感染的 PLD 治疗都有报道,而且也取得了积极的结果,但还待进一步研究,以做出客观的评价。

(二)胶原酶溶核治疗腰椎间盘突出症

1.介入简史

20世纪60年代初,Smith 首次采用木瓜蛋白凝乳酶行髓核溶解术并获得成功。由于这种方法创伤小、方法简便,曾一度受到欢迎。但 Schwetschenau 的研究并未证实其疗效,因此要求对其进行进一步的临床研究。经过临床观察,1982年此方法又被 FDA 批准应用。目前,国内开展少,原因是此法可出现严重的并发症,如蛋白酶的过敏反应,严重腰背肌疼痛与症状加重,极少数患者会出现横断性脊髓炎而导致截瘫等,因此限制了此方法在临床上的推广应用。随后又出现了胶原酶溶核治疗。此酶国内在1973年研制出来,1975年在临床上试验,20世纪

80 年代末在临床上推广应用,目前取得了一定的疗效。

2.适应证与禁忌证

同 PLD。

3.介入器械

向椎间盘内注射胶原酶时一般取 7 号注射针,针长 10~17 cm,在 X 线电视监视下操作。

4.操作方法

胶原酶溶核治疗腰椎间盘突出症的注射方法分为椎间盘外(即硬膜外)注射、椎间盘内注射及 PLD 术后椎间盘内注射三种方法。

(1)椎间盘外(即硬膜外)注射:具体如下。

1)术前 1 小时将 5 mg 地塞米松加入 20 mL 糖盐水中,行静脉推注。

2)取侧卧腰部后凸抱膝位。

3)穿刺点位于腰背后外侧,距中线 6~8 cm,与脊柱成 45°~60°角,或在透视下将针尖缓慢插入病变椎间孔部,最好位于椎间孔下 1/2 部与椎间盘后缘处,如无神经根疼痛,先注入 1~2 mL 非离子造影剂,证实针尖位于硬膜外腔,然后将胶原酶 1200 U 溶于 5 mL 生理盐水中摇匀,一次性缓慢注入。

(2)椎间盘内注射:具体如下。

1)术前准备同椎间盘外注射法。

2)穿刺体位与进针方向基本同椎间盘外注射。

3)当正侧位透视观察针尖位于椎间盘内时,将 600~1200 U 胶原酶溶于 2 mL 生理盐水中,缓慢注入椎间盘,注药后 10~15 分钟后再拔出穿刺针。

(3)PLD 术后椎间盘内注射:在 PLD 术后将 1200 U 胶原酶溶于 2 mL 生理盐水中,缓慢注入椎间盘,注药约 10 分钟后再拔出套针。

5.术后处理

注药后患者一般取患侧卧位 4~6 小时,或取仰卧屈膝屈髋位 6~8 小时,卧床休息 1 周,注药后常规给予地西泮、抗炎止痛药物治疗。

6.疗效

国外报道溶核术治疗椎间盘突出,有效率为 49%~91%,国内报道其有效率在 60%~80%,也有达 91%者,但大多数为 70%~80%。国内报道采用椎间盘外(即硬膜外)注射比椎间盘内注射胶原酶的疗效要好。

7.并发症及其处理

毒性试验表明,胶原酶行椎间盘内、脊柱旁及硬膜外注射有相当大的安全范围,而鞘内注射的安全性低。常见并发症为腰部近期疼痛加重。若药物漏至硬膜内,则可发生脑膜刺激症状。

关于胶原酶的过敏反应与副损伤,尽管早期研究应用胶原酶尚无过敏反应报道,但胶原酶为一种生物蛋白制剂,具有潜在的过敏反应的可能性,应该引起注意。

防止并发症的关键是严格的无菌操作,注射部位准确无误,局部麻醉,监测神经根痛,术前术中行抗过敏治疗等,尽管采用上述方法,但仍不能完全避免并发症的发生。

8. 限度与进展

胶原酶盘内或盘外注射,尽管并发症比木瓜酶低,但由于约半数病例在注射后有症状一过性加重,加之只能适用于软性椎间盘突出症,又由于各种并发症相继出现,且有效率相对较低,因此其应用范围会受到限制。目前,有研究者追踪到一些病例经过胶原酶治疗 1~3 年,症状无改善者,经过 PLD 后,症状仍可改善,因此对胶原酶治疗无效者也可行 PLD 治疗。在行PLD 时,再向椎间盘内注射一定量的胶原酶将髓核溶解,有望获得更好的疗效。

(三)腰椎间盘髓核臭氧消融术

1. 介入简史

这项 20 世纪 90 年代始于意大利的治疗方法在世界范围内广为流传。笔者于 2000 年在意大利初次接触到这项技术,其后在国内率先采用该技术治疗椎间盘突出症,并于 2003 年在国内首先报道了臭氧治疗腰椎间盘突出症的临床应用情况。截至 2016 年,已完成 3000 余例患者的临床治疗研究,总有效率近 90%。因此,该技术具有非常广阔的临床应用前景,目前在国内已有数百家医院开展了这种治疗方法并获得了良好的临床疗效。

臭氧由 3 个氧原子组成,在所有的强氧化物中,臭氧的氧化性能名列第三。有学者认为臭氧对椎间盘突出症的作用机制主要有 4 个方面:①氧化作用,氧化髓核内的蛋白多糖,使突出的髓核回缩,达到机械性减压的目的;②抗炎作用,通过拮抗炎症反应中的免疫因子释放、扩张血管、改善静脉回流、减轻神经根水肿及粘连,从而达到缓解疼痛的目的;③抑制免疫反应,纤维环断裂后释放的糖蛋白和 PG 蛋白等可作为抗原物质,使机体产生免疫反应;④镇痛作用,臭氧的镇痛作用直接作用于椎间盘表面、邻近韧带、小关节突及腰肌内广泛分布的神经末梢,这些神经末梢因被炎症因子和突出髓核所释放的化学物质(如 P 物质或磷酸酶 A_2 等)激活而产生疼痛。

2. 临床概述

略。

3. 适应证与禁忌证

略。

4. 介入器械

"C"形臂 X 线机,能进行正、侧位透视,电视监视,清晰度高,也可在 CT 引导下操作。医用臭氧治疗仪:能产生浓度至少为 50 $\mu g/mL$ 的氧气与臭氧混合气体,能实时显示臭氧浓度及压力。臭氧浓度稳定,有氧化还原系统。穿刺针:斜面针或锥形多侧孔空心针,型号为 20~22 G。注射器:2~20 mL 各种规格的医用塑料注射器。氧气:高压瓶装医用纯氧。

5. 技术与方法

使用后外侧入路手术时,患者取健侧卧位,髂骨过高者可采取下侧肢体屈曲、上侧伸直、腰下垫一枕头,以使椎间隙充分舒展开来。采用后外侧穿刺入路,通常取脊柱中线旁开 8~10 cm处为穿刺点。常规消毒铺单,1%~2%利多卡因溶液局麻。21 G 多侧孔乙醇注射针或 Chiba针行侧后方入路穿刺,穿刺角度大约为 45°。笔者的经验是穿刺必须要在标准的侧位下进行,穿刺针沿腰椎小关节外沿进针,侧位透视在椎体后缘平面针尖触及纤维环,此时感觉阻力明显增加,沿此路径进针通常针尖都能保证在椎间盘中央。若 L_5~S_1 间隙穿刺有困难,可采用斜位穿刺法,即将影增器向术者方向倾斜约 30°,再向足侧调整角度,显示 L_5 椎体下缘、上关节突前缘及髂嵴上缘组成的三角,沿此三角进针定能成功。

意大利医师常采用髓核造影,以明确椎间盘突出和破裂的程度,以及诱发根性疼痛而有利于定位。我们认为通常情况下可以不做,因其会加重椎间盘压力、增加感染机会及延误治疗时间。

将医用臭氧治疗仪与医用纯氧氧气瓶连接,设定输出的氧气和臭氧混合气体的浓度为 40 μg/mL。用注射器获取混合气体 10 mL(注意不要主动抽取,以免混入空气,而是利用输出气体的压力自动进入)匀速注入椎间盘内。纤维环完整者推注时阻力较大,透视下可见气体在椎间盘内呈不规则线带状弥散。据笔者科室资料,纤维环完整者占 20%,而纤维环破裂者占 80%。破裂又分为后破裂、前破裂及侧方破裂。纤维环后破裂者气体进入硬脊膜外腔,透视下显示为椎体后缘线状透光影。而纤维环前破裂则显示为椎体前沿前纵韧带下气体影。若见气体影在椎体中部显示,则提示为纤维环侧方破裂。退针至椎间孔后缘平面,注意观察有无血液及脑脊液自针尾滴出。注入浓度为 40 μg/mL 的混合气体 10 mL,可见气体在硬脊膜外腔及腰大肌间隙弥散。再注入镇痛抗炎液行神经根阻滞后即可拔针。

镇痛抗炎液有三种配方:地塞米松 5 mg 加 2% 利多卡因溶液 5 mL;醋酸泼尼松龙 50 mg 加 2% 利多卡因溶液 5 mL;得保松 7 mg(含二丙酸倍他米松 5 mg 及倍他米松磷酸钠 2 mg)、甲钴胺 0.5 mg 加 2% 利多卡因溶液 5 mL。笔者推荐使用第 3 种配方,该配方的不良反应相对较小。

小关节内侧缘入路手术方法:患者平卧,将距脊柱中线约 15 cm 的患侧相应椎间隙作为穿刺点。透视下沿该点垂直进针,紧贴小关节内侧缘进入突出的髓核部。应密切观察有无脑脊液溢出。若有脑脊液溢出应停止进针,放弃此穿刺路径。部分患者在穿刺中会感觉到下肢放射性疼痛,应考虑为针尖刺入马尾神经,也应停止穿刺。侧位透视下进针至病变椎间隙后 1/5 区域,定位准确后同前注入氧气和臭氧混合气体 3~5 mL。此过程中应注意观察推注臭氧时阻力的大小及患者的反应,及时询问患者有无头晕、腰痛及下肢感觉异常。透视下应注意观察气体弥散及分布情况。退针至椎体后缘平面,再注射臭氧气体 10 mL 及镇痛抗炎液 5 mL,注意观察患者反应。大多数患者会立刻感觉患肢疼痛减轻,症状好转。此路径可直接将臭氧气体及镇痛抗炎液注射至病变部位,对于神经根炎症较重者有立竿见影之效。因有刺破硬脊膜的风险,若将臭氧气体及镇痛抗炎液注入蛛网膜下隙,则有头痛及脊髓麻醉之风险,该术式已较少采用。

术后嘱患者卧床休息 1 天。临床症状较轻者可回家休养,口服维生素 B_1、维生素 B_6 等。症状严重者须住院治疗,用 20% 甘露醇 250 mL、地塞米松 5 mg 及神经营养药静脉滴注 3 天。一般情况下无须静脉滴注抗生素。出院后全休 1 周,2 周后按康复计划进行腰背肌锻炼,每日 100~200 次,或步行 40~60 分钟。有条件者进行游泳锻炼,每日 500~800 m。6 个月内禁止负重及参加剧烈的体育活动。多数患者经康复锻炼后症状缓解,对少数患者(通常是突出程度较大者)于 3 个月后实施加强治疗,这类患者的人数约占总治疗人数的 15%。

6.疗效评价

疗效评价主要采用改良的 Macnab 疗效评价标准及 VAS 疼痛评分。通常取术后 1 周、3 个月、6 个月及 12 个月为评价时间。有条件者 3 个月进行影像学复查。临床疗效各家报道不一。Muto 于 1998 年最早报道 93 例,有效率为 78%。Anderula 报告 150 例,有效率为

68%。Alexandre 报道 6665 例从 1994—2000 年的多中心的研究结果,优良率达 80.9%,有效率高达 93%。2003 年,我国何晓峰首次报道 129 例,有效率为 75.8%。马光辉等报道 86 例,通过 3 个月、6 个月、1 年的随访,总有效率为 81%。2009 年,肖越勇报道对 150 例腰椎间盘突出症患者于 CT 导向下行臭氧消融治疗,总有效率达 95%。根据笔者科室的临床资料,3000余例患者中纤维环破裂者占 80%,纤维环完整者占 20%。影像学(CT 或 MRI)表现为椎间盘突出者约占 50%。

7. 并发症及其处理

由于椎间盘纤维环撕裂,患者常常伴随术后疼痛反应,即所谓的"反跳"现象,术后疼痛的发生率高达 23%。临床上表现为手术后 3~5 天出现腰腿痛加重,1 周时最剧烈,然后慢慢减轻,可持续 2~6 周。应对"反跳"现象以休息、对症处理及心理辅导为主。

小关节内侧入路有穿破蛛网膜下隙的风险,尤其是小关节内侧缘距离较窄的患者。若在穿刺过程中出现脑脊液漏,则应放弃手术改行其他治疗方法。

8. 限度与进展

相对于外科手术及其他微创治疗方法,椎间盘臭氧消融术是创伤最小、并发症最少的手术方法。除了椎间盘脱垂为相对限制以外,椎间盘臭氧消融术对其他椎间盘突出症都有较高的有效率,不失为腰椎间盘病变患者治疗的首选方法。

(四)颈椎间盘突出症的经皮穿刺切除术

1. 介入简史

国内于 1991 年开始进行颈椎间盘突出症的经皮穿刺颈椎髓核切除术(percutaneous cervical discectomy,PCD)穿刺路径及穿刺器械研究。1992 年,初科研人员将此技术用于临床并获成功,1993 年,有科研人员报道将 PCD 应用于治疗 12 例患者,接着在全国推广应用。

2. 临床概述

颈椎间盘突出症在临床上很常见,主要是由于颈椎间盘退行性病变,而发生椎间盘膨出、突出,继而产生脊椎骨质退变,如骨质增生、小关节退变、黄韧带增厚等,并压迫神经根、脊髓或影响椎动脉供血不足而引起一系列颈椎病的临床症状。除退变因素外,椎管发育的大小、先天畸形、颈部外伤等也可引起颈椎间盘突出。

根据临床症状,一般可将颈椎病分为颈型、神经根型、脊髓型、椎动脉型、交感神经型、混合型等 6 型。

3. 适应证与禁忌证

(1)适应证:具体如下。
1)各种类型的颈椎间盘突出症。
2)临床症状典型且严重,并经过 2 个月保守治疗无效者。
3)患者均经 CT 扫描,发现为软性颈椎间盘突出症,压迫部位、节段与临床表现基本一致。
4)经 MRI 检查,无脊髓空洞和广泛性的脊髓损伤。
5)无骨性椎管狭窄。
(2)禁忌证:具体如下。
1)症状轻,经过保守治疗有效。

2)年龄大于 65 岁,有心脑血管性疾病。

3)突出椎间盘完全钙化,有后纵韧带广泛钙化。

4)有颈椎失稳者。

5)椎管、椎体并存肿瘤、感染。

6)有精神障碍者。

4.介入器械

ZC-Ⅲ PCD 切割器、负压吸引器各 1 台,双相或"C"形臂 X 线电视透视装置 1 台。

5.技术与方法

(1)术前准备:查血常规,血沉,出、凝血时间。查心电图、血压、血脂,确定有无心脑血管疾病。行颈椎 X 线片,常规应摄前后位、侧位、侧位过伸、过屈位及双斜位片。行颈椎间盘 CT 平扫,了解突出椎间盘的部位、程度、突出方向,有无钙化、椎管狭窄、黄韧带增厚、小关节退变等。常规进行脑及颈段脊髓的 MRI 检查,除了解椎间盘突出情况外,还可确认脊髓受压情况,有无脊髓变性、脊髓空洞以及脑部病变情况。术前还要镇静,于手术前 10 分钟,肌内注射地西泮 10 mg、苯巴比妥 100 mg。术前 4 小时禁食。根据 CT、MRI 检查确定穿刺部位、方向、数目,并嘱患者于术前反复练习用手指向健侧推移气管与喉部,以适应术中推移。

(2)穿刺切吸步骤:①患者取仰卧位,垫高肩部,头颈呈过伸位,头略下垂,双肩下移,使颈部伸长;②颈前部至下颌两侧严格消毒;③面部用金属面罩覆盖,保持呼吸通畅;④定位,在"C"形臂帮助下透视确定病变水平;⑤标记病变水平,并在气管旁与颈动脉之间确定穿刺点;⑥局麻,用 1% 利多卡因在穿刺点处行皮下浸润麻醉,然后用小尖刀在皮肤上切 3 mm 小切口;⑦用引导细针经切口对准椎间盘穿刺,将针尖穿到钩突关节内侧,然后穿过纤维环进入髓核,此时有明显的落空感,同时监测患者的一般情况、神经功能、发音、吞咽等,并借助正侧位透视确认引导针尖位于椎间盘内;⑧在引导针上套上扩张器、套针,并缓慢滑至纤维环处,此过程也要监测神经功能改变,如无不良反应,则可将套针固定在纤维环上,再次透视套针的确切部位,如位置适当,便可进行下一步操作,如位置有误,则要重复⑦⑧步骤;⑨抽出扩张器,沿引导针插入环锯,用不同口径的环锯切吸纤维环,捣烂髓核,然后用切割器进行反复切吸,一般切吸 15～30 分钟,如无髓核吸出,便可拔出切割器,然后再抽出套针;⑩局部针道加压 5～10 分钟,尤其是对疑穿刺针通过了甲状腺时,应压迫更长的时间,以防甲状腺出血,然后用创可贴盖上穿刺点。详见图 8-12。

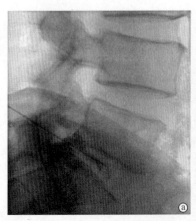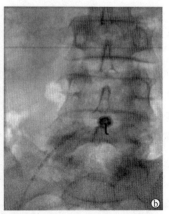

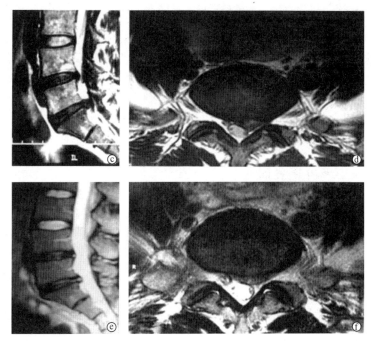

图 8-12　穿刺切吸的过程

术后将患者送回病房卧床休息,取去枕平卧位,并尽量减少颈部活动 1 或 2 天。观察颈部局部有无出血或血肿,监测血压 12 小时。行抗炎止痛、抗感染及对症治疗,1 周后出院。术后 1 个月、3 个月、6 个月、12 个月进行门诊随访,以后每间隔 6 个月进行随访。

6.疗效评价

PCD 的机制是通过经皮穿刺摘除椎间盘行有效的机械性减压,以减轻突出的椎间盘对脊髓、神经根、硬膜囊的压迫与刺激,并可促使突出的椎间盘还纳、萎缩,减轻脊髓神经的水肿,从而减轻或消除患者的临床症状。随着技术的进一步提高,PCD 的有效率进一步提高。此技术已在国内许多大医院推广应用,有效率达 90% 以上。

7.并发症及其处理

关于并发症,目前报道较少。笔者近 9 年来,遇到 2 例患者出现了较严重的并发症,1 例为甲状腺出血,形成颈部血肿,后经甲状腺动脉超选择栓塞止血而愈,另 1 例伴有脊髓空洞症患者,术中切吸椎间盘时后缘出血,加重了对脊髓的压迫,造成患者瘫痪加重、大小便失禁,经过 3 个月的保守治疗,瘫痪症状才开始逐渐好转,此应引起我们的重视,也说明 PCD 的危险性要比 PLD 的危险性大得多,选择患者要慎重,术中一定要精心操作。对于颈椎生物力学的影响,外科手术可造成颈椎不稳,而 PCD 则未造成颈椎失稳。另外,同 PLD 一样,行 PCD 时也要预防椎间盘感染。预防的方法与 PLD 的相同。

8.限度与进展

颈椎间盘突出症症状轻微者往往不必行外科手术或介入手术治疗,一般 95% 的患者都可行非手术治疗而痊愈或缓解症状。只有对症状重、反复发作的患者,或脊髓型的患者,才考虑行外科手术或 PCD 治疗。一定要严格掌握适应证。因为 PCD 只能解决软性椎间盘突出症,所以对突出椎间盘有广泛钙化、骨化、后纵韧带骨化、骨性椎管狭窄者不能行 PCD 术;又由于此病多出现在老年人中,因其心脑血管疾病多而受到限制;另外还有一部分软性椎间盘突出严重或脊髓压迫长,产生不可逆性改变,虽然行了 PCD 术,突入椎管内的椎间盘不能摘除,也难以回纳,因而影响疗效。目前,有研究人员已采用 PCD 加胶原蛋白溶髓核术来治疗颈椎间盘突出症,获得了很好的疗效。国外也在进行类似的研究,不过他们是先将胶原酶注入间盘内,然后行 PCD 术,也取得较好的疗效。也有单纯应用溶核治疗报道,但例数都不很多。国外有采用激光行 PCD200 余例的报道,有效率达 94.5%。目前,对 PCD 和溶核治疗的效果还有待进一步研究。

二、脊柱椎间小关节综合征

(一)介入简史

1990 年前,Goldthwait 就认为一部分腰背痛是源于椎间小关节所产生的疼痛。当有腰背部疼痛,排除其他常见的病因,椎间小关节处有压痛、X 线与 CT 等发现小关节退变和骨质增生时,便可考虑为此病。后来科研人员发现用高渗盐水注入小关节内可诱发此病,而用局麻药可以使此疼痛消失,这说明此综合征的存在,也同时说明介入治疗的有效性。后来 Doslouet 等在关节内注入长效皮质激素加局麻药,使疼痛在部分患者中立即减轻,以后此法在临床上的应用便相当普遍。

(二)临床概述

目前研究表明,小关节综合征是由小关节退变所致,在临床上主要表现为腰背部疼痛,并在运动后加重,小关节局部压痛。通过病理研究发现在 60 岁以上的人中 68% 有小关节退变。X 线和 CT 发现在 40 岁以上的人中 60% 有中到重度的小关节退变,在 70% 的脊柱 1°滑脱中有小关节"真空征"。由此说明,小关节退变较常见,而且常引起腰背部疼痛和椎体滑脱。在做出小关节退变诊断之前,一定要排除脊柱感染、肿瘤、椎间盘突出,以及椎管、脊神经的病变。

(三)介入器械

穿刺针为千叶针,型号为 22～25 G,长 10～15 cm。5 mL 注射器 2 只。"C"形臂电视透视装置。

(四)适应证与禁忌证

1.适应证

由小关节退变所致的腰背部疼痛,无坐骨神经痛,无椎间盘突出,无外科手术史,无椎骨内病变。CT、X 线、MRI 证实有小关节退变,而又排除其他疾病。

2.禁忌证

同 PLD 和神经封闭。

(五)技术与方法

用"C"形臂引导时,患者取俯卧位,局部消毒,用 1% 利多卡因做局部浸润麻醉。穿刺点位于脊旁 5～6 cm 处。穿刺针垂直于椎板,平行于小关节面,可旋转患者或旋转"C"形臂,让小关节间隙清楚可见。如用 CT 引导,则在病变小关节处做横断面平扫,通过测量确定穿刺点的部位及角度(图 8-13、图 8-14),然后用穿刺针平行小关节间隙穿刺进入关节腔内,回抽无出血或脑脊液时,用 0.1～0.3 mL 伊索显影造影剂注入小关节(术前应做碘过敏试验),行小关节造影,若证实造影剂在关节腔内,则可回抽出造影剂,然后注入 0.4 mL 曲安奈德(康宁克通)和2 mL利多卡因,注射速度要慢,否则压力太大,可造成关节囊破裂。如遇阻力,则应停止注入,回抽穿刺针,局部加压,并观察半个小时。

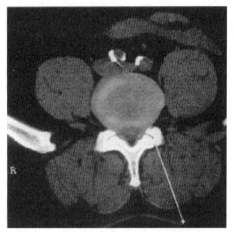

图 8-13　脊柱小关节 CT 引导穿刺定位

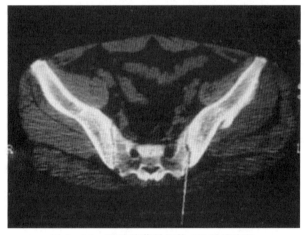

图 8-14　骶髂关节封闭的 CT 引导定位

(六)疗效评价

由于小关节注药治疗的药物不同,患者的选择标准不同,目前治疗的结果有很大差别。Destouet 等报道,症状即时减轻为 54%,长期减轻为 21%,而在 Moran 组中,有效率仅为13%。近年来,Murtagh 报道用利多卡因注射后,94%有效。用长效皮质激素注射长期有效者为 54%。

(七)并发症及其处理

小关节注射并发症极少,一般可在门诊患者中进行。其常见的并发症是局部感染,因此一定要严格无菌操作,一旦发现感染,要局部切开排脓引流,并应用抗生素。小关节囊破裂罕见,注药时不要用力过猛过快。一定要避免药物误入椎管。用 CT 引导可增加其安全性。另外,若应用长效皮质激素,且反复注射,就会造成水钠潴留、脂肪沉积、感染、骨质疏松、股骨头缺血性坏死等,值得重视。

三、神经封闭治疗

直接在末梢神经支附近神经干内、小关节周围、硬膜外、椎旁肌肉等注入药物或用药物刺激使神经功能信号阻断的治疗方法,称为神经封闭治疗。1898 年,Pitres 等开始用乙醇治疗三叉神经痛。也有人认为封闭疗法最早是由苏联学者亚历山大·维什聂夫斯基教授发明,当时主要是用普鲁卡因注射神经干或软组织来阻断外来或内在的对中枢形成的刺激,起到治疗的作用,后来发展到其他药物。1963 年,Lowrie 等应用酚甘油行硬膜外注射治疗癌性疼痛。目前,此方法已广泛应用于神经、关节、脊柱、椎管等处。

(一)神经根封闭治疗

1.临床概述

各部位的各种剧烈顽固性的神经性痉挛性疼痛,如三叉神经痛、坐骨神经痛、肋间神经痛,骶尾部分肿瘤转移等造成的疼痛等。

2.适应证与禁忌证

(1)适应证:选择性神经封闭治疗适用面非常广泛,几乎人体各部位的顽固性疼痛都可进行,如颈肩疼痛选择性封闭颈丛或臂丛,还有桡神经封闭,肋间神经痛,颈、腰椎椎旁神经封闭,脊柱小关节封闭,股神经、腰丛,闭孔神经、坐骨神经、交感链、腹腔神经干封闭等。

(2)禁忌证:具体如下。

1)穿刺部位有感染或全身有感染者。

2)有出血倾向或行抗凝治疗者。

3)对局麻药过敏者。

4)有精神失常者。

5)有严重心脑血管性疾病者。

6)有糖尿病溃疡出血者,妊娠患者应慎用。

7)对高龄患者应慎用。

3.介入器械

7、8 号针,长 10~15 cm,带针芯的穿刺针。根据封闭的部位,可在 X 线、CT、B 超及 MRI 引导下进行穿刺定位。

4.技术与方法

(1)选择性颈丛神经封闭:要熟悉颈椎解剖的特点和体表标志,患者取仰卧位,头转向健侧,保持脊柱水平位。在透视下分清心横突及椎体,穿刺点应在距中线 3 cm 处。第 1 点选在 C_4 横突处,第 2 点选在 C_2 横突处,两点连线中点为第 3 点,相当于第 3 横突处,在 3 点处做好标记。常规皮肤消毒,用 7 号针在上述 3 点穿刺、避开大血管,当针抵达骨质时,回抽无血液、脑脊液后便可注射 0.25%~1%利多卡因 4~5 mL,让整个深丛神经封闭,然后在第 1 点的穿刺针退至胸锁乳突肌深层,注入利多卡因 5 mL 左右并封闭浅丛。

(2)选择性臂丛神经封闭:穿刺点平对 C_6 颈椎,在胸锁乳突肌的锁骨头后缘外侧可触及一细长肌肉,即前斜角肌,其他便是中斜角肌,此两肌之间便为斜角肌间沟,沿此沟向下可触及搏动的锁骨下动脉,在此搏动点上方 l cm 处的肌肉表面进针,穿过筋膜,回抽无血液或脑脊液后即可注药。

5. 疗效评价

封闭治疗一般可立即生效,但大多不能持久,有时需要反复封闭,关键是要找到疼痛的病因,对病因进行治疗才是最根本的方法。但对某些癌肿的侵犯,采用此种姑息治疗是可取的。

6. 并发症及其处理

药物毒性反应,一定要掌握麻醉药的用量,总量不能超过 0.2 g。不要将麻醉药注入血管或蛛网膜下腔内。眩晕,在行颈丛封闭后站立步行时可出现,但休息片刻后可自行消失。霍纳综合征,为药物封闭过深、针尖偏内,或用药过量所致,因此要严格控制药物用量。膈神经封闭,表现为胸闷和呼吸困难,应严密监视病情变化,吸氧或人工辅助呼吸。喉神经封闭,可出现声嘶、失音、喘气,为药物注入过深造成。气胸为损伤肺尖所致,尤其是在有肺气肿的患者中,应立即拍片观察。如为张力性气胸,肺压缩超过 40%～50% 者,或患者有呼吸困难,应行闭式引流。在穿破大血管时可产生局部出血与血肿。因此,在穿刺时一定要回抽,避免针尖进入血管。另外,局部注药后加压也很重要。全脊髓麻醉为严重并发症,主要由穿刺针误入椎管内造成,一定要预防此症发生,回抽时要注意有无脑脊液。另外,穿刺时不要过深,如出现此症,应请麻醉科会诊,并给予对症处理。

(二)腰骶椎旁神经封闭治疗

1. 临床概述

主要的临床表现有坐骨神经痛、股神经痛、急性腰肌劳损、腰肌扭伤、腰痛、腰肌痉挛等。

2. 适应证与禁忌证

(1)适应证:具本如下。

1)坐骨神经痛。

2)下腰背部疼痛。

3)股神经痛。

4)急性腰肌扭伤。

5)腰椎骨质增生退变。

(2)禁忌证:同颈臂丛神经封闭。

3. 介入器械

同颈、臂丛神经封闭。

4. 技术与方法

患者取健侧卧位,屈膝、屈髋,穿刺点在 L_3～L_4 棘突间隙旁开 3.5～5 cm。常规局部消毒,选 7～8 号针,长 11 cm,垂直皮肤进针,抵横突处,然后把针回抽少许,将针向上倾斜 25°,滑过 L_4 横突上缘,再将针进入约 1 cm,针尖穿过横突间韧带时有落空感,表明针尖进入腰肌间沟,回抽无血液、无脑脊液时,注入 1% 利多卡因 15～20 mL,并保持侧卧 20 分钟,局部加压 5 分钟。如要行椎间孔神经根封闭,其他步骤同前,在透视下将针向横突上或下,再向内倾斜 20° 角,即到达椎间孔处,但一定要无神经根痛存在,同时回抽无血液及脑脊液时,方可注入药物。必要时可封闭多处神经根,用同样的方法穿刺其他椎间孔。一定要注意用药总量,避免药物过量导致中毒。

(三)椎管内神经封闭治疗

椎管内神经封闭可分为蛛网膜下、硬膜外和骶管封闭,其中以硬膜外封闭多见,且它多由麻醉医师操作,因此此处仅介绍硬膜外封闭。

1.适应证与禁忌证

(1)适应证:具体如下。

1)术后镇痛。

2)癌痛治疗。

3)胸段疼痛。

4)腰腿疼痛等。

(2)禁忌证:同颈丛封闭。

2.技术与方法

取侧卧位,抱膝、屈髋。借助透视或 CT 确定穿刺平面。在透视下,采用椎旁法进针,在棘突旁开 1~2 cm 处进针,针与皮肤成 75°角,对准棘正中线,避开棘上韧带,直抵黄韧带进入硬膜外腔,有明显落空感。为了确定针尖是否位于硬膜外,最可靠的方法是用少量非离子碘水造影剂(1~5 mL)注入,观察其形态与流动情况便可确定其确切部位,当确定针尖位于硬膜外腔后,即可经穿刺套针插入硬膜外导管,以便随时补充局部麻醉药,每次用药 5~10 mL(0.5%~1%利多卡因)。导管可在硬膜腔保留 2 或 3 天。

3.并发症与处理

(1)刺破硬膜、损伤脊髓,造成出血,要用 MRI 观察,并行止血治疗。

(2)全脊髓麻醉,临床表现为感觉和运动功能丧失,呼吸停止,血压骤降,意识丧失,应立即对症处理,进行人工呼吸、气管插管、升压,以维持循环功能。

(3)硬膜外脓肿、血肿。

(4)脊髓前动脉综合征,原因不明,可能与损伤脊髓动脉有关。

(5)穿刺针或导管误入血管,注麻醉药时可出现抽搐,因此一定要回抽无血液。

(6)膀胱功能障碍,主要发生于骶管神经封闭持续较长时间时,若发生应立即行膀胱插管导尿。

4.疗效评价

相关文献报道,连续硬膜外局麻封闭主要用于癌痛止痛,长时间放置导管的问题是感染。其在治疗颈段疼痛的使用率为 84.8%,在治疗胸部硬膜外疼痛的使用率超过 50%,在治疗腰腿疼痛的过程中使用更为普遍,但其问题是作用时间短,真正彻底治愈一定要确定病因,并针对病因选择切实有效的治疗方法。

5.限度与进展

由于颈丛、臂丛以及椎管封闭的并发症多且严重,因此此法一定要慎用。要了解患者的全身情况,明确诊断后再进行根治治疗。对于某些有癌痛且需要持续给药者,目前的做法主要是在体内安装微型药泵、小剂量连续给药以封闭止痛。

四、肌肉与软组织封闭治疗

(一)介入简史

请参见"椎间盘突出症"相关内容。

(二)临床概述

全身各部位顽固性肌肉软组织疼痛,经过各种检查,排除其他病因,如感染、肿瘤等。

(三)适应证与禁忌证

1.适应证

(1)肌腱炎、腱鞘炎。

(2)腱鞘囊肿。

(3)神经节囊肿。

(4)肌肉痛点。

(5)筋膜炎。

(6)梨状肌综合征。

2.禁忌证

(1)局部感染。

(2)有精神异常。

(3)有胃溃疡出血病史。

(四)介入器械

详见"椎间盘突出症"。

(五)技术与方法

在病灶处或在肌肉痛点处穿刺,避开神经主干与大血管。缓慢注入1%利多卡因和40 mg曲安奈德,术后局部加压,观察15分钟后嘱患者回家休息。

(六)疗效评价

请参阅"椎间盘突出症"相关内容。

(七)并发症及其处理

请参阅"椎间盘突出症"相关内容。

(八)限度与进展

请参阅"椎间盘突出症"相关内容。

(孙　阔)

第三节　骨肿瘤

一、良性骨肿瘤

(一)骨样骨瘤

1.介入简史

早在 1989 年,Doyle 等就在 CT 引导下进行经皮骨样骨瘤切除术并获得成功,但由于器械的原因未能在临床上广泛推广。1992 年,Rosenthal 首次报道了用 RFA 治疗骨样骨瘤。此后,RFA 成为这种良性骨肿瘤易于接受的微创治疗方法。随着其他消融技术(如冷冻、微波)的应用,消融方法已经成为骨样骨瘤首选的治疗手段。

2.临床要点

骨样骨瘤是一种特殊类型的骨肿瘤,由成骨性结缔组织及其形成的骨样组织所构成,周围为反应骨质,中间为富含血管的瘤巢。它的发病原因至今不明。骨样骨瘤好发于 11～20 岁的儿童和青少年,典型症状为局部疼痛,呈剧烈针刺样痛或钝痛,夜间加重,服用非甾体抗炎药可缓解。肿瘤邻近关节时,可出现活动受限、关节肿胀、脱位、僵硬及挛缩;肿瘤位于脊柱时,常常因疼痛出现脊柱侧凸畸形。影像检查主要包括 X 线、CT 和 MRI。X 线表现为偏心性圆形或类圆形低密度影(即瘤巢),多小于 0.5 cm,周围有致密硬化骨包绕;CT 和 MRI 能明确病变范围,正确判断瘤巢的大小和部位。骨样骨瘤的诊断主要依靠于其临床表现及影像学特征。

3.适应证与禁忌证

(1)适应证:对有安全穿刺途径的骨样骨瘤均可行介入治疗。

(2)禁忌证:①无安全的穿刺路径;②局部感染。

4.介入器械

CT 为必备的影像导向设备。手术器械主要包括:①带芯骨穿刺针;②外科不锈钢锤;③消融设备与电极(探针),如射频仪和射频;④最好备有与套管针配套的电钻。

5.技术与方法

(1)术前准备。①患者评估:评估患者的现病史、既往史、体格检查以及之前的影像学检查;②行常规实验室检查和心电图检查;③根据病变的部位选择合适的消融方法,准备相应的设备与器材,如进行射频消融,则推荐使用有效工作段长度为 8 mm 或更短的穿刺针;④在麻醉方式的选择方面,射频消融应在全麻下进行,冷冻消融在局麻下即可操作。

(2)方法步骤。①CT 下定位病灶并设计穿刺路径,测量进针距离。薄层 CT 利于确定瘤巢位置;原则上采取安全、最近的穿刺途径和皮肤穿刺点;患者体位取决于病变位置,四肢病变多取仰卧位,脊椎病变多取俯卧位。②在穿刺局部常规消毒铺巾后用 1% 利多卡因在穿刺点皮肤向病变表面做穿刺通道全层浸润麻醉。③当穿刺针抵达病变表面时,用外科锤敲击穿刺针,使之进入瘤巢中央,期间需反复多次用 CT 进行定位。④根据选用治疗方式的不同进行相应的操作。射频消融为经骨穿刺针植入射频电极,头端进入瘤巢内,消融操作应遵照设备生产商的指导,治疗持续时间根据设备的不同而有所不同。通常情况下,温度升高并维持在 90 ℃,持续 6～8 分钟,已可以对小于 5 mm 的病灶进行充分的消融治疗。对于更大的病灶,需要将射频针重新引入病灶内 2 或 3 次,以使射频消融的范围完全覆盖病灶,使整个病灶得到充分的消融。冷冻消融则在将冷冻探针头端置入瘤巢内后,开启氩氦冷冻治疗系统,采用 2 个冷冻-复温治疗模式(冷冻 8 分钟,复温 5 分钟),冷冻过程中用 CT 扫描检测冰球形成的情况,冰球应超出瘤巢边缘。⑤术毕采用抗生素冲洗伤口,最后将伤口加压包扎。

6.术后处理

(1)休息 2～4 小时,6 小时内监测生命体征,1 次/小时,平稳后并可自如活动,数天后出院。

(2)治疗后的 24～48 小时内,患者会出现一过性的疼痛加重。1 周后疼痛会得到缓解。应该给予患者口服麻醉类镇痛剂等以止痛。在对位于承重骨上的肿瘤进行治疗后,建议 3 个月内不要进行长跑。

7.疗效评价

介入治疗后 1～3 天局部疼痛可明显缓解,1 个月内疼痛可完全消失,局部功能多可恢复。

消融治疗骨样骨瘤的首次成功率据报道高于 90%，再次治疗的成功率在 100%。治疗后的复发通常发生在 3～6 个月内。

8. 并发症及其处理

尽管本方法是微创治疗，但也可能发生一些潜在的并发症。

(1)出血和神经损伤。在熟悉解剖结构的情况下，可以很大程度上避免发生出血和神经损伤。

(2)皮肤烧伤。对于靠近体表的病灶风险较大，需要特别注意。

(3)邻近病灶关节的关节软骨的损伤会导致关节炎。

(4)术后感染。要防止继发感染，可在术后预防性地静脉滴注抗生素 3 天。要预防出血，可将切口缝合一两针，对局部也可加压止血。

(二)骨巨细胞瘤

1. 介入简史

本病的治疗以手术治疗为主，对发生于手术困难部位(如脊椎)者，可采用放疗。1975 年，Feldman、Wallace 等开展骨肿瘤的经导管栓塞治疗，其中包括 10 例骨巨细胞瘤。目前，动脉栓塞治疗一般作为减少骨巨细胞瘤手术出血的一种术前辅助措施，能够增加手术操作的可行性和安全性，使手术获得更好的疗效，而且在某些情况下，其可以单独作为姑息性治疗的一种，用以减轻肿瘤疼痛及压迫等症状。近年来，国内外有学者采用消融方法治疗骨巨细胞瘤并缓解疼痛的报道。

2. 临床要点

骨巨细胞瘤原发于非成骨性结缔组织，是常见的骨肿瘤，占原发良性骨肿瘤的 20%，好发于 20～40 岁的成年人，极少在骨骺未闭合前发病，发病部位为股骨远端、桡骨远端，女性多于男性。骨巨细胞瘤的性质分良性、生长活跃和恶性 3 种。患者可有不同程度的疼痛、局部肿胀，相邻关节的活动受限，检查时可有压痛，瘤内出血或病理性骨折往往伴有剧烈疼痛。病程从数月至数年不等，无特征性表现，不易从症状方面与其他骨肿瘤相区别，当骨质被破坏到一定程度时，可致病理性骨折。当肿瘤位于脊柱和骶骨时，可出现神经系统症状。骨巨细胞瘤的影像检查主要包括 X 线、CT、MRI。典型的 CT 表现为干骺端或骨骺处偏心性、膨胀性、溶骨性骨质破坏，骨皮质变薄，连续性完整或栅栏状中断，肿瘤边缘可有程度不等、断续的骨质破坏，肿瘤内可见有短小的骨嵴(即 X 线上的"皂泡征"改变)。CT 在显示骨膨胀、皮质变薄、病理性骨折及骨膜反应方面较 X 线和 MRI 更有优势，可以早期发现病变，显示软组织包块、骨受侵形式和范围，并能够显示病变与重要血管、神经的关系，关节内是否受侵等。MRI 显示软组织肿块的范围较 CT 更有优势。依据 CT、X 线及 MRI 等典型影像表现，结合发病年龄段、骨端疼痛、局部肿胀等临床表现多可做出临床诊断，但最终确诊骨巨细胞瘤仍取决于活检的结果。

3. 适应证与禁忌证

(1)适应证:具体如下。

1)四肢巨大巨细胞瘤，拒绝截肢，为保肢而行术前栓塞或作为外科替代疗法。

2)位于骨盆、骶尾部、头颈部及其他脊柱深部的巨细胞瘤，为减少外科术中出血或作为外科替代疗法。

（2）禁忌证：有严重肝、肾、心功能不良，出血性疾病或出血性倾向、感染、发热患者都不适用介入治疗。

4. 介入器械

骨巨细胞瘤血管内介入治疗所需的技术条件与设备同一般血管介入治疗所使用的设备。

5. 技术与方法

（1）术前准备：①术前 6 小时不进食固体食物，但不禁流质饮食；②穿刺处备皮；③胸部 X 线片，肝、肾功能，心电图及血常规，出、凝血时间，血型；④介入治疗前常规用阿托品 0.6～0.9 mg 肌内注射或地西泮 5～10 mg 肌内注射。

（2）方法和步骤：局麻下行股动脉穿刺插管，行选择动脉 DSA，以了解肿瘤的供血动脉及瘤内血管情况，将导管逐支超选入肿瘤供血动脉后进行栓塞。作为外科术前栓塞，可用明胶海绵颗粒、500～710 μm 聚乙烯醇微球或 Embosphere 微球等栓塞材料（图 8 - 15）。栓塞治疗一般在术前 1 周内为宜；作为外科替代疗法栓塞，可结合药物进行栓塞。

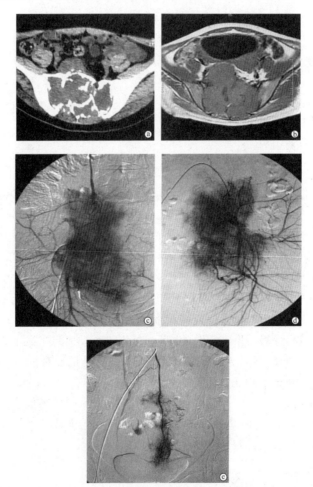

a. 、b. CT 和 MRI 显示骶骨巨细胞瘤。c. 、d. 左、右髂内动脉造影显示血供十分丰富，分别用明胶海绵颗粒栓塞；e. 骶正中动脉造影发现骶正中动脉也参与了供血。栓塞后第 2 天手术，术中出血量显著减少，成功切除肿瘤。

图 8 - 15　骶骨巨细胞瘤的术前栓塞

（3）注意事项：为了达到预期的栓塞效果，必须采用末梢栓塞物，如聚乙烯醇、明胶海绵颗粒等，这样栓塞既较彻底，又可防止侧支循环建立。

6.术后处理

术后处理除与一般的血管造影相同外，还应注意预防肿瘤局部疼痛及肿胀加重，若有需及时对症处理。

7.疗效评价

术前栓塞可显著减少术中的出血量，降低大出血的风险。作为手术替代治疗方法，栓塞后3或4个月可见到效果，数年后肿瘤仍可保持缩小，患者经2或3个疗程（介入治疗）之后，临床症状明显减轻，甚至消失；影像学检查可见较明显的骨质反应性骨化（钙化），若病灶逐渐变小，则提示介入治疗有效，否则则相反。

8.并发症及其处理

（1）栓塞综合征：是良性骨肿瘤栓塞后的常见并发症，尤其是四肢骨肿瘤，表现为术后病变局部疼痛加剧、肿胀及不同程度发热，一般可予以吲哚美辛（消炎痛）止痛、退热，症状多在3～5天可缓解。

（2）异位栓塞、血栓形成和局部皮肤缺血坏死：这些严重的并发症极少发生。

（3）截瘫：为脊椎肿瘤栓塞时误栓脊髓和动脉所致的严重并发症，若术中DSA检查有脊髓动脉显影，则应放弃栓塞，放弃栓塞后即可避免截瘫。

（三）椎体血管瘤

1.介入简史

自从Feldman、Wallace等率先开展骨肿瘤的经导管栓塞治疗后，各种肿瘤的介入治疗便在临床开展应用。自1984年Deramond等通过经皮注射骨水泥成功治疗了1例C_2椎体血管瘤后，介入治疗便逐渐成了椎体血管瘤的主要治疗手段。

2.临床要点

骨血管瘤占所有原发性骨肿瘤的1%左右，其中30%～50%发生在椎体，以下胸椎和上腰椎为主，多见于中年患者，男女之比约为2:3。椎体血管瘤多数没有临床症状，通常不需要处理。而侵袭性血管瘤，患者常有明显的病变椎体局部放射性剧烈疼痛或慢性钝痛，在脊髓或神经压迫时有明显的神经功能受损症状，当肿瘤内部出血流入硬膜外或病变椎体由于强度降低导致椎体压缩骨折的，可引起急性神经压迫症状。

无症状者多在影像体检有典型表现时偶尔发现。有症状者需依据MRI、CT及X线等典型影像表现来确诊。非侵袭性椎体血管瘤的影像学特点包括X线片表现为受累椎体栅栏状骨质疏松表现，CT显示脊椎血管瘤内部结构比X线更清晰，MRI检出脊椎血管瘤最敏感，表现为T_1WI、T_2WI均高信号。侵袭性椎体血管瘤多位于脊柱胸段，可累及整个椎体，椎体体积往往增大，骨小梁呈不规则的蜂窝状，骨皮质膨胀变薄，向软组织内膨胀生长，可致使椎管狭窄，常可累及椎弓、横突、棘突等附件。

对无压迫且无症状的椎体血管瘤患者无须治疗。对有症状的椎体血管瘤患者，若出现脊髓或神经根受压，则需要积极治疗。椎体血管瘤的治疗方法很多，包括外科手术、注射无水乙醇疗法、放疗、动脉栓塞和经皮椎体成形术等。外科手术通常用于治疗顽固性疼痛、椎体压缩骨折伴脊髓神经受压等。动脉栓塞可作为单独的一种治疗方法,减少血管瘤的血供,降低血管瘤的膨胀性,从而减轻神经根和脊髓受压症状。同时,动脉栓塞还可联合外科手术,这样可减少术中出血。注射无水乙醇疗法和放疗也被证明是有效的疗法。经皮椎体成形术是椎体血管瘤的新型治疗方法,它可较迅速地缓解局部疼痛和脊髓、神经根受压症状。

3.适应证与禁忌证

(1)适应证:有症状、侵袭性或虽无症状但患者强烈要求进行介入干预的椎体血管瘤患者。

(2)禁忌证:无绝对禁忌证,相对禁忌证为难治性出、凝血功能障碍者或有出血倾向者。

4.介入器械

介入器械同血管内介入治疗。

5.技术与方法

(1)术前准备:同动脉栓塞或经皮椎体成形术的治疗要求。

(2)方法步骤:动脉栓塞采用 Seldinger 技术,将导管超选择置入病灶周围,先进行选择性血管造影,显示出肿瘤血供情况。在对椎体血管瘤进行栓塞前,要注意避开脊髓前动脉。栓塞剂选择,视治疗目的而定,对于不做手术的患者,可用永久性栓塞物质,如聚乙烯醇等颗粒;但对于准备手术(即术前栓塞治疗)的患者,可选用明胶海绵颗粒栓塞。栓塞全程应在电视监视下进行。行经皮椎体成形术时尽量采用经椎弓根途径,在侧位透视下将穿刺针置于椎体前1/3处,然后缓慢向椎体内注入骨水泥,一般 3～5 分钟内完成注射,如发现明显渗漏,则应立即停止注射。局部压迫穿刺点 3～5 分钟后包扎。

(3)注意事项:在栓塞治疗时需避开正常组织血管,以免造成不必要的并发症如组织坏死,或脊髓营养血管栓塞出现瘫痪。另外,应注意防止栓塞物反流。在注射骨水泥时要把握好注射时机,在全程监视下进行,以免静脉回流导致肺动脉栓塞。

6.术后处理

术后处理与一般血管造影、栓塞的术后处理相同。经皮椎体成形术后,患者取仰卧位,监测生命体征 4～6 小时,待生命体征平稳后可下地活动。

7.并发症及其处理

术后并发症及其处理与血管内治疗的相同。

8.疗效评价

术前栓塞可以大大降低术中出血的风险,提高手术成功率。由于创伤小、并发症少等优点,经皮椎体成形术可以治疗大部分的椎体血管瘤。为进一步提高疗效,介入治疗可以联合放射治疗进行综合治疗。

(四)骨囊肿

1.介入简史

1974,Scaglietti 等报告用甲泼尼龙注入囊内治疗骨囊肿,获得成功。1996 年,Lokiec 等报告囊内注射移植骨髓10 例,获满意疗效。1997 年,王晓东等行囊内骨髓移植,获得成功。

2.临床要点

骨囊肿是在骨内形成一个充满棕黄色液体的囊腔,确切病因不明,有人认为是良性肿瘤的变性、液化,但是病理检查没有发现真正的肿瘤组织。骨囊肿在骨骼系统中较为常见,多发生于儿童和成人四肢长管状骨的骨松质或髓腔内。儿童期间,骨囊肿发生于干骺端的,成年后即遗留在骨干内。骨囊肿也可见于短管状骨、椎骨、肋骨、腕骨、跗骨和扁骨等。

本病在其发展过程中,很少产生自觉症状。大多数患者都因外伤造成病理骨折后,才产生局部疼痛、肿胀、压痛、不能活动等骨折症状。不少患者因多次外伤产生局部肿痛,出现"肿物",走路跛行,肌肉萎缩,关节活动受限,甚至产生畸形。个别患者发生于椎体,会因病变膨胀扩张,产生下腰疼痛,向下肢放射痛,局部压痛,甚至产生肢体麻木、感觉减退等神经压迫症状。

X线片显示病灶为边界清楚的液性低密度灶,四壁为薄层的硬化灶壳。病灶略向近骨骺的干骺部位扩大。病灶非偏心性,也不破坏骨外壳,更不会突破骨质形成骨膜外反应,除非是在病理骨折后的愈合期。有时脱落的骨皮质成分落入囊腔中,X线片显示为"落叶征"。当病灶发生在骨盆时,CT扫描对病灶部位及囊肿形态的判断有价值。MRI可以明确囊内富含的液性成分。最终的诊断需要依靠影像学检查或者病理检查。

骨囊肿开放性病灶刮除植骨术虽然有较好的促进新骨形成的能力,但复发率仍可高达20%～60%,且开放手术创伤较大,对靠近骺板的活动性骨囊肿存在损伤骺板的可能,有造成肢体发育畸形和不等长的风险。因此,更多学者倾向选择侵袭性较小的手术或者介入治疗。

3.适应证与禁忌证

(1)适应证:对人体任何部位的骨囊肿均可行介入治疗。

(2)禁忌证:病理性骨折未愈合或愈合后存在明显畸形者、病变超过骺板者。有出血性疾患者慎用。

4.介入器械

影像增强电视监视系统或CT,根据治疗方法的不同选择相应的器材。

5.技术与方法

(1)术前准备:手术前常规行X线、CT与MRI检查,充分评估病灶的形态、特点,制订合适的手术方案。因为骨囊肿一般发生在青少年阶段,所以介入治疗一般在全身麻醉下施行,术前准备同骨巨细胞瘤,另外,应通知麻醉科医师参加患者麻醉工作。

(2)方法和步骤:在透视引导下确定病变部位后将穿刺针穿入囊肿内,可抽吸囊液或者让其自动流出,接着用生理盐水反复冲洗。然后在实时透视下,自囊肿近端将注射物缓慢注入,直至混合物逐渐充满囊腔。常用的注射物有甲泼尼龙、注射型硫酸钙和自体骨髓等,最近有学者尝试用骨水泥注射,也取得了满意的效果。术毕拔针,稍加压止血,术后定期进行复查。

(3)注意事项:骨囊肿介入治疗中应注意穿刺部位一定准确,引流针应处于低位,保持通畅。穿刺时注意防止损伤局部神经、血管等。术后3个月后定期X线片复查追踪。

6.术后处理

术后避免暴力和外伤,常规抗感染2或3天。肱骨骨囊肿患者术后用三角巾悬吊患肢3或4周,1周后开始逐步进行关节活动,2周后逐步进行肩关节锻炼。股骨骨囊肿患者术后2个月内负重不能超过体重的50%,术后3个月内不能完全负重行走。术后每隔1个月复查X线片,直至骨囊肿愈合。

7.疗效评价

1987年Shindell等发现在骨囊肿囊液中存在高水平的炎性介质前列腺素 E_2(prostaglandin

E_2，PGE_2），与骨破坏的程度成正相关，并进一步发现 PGE_2 是由囊壁内皮细胞分泌，而激素可以阻止囊壁内皮细胞 PGE_2 的释放，从而解释了激素注射治疗骨囊肿出现阳性反应的原因，并为激素、抗炎药物治疗骨囊肿奠定了理论基础。虽然经皮激素注射治疗技术简单，但其不足是只通过激素阻止囊肿内皮细胞分泌炎性介质，抑制骨吸收，无促进成骨作用，临床结果也证明其复发率仍较高，需要多次注射，且有部分患者对治疗无反应。临床结果分析表明，激素注射治疗对于单房性、面积小、肱骨近端的骨囊肿效果更好。

8. 并发症及其处理

介入治疗骨囊肿的并发症主要是神经损伤、血管损伤、病理性骨折、复发、药物过敏反应等。防治要点是术前进行充分的影像学评估，术中操作避免暴力，以及及时发现并发症并做对症处理。对复发患者，应再次将药物注入囊腔。如果囊肿在肱骨头或股骨头，紧邻或者累及骨骺板，虽经介入治疗有时也不可避免地出现骺板损伤而致骨骺早闭。为防止骨骺早闭，应在介入治疗的过程中尽可能地不要损伤骺板软骨，将骨骺早闭的发生率降低到最低程度。极少数患者术后会出现急性过敏反应，当患者出现胸闷、心悸、心率增快等情况时，立即给予吸氧，并静脉推注 20 mg 地塞米松（图 8-16）。

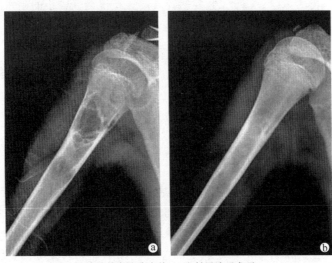

a. 肱骨骨囊肿治疗前；b. 注射甲泼尼龙后。

图 8-16　经皮注入治疗骨囊肿

二、恶性骨肿瘤

（一）骨肉瘤

1. 介入简史

自 1975 年 Feldman 等率先开展骨肿瘤的动脉栓塞术以来，国内外已开展各种骨肿瘤的介入治疗，获得了较满意的结果。大量的临床研究表明，骨与软组织肿瘤的介入治疗，能使肿瘤缩小，减少术中出血；对不能手术切除者能减轻患者的疼痛、抑制肿瘤的增大，提高患者的生活质量；姑息治疗，可延长患者的生存期。

2. 临床要点

骨肉瘤为最常见的骨原发恶性肿瘤，好发于骨骼生长迅速的青春期，多见于 10~30 岁者，男女之比约为 2∶1。四肢长骨多见于股骨下端和胫骨上端。骨肉瘤组织学的基本特征是形成肿瘤样骨组织,根据含瘤骨的多少可将骨肉瘤分为成骨型、溶骨型和混合型。肿瘤组织内血管丰富。绝大多数骨肉瘤的生物学行为均呈高度恶性,血行转移率高且出现早。骨肿瘤的早期症状为局部疼痛,呈持续性、进行性加重,夜间疼痛尤甚,后期疼痛剧烈难忍。局部肿胀可逐渐增大,皮肤张力高,可发亮、色暗红,皮温较高,浅静脉怒张。由于肿瘤生长迅速,发病数月后多可触及肿块,质地坚硬,有压痛且固定。晚期可出现恶病质,远处转移以肺内常见。

骨肉瘤的影像检查主要包括 X 线、CT、MRI 及 DSA。X 线检查可表现为多种形式的骨破坏、瘤骨形成、骨膜新生骨及其再破坏、软组织肿块等。成骨型以骨质增生硬化(瘤骨或反应骨)为主,明显时可呈大片致密影称象牙质变,骨质破坏较少见,软组织肿块中也有较多肿瘤骨;溶骨型以骨质破坏为主,很少或没有骨质增生,骨膜增生易被肿瘤破坏,形成"骨膜三角"(又称 Codman 三角),软组织肿块中大多无瘤骨形成。混合型:骨质增生与破坏程度大致相当。

CT 检查发现肿瘤骨较 X 线平片敏感,能更好地显示肿瘤与邻近结构的关系及在髓腔内的蔓延范围。而 MRI 检查虽在显示细小钙化能力上远不及 CT,但 MRI 多平面成像可清楚地显示周围正常组织结构的关系。DSA 检查一般于介入治疗时使用,表现为肿瘤供血动脉增粗、肿瘤周围血管包绕,瘤内肿瘤血管丰富和大片肿瘤染色。

骨肉瘤患者的血碱性磷酸酶、乳酸脱氢酶浓度多升高,而其他实验室检查多正常。依据 X 线、CT 及 MRI 等典型影像表现,结合短时间内骨端疼痛进行性加剧、局部肿胀、皮肤发热等临床特点,多可明确临床诊断,但最终确诊骨肉瘤仍取决于活检或术后病理诊断的结果。

骨肉瘤的外科手术包括单纯截肢和瘤体切除保肢。截肢术一度为骨肉瘤的标准治疗,但 5 年内死于远处转移的病例仍达到 80% 以上。化疗往往作为外科术前辅助治疗和术后复发转移的治疗,常用药物为多柔比星、顺铂、甲氨蝶呤。局部动脉灌注化疗栓塞,已构成骨肉瘤治疗计划的一部分,其目的有二:作为姑息治疗可缩小肿瘤,减轻症状;作为术前栓塞可减少术中出血,提高保肢手术的成功率、减少局部复发、最大程度地保留肢体功能。

3.适应证及禁忌证

(1)适应证:具体如下。

1)保肢手术前行动脉栓塞化疗。

2)已经合并远处转移,患者及家属拒绝截肢,为减轻症状、缩小肿瘤而行动脉栓塞化疗。

(2)禁忌证:无绝对禁忌证,已出现恶病质、预期生存期短者慎用。

4.介入器械

骨肉瘤血管内介入治疗所需的器械同一般血管介入设备。

5.技术与方法

(1)术前准备:同一般血管介入的要求。

(2)方法和步骤:常规消毒铺巾,局麻下行股动脉穿刺插管、选择性血管造影,了解肿瘤的供血动脉及瘤内血管的情况,将导管超选择置入肿瘤供血动脉主干,缓慢灌注化疗药物,最常与之配合的药物是多柔比星和顺铂。也可同时进行栓塞治疗。如果存在多支肿瘤供血动脉,则需要逐支超选。栓塞材料根据治疗目的而定,如作为外科术前栓塞,可用适量明胶海绵颗粒、聚乙烯醇微球;作为姑息性栓塞化疗,则可用碘化油、Embosphere 微球,甚至载药微球。灌注可每 2～4 周重复 1 次,每次为 1 个疗程,视病情改变共行 3～7 个疗程。

6.术后处理

术后处理除与一般血管造影相同外,还应注意可能引起肿瘤局部疼痛及肿胀加重,需要及时进行对症处理。

7.疗效评价

在局部动脉灌注化疗栓塞后肢体的保留率可高达到 90%,骨肉瘤的 5 年总生存率已达到 60% 以上。姑息性的止痛效果通常于几天内即可显示。完全或部分缓解的比例可达 60% 或更高。

8.并发症及其处理

(1)栓塞综合征:是骨肉瘤栓塞后常见的并发症,表现为术后病变局部疼痛加剧、肿胀及不同程度发热,一般可予以吲哚美辛止痛、退热,疼痛未能缓解者,可用布桂嗪(强痛定)、哌替啶等药物,多在 3～5 天可缓解。

(2)骨髓抑制:主要表现为白细胞与血小板减少,多在用药后 1 或 2 周出现。应常规给予利血生、鲨肝醇等药物。当白细胞计数低至 $3×10^9/L$ 以下时,应注意防治感染。此时可输新鲜血或白细胞悬液。

(3)局部皮肤改变:因高浓度化疗药物刺激或栓塞后缺血,局部皮肤可出现充血、皮疹或轻度坏死。应注意护理,以防发生感染。

(4)异位栓塞与血栓形成:是栓塞治疗的严重并发症,应以预防为主。操作一定要准确、精细。推注栓塞物时应严防反流。若较大动脉血栓形成,早期发现可进行溶栓治疗(图 8-17)。

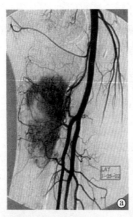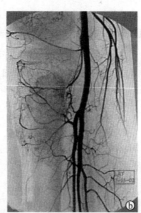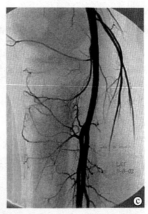

a.右侧胫骨上端骨肉瘤行股动脉 DSA 示肿瘤血供丰富;b.行化学药物灌注和栓塞治疗;c.行动脉内化学药物灌注。

图 8-17 右侧胫骨上端骨肉瘤 DSA

(二)转移性骨肿瘤

1.临床概述

转移性骨肿瘤是指骨外的原发恶性肿瘤经血液、淋巴途径转移至骨骼,或恶性骨肿瘤经血液、淋巴途径发生远处骨转移(多发生在术后)。各种恶性肿瘤骨转移的发生率为 15%～20%,男女之比约为 2.3:1,大多数肿瘤细胞来源于乳腺癌、肺癌、肾癌、前列腺癌和肝癌等。骨转移的常见部位为脊椎、骨盆、肋骨及四肢,其中脊椎转移的发生率高达 70%～90%,脊椎转移肿瘤是其原发恶性肿瘤的 20 倍。脊椎转移肿瘤以腰椎最多,胸椎次之,颈椎最少。临床上主要表现为局部疼痛、肌痉挛或运动障碍。当骨转移出现溶骨性破坏时,易发生病理性骨折。

转移性骨肿瘤的影像检查主要包括 X 线、CT、MRI 及核素扫描。X 线检查可较早地发现四肢骨转移,但早期骨转移磁共振扫描检查敏感性最高。实验室检查时根据原发肿瘤的不同,肿瘤相关标志物如(CEA、Ca199、CA125、AFP、PSA 等)可不同程度的升高。依据典型影像学表现,结合有原发肿瘤病史和局部疼痛进行性加重及病理骨折等临床表现,多可做出临床诊断,但最终确诊仍取决于骨破坏区的活检结果;无原发肿瘤病史和症状者,尽管有典型的影像学表现,但临床诊断应慎重,必须取得活检病理才能做出最终诊断。

骨转移性肿瘤的治疗原则为缓解和控制骨痛,保持患者的自主生活能力,提高生命质量,预防和治疗病理性骨折,抑制骨转移病灶的发展,从而延长生命。治疗方法分为局部治疗和介入治疗。局部治疗包括外科手术、放疗及介入治疗等。介入治疗包括选择性动脉栓塞化疗、经皮骨成形术、经皮椎体成形、消融治疗及放射性粒子治疗等。

2.适应证及禁忌证

(1)适应证:具体如下。

1)选择性动脉栓塞化疗术适用于原发肿瘤血管丰富的癌肿骨转移,如肾癌、原发性肝癌及肺癌等。

2)经皮骨成形术适用于椎体及脊柱外骨(髂骨、髋臼骨、肱骨、股骨、坐骨、骶骨翼及耻骨等)较局限的溶骨型或混合型转移,并有安全穿刺途径。

3)消融和放射性粒子治疗的最佳适应证为骨破坏病灶<5 cm,但也适用于内科放化疗无效、强烈要求减轻疼痛症状者。

(2)禁忌证:具体如下。

1)绝对禁忌证:结核、化脓等椎体感染性破坏病变;穿刺点周围或穿刺通路感染;心、肺、肝、肾衰竭或昏迷者。

2)相对禁忌证:严重畸形的外周长骨病理骨折;软组织肿块明显大于骨破坏者慎用骨成形术;病变紧邻脊髓、脊神经根和大神经(坐骨神经、腋神经)者慎用消融治疗;已出现恶病质、预期生存期<2 个月者皆慎用。

3.介入器械

根据治疗方法的不同选择相应的器械。

4.技术与方法

(1)术前准备:具体如下。

1)设备与器械:若选择骨成形术、消融和放射性粒子治疗,则 CT 为必备的影像导向设备,它可以确保术中精确定位外周骨破坏区,保证手术的疗效;若选择选择性动脉栓塞化疗术、椎体成形术,则"C"形臂 DSA 为必备的影像导向设备。

2)患者准备:除常规准备外,对疼痛剧烈、难以配合的患者,术前需要进行镇痛或者采取全身麻醉,以便于安全地完成介入手术。

(2)方法步骤:具体如下。

1)外周骨成形术、消融和放射性粒子治疗时的患者体位取决于病变位置,四肢、耻骨等病变多可取仰卧位,髋臼、髂骨及骶骨翼病变多取俯卧位。先进行薄层 CT 扫描确定骨破坏区的位置,安全、最近的穿刺途径和皮肤穿刺点,在麻醉后将穿刺针置入病变中央,在用 CT 确认位置后,根据选用治疗方式的不同进行相应的操作。

2)选择选择性动脉栓塞化疗术和经皮椎体成形术见相关内容。

3)放射性粒子操作见相关内容。

5.术后处理

(1)术后休息 2～4 小时,6 小时内监测生命体征,1 次/小时,生命体征平稳后并可自如活动,3～5 天后出院。

(2)如穿刺局部及病变内疼痛,可用吲哚美辛或类固醇类抗炎药。

(3)放射性粒子患者应注意做好辐射防护。

6.疗效评价

介入治疗骨转移肿瘤的疗效评价主要是观察疼痛是否缓解,而骨成形术尚需评价防止椎体塌陷或病理骨折。动脉化疗栓塞治疗富血供的骨转移肿瘤,可在短时间内明显减轻局部疼痛并缩小肿瘤,但不能加固病变骨骼和预防病理骨折。消融治疗可迅速减轻局部疼痛、缩小肿瘤,但也不能加固病变骨骼和预防病理骨折。骨成形术可迅速缓解局部疼痛,术后 1 个月疼痛缓解率可高达 86%,而且可控制局部肿瘤、加固病变骨骼和预防病理骨折。放射性粒子治疗后近期疼痛缓解率可高达 86%,约一半患者可以完全缓解。

对转移瘤骨肿瘤临床上仍主张介入治疗与内科化疗、放疗及支持等治疗相结合,特别是要积极治疗原发病灶,才能更好地延长患者的生存时间(图 8-18)。

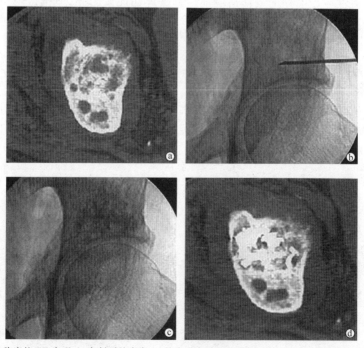

a.左髋臼转移瘤的 CT 表现;b.穿刺到肿瘤内;c.骨成形术后的 X 线平片;d.骨成形术后的 CT 检查结果。

图 8-18　左髋臼转移瘤的骨成形术

(孙　闯)

第四节　骨骼肌肉组织活检与消融

一、骨骼肌肉组织活检

不同的科室要求行骨骼肌肉组织活检的目的各不相同。因为骨组织活检与传统的腹部或盆腔软组织活检有很大的不同，所以许多医院的骨组织活检由介入放射医师完成。骨骼肌肉组织活检需使用不同的器械和技术，而且术中几乎都要进行专门的镇痛处理（可同时使用或不使用镇静处理）。如果一个患者初步诊断为骨肉瘤，则活检的方式也会对由骨科医师在随后实施的外科手术的结果产生重要的影响。因此，无论怎么强调活检穿刺途径选择以及活检取材部位在内的整个活检方案设计的重要性都不为过。虽然骨骼肌肉系统的软组织包块活检的要求与其他部位的软组织病变穿刺活检的要求类似，但是活检前必须进行精心的设计，以确保活检后针对病变的根治性外科切除手术能顺利进行。

（一）临床要点

各种肌肉、软组织病变、骨质病变，引起各种各样的临床表现，如局部或全身疼痛、感觉失常、局部肿胀、肿块等。经皮肌骨活检术的目的是为了明确病变的性质，以便进行准确的治疗。

骨骼肌肉组织活检与传统的腹部或盆腔软组织活检有很大的不同，两者需要使用不同的器械和技术。

（二）适应证

（1）骨骼、肌肉及附属组织肿瘤的诊断。必须注意：在没有明确诊断之前，必须考虑到病变为肉瘤的可能性。

（2）可疑转移性肿瘤的确诊。

（3）排除初步诊断为良性病变的恶性可能。

（三）禁忌证

1.绝对禁忌证

（1）活检前影像学资料不完整或分期不明确。

（2）INR>1.5。

（3）患者不能配合活检或不愿意接受活检，或不能征得患者或其委托人同意。

（4）对活检后将要采取的根治性外科手术方式及手术入路和切缘位置不明确。因为包括肉瘤在内的一些恶性肿瘤容易沿活检的穿刺通道种植转移，所以应当使活检穿刺通道与随后进行的外科手术入路保持一致，以保证在进行外科根治手术时能将先前的活检穿刺通道一一切除，降低术后转移或复发的可能。活检穿刺路径的设计不周全或错误可明显影响外科手术的结果，从而使保肢手术变为截肢手术，或降低手术治愈率。因此，若对穿刺通道有任何的不确定，则必须咨询负责手术的外科医师。

2.相对禁忌证

血小板计数<$5.0×10^4/mL$，或近期服用过抗血小板药物，这些因素可能使产生血肿的风险增加，而血肿形成又可能导致肿瘤扩散。

（四）术前准备

（1）必须要有完整的定位图像。在很多情况下，需要多种影像学检查，最好是 MRI。

（2）确定操作所需要的影像学引导设备类型并进行预约。

（3）外科会诊，包括全面临床评估和了解根治性手术的方案，以确定所需的穿刺入路。

（4）取得患者或其委托人对穿刺操作的知情同意。

（5）安排日间护理床以及护理人员，以监测患者的生命体征，并提供镇痛（可同时镇静或仅单纯镇痛）处理（骨穿刺活检常需要）。

（6）患者应该从手术前一天午夜起禁食，口服药物除外。

（7）如果患者需进行药物治疗，术后应该对患者回家后的用药方法进行指导。如在少数情况下无法实现，则有必要对患者进行更长时间的日间监护，甚至留夜观察。

（五）活检器械

肌骨活检器械很多，应根据病变的部位、性质等来决定。

1.成骨性病变

病变明显骨质硬化，此时可应用同轴芯针配骨钻针，如 Ostycut R、Bonopty R 等。

2.溶骨性病变

Trucut 针，针尖锐利，呈刺刀状，适用于溶骨性或混合性骨质病变。

3.骨髓腔

常用 Jamshidi 针，除用于骨髓外，它还可用于扁平骨、溶骨性病变。

4.肌肉软组织

可使用千叶针细针抽吸和弹簧式活检切割针。

（六）操作过程

1.患者准备

（1）建立静脉留置通路。术中应该由一名护士对患者进行严密的监护，监护内容包括患者的镇静（咪达唑仑）情况和（或）镇痛（芬太尼）情况，同时建议进行心电监测和血氧饱和度的监测。

（2）必须让患者处于较为舒适的体位，以确保操作过程中始终处于这一体位。

（3）对于成骨性骨肿瘤通常选择在 CT 引导下进行操作，这样就能够精确地显示穿刺针的位置，进而了解所取标本位于肿瘤组织的哪一部分。但是当肿瘤的破坏范围较大时，可以在透视下进行活检。软组织包块可以在超声引导下活检。当骨肿瘤中包含有软组织肿瘤成分且伴有骨质破坏时，也可以在超声引导下进行操作。

（4）患者的体位由不同的穿刺道决定，穿刺道由手术方式和骨肿瘤外科医师的会诊意见决定。

（5）对穿刺部位必须进行备皮与消毒。

2.术者准备

（1）彻底洗手并戴手套，使用面部防护罩，推荐使用面罩或护目镜。

（2）强烈建议使用穿刺针收集容器和装置，以避免穿刺针重复使用。

3.穿刺活检操作细节（图 8-19）

（1）术前应常规向患者交代一些简要的操作步骤。

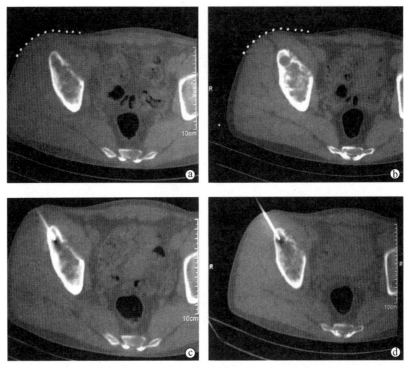

a.、b. 髋臼肿瘤穿刺前定位；c.、d. 穿刺针到位后活检，结果显示为转移性肿瘤。

图 8 - 19 穿刺活检技术

(2)用 25 G 穿刺针和 2％利多卡因溶液对穿刺点皮肤进行局部麻醉。

(3)沿皮纹做长约 1 cm 的纵向切口(禁止横向切口)。这样做的目的是既方便器械操作，又能使术者清晰地看见穿刺点，以确保该区域在外科手术时能完全切除(必要时可在局部缝线，也可以作为穿刺点的证明)。

(4)用 20 G 或 22 G 脊柱穿刺针和 2％利多卡因对穿刺活检通道进行浸润麻醉。对活检通道需要精确设计(CT 扫描时可能需要布置定位栅)。通过精确计算穿刺点与肿瘤内目标区的距离，选择合适长度的穿刺针。肿瘤内的目标区的选择必须基于外科医师所确定的穿刺路径，而且该区域内有存活的肿瘤组织(非坏死或黏液组织)。穿刺路径的选择必须避开非肿瘤侵犯组织和神经、血管组织(如果该组织在穿刺时被肿瘤组织污染的话，那么要在外科手术时进行切除)。这些问题与外科医师都要进行认真讨论。

(5)穿刺路径确定前就要选择穿刺针。

1)骨与软组织活检都要用到带针芯的活检针，但是过于细小的活检针在这里无法使用。

2)现在市场上有各式各样用于活检的器械，大多数活检针的直径都在 12～20 G，笔者所在的医院常使用 14 G 活检针。骨组织活检所用的器械多为 Jamshedi 型的变形针，这种针的末端有很细小的锯齿，具有切割骨质的能力。

3)推荐使用同轴活检针，Jamshedi 型针通过一个外套管允许各种活检针可以对同一穿刺路径进行活检，应记录针尖在所取组织的位置，以证明所取标本来于穿刺组织。

4)腹部和盆腔的软组织活检可以使用弹簧式活检切割针。

(6)无论何时活检至少要取 3 块组织。不同的科室对骨骼肌肉肿瘤的评估方案不一样。在活检前应先向病理诊断医师进行咨询，这对于确定所需标本的数量和类型尤为重要(例如所需的是新鲜标本或是甲醛固定的标本）。第一时间确定标本和病理检查的类型以及适合的离心管、容器和事先准备的申请单。

（7）操作结束后拔针并压迫穿刺点，以确保止血，实验室检查结果处于临界值或进行抗血小板治疗的患者应特别注意。

（七）术后处理

（1）术后对患者监护 2～4 小时，监护时长取决于镇痛与镇静的程度。大多数患者在操作结束后就可以出院。

（2）术后 1 小时内每隔 15 分钟检查穿刺点，之后间隔 1 小时检查。

（八）结果

（1）骨骼肌肉系统活检是一项非常成熟和成功率高的技术，其诊断成功率达 90％～93％。对恶性肿瘤患者的诊断成功率稍高，对良性肿瘤患者的诊断成功率偏低。

（2）通常，当患者的待活检组织内有液化或坏死时，取到非诊断性活检组织的概率增大，因此对每一例患者都应当在确保在肿瘤的实质组织、肿瘤生长活跃的组织区域进行活检。

（3）计划不完善的活检后接受外科手术的患者中有 19％需要进行进一步的或更复杂的治疗（包括外科手术），其中 5％的患者本来可以进行保肢的手术，却变成了截肢手术。

（九）并发症

（1）肿瘤沿活检穿刺道种植转移，发生率为 5％～10％，但是因为穿刺道在根治性手术中都会被切除，所以绝大多数患者都不会出现问题。

（2）出血和血肿。

（3）神经、血管束的损伤或正常组织的肿瘤播散，常常是由于活检前对穿刺针道未做充分评估。

（4）感染，非常罕见。

（5）所取标本未达到活检要求。这主要是由所取的标本太少或所取标本为液化坏死的肿瘤组织所致，如果没有足够可用的标本且对病灶性质仍存在怀疑，则建议进行再次活检。

（十）并发症的处理

骨骼肌肉系统活检一般很安全，并发症的发生率不应超过 2％，病死率仅为 0.02％。

（1）常见并发症为血管损伤、神经损伤、气胸等，主要发生在脊椎穿刺活检，特别是颈椎、胸椎活检。

（2）肿瘤沿活检穿刺道种植转移的发生率为 5％～10％，但是，只要外科手术入路与活检穿刺通道保持一致，使穿刺道在根治性手术中都会切除，则绝大多数患者都不会出现问题。

（3）罕见并发症感染、窦道形成、病理性骨折、活检针尖折断（多发生于成骨病变或皮质骨内）等。

（4）所取标本未达到活检要求，主要由于所取的标本太少或所取标本为液化坏死的肿瘤组织，如果没有足够可用的标本且对病灶性质仍存在怀疑，建议进行再次活检。

二、骨肿瘤的 RF 治疗

RF 是一种通过电极对靶组织进行高温灼烧而达到损毁的技术。这种技术广泛地用于肝脏和腹部肿瘤的治疗，而且对某些骨性病变（尤其是骨样骨瘤）的治疗也有重要作用。近年来，

RF 也被用来治疗骨骼肌肉系统的部分肿瘤(尤其是骨转移瘤)的治疗。

目前,大多数学者认为 RF 对骨骼肌肉系统疾病中的骨样骨瘤的疗效最好。RF 已逐渐成为这一疾病的标准治疗措施。射频消融针适用于良性肿瘤(如骨样骨瘤或骨转移瘤)等。为了达到良好的临床疗效和避免有不同的厂商生产的各式各样的并发症的发生,应当严格遵从说明书的使用规定。

(一)适应证

(1)骨样骨瘤或其他良性肿瘤的治疗,例如成骨细胞瘤和骨软骨瘤。

(2)骨骼和肌肉组织转移性肿瘤的姑息性治疗。在骨转移瘤的治疗中可能还会联合骨水泥注射(骨水泥成形术),以加强骨骼的支撑力。

(二)禁忌证

1.绝对禁忌证

(1)通常当消融区内有神经分布时,不进行 RF 消融治疗。但是在极少数情况下,某些不能忍受的疼痛患者可以接受 RF 治疗。

(2)凝血功能异常。

2.相对禁忌证

(1)接受抗血小板治疗的患者:治疗可能会增加血肿的风险。

(2)消融区存在关节表面的软骨:射频消融可能会损伤关节软骨,但是外科手术也存在类似的并发症风险,应当向患者告知这些潜在的风险。

(3)消融区太靠近骨骺板可能会导致骺板坏死或灼伤。假如骨骺已经发育成形,那么这一风险可以接受。

(三)术前准备

(1)进行影像学检查,以便制订操作计划。

1)骨样骨瘤:骨样骨瘤通常具有特征性的临床表现,表现为夜间疼痛明显,服用非甾体抗炎药可以缓解疼痛,通过这两个特征可以进行诊断。通常影像学表现(特别是横断面图像表现为软组织病灶周围的硬化)可以明确诊断。确定穿刺路径时要避开重要的正常结构,如神经、血管束,同时也要明确麻醉方式(即俯卧或仰卧位)。

2)转移性肿瘤:对转移性肿瘤的患者需要进行影像学检查[CT 和(或)MRI],以了解病变部位损伤的程度和邻近的组织结构。重要的是要确定病变损伤部位和重要结构之间是否仍存在完整的皮质骨。完整、正常的皮质骨结构是一个重要的热绝缘体,可以在消融过程中提供一个额外的安全保障。评价坏死和(或)硬化的病变程度,有助于确定消融的范围,以及需要什么类型的射频消融针(伞形探针适用于较大的非硬化性病变,单极直头探针适用于成骨性骨质破坏病变或较小的病灶),确定穿刺路径时要避开重要的正常结构,如神经、血管束等。

(2)凝血酶原时间和血小板计数需要明确。

(3)因为 RF 术中可能出现风险(特别是操作可能会破坏邻近正常组织结构的风险),所以必须获得患者知情同意。当可能对神经根和脊髓、关节造成损害时,更应该取得患者的知情同意。

(4)大多 RF 治疗通常需要进行全身麻醉,骨样骨瘤的 RF 治疗不可避免也要进行全身麻醉。这需要由麻醉师对患者的入院病情进行评估后再做决定。对恶性病变的射频消融操作不同于对骨样骨瘤的,它往往只需要进行腰麻、区域神经阻滞,甚至在清醒状态下也可。

(5)大多数骨样骨瘤的 RF 治疗只需要日间护理,但是在术后第一个 4 小时内必须对患者进行适当的监护。接受 RF 治疗(联合或不联合骨水泥成形术)的转移瘤患者,夜间需要多次进行观察处理,因为肿瘤组织和正常骨组织交界有较大范围的灼烧。如果治疗的是盆腔病灶,则患者会更加痛苦。对接受脊椎 RF 治疗的患者通常只用进行日常护理。

(四)操作步骤

(1)建立静脉输液通道。术前常规进行预防性抗感染治疗(有特殊禁忌证除外),然后给予少量镇静剂。

(2)全身麻醉、腰麻或区域神经阻滞。麻醉之前确定对病灶的穿刺路径非常重要,这样可以使患者处于适当的体位,以方便影像引导和诱导麻醉。骨样骨瘤消融常在 CT 引导下进行,转移病灶常在 CT 或 X 线透视引导下进行。

(3)操作开始时先进行扫描,以确定病灶后选择穿刺的路线,路线要避开重要的神经、血管结构。在任何情况下,都要垂直进入病变骨表面,因为这样便于进针。

(4)穿刺点备皮并消毒。

(5)局部麻醉(用 2%利多卡因和 25 G 针头麻醉,针道的麻醉可能需要使用 20 G 或 22 G 脊椎针头)。

(6)将同轴套管针穿入病灶。许多 RF 系统的电极针都可以通过相应的同轴套管针的外套管针。在 CT 或 X 线透视下可将电极针经外套管伸入病灶内,如果病变组织质地坚硬或是成骨性病灶,那么在置入电极针之前先用骨活检针经套管针穿刺入病灶,形成一个通道,然后通过该通道置入电极针。RF 开始前必须确定电极针位于目标区域并且周围没有重要的正常组织结构。

(7)开始进行 RF 操作。必须严格遵守 RF 制造商所提供的说明书中的规定。在大多数情况下,为了防止对患者非靶区域造成灼伤,在消融前必须在适当位置放置接地板,并且确保它正确地连接到射频发生器。为了消融不同的器官和组织,大多数射频发生器都有推荐的操作规程,并提供了非常有用的消融起始点。一般情况下,消融骨骼肌肉系统的病灶所需要的能量要比消融软组织(如肝脏或肾脏)的低得多。硬化和成骨化的程度越大,需要的能量就越少,因为骨质和成骨化组织像热绝缘体一样,阻断了能量的播散。

(8)从套管针退出电极针,必要的话可将骨穿刺针再送入病灶内并注入骨水泥。

(9)拔针后要仔细压迫穿刺点,以尽量避免出现血肿,在拔针时应向穿刺道注入少量利多卡因,以便最大程度地减少患者的不适。

(五)术后处理

(1)如果患者在术中操作过程中有麻醉医师的监护,那么在将患者转运至麻醉复苏区时更应该监测患者的生命体征。

(2)对转运到麻醉复苏区的患者应该在最初的 1.5 小时每 15 分钟监测 1 次生命体征,之后每小时监测 1 次。大多数患者 4 小时后就可以出院。当部分患者的操作路径或消融区靠近重要神经走行的区域(如脊柱或骨盆)时,还应当每小时监测患者下肢的运动功能和感觉功能,以防出现神经损伤。

(3)大多数患者仅在最初的几天里穿刺点有轻微疼痛时需要对症处理,通常服用非甾体抗炎药、对乙酰氨基酚与可待因即可。有些患者可能已经使用这些药物,因为他们之前就服用这些药物以缓解骨样骨瘤导致的疼痛。

(4)对于部分患者来说,RF 只是他们姑息性治疗计划中的一部分,这部分患者在操作时可能疼痛会突然加剧,特别是在骨盆区域的病灶消融时。这些剧烈的疼痛可能会持续6~48小时,之后可能会进一步加剧。因此,对接受盆腔病灶 RF 治疗的患者可能在术后要进行昼夜不间断的监护。

(六)结果

(1)超过 90% 的骨样骨瘤患者接受 RF 治疗后疼痛可完全缓解。剩下不到 10% 的患者中再次接受 RF 治疗后约 90% 疼痛会缓解。因此,在可以开展 RF 治疗的医院,RF 已成为治疗骨样骨瘤的标准的治疗措施。

(2)转移性肿瘤的姑息性治疗:具体如下。

1)疼痛的缓解取决于病灶的位置、大小和患者的基础治疗。多项研究表明,治疗后疼痛的完全缓解和明显缓解率提高了 60%~80%。

2)一些病例报道表明,某些特定的病例结合骨水泥成形术治疗,还能加固负载组织的力学结构,例如髋臼。

3)目前,RF 治疗虽然没有成为标准的治疗措施,但是却越来越多地应用于临床,被公认为是重要的和有价值的辅助治疗技术。

(七)并发症

(1)当消融病灶位于神经分布区时,RF 治疗有可能损伤相邻的神经结构,进而有可能导致运动功能或感觉功能障碍。

(2)若没有正确应用接地电极贴,则可能会造成靠近靶病变的皮肤灼伤。

(3)穿刺道出血,或被射频电极贯穿的邻近消融区组织出血。

(4)感染。

(5)邻近的关节软骨损伤可能导致关节疼痛或加速退行性改变。

(6)因疏忽而消融了正常组织,如肌肉或肌腱。

(八)并发症的处理

(1)通常只是对有症状的并发症进行处理,且处理措施取决于组织损伤的程度。

(2)皮肤灼伤后,可能需要皮肤移植。

(3)肌腱损伤后,可能需要肌腱修复或移植。

(4)如果热损伤导致不严重的神经功能障碍,损伤的神经干可以自行修复。

1)若怀疑有神经损害(即神经分布区出现运动功能障碍、疼痛或麻木),则给予口服非甾体抗炎药(如 200~600 mg 布洛芬,每 4 小时一次)。

2)虽然没有客观的证据表明,但是向受影响的神经区经皮注射类固醇(如曲安奈德 80 mg)可能有助于缓解症状。

3)如果预期生存周期较长,那么可以考虑为患者进行神经移植。但是将 RF 作为姑息性治疗的患者,由于其较短的生存周期,这可能不是一个实用的选择。

(5)感染可能需要用抗生素治疗。

(孙　闯)

第五节　骨样骨瘤的 RF 治疗

1992 年,Rosenthal 首次报道了用 RF 治疗骨样骨瘤。此后 RF 成为治疗这种良性骨肿瘤的易于接受、微创的方法。骨样骨瘤的诊断主要依靠其临床及影像学特征。患者一般年纪较轻,处于 5～30 岁。男女比例为 3∶1。下肢的长管状骨最易受到侵犯。将近 10% 的病变发生于脊柱。典型表现是疼痛夜间加重,并可被非甾体抗炎药缓解。因为病灶较小,所以常被延误诊断。

一、禁忌证

(1)无安全的穿刺路径。

(2)局部感染。

二、治疗前准备

(一)患者评估

评估患者的现病史、既往史、体格检查以及之前的影像学检查。CT 检查是确定病灶最好的检查方法。因为病灶较小,所以需要进行薄层扫描(<3 mm),这不仅可以发现骨样骨瘤的典型影像学特征,而且可以确定穿刺治疗的可行性。

(二)治疗前的沟通

需告知患者治疗的风险、获益、方法及目的。需获得患者或家属书面的告知同意书。应该告知患者治疗前的准备事项,给予患者治疗中及治疗后可预见情况的特殊指导。

(1)根据肿瘤的位置进行体格检查,记录神经功能状态,包括下肢的肌力、感觉(即轻触、针刺)以及本体感觉功能。

(2)患者需进行饮食调整,治疗前 8～12 小时禁食,但药物除外。

(3)大部分的 RF 治疗可在门诊进行。

1)告知患者就诊时间及开始治疗的时间。

2)患者必须有家属的陪同、护送。

3)告知患者该治疗并发症的表现及征兆,并让患者提供可以联系到的电话号码。

(4)骨样骨瘤的 RF 最好在全身麻醉下进行。穿刺针钻入肿瘤内会导致患者疼痛,患者由于不适而导致的移动,会增加治疗难度、延长治疗时间、增加患者和操作者的辐射剂量。即使在全身麻醉状态下,当穿刺针进入病灶时仍可以观察到患者血压、心率的波动。

(三)实验室检查

行常规实验室检查。因为这类患者通常年龄较小且无其他疾病,实验室参数通常是正常的。

(1)凝血酶原时间需小于正常值的 1.3 倍。

(2)血小板计数需大于 $700 \times 10^9 /L$。

三、患者的准备

(1)保留 1 条静脉通道。

(2)让患者采取易于穿刺的体位:包括仰卧位、俯卧位及侧卧位。提前设计好最佳的穿刺路径,避开重要的血管和神经,选择风险最小的穿刺路径。对于位于胫骨后面的病灶来说,穿刺最容易的路径就是经胫骨的穿刺路径,而非经腓肠肌的穿刺路径。

(3)根据说明放置好负极板。负极板的放置位置不正确会导致患者负极板粘贴处的皮肤烧伤。

(4)消毒。

(5)铺巾。

四、治疗

(1)在 CT 引导下定位病灶并设计穿刺路径(图 8-20)。最容易的穿刺路径是垂直进针,然而有时患者不能采取某种体位或者穿刺路径上存在重要的结构,常无法实现。与骨皮质保持垂直会降低穿刺针在骨皮质上滑脱的概率。有时一个安全的穿刺解剖结构需要从病灶对侧正常的骨皮质穿刺。

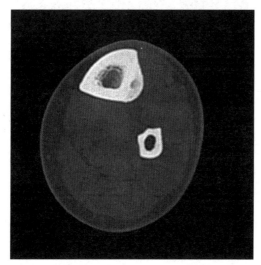

可见围绕低密度瘤巢的皮质骨增生硬化,病灶内的小死骨依稀可见。

图 8-20　骨样骨瘤的 CT 表现

(2)用 1% 的利多卡因充分麻醉皮肤及皮下组织。用 21 G 脊柱穿刺针沿穿刺路径从软组织到达骨膜,此时可用 2% 的丁哌卡因进行麻醉,这样会增强麻醉效果,减少治疗后对止痛药物的需求。

(3)因为有周边的硬化及其骨膜新生骨,所以并不总是能将穿刺针穿过周边骨质。我们推荐使用手钻(商业的骨活检系统套装及整形外科的手术室可以提供类似器材)穿刺通过骨皮质以使射频针进入病灶内(提示:如果使用骨科锤敲击套管针,使其通过骨皮质,可能会导致邻近关节的损伤;如果患者是在全身麻醉情况下,则这种损伤可能会在治疗后才明显表现出来)。

(4)骨样骨瘤的射频消融推荐使用有效工作段长度为 8 mm 或更短的穿刺针(图 8-21)。使用伞状的穿刺针需要在骨皮质上有一个更大的穿刺孔。此外,有时往往没有足够的空间布置针尖。消融操作应遵照设备生产商的要求,治疗持续时间根据设备的不同而有所不同。通常情况下,温度升高并维持在 90 ℃、持续 6~8 分钟,就可对小于 5 mm 的病灶完成充分消融治疗。对于更大的病灶,需要将射频针重新引入病灶内 2 或 3 次,以使 RF 的范围完全覆盖病灶,使整个病灶得到充分的消融。

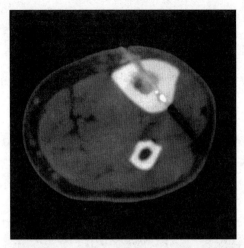

CT扫描示 RF 电极的针尖位于病灶内。需要用骨钻来钻出一条通向瘤巢的通道。

图 8-21 进行 RF 治疗时的 CT 表现

五、治疗后的管理

(1)许多治疗可以在门诊进行,这更适合于年轻患者。麻醉效果消失后,患者可尽早行走。

(2)治疗后的 24～48 小时内,患者会出现一过性的疼痛加重,1 周后疼痛会得到缓解。应该给予患者口服、麻醉类镇痛剂等止痛治疗。在对位于承重骨上的肿瘤进行治疗后,有些学者建议治疗后的 3 个月内应避免进行长距离的跑步,因有证据表明 RF 会导致暂时性的骨质变弱。

(3)医生通常会在治疗前给家属开具镇痛药物及其口服抗生素的处方。这样就可以在患者回家途中给患者使用。

六、结果

RF 治疗骨样骨瘤的首次成功率据报道高达 94%,再次治疗的成功率为 100%(图8-22)。治疗后的复发通常发生在 3～6 个月内。

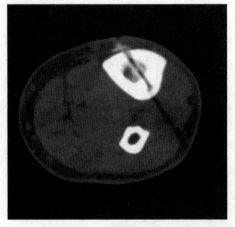

CT 扫描示骨钻所钻出的通道仍存在,但并未对周围组织造成损伤。

图 8-22 RF 治疗后用 CT 表现

七、并发症

尽管 RF 是微创治疗,但也可能引发一些潜在的并发症。

(1)出血和神经损伤。熟悉解剖结构可以最大程度地避免发生出血和神经损伤。

(2)皮肤烧伤。RF 对于靠近体表的病灶风险较大,需要特别注意。

(3)邻近病灶关节的关节软骨的损伤会导致关节炎。

(4)治疗失败。可能性不大,即使失败后也还可进行第二次治疗。失败通常发生于对大的病灶进行治疗时。这需要在第一次治疗中对病灶进行多次烧灼,以完全损毁病灶,如失败,则会导致治疗不彻底及复发。有时失败可能是由漏掉病灶引起的。在治疗失败的情况下,患者的疼痛会较治疗前加剧。

(5)当使用较高能量的 RF 时,疼痛会在几天内加重,并有类似于骨梗死的表现。

(孙　闯)

第六节　经皮椎体成形术与经皮椎体后凸成形术

一、介入简史

经皮椎体成形术首先由 Deramond 在 1984 年发明,它主要通过经皮穿刺注入骨水泥来提高脊柱稳定性,达到缓解或消除疼痛、改善患者生活质量的目的。1998 年,Garfin 对经皮椎体成形术进行改良,提出经皮椎体后凸成形术。目前,科研人员已经将经皮椎体后凸成形术应用于身体各部位的骨转移瘤,故称之经皮骨成形术,又称为骨水泥成形术。

二、临床要点

椎体压缩骨折一般根据病史、体征和影像学检查能够明确诊断,少数需要实验室检查,甚至穿刺活检才能确诊。诊断内容包括定性诊断、定位诊断和定量诊断。定性诊断要明确骨折原因是创伤性、骨质疏松性、肿瘤性还是骨缺血坏死性,定位诊断要明确是哪个或哪几个椎体骨折,定量诊断要明确骨折压缩程度是轻度、中度还是重度。另外,要对脊柱稳定性的破坏程度和神经损害的程度进行评估。

椎体压缩骨折常规治疗中的非手术治疗包括卧床休息、局部止痛康复结合治疗等。外科手术切除和内固定术的适应证很少,多数跨越两节以上的患病椎体得不到治疗,而且创伤大,并发症发生率高。其他治疗包括对骨质疏松患者行抗骨质疏松治疗,对肿瘤患者行相应的化疗、放疗等。在影像引导下的经皮椎体成形治疗术创伤小、操作较简单、并发症较少、疗效好。

三、适应证

经皮椎体成形术与经皮椎体后凸成形术的适应证为由以下疾病导致的椎体压缩性骨折。

(1)骨质疏松。

(2)恶性肿瘤。

(3)血管瘤。

四、禁忌证

(一)绝对禁忌证

(1)无症状的椎体压缩性骨折。

(2)药物治疗可改善症状者。

(3)局部或全身感染。

(4)骨折碎片向后移位导致脊髓病变或症状者。

(5)肿瘤导致椎管受压、脊髓病变者。

(6)无法纠正的凝血功能障碍,凝血酶原时间大于正常值的 1.3 倍,凝血激活酶时间大于正常值的 1.3 倍,血小板小于 $700\times10^9/L$。

(7)骨水泥或造影剂过敏。

(二)相对禁忌证

(1)患者神经根疼痛的症状超过了椎体疼痛的症状,且此神经根疼痛并非由椎体压缩导致。但是,偶尔也在椎体减压手术前进行经皮椎体成形术或经皮椎体后凸成形术。

(2)骨折碎片向后移位,导致椎管明显受压,但尚无症状者。在这种状态下,一旦术中少许骨水泥不慎进入硬膜外腔,就有可能导致患者立即出现神经压迫症状。

(3)肿瘤蔓延至硬膜外腔而无症状者。

五、介入器械

(1)带芯骨穿刺活检针。一般在颈椎用 14～16 G 穿刺针,穿刺针长 7 cm,在胸、腰椎用 10～14 G 穿刺针,穿刺针长 10～15 cm。

(2)专用骨水泥注射器,常用壁硬、注射压力大的注射器。目前,还有多种经皮椎体成形术专用螺旋加压注射装置,如 DynaFlow Delivery System(ParallaxMedical)、Percutaneous Cement Delivery System(Streker),其优点是容易注射骨水泥和减少术者的 X 线辐射。

(3)骨水泥:目前最常用的骨水泥是聚甲基丙烯酸甲酯(polymethy lmthacrylate, PMMA),它是由粉状(固体)的聚合物和其单体(液体)与助显剂按一定比例混匀后固化而成的高分子化合物。助显剂有硫酸钡粉或者钽粉。骨水泥混匀调配后在数分钟内一般经历 3 个时期,包括:①稀薄阶段,调配后早期,一般在 30～60 秒内;②黏稠阶段,呈糨糊或生面团状,调配后 1 分钟开始持续到 3～5 分钟;③硬化阶段,5～8 分钟后,PMMA 变硬并产热。通过调整液体与固体的比例和降低温度可以改变聚合的时间。

(4)外科不锈钢锤。

(5)经皮椎体后凸成形术的成套工具包括可扩张球囊、多功能手柄、精细钻、工作套管、扩张套管、导针和注射装置(推送器)等。

(6)"C"形臂 DSA 为必备的影像导向设备,最理想的是双"C"形臂。

六、术前准备

(一)患者评估

评估患者的一般资料、病史、体格检查以及影像学资料,确定经皮椎体成形术或经皮椎体后凸成形术的必要性和可行性。进行相关检查,确定所需治疗的节段。分析断层影像,有助于确定手术所需穿刺针的型号。

(1)分析平片,评估椎体压缩的节段和程度。这是最基本的要求。

(2)MRI 在发现其他导致疼痛综合征的脊柱病变方面有优势,特别是脊柱退行性变。

(3)对于有 MRI 检查禁忌的患者,如安装心脏起搏器或安装有影响成像质量的脊柱内固定,核素骨扫描有助于确定有问题的椎体。

(4)CT 是发现可能为骨水泥潜在外渗途径的骨折必不可少的检查方法后能较好地显示椎弓根骨折,有助于确定选择哪一侧椎弓根作为手术入路。

(二)术前访视

与患者沟通,告知手术的风险、获益、替代疗法和目的。完善知情同意书。指导患者进行术前准备,并告知术中及术后可能出现的情况,如术后可能伴发病椎邻近椎体的骨折,这在严重骨质疏松或 Kimimell 病患者中更为常见。Kummell 病的本质是椎体梗死,可导致椎体内出现类似真空裂的巨大裂隙。

(1)进行体格检查,包括心、肺和气道,这是麻醉的要求。记录神经功能状况,如下肢肌力、感觉(如轻压/刺)和本体感觉。

(2)术前 8~12 小时调整饮食,禁止经口饮食,但药物除外。

(3)多数接受经皮椎体成形术的患者不需要住院,而接受经皮椎体后凸成形术的患者可住院也可不住院,视情况而定。

1)告知患者来院时间、预期手术开始时间。

2)患者必须由家属陪护和接送。

3)讲解手术并发症的表现和体征,并提供联系电话。

4)对不能俯卧的患者,需进行气管插管和全身麻醉。

(三)实验室检查

完善常规实验室检查。

(1)凝血酶原时间:应小于正常上线的 1.3 倍。

(2)血小板计数应大于 $700 \times 10^9/L$。良好的血小板功能十分重要。

七、操作

(一)患者准备

(1)术前建立静脉输液通道。

(2)术前应用抗菌谱覆盖皮肤菌群的抗生素。术前半小时静脉注射头孢唑林 1.0 g,如患者对头孢唑林过敏,则可用万古霉素 500 mg 或克林霉素 600 mg 代替。

(3)嘱患者俯卧于血管造影机上,定位需要治疗的椎体。

(4)碘消毒手术野,并铺手术巾。

(二)医师准备

(1)必须洗手。该手术使用的是永久性骨科植入物。

(2)建议戴双层手套。因为骨水泥溶剂是液体的,可能溶解手套而导致组织坏死,所以即使戴了手套,也不应接触尚未凝固成生面团状的骨水泥。有些医师反复接触骨水泥后可能发生接触性皮炎。

（三）椎体成形术（图 8-23、图 8-24）

（1）透视下确定需要治疗的椎体水平。在前后位，调整影像增强器，使其与需要治疗的椎体的椎弓根垂直，这通常需要调整影像增强器向头侧或足侧的角度，并使其向穿刺侧同侧倾斜一定的角度。显示椎弓根内侧缘是非常重要的，可避免穿刺过程中穿刺针误入椎管。在侧位上，调整影像增强器，充分显示椎体后缘和穿刺通道。用 1‰利多卡因麻醉皮肤及皮下组织。沿预设穿刺通道刺入 21 G 穿刺针，直至骨膜。麻醉骨膜及软组织。骨膜的充分麻醉可减少对镇静麻醉的需求。

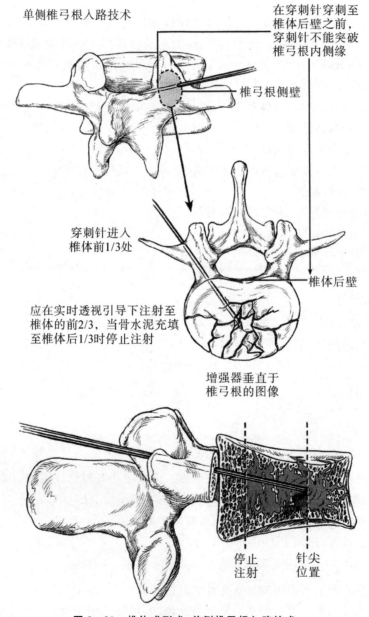

图 8-23　椎体成形术：单侧椎弓根入路技术

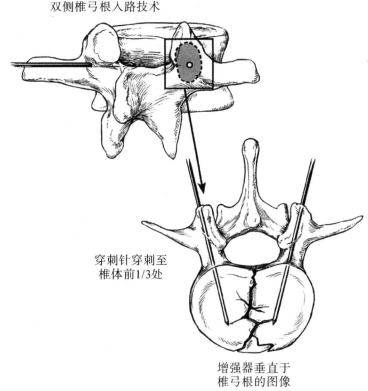

图 8-24　椎体成形术:双侧椎弓根入路技术

（2）选择穿刺针:具体如下。

1）穿刺针大小:在腰椎,通常 11 G 穿刺针就足够了;在胸椎,椎弓根较小,通常选用13 G穿刺针,有时也用 15 G 穿刺针,当然也可根据椎弓根的大小选用更小的穿刺针。

2）针尖形状:45°斜形针尖在进针过程中容易控制,但是在穿刺至椎弓根时容易滑脱。菱形针尖不易滑脱,更适合初学者。利用斜形针尖的斜面,可使其紧贴椎弓根内侧缘骨皮质前行,从而使穿刺针更容易穿刺到椎体中线部分,而菱形针尖则不行。

3）穿刺椎体:将穿刺针尖定位在椎弓根的后上缘。透视监控下进针,确保侧位上穿刺针到达椎体后缘前,正位上穿刺针不超过椎弓根内侧缘。继续进针,直至针尖到达椎体前中 1/3处。正侧位摄片,记录针尖的原始位置。

4）根据产品使用说明调配 PMMA 骨水泥。当 PMMA 骨水泥像牙膏一样黏稠时,开始在实时透视引导下注射。如 PMMA 骨水泥开始向静脉或椎间盘渗漏,则立刻停止注射。30 秒后稍微转动或回撤穿刺针,然后再注入少许骨水泥。当 PMMA 骨水泥充填至椎体后 1/3 时,停止注射。如果单针注射即可满意充填椎体,则用单侧椎弓根技术即可。若不然,则用双侧椎弓根技术。骨水泥充填的要点是使骨水泥在整个椎体结构中起主要支撑作用的椎体前中 2/3内充填。这与骨水泥的使用剂量无关,如果仅仅把椎体视作一个容器而从前向后完整充填整个椎体,则势必增加椎体的刚度并使其顺应性降低,从而将脊柱载荷更多地转移至相邻椎体,增加相邻椎体的骨折风险。同时,过度充填椎体会增加骨水泥外渗的风险。

（四）经皮椎体后凸成形术

（1）透视定位所需治疗的椎体。在前后位,调整影像增强器,使其与需要治疗的椎体的椎弓根垂直,这通常需要调整影像增强器向头侧或足侧的角度,并使其向穿刺侧同侧倾斜一定的角度。显示椎弓根内侧缘是非常重要的,这可避免穿刺过程中穿刺针误入椎管。在侧位上,调整影像增强器,充分显示椎体后缘和穿刺通道。

(2)1‰利多卡因麻醉皮肤及皮下组织。沿预设穿刺通道刺入 21 G 穿刺针,直至骨膜。麻醉骨膜及软组织。骨膜的充分麻醉可减少对镇静麻醉的需求。

(3)导针穿刺椎体。对准椎弓根中点,透视下进针,确保穿刺针不突破椎弓根内侧缘。当导针进入椎体后,沿导针引入内芯探子至椎体后缘。沿内芯引入套管至椎体后缘。

(4)用手钻在椎体内钻出可供球囊通过的隧道。充盈球囊,检测压力。当球囊的压力达到推荐压、球囊接近骨皮质缘、球囊达到最大充盈体积时,立刻停止。

(5)根据产品说明调配 PMMA 骨水泥。当 PMMA 骨水泥像牙膏一样黏稠时,开始在实时透视引导下注射。如 PMMA 骨水泥开始向椎体外渗漏,则立刻停止注射。30 秒后稍微回撤穿刺针,然后再注入少许骨水泥。侧位上,骨水泥充填到椎体后 1/3 时停止注射。

(6)留少许骨水泥放在 20 mL 注射器或无菌尿杯等容器内作为"参考",检测其在室温下黏滞度的变化。20 分钟左右骨水泥凝固后,即可将患者搬离检查床。

八、术后处理

(1)镇静或麻醉尚未清醒之前持续监测患者。

(2)如患者出现新的神经根或脊髓症状,则应行 CT 检查以评估骨水泥的位置。

九、效果

疼痛缓解和(或)经有效的评估方法证实术后活动改善即可视为手术成功。

(1)经皮椎体成形术:对不同病因导致的椎体压缩性骨折,治疗结果和成功率也不同。

1)对于骨质疏松所致的椎体压缩性骨折,部分专家报道的成功率达 90%。

2)对于肿瘤所致的椎体压缩性骨折,文献报道的成功率最高达 97%,但多数报道成功率在 70%~80%。

(2)经皮椎体后凸成形术:文献资料较少。

1)对于骨质疏松所致的椎体压缩性骨折,曾经有文献报道过高达 96%的成功率。

2)对于肿瘤所致的椎体压缩性骨折,有文献报道成功率高达 100%,但这些研究纳入的病例数都比较少。

十、并发症

(一)经皮椎体成形术

(1)有明显临床症状的并发症发生率:脊柱转移瘤为 10%,而骨质疏松性骨折为 3%。

(2)大多数并发症的临床表现是短暂而轻微的。可能的并发症包括以下几种。

1)出血。

2)肋骨及附件骨折。

3)骨水泥肺栓塞(经椎旁静脉丛)。

4)神经根疼痛。

5)气胸(腰椎病变)。

6)感染。

(3)症状持续存在,需要行减压手术以去除外渗骨水泥的并发症。

(二)经皮椎体后凸成形术

(1)主要的并发症是骨水泥外渗,发生率约为10%。

(2)有明显临床表现的并发症比较罕见,包括以下几点。

1)骨水泥渗入椎管,导致半瘫。

2)脊髓前综合征,见于椎弓根旁入路。

3)骨水泥肺栓塞。

(孙　闯)

第七节　脊柱关节突关节病变的治疗与骶髂关节注射术

一、脊柱关节突关节病变的治疗

众所周知,相当比例的后背疼痛患者,其疼痛由关节突关节病变导致。当发生脊柱退行性病变,如椎间盘高度丢失或脊柱受力不对称(脊柱侧弯或椎体滑脱)时,可同时发生或加重关节突关节的病变。基于上述及其他种种原因,单一水平的关节突病变比较少见。临床上,当患者存在复杂性脊柱疼痛时,很难断定该疼痛是否由关节突病变所致,这些复杂情况包括同时伴有椎间盘退变、椎管狭窄,其他各种因素导致的脊柱病理改变以及心理因素、社会因素、全身治疗因素等。在不考虑以上各种因素干扰的情况下,一些特征性的临床表现可以提示脊柱疼痛源于关节突病变,包括缺乏神经根受压体征或其他神经根疼痛表现,疼痛在身体屈曲时缓解,而在转身、侧身或过伸时加重(当脊柱伸展时,腰椎的关节突关节会受到最大压力),腰部僵硬症状在晨起时最重,而白天逐渐缓解,触诊病变关节突关节或同侧横突处时可导致明显疼痛。

虽然 MRI、CT 等影像学检查是鉴别其他各类原因所致背部或颈部疼痛的最好方法,但对于关节突退变,上述各种影像学表现与患者的临床表现往往并不一致。但是通过认真的临床体格检查,例如通过触诊确定压痛点和体表疼痛分布范围等方法,可以明确疼痛为关节突关节病变导致。

(一)适应证

(1)与关节突病变症状一致的背部或颈部疼痛。

(2)与关节突病变相关的复杂性脊柱疼痛感。

(3)其他针对脊柱的手术疗效不佳,如经皮椎体成形术、神经根阻滞或硬膜外皮质醇激素注射等。

(二)禁忌证

(1)绝对禁忌证:具体如下。

1)凝血功能障碍(血小板计数<50×10^9/L,凝血酶原时间≥正常值的 1.5 倍)。

2)全身或局部(关节突关节或关节周)感染。

3)妊娠期。

4)穿刺路径无法到达靶关节突关节或相关神经内侧支。

5)近期因脊柱疼痛进行经皮穿刺术注射大剂量的皮质醇激素。

(2)相对禁忌证:具体如下。

1)严重的药物过敏。

2)临床诊断不明,怀疑有其他疾病可能。

(三)术前准备

(1)接受脊柱关节突介入治疗的患者主要为门诊患者,极个别是有介入指征的住院患者。

1)要求患者在家中休养,做好准备。

2)术前无须常规使用镇静剂,也无须做禁食准备。

3)手术过程中出血风险很低,因此对于正在进行抗血小板治疗的患者来说,无须中断用药。但是对于正在进行抗凝治疗的患者,则需要中断抗凝,以确保有足够的凝血功能。

4)患者需在手术当天停用止痛药物,以便对疗效进行准确评估。

(2)常规进行术前评估,包括疾病的系统回顾、有无过敏史、当前用药情况,以及腰背疼痛的部位、性质、程度等。理论上需用公认的评估系统进行疾病评估,如 VAS 疼痛评分、Oswestry Disability Index 评分等。

(3)腰椎关节突关节腔内注射术和脊神经背支内侧支神经阻滞术是脊柱关节突各类介入手术中最主要的两大术式。这两种术式最常用于腰椎关节突相关性疼痛的治疗(对于颈、胸椎体关节突相关的介入手术,此处不做详细讨论)。腰椎关节突关节腔内注射术既可用于诊断也可用于治疗,但脊神经背支内侧支神经阻滞术主要用于射频消融神经根阻断术疗效的术前评估。在某些方面,脊神经背支内侧支神经阻滞术较腰椎关节突关节腔内注射术更为直接有效,例如它可以更好地定位手术靶点,并且不因关节突退变而影响靶器官的持续精确定位。不过在疗效方面,腰椎关节突关节腔内注射术要优于脊神经背支内侧支神经阻滞术。

(四)手术过程

1.影像导引系统

经皮脊柱关节突关节介入手术可在 X 线透视机或 CT 透视引导下进行。这两种引导设备各有优势,大部分介入手术医师更倾向于使用 X 线透视引导,因为该方式具有引导快速、靶器官结构透视清晰以及放射剂量尚在可接受范围内等优势。在一些介入诊疗中心,随着 CT 透视设备的临床应用,CT 成为更受欢迎的影像引导设备,而在其他介入中心,CT 透视引导仅在术中出现关节突关节穿刺入路困难时(例如当靶关节突增生硬化并伴有大量骨赘形成时)才会使用。

2.药物及注射液

每个腰椎关节突关节可容纳 1~1.5 mL 液体。在进行造影剂注射以对关节内穿刺针进行准确定位时,可使用 0.25~0.5 mL 的低渗对比剂。介入医师可根据情况调整局部麻醉药物及皮质醇激素的种类和用量。一般情况下,在进行诊断性关节突关节注射术时可用 2% 利多卡因或 0.5% 丁哌卡因 0.5~1.5 mL 进行局部麻醉。在进行治疗性质的穿刺注射时,注射皮质醇激素的总剂量为 0.5~1.0 mL。局部麻醉药和皮质醇激素的总注射剂量不能超过 2 mL。该剂量限值同样适用于脊神经背支侧支神经阻滞术。使用不同种类的皮质醇激素进行注射治疗对于改善临床症状并没有明显差异。

(五)腰椎关节突关节腔内注射

(1)获得患者的知情同意。

(2)使用温和镇静或镇痛药物(可选)。

1)如果使用,应对患者进行监护。

2)警惕过度镇静的发生。

(3)嘱患者俯卧于X线检查床上。

(4)定位关节突关节,并明确关节下缘的位置。不过,关节上缘的位置也可用作穿刺靶点定位。

(5)将X线球管的旋转角度调整至10°~45°,直至清晰显示关节突关节的后部。

1)在下位节段的腰椎水平,球管调整角度需相应增大(图8-25)。

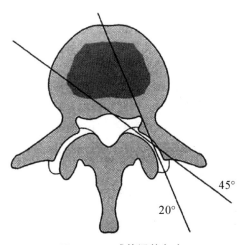

图8-25　球管调整角度

当射线投射角度从中线向侧方调整时,关节突关节的后部可在第一时间内被清楚地显示。增加侧方位投射视角实际只是更清晰地显示了关节突关节的前半部分,反而遮挡了关节突关节的半部分(穿刺入路部)。因此,在X线透视引导下进行关节腔内注射,应使用较小的侧方位投射角度,这样才能更清晰地显示靶关节的后半部分,以利于穿刺针穿刺进入关节突关节注射药物。

2)在进行下腰椎定位时,将球管透视角度进行适度头足方向调整能够更清晰地显示穿刺路径。

(6)对病变部位进行局部消毒准备。

(7)局部浸润麻醉(1%~2%利多卡因),麻醉层面尽量深,注射麻药前先进行负压抽吸,避免向血管内直接注射。

(8)在X线引导下将22 G/8.89 cm椎体穿刺针(保留穿刺针芯)穿刺入关节囊。必要时部分患者需使用更长的22 G穿刺针。

(9)将穿刺针继续推进,直至感到进针阻力明显降低(突破感)。

1)当穿刺针接触到关节囊时,患者常有疼痛感,刺入囊腔后疼痛即消失。

2)注意患者疼痛的性质和部位(将该疼痛与术前进行对比,判断是否相似)。

(10)必要时注射造影剂,确定关节囊内穿刺针的位置。

(11)诊断性神经阻滞穿刺操作前应注射麻醉药物;治疗性穿刺操作将用到皮质醇激素,并常将其与麻醉药联合使用。

(六)腰椎脊神经背支内侧支神经阻滞

每个关节突关节都由下一脊椎的上关节突及上一节段水平脊椎的下关节突构成。因此,每个关节突关节的神经分布与支配,也是由隶属于上、下两个节段的一对脊神经背支的内侧支神经所完成。值得注意的是,由于支配每个关节突的内侧神经支实际是与其上一个节段水平的脊神经背支相连接,因此在确定支配相应关节突的脊神经内侧支的节段时,其编号要比该神经所跨过的横突所对应的脊柱节段的编号小一位(例如从 L_5 横突的基底部上跨过的实际是 L_4 脊神经背支的内侧支)。

(1)获得患者知情同意。

(2)使用温和镇静或镇痛药物(可选)。

1)如果使用,应对患者进行监护。

2)警惕过度镇静的发生。

(3)嘱患者俯卧于 X 线检查床上。

(4)定位上关节突与横突基底部的连接部(位于靶关节突关节处或上方;需不断调整透视角度)。

1)将同侧 X 线球管的角度调整至 10°～30°。

2)必要时球管透视需向头足方向适度调整以充分暴露靶器官结构。

(5)对病变部位进行局部消毒准备。

(6)局部浸润麻醉(1%～2%利多卡因),麻醉层面尽量深,注射麻醉药前先进行负压抽吸,避免向血管内直接注射。

(7)在 X 线引导下,将 22 G/8.89 cm 椎体穿刺针(保留穿刺针芯)穿刺至横突基底与上关节突、椎弓根结合部的骨质处。必要时需使用更长的 22 G 穿刺针。

(8)当感觉穿刺针抵达骨质后,调整穿刺针针尖斜面方向,使其朝向足侧,然后继续进针就恰好可以避开骨质遮挡而跨过横突上方。

1)首先进行药物注射,固定并保持穿刺针针尖斜面朝向下足侧,以便药物与脊神经内侧支最大限度地直接接触。

2)侧位透视可有效地避免穿刺针穿刺过于靠前(不可将穿刺针穿过上关节突后方骨皮质)。

(9)诊断性神经阻滞穿刺操作前应注射麻醉药物;治疗性穿刺操作将用到皮质醇激素,并常将其与麻醉药联合使用。

(10) L_5 脊神经内侧支的注射治疗,其穿刺操作技术要点与上述技术相似,主要的不同是其穿刺靶点位于 S_1 上关节突的外侧与同侧骶骨翼的内上方交点处。

(11) S_1 脊神经内侧支的注射治疗的操作过程无特殊之处。但如需注射治疗,可选择 S_1 骶孔的上外侧缘作为穿刺靶点,最好通过足-头侧方向的穿刺途径抵达靶点。

(七)术后处理

(1)术后观察患者 15～20 分钟,并交由一位具有责任能力的成人看护。

(2)根据患者情况确定是否限制活动。

(3)要求患者在术后当天避免驾车或操作重型机器,次日可逐渐恢复日常活动。

（4）术后当天避免进行桶浴、盆浴或浸泡沐浴（如按摩浴缸、浴池等）。

（5）术后根据手术效果酌情减少镇痛药的用量。如患者需要使用阿片类药物,则应遵医嘱执行减药计划。

（6）可以提供出院须知清单（可选）,其具体内容如下。

1）已行的术式。

2）术后可能出现的并发症（如诊疗操作导致的疼痛）。

3）常见问题的解决方法。

4）需引起重视的情况（如感染的症状和体征）。

5）向术者或指定人员提供联系信息。

（7）与患者讨论以制订中长期计划,包括确定随访时间和医师。

（八）结果

（1）诊断性神经阻滞术只使用局部麻醉药,数分钟便产生疗效;使用皮质醇激素治疗后一般需数天才起效,术后 7 天左右疗效达到最佳。

（2）使用局部麻醉药进行诊断性神经阻滞,药效将在 6～24 小时内逐渐失效,疗效的维持时间取决于使用的局部麻醉药,如利多卡因或丁哌卡因等。

（3）治疗性神经阻滞的平均有效时间为 3～6 个月。

（4）应根据患者术后的症状缓解程度,决定是否需要再次进行关节内注射或脊神经背支内侧支神经阻滞术治疗,因此重新对疼痛进行评分及进行临床检查评估显得至关重要。值得注意的是,对于关节阻滞治疗慢性腰背疼痛的疗效至今仍存在争议。

（九）并发症

（1）感染。

（2）出血。

（3）下肢肌力下降或感觉异常（一过性）。

（4）术后"暴发"痛。该疼痛不常见且口服镇痛药后常可缓解。

二、骶髂关节注射治疗

骶髂关节在尚未出现细微病变前,其所导致的慢性腰背部疼痛很难被确诊。临床上,当患者未发现关节病变而表现为单侧肢体疼痛（虽然疾病可能为双侧）时,需考虑有骶髂关节病变的可能。这类患者可表现为无法久坐、腹股沟区疼痛麻木、下肢或臀部刺痛或灼烧感。然而,临床上对该疾病尚缺乏有效的评估手段,并且普遍认为关节内注射是明确腰骶部疼痛是否源于骶髂关节的唯一客观的诊断方法。由于骶髂关节的下 1/2～2/3 部分为真性滑膜关节,因此穿刺过程需使用影像设备引导以确保操作成功。

（一）适应证

（1）评估患者腰背部疼痛是否来源于骶髂关节。

（2）治疗导致骶髂关节疼痛的病因,其具体包括以下几点。

1）炎症。

2）退变。

（二）禁忌证

（1）绝对禁忌证:具体如下。

1)凝血功能障碍(血小板计数$<50\times10^9/L$,凝血酶原时间≥正常值的1.5倍)。

2)全身或局部感染。

3)妊娠期。

4)穿刺路径无法到达骶髂关节靶点。

5)近期行经皮穿刺术治疗脊柱疼痛而使用大剂量的皮质醇激素。

(2)相对禁忌证:严重的药物过敏。

(三)术前准备

同"脊柱关节突治疗"。

(四)手术过程

经皮骶髂关节介入手术在 X 线透视引导下或 CT 透视引导下均可进行。

(1)获得患者知情同意,测试下肢肌力。

(2)使用温和镇静或镇痛药物(可选)。

1)如果使用,应对患者进行监护。

2)警惕过度镇静的发生。

(3)嘱患者俯卧于 X 线检查床上。

(4)定位骶髂关节穿刺靶点,避开上方的关节纤维,并在关节尾端上方约 1 cm 处进针(图 8-26)。

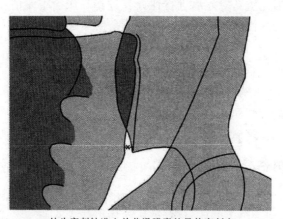

＊处为穿刺针进入关节滑膜囊的最佳穿刺点。

图 8-26　右侧骶髂关节示意(轻度右前斜位)

1)为使骶髂关节下部的解剖结构在透视下获得充分暴露,向同侧倾斜的投射角度调整在 $0°\sim30°$。

2)透视时球管角度偏向足侧 $20°\sim25°$。

(5)对病变部位进行局部消毒准备。

(6)在 X 线引导下将 22 G/8.89 cm 脊椎穿刺针穿刺至骶髂关节的后下方。必要时需使用更长的 22 G 穿刺针。

(7)必要时注射低渗对比剂以明确穿刺针在关节内的位置(建议进行此项操作)。

(8)诊断性神经阻滞术选择单纯局部麻醉药(丁哌卡因)注射,而治疗性神经阻滞术则使用丁哌卡因与皮质醇激素联合注射。

(9)使用 CT 或 CT 透视机作为引导设备时,先进行一次层厚 5 mm 的骶髂关节 CT 扫描,然后在穿刺过程中用以上方式进行重复扫描定位；术中可注射非离子对比剂，以确定穿刺针针尖的位置，低渗对比剂的合理用量为 0.2～0.5 mL。

（五）术后处理

同"脊柱关节突治疗"。

（六）结果

（1）在没有脊柱手术史的患者中，约 90％的患者在术后 12 小时内疼痛得到缓解，其中 50％～80％的患者的疼痛在术后得到缓解。

（2）与其他治疗脊柱疼痛的经皮穿刺术相比，接受治疗性骶髂关节穿刺术的患者可以获得更长的症状缓解时间，平均为 10 个月。

（七）并发症

（1）感染。

（2）出血。

（3）下肢肌力下降或感觉异常（一过性）。

（4）排便困难（一过性）。

（孙　阗）

第九章
SPECT 和 SPECT/CT 影像诊断

第一节 SPECT/CT 技术

单光子发射计算机断层成像（singlephoton emission computed tomography，SPECT）是目前核医学临床中使用最多、最普及的设备。SPECT 为以 γ 相机为基础的旋转型设备，其核心部件为 γ 相机，可用于获得人体内放射性核素的二维及三维立体分布图像。

核医学图像反映示踪剂在体内的功能分布，缺乏解剖学信息，并且核医学图像信息量小，分辨率低。CT 或 MRI 与 SPECT 相比，分辨率高，具有精细的解剖结构，但缺乏功能信息。近年来各厂家相继推出把有价值的功能信息的 SPECT 影像与精确的解剖结构 CT 影像结合在一起，这就是 SPECT/CT。SPECT/CT 为临床医师提供了更加全面和精确的资料，而且已经越来越多地被临床所认可。

一、SPECT 与 SPECT/CT 技术

（一）SPECT、SPECT/CT、双探头符合探测

（1）SPECT 是在一台高性能 γ 相机的基础上增加了探头旋转装置和图像重建的计算机软件系统的核医学影像检查仪器。

（2）SPECT 的探头围绕受检者环形旋转，从多角度、多方位采集一系列的平面影像，利用专用计算机软件处理，获得符合临床要求的各种断层图像。SPECT 清除了不同体层放射性的重叠干扰，可单独观察某一体层的放射性分布，有利于发现小病灶，可以进行定量分析。SPECT 还可以实现平面显像、动态显像、断层显像和全身显像等，是当今临床核医学的主流显像仪器。

（3）SPECT 的数据采集除 γ 相机的数据采集外，还有断层采集和门控断层采集，SPECT 在图像重建之前必须进行衰减校正。

（4）SPECT/CT 是将 SPECT 和 CT 两种设备安装在同一机架上，两种显像技术的定位坐标相互校准，检查时受检者体位不变，通过图像融合技术，实现功能影像、代谢影像、生化影像和解剖结构影像的实时融合。

（5）双探头符合线路 SPECT 是在双探头 SPECT 基础上通过改进实现对正电子核素探测的影像设备。它在保证探测器灵敏度和分辨率的前提下，兼顾了常规低能核素显像和正电子核素显像，可完成 SPECT 所有显像及正电子发射体层成像（positron emission tomography，PET）的部分显像工作。

(二)工作原理与特点

1. SPECT 的工作原理

将特定的放射性药物注入患者体内,一定时间后放射性药物在体内达到显像的要求,开始进行 SPECT 成像。从人体中发射的 γ 光子首先到达准直器,准直器限制入射 γ 光子的方向,只允许与准直器孔方向相同的 γ 光子透过,以便于进行 γ 光子定位。到达晶体的 γ 光子与晶体相互作用,被晶体吸收并产生多个闪烁光子。闪烁光子经过光导被各个光电倍增管接收。光电倍增管将闪烁光子转变成电脉冲信号。该电脉冲信号经过特殊位置电路定位、能量电路甄别后被记录,成为一个计数。成像装置记录大量的闪烁光子,经过处理、校正,形成一幅人体放射性浓度分布图像,即为一幅 SPECT 平面图像。

在 SPECT 采集时,探头围绕患者旋转。在旋转的过程中,探头表面总是与旋转轴平行,旋转轴与患者的检查床平行。根据需要在预定时间内采集 360°或 180°范围内不同角度的平面图像,任一角度的平面图像称为投影图像。利用在不同角度获得的多幅投影图像,通过数据处理、校正、图像重建获得体内断层图像,即 SPECT 图像。

2. CT 的工作原理

当 X 线照射到物体时,物体会吸收 X 线能量,使透射的 X 线的强度衰减,其衰减程度与物体对 X 线的吸收系数 μ 和穿透厚度 x 有关。设 X 线入射强度为 I_0,穿过 x 厚度的物体,其透射的 X 线的强度 $I = I_0 e^{-\mu x}$。如果 X 线穿透不均匀的多种物质,例如人体,则会将人体分成多个方形体素,X 线束穿过人体选定层面,探测器接收到沿 X 线束方向排列的各体素吸收后的射线,透射的射线强度 $I = I = I_0 e^{-\mu 1 d + (-\mu 2 d) + (-\mu 3 d) + \cdots}$,式中 μ_i 为第 i 个体素的吸收系数,为未知数;d 为方形体素的边长。当 X 射线源和探测器围绕人体旋转 1 周后,即可得到不同角度透射 X 线的强度。通过计算机迭代重建,求出各体素对 X 线的衰减系数,各体素的衰减系数即构成 CT 图像。

CT 图像只是显示组织衰减系数的差异,其衰减系数主要由密度决定,因此显示的实质是组织密度的差异,属于解剖影像。

3. SPECT/CT 的特点及显像方法

Hasegawa 等最早设计了一个系统,可以同时获取 CT 和 SPECT 数据,并最先证明了 CT 数据可以用作衰减校正。1999 年,Healthcare 设计制造了第一台商用的 SPECT/CT 系统——Hawkeye,将低剂量的单层 CT 与 SPECT 结合起来。

SPECT/CT 的特点是将 CT 的 X 线球管和探测器安装在 SPECT 系统的旋转机架上,使患者可同机进行 CT 和 SPECT 检查。一般 X 线球管和 SPECT 探头被并排安装在系统的旋转机架上,X 线球管在后方,SPECT 探头在前方。扫描过程中,系统会自动移动检查床的位置,使检查部位位于 X 线球管下或 SPECT 探头下。此外,SPECT/CT 可一次摆位获得 CT 图像和 SPECT 图像,实现同机 CT 图像与 SPECT 图像的融合。同机融合对位准确,可获得精确的融合图像。

(三)SPECT、SPECT/CT 显像技术的具体操作

(1)行 SPECT 检查前,医师要了解检查的目的,详细了解患者的资料,患者一般无须做特殊准备。

(2)^{99m}Tc 标记的放射性药物是临床上 SPECT 检查中应用较多的显像剂。根据不同的检查目的选择不同的^{99m}Tc 标记药物。常用静脉注射,选择非病灶侧所在的上肢静脉,当需要判断双侧腋下淋巴结情况时,也可选择足背静脉注射。

(3)按照不同的检查目的给予不同的^{99m}Tc 标记药物及相应剂量。一般注药后 10～20 分钟采集早期图像,2～3 小时采集延迟相图像。SPECT/CT 采用低能通用型或低能高分辨准直器。检查不同的脏器可采用不同的体位。

(4)根据临床需要选择不同类型的核素显像(如静态与动态显像、平面与断层显像、早期与延迟显像等),SPECT/CT 还可以采集 CT 断层图像与 SPCET 核素显像进行图像融合,获得既能反映组织器官功能信息,又能清晰显示解剖结构的融合影像,提高诊断符合率。

(四)SPECT 的性能指标及质控方法

1.旋转中心

(1)定义:SPECT 的旋转中心是个虚设的机械点,它位于旋转轴上,是机械坐标系统、探头电子坐标和计算机图像重建坐标共同的重合点。任何不重合都表现为旋转轴倾斜和旋转中心漂移。旋转轴倾斜及旋转中心漂移会在 SPECT 图像上产生伪影。

系统对准包括旋转中心漂移及轴向对准。旋转中心漂移是 SPECT 的重要指标,可反映 SPECT 系统的机械转动中心与计算机图像存储中心的重合程度。对多探头成像系统来说,各探头图像的轴向对准也是非常重要的。

(2)测试方法:旋转中心校正的目的是在临床数据采集时对旋转中心漂移进行实时补偿,各公司的 SPECT 软件都有旋转中心校正,具体操作程序应按其要求逐步进行。

测试步骤如下。

1)将探头配上低能平行孔高分辨准直器,移至断层采集位置。

2)将准备好的点源(有的公司规定用线源)置于断层床上,将探头置于 0°、90°位置,观察点源是否位于旋转中心,可在显示器上观察点源影像是否在矩阵中心,并通过升降床和平移床加以调节。

3)采集条件应严格按公司规定的操作程序进行,其中包括矩阵大小、视野放大、探头旋转方向、旋转间隔等。如采集条件与公司给定的程序不符合,则采集的数据不能用于旋转中心校正。

4)数据处理和分析。完成旋转中心数据采集后,计算机会自动对被检者断层数据采集进行旋转中心漂移的实时校正,有的设备还可以显示旋转中心漂移的情况。

2.总体性能

(1)测试条件及设备:20%光电峰对称窗,使用仪器提供各种探头校正技术。装上低能通用型或低能高分辨型准直器。ECT 模型或 SPECT/PET 模型及插件,模型内注入 20 mCi 充分均匀的^{99m}Tc 液体,放入插件。

(2)测试步骤:①将模型固定在断层床上,置于断层视野的中心位置,模型长轴平行旋转轴;②将探头置于断层起始位置,旋转半径 25 cm,128×128 矩阵,Zoom=1;③进行 360°断层采集,每 6°一帧,每帧采集计数>200 K;④使用 RAMP 滤波器重建整个模型的横断切面,重建厚度为 1 个像素,对横断切面做线性衰减校正,衰减系数 $\mu=0.12$。

(3)计算与分析:横断切面包括冷区分辨率、热区分辨率、均匀性以及线性(仅 SPECT/PET 性能体模)4 个测试部分。仔细观察能够清晰分辨的最小冷热区,在均匀性部分观察是否存在环形伪影,在线性部分观察是否存在非线性失真。

(4)结果报告:描述断层横断切面的分辨率、均匀性和线性,注明所使用的准直器,记录所有的采集条件和重建条件。

二、SPECT/CT 的临床应用概况

SPECT/CT 因其实现了核医学显像与 CT 影像的优势互补,并共同扩展了各自单独使用所无法涉及的应用领域,由此构建了一个与 SPECT 和 CT 既密切相关,又明显不同的全新应用领域。SPECT/CT 具有使用便捷、诊断效率高等方面的优势,得到了普遍认可。但是,SPECT/CT 究竟能够应用于核医学的哪些领域,给核医学的临床应用提升到怎样的新高度,目前尚无确切答案,相关工作尚在探索之中。美国核医学与分子影像学会制定的《PECT/CT 影像操作指南》,是目前国际上唯一的相关指南。该指南中只是指导性、简要地介绍了 SPECT/CT 可应用的领域,既无可借鉴的操作细节,也无图像分析流程和诊断标准。因此,笔者认为,SPECT/CT 的临床应用给核医学带来了非常广泛的扩展空间。

目前配备有诊断 CT 的 SPECT/CT 已经成为国内核医学科的主流显像设备。总体上讲,目前 SPECT/CT 在临床上的应用现状并不乐观,诸多的优势功能并没有得到充分发挥和使用,导致这种局面的原因是多方面的,其主要原因可以简要归结如下。

(1)不了解 SPEC/CT 能够解决什么问题。尽管国内外相关临床应用方面的文献报道很多,但是内容比较松散,尚无可供参考的操作指南和临床使用规范。

(2)缺乏必要的专业知识。CT 专业知识不足以成为核医学医技人员使用 SPECT/CT 融合图像技术的主要障碍。尽管有相当一部分人通过了 CT 上岗考试,但是临床应用的实战能力尚有待提高。

(3)使用不当,忽略了 SPECT/CT 的内涵。在平面显像的图像上发现异常后,对相应部位只进行诊断 CT 扫描,而省略了 SPECT 图像,这样的选择貌似节省了时间,但是忽略了较平面显像更加详细、具体的局部功能信息,甚至会导致只有功能异常而尚无结构改变的早期病变的漏诊。

(4)对 SPECT/CT 的认识有误。一种错误的观点认为,SPECT/CT 检查增加了患者接受的辐射剂量和检查费用。从形式上看,SPECT/CT 在完成平面显像的基础上,又增加了一次局部 CT 检查,确实增加了患者的辐射剂量,也增加了检查费用。但是从疾病诊治的全过程考虑,患者接受的辐射剂量和费用都是降低的。试想,如果没有 SPECT/CT,患者在完成核医学平面显像后,因为未获得明确诊断,只能常规地去进行 CT 检查或者 MRI 检查。因为 CT 检查或者 MRI 检查与核医学检查隶属于不同科室,在检查过程中只能按照常规解剖部位进行,不会借助于核医学平面显像的结果进行更为精准的局部检查。常规 CT 检查或者是 MRI 检查虽然扫描范围大,但同样会出现病灶没有完全包括在内,或者是检查部位为非病灶所在位置等方面的问题。在进行影像诊断时,受专业知识所限,核医学检查所提示的功能影像信息基本被忽略。由此可知,分别进行核医学与 CT 检查或者是 MRI 检查,导致的结果是患者的时间成本和经济成本更高,且可能会接受更高的辐射剂量。相比之下,在核医学平面显像的基础上有的放矢、选择性地确定 CT 扫描的范围,则可使患者接受较低的辐射剂量。更为重要的是,基于这样的检查流程,通过一次检查所获得的基于核医学功能影像与 CT 解剖影像的综合诊断信息,在有效节约了检查时间的同时,又明显缩小了 CT 扫描的范围。因此,合理使用 SPECT/CT,符合在诊治过程中患者利益最大化的原则。如何改变现状,充分发挥 SPECT/CT 的效能,在满足临床所需的同时为核医学的未来发展奠定基础,是我们无法回避的现实问题。

SPECT/CT 是在核医学平面显像、SPECT 和诊断 CT 基础上构建的一个全新的应用领域，熟练掌握相关技术与技能是应用好 SPECT/CT 的基本要素，对于各种检查方法的优势、不足与互补性的充分理解并能综合应用，是发挥 SPECT/CT 优势的前提，对于临床信息的充分了解和深入理解是用好 SPECT/CT 的保障。因此，SPECT/CT 的使用者，应该掌握核医学与 CT 的基本理论知识和综合应用能力，并具备必要的临床知识。

SPECT/CT 不是每个患者都需要的、可以解决所有问题的万能检查方法，而是在充分分析和理解包括局部平面显像在内的核医学影像后，综合临床信息和既往影像学检查资料，有选择性地针对某一特定问题进行的更为深入的融合影像检查。因此，要用好 SPECT/CT，需要在以下几个方面着手。

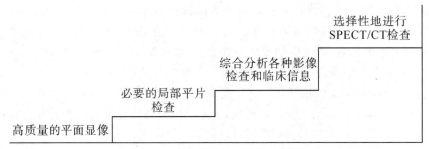

图 9-1　检查方法合理选择阶梯图

首先，要充分了解临床所需，合理地把握适应证，借助 SPECT/CT 的整体优势解决临床所需。例如，骨显像是后重叠的平面影像，图像所体现出的是重叠结构中放射性计数总和间的差异，如前后重叠结构中某一局部区域放射性计数明显降低，而与另一区域放射性计数增加，两者之和与毗邻区域的放射性计数相近，则在平面图像上就可以表现为假阴性。这是影像检查技术本身的不足，只能借助于临床信息发现疑似病变部位，通过 SPECT/CT 获得诊断证据。

其次，要改变完全依赖放射性聚集状况对病变进行分析和诊断的单一思维模式，就要充分认识到 SPECT/CT 给核医学诊断带来的全新的诊断视角，要建立 SPECT/CT 一体化的思维方式，从 SPECT、CT 及两者融合图像的整体角度分析图像，没有核医学与 CT 的优劣之分。

最后，要具备包括 CT 在内的相关影像学知识和临床应用能力。通过 SPECT 功能影像与 CT 解剖影像的结合，借助两者的互补性，可解决其他影像学检查无法解决的问题。

值得强调的是，技术人员的工作是核医学诊断的基石，其工作质量如何直接关系着图像质量和诊断准确性，以及患者的受益程度。如何使技术人员最大程度地发挥其效能呢？除了具有扎实的专业基础知识和高尚的职业道德外，至少还应做到以下几点。

（1）需严格按照规范和指南操作，为后续的诊断工作提供充分、翔实的信息。例如，对于长骨病变，CT 扫描或者是定位片要包括邻近的关节，以便于解剖定位。在满足诊断需求的前提下，扫描范围要尽可能地小，并采用具有个体化的最低曝光条件，以最大程度地减少辐射剂量。

（2）在 SPECT/CT 检查过程中 CT 的应用与常规 CT 的应用具有一定的差别，它是基于核医学医师对平面图像和患者的临床信息综合判断后做出的决策。在 CT 扫描范围、成像条件等方面具有很多个性化要求。因此，医师与技术人员的不断沟通和密切合作是非常必要的。

（3）检查前对准备工作的审核与确认是对后续工作质量的有力保障。

（4）检查前与患者充分沟通并取得患者的信任与配合，是采集出高质量诊断图像不可或缺的前提。

（于　璟）

第二节　甲状腺疾病与 SPECT/CT 技术

SPECT/CT 融合图像显像在甲状腺疾病诊断中的应用范围与平面显像基本相同。其临床应用的重点领域主要集中在功能显像和功能评价等方面,而在诸如甲状腺结节的诊断等方面,已经基本被超声检查所替代。SPECT/CT 融合图像在甲状腺疾病诊断与评价中的优势应用领域现已比较广泛。

一、甲状旁腺功能亢进

(一)原发性甲状旁腺功能亢进症

原发性甲状旁腺功能亢进症(primary hyperparathyroidism,PHPT)是由于甲状旁腺病变所导致的甲状旁腺激素分泌过多,可导致骨骼、肾脏、消化系统和神经系统病变及钙、磷代谢紊乱。原发性甲状旁腺功能亢进的病理类型可分为腺瘤(占 80%~85%)、增生(占 10%~15%)和甲状旁腺癌(约低于 1%)等。PHPT 定性诊断主要通过病史、体格检查和生化检查来确定。手术是治疗 PHPT 最有效的方法,影像学检查通过术前对病灶准确定位,可有效减少术中损伤,提高手术的成功率。相对于超声、CT、MRI 等影像学检查方法,^{99m}Tc‐MIBI 双时相法是诊断甲状旁腺病变的一线成像技术,它具有灵敏度高、便于发现多个甲状旁腺腺瘤及异位甲状旁腺(如胸骨后、气管或食管后甲状旁腺)病变的特点,有助于术前的准确定位和定性诊断。但 ^{99m}Tc‐MIBI 双时相显像为平面图像,在显示小病灶及对病灶的准确定位等方面存在不足。目前,配备有诊断 CT 的 SPECT/CT 已在临床上广泛应用,对 PHPT 的定位诊断具有非常积极的意义。有研究结果显示,在 24 例患者中,通过手术证实共有 35 枚甲状旁腺增生结节,^{99m}Tc‐MIBI 平面显像的敏感度仅为 75%,而 SPECT/CT 诊断的敏感度为 100%。对于原发性甲状旁腺功能亢进症伴发结节性甲状腺肿的患者,平面显像可能会产生假阴性,而 SPECT/CT 显像则可以有效地消除甲状腺病变对甲状旁腺病变显示的影响。Shafiei 等对 48 例经手术证实为原发性甲状旁腺腺瘤合并结节性甲状腺肿患者的影像学资料进行了分析。在手术确认的 80 处甲状旁腺腺瘤病灶中,SPECT/CT 诊断的准确率为 85%,高于平面显像的 75%,且两者间具有显著差异。笔者所在团队回顾性地分析了 40 例临床疑似原发性甲状旁腺功能亢进症患者的临床资料和影像学资料。对所有患者均行 ^{99m}Tc‐MIBI 双时相平面显像及 SPECT/CT 融合显像,在检查后 3 个月内完成手术治疗。结果显示,40 名患者共计切除甲状旁腺病灶 43 个,病理诊断为甲状旁腺腺瘤36 个,甲状旁腺增生 7 个。^{99m}Tc‐MIBI 双时相平面显像和 SPECT/CT 融合显像对原发性甲状旁腺功能亢进症的诊断敏感性、特异性、明性预测值、阳性预测值和准确性分别为 74.4%(32/43)和 93.0%(40/43),97.4%(114/117)和 100%(117/117),91.2%(114/125)和 97.5%(117/120),91.4%(32/35)和 100%(40/40),91.2%(146/160)和 98.1%(157/160)。检查方法的准确性两者间的差异有统计学意义($x^2=13.87,P<0.01$)。诊断原发性甲状旁腺病变,SPECT/CT 融合显像的优势在于发现放射性摄取并不十分明显的病灶或者是微小的病灶,提高诊断的准确性。

(二)继发性甲状旁腺功能亢进症

继发性甲状旁腺功能亢进症(seconday hyperparathyroidism,SHPT)是慢性肾功能不全患者常见的并发症,长期钙磷代谢紊乱可产生甲状旁腺功能亢进性骨病、异位钙化以及心血管系统、神经系统等重要脏器功能障碍。对于药物和介入治疗无效的难治性 SHPT 往往选择手术,以提高患者的生活质量,降低住院率和病死率。与 PHPT 相比,SHPT 在病理上多以甲状旁腺增生为主,通常为多个腺体受累、病灶数目多、位置变异大,常见部位为颈动脉鞘、气管食管沟或纵隔内。因此,影像学诊断对 SHPT 治疗方案的选择和指导手术治疗具有重要意义。临床上用于甲状旁腺术前定位的方法包括超声、CT、MRI 等,而核医学 SPECT/CT 显像具有定性和定位的双重价值,优势明显。

在各种影像学检查方法中,超声检查因其具有普及率高、操作简单、实时、无辐射等方面的优点,往往是临床上首选的检查方法,其不足之处在于受操作者主观因素影响明显,对于小于 10 mm 及异位病灶的探测具有盲区,其诊断的敏感性为 50%～80%。MRI 具有软组织分辨率高、多平面、多序列成像的特点,对异位甲状旁腺病变诊断的敏感性优于 CT,其不足之处在于检查耗时长、价格相对较高。CT 具有成像速度快、密度分辨率高、定位准确、普及率高等方面的优势,也是常用的术前定位方法,CT 检查需要使用对比剂,尿毒症患者存在对比剂中毒的可能,使其应用受到限制。

^{99m}Tc - MIBI 多时相平面显像对于 SHPT 的诊断具有明显优势,但同时面临很多挑战。由于多数为尿毒症患者,其静脉注射的放射性药物在血液循环中清除的速度慢,导致在体内聚集。因此,^{99m}Tc - MIBI 多时相平面显像难以满足诊断需求,往往需要延迟到 4～6 小时进行多时相显像。此外,即便进行更多时相显像,^{99m}Tc - MIBI 多时相平面显像对于放射性摄取不明的小病灶往往也易于漏诊。SPEC/CT 在这方面可以发挥重要作用。借助于诊断级 CT,通过横断面、矢状位和冠状位三维图像,易于发现位置隐蔽、体积较小的病灶,并可以明确病灶与邻近组织间的关系。文献报道,SPECT/CT 诊断 SHPT 的灵敏性和准确性均为 78.9%,特异性为 100%。同组超声诊断 SHPT 的灵敏性为 70.1%,准确性为 69.7%,特异性为 100%。有回顾性分析 40 例临床确诊为 SHPT 患者的临床资料、超声影像和手术病理诊断及 ^{99m}Tc - MI-BI 多时相平面显像和 SPECT/CT 影像资料,结果显示手术切除的病变甲状旁腺共 144 个,病理诊断为增生者 95 个,增生伴腺瘤形成者 28 个,腺瘤 21 个;多时相平面显像探测总病灶数目为 69 个,双时相探测病灶数目为 57 个,而 1 小时和 1.5 小时共发现病灶数为 12 个;SPECT/CT 融合图像显像、平面显像、超声检查探测病灶的灵敏性分别约为 93.1%、47.9%、70.1%;诊断的准确性分别约为 88.7%、47.6%、69.7%,特异性均为 100%;40 例患者中 18 例甲状旁腺组织发生钙化,134 个病灶中 32 个伴钙化,合并钙化的甲状旁腺组织中 90.6% 为 ^{99m}Tc - MIBI 阳性。SPECT/CT 的突出优势主要体现在,它能够更加敏感地发现小病灶。由此可知,SPECT/CT 融合图像对于 SHPT 的诊断价值在于,它可以较平面显像更加敏感地发现病灶并准确定位,同时显示病灶的内部结构,为后续的治疗决策提供重要的参考信息。

二、对分化型甲状腺癌转移的预测

分化型甲状腺癌(differentiated thyroid cancer,DTC)极易发生区域淋巴结转移,其中甲状腺乳头状癌(papillary carcinoma of thyroid,PTC)区域淋巴结转移的发生率为 20%～90%。DTC 的最佳治疗方案为外科手术近全切除＋^{131}I 去除治疗＋甲状腺激素替代治疗。^{131}I 去除治疗后 5～7 日行 ^{131}I－SPECT/CT 显像在早期发现转移灶方面有重要价值。

DTC 无论其肿瘤体积大小,颈部经常出现淋巴结转移。手术是清理瘤体、甲状腺组织以及转移淋巴结的有效方法,也是后续¹³¹I去除治疗取得较好效果的基础。由于DTC生物学行为的特殊性以及颈部解剖的复杂性,总会残留一些甲状腺组织和淋巴结,为今后的复发埋下隐患。

¹³¹I去除治疗有两个目的:①方便后续 Tg 测量和全身¹³¹I 显像。②破坏异常摄¹³¹I组织,如残留的肿瘤组织、淋巴结及远处的转移病灶,有效地降低复发率。¹³¹I去除治疗后5~7日行SPECT/CT 显像有如下优势:①可早期发现甲状腺残余及是否有异常摄¹³¹I 的转移病灶,且与诊断剂量相比,去除治疗剂量的¹³¹I 显像更易发现病灶,提高对病灶的检出率;②SPECT/CT显像可以直观地了解病变的精确部位及其与周围组织的关系,更好地对¹³¹I 摄取增高的病灶进行精确定位和定性。

¹³¹I去除治疗可降低复发率。陆汉魁等研究发现¹³¹I消除骨转移及肺转移灶的能力明显低于软组织和纵隔转移灶。首次显像无摄¹³¹I转移灶的患者,半年后复查显像少数有新发摄¹³¹I转移灶出现。

三、对分化型甲状腺癌转移灶的诊断

手术联合¹³¹I治疗及甲状腺激素抑制应用是DTC 的最佳综合治疗措施,可降低复发率,提高患者的生存率。¹³¹I治疗包括术后¹³¹I去除残留甲状腺组织(清甲)和对转移复发病灶的治疗。对DTC患者行¹³¹I治疗后需行¹³¹I全身平面显像(¹³¹I WBS)检查以确定残留甲状腺组织情况,或转移灶数目、部位及摄¹³¹I情况。但单纯¹³¹I WBS检查对病灶解剖定位困难,组织重叠可影响对病灶大小、数目的判断,存在生理性摄取、污染和对病灶鉴别困难等缺点,影响临床对DTC患者病程、疗效、诊疗计划制订和预后的准确判断。

与常规影像CT、MRI及超声检查相比,¹³¹I WBS对DTC术后¹³¹I治疗有独特优势,是DTC去除治疗后重要的检查项目之一。但近年有文献报道其检测假阳性率和假阴性率较高,主要原因是¹³¹I WBS为平面显像,缺乏空间立体感,难以对病灶数目、摄¹³¹I程度做出准确判断及精确定位;组织器官生理性摄取及污染也可影响¹³¹I WBS的结果,引起假阳性结果,其中最常见的是唾液腺、胃肠道及膀胱的生理性摄取及在服药过程中造成的体表污染。SPECT/CT 可将功能信息和解剖信息融为一体,弥补了平面显像的不足。陈立波等对 23 例¹³¹I WBS结果不明确的 DTC 患者行 SPECT/CT 显像,结果表明 SPECT/CT 在提高诊断正确率,减少伪影和调整治疗方案上有重要的临床价值。

闫新慧等的研究结果显示,SPECT/CT 在 DTC 诊治中有以下应用优势。①诊断灵敏度高。SPECT/CT 具有更高的分辨率,可检出重叠的病灶或较小的病灶。在闫新慧等的研究中,68 例患者 SPECT/CT 融合显像发现的异常病灶多于¹³¹I WBS 检查,其中 26 例患者检测出局部淋巴结转移、12 例患者检测出纵隔淋巴结转移、9 例患者检测出肺转移、4 例患者检测出骨转移,明确了 17 例颈部摄¹³¹I浓聚的性质;59 例患者因改变 DTC 术后分期而重新制订治疗方案。②诊断准确性高。SPECT/CT 可获得病变局部的三维断层影像,克服平面显像的重叠遮挡,解决了¹³¹I在病变局部特异性摄取而周围组织空白造成的定位困难,可简便、准确地判断出生理性摄取或放射性污染与病灶间的关系,尤其是一些罕见部位转移的诊断。该组 1 例患者¹³¹I WBS 显像于右下腹见一放射性浓聚区,腹部及下肢局部 SPECT/CT 示右下腹放射性浓聚区为髋骨、股骨近端骨转移,并侵及周围肌肉软组织,见髋骨、股骨头、颈融骨性骨质破坏,提示有骨转移及周围软组织转移。根据两种显像方法诊断,结合甲状腺球蛋白检测结果,

可制订更合理的^{131}I剂量,使患者去除病灶效果最大化,并避免可能带来的不良反应。有研究人员对 24 例 DTC 肺转移患者给予小剂量^{131}I治疗,结果显示弥漫肺转移小剂量^{131}I治疗效果好,可防止放射性肺炎及肺纤维化的发生。③对不摄^{131}I病灶的检测也有重要意义。不摄^{131}I病灶可能是由于肿瘤细胞的分化程度低或去分化,使肿瘤细胞不能摄碘或摄碘量过少所致。对该组 15 例患者进行 CT 检查发现肺部结节、残余瘤体或肿大淋巴结无^{131}I摄取,其中 13 例经临床或术后病理证实为转移病灶或复发病灶,对另 2 例局部穿刺组织活检阴性者考虑为术后瘢痕或纤维组织增生。提示 SPECT/CT 融合显像的定位 CT 对不摄^{131}I病灶的检测有重要意义。④与常规诊断 CT 相比,SPECT/CT X 线球管的工作电压和电流均较低,患者所受辐射剂量较低。同机融合的特点也使患者避免了体位移动带来的对位不准。但部分病灶经 2 种方法检查仍无法明确诊断,可能是^{131}I被残余甲状腺吸收而转移灶较小,摄取^{131}I较少所致,定位 CT 的分辨率较低也可能是原因之一。

四、自主性高功能性甲状腺腺瘤

2012 年美国甲状腺学会的《甲状腺结节和分化型甲状腺癌诊治指南》及 2012 年我国《甲状腺结节和分化型甲状腺癌诊治指南》中指出,对所有甲状腺结节患者均应检测血清促甲状腺素水平、行颈部超声检查。超声检查可协助鉴别甲状腺结节的良恶性,其鉴别诊断的效能与超声科医师的临床经验相关。放射性核素平面显像,因其空间分辨率有限,从显示病灶的角度,其仅适用于评估直径超过 10 mm 的甲状腺结节。从实用价值的角度分析,放射性核素显像主要应用于在甲状腺结节伴有血清促甲状腺素降低,临床疑似自主性高功能性甲状腺腺瘤("热结节")时,进行鉴别诊断。

伴有促甲状腺素降低的疑似自主性高功能性甲状腺腺瘤的结节,放射性核素显像是唯一能够从功能角度进行诊断的影像学检查方法,可充分体现出其功能影像特征。常规放射性核素甲状腺平面显像仅能发现"热结节"或者是"温结节"征象,并无法评价其是否为自主性高功能性甲状腺腺瘤。在甲状腺激素抑制试验后再次进行显像,通过抑制前、后两次显像图像的对比分析则可明确诊断。在进行抑制试验后,如果正常的甲状腺组织功能得到有效抑制,即正常的甲状腺组织摄取影像剂的程度较抑制前进一步降低,显影进一步变淡;同时,"热结节"或者是"温结节"摄取显像剂的程度较抑制前相比没有变化,而与周围进一步受到抑制的正常甲状腺组织间的对比更加明显,则提示其为自主性高功能性甲状腺腺瘤;否则,则不支持自主性高功能性甲状腺腺瘤的诊断。如果自主性高功能性甲状腺腺瘤诊断明确,在抑制状态下,给予 740～1110 MBq(20～30 mCi)的^{131}I治疗,则可以达到"摧毁"自主性高功能性甲状腺腺瘤的目的。此时,由于正常甲状腺组织处于高度抑制状态,摄取放射性^{131}I的数最非常有限,其功能可以得到有效地保护。

SPECT/CT 可以同时清晰地显示受抑制的正常甲状腺组织和自主性高功能性甲状腺腺瘤。如果自主性高功能性甲状腺腺瘤分泌甲状腺激素量很多,正常甲状腺组织得到高度抑制,则即使不通过抑制试验,同样也可以提供重要的参考信息,因为通过诊断 CT 图像,可以排除由于一侧甲状腺发育不良所造成的"高功能"假象。如果自主性高功能性甲状腺腺瘤分泌甲状腺激素量不是很多,在进行非抑制试验时,正常甲状腺组织和疑似自主性高功能性中状腺腺瘤均显影,则只能通过抑制试验后的影像来明确诊断。此时,SPECT/CT 的价值体现在显示腺瘤所处的功能状态,腺瘤的位置、大小和其内部结构等方面。而 CT 或超声等其他影像学方法只能诊断其为腺瘤,无法体现其功能特点。

超声在甲状腺结节良恶性的鉴别诊断方面具有明优势,不仅可以对病灶进行诊断,而且还可以在超声引导下进行穿刺活检,明显提高了诊断的准确性。细针穿刺抽吸活检(fine needle aspiration biopsy,FNAB)是目前术前评估甲状腺结节良恶性灵敏度和特异性最高的方法。与单纯的触诊定位下行 FNAB 相比较,超声引导下的 FNAB 取材的成功率和准确率更高。拟行手术治疗的甲状腺结节,术前可行颈部增强 CT 检查,以明确结节与周围解剖结构间的关系,寻找可疑淋巴结,协助制订手术方案,但并不建议将 CT 作为评估甲状腺结节性质的常规检查。尽管上述两个指南中没有提及,但是临床实践中发现,甲状腺结节较大、病情较为复杂者,甲状腺显像结合 SPECT/CT 融合图像显像,在全面了解病情,提供功能信息方面具有一定的价值。

(于　璟)

第三节　冠心病与 SPECT/CT 技术

SPECT 在心血管疾病诊治中的显像方法包括心肌灌注显像(myocardial perfusion imaging,MPI)、心血池显像、心肌梗死灶显像、乏氧心肌显像、心脏受体显像等,其中在临床上应用最为广泛的是 MPI。MPI 技术已在临床上应用数十年,以能够提供心肌缺血的直接证据为特色,在冠心病的诊治中发挥了重要作用。其临床应用价值主要体现在冠心病心肌缺血的诊断、危险度分层和疗效评价等方面。但是单纯 SPECT 显像的图像质量往往受到以下因素影响:其一,由于所使用的放射性核素能量较低而出现衰减伪影;其二,由于所使用的显像剂为非特异性的放射性药物,使得毗邻器官,如肝脏内的放射性药物分布对靶器官的图像质量造成干扰等;其三,由于非专用心脏 SPECT 采集时间较长,在采集过程中患者往往易于发生位移而产生图像伪影。这些因素往往使得所获得的诊断图像既包含有关键的诊断信息,同时又有诸多的噪声,给诊断工作带来困扰。受技术条件所限,多年来这些问题一直难以解决,图像分析时去伪存真成为诊断医师的"必修课"。

SPECT/CT 的临床应用,借助于诊断 CT 的优势,将 MPI 的功能信息和 CT 解剖信息有效结合,不仅使得 MPI 的图像质量有了明显改善,也提升了 MPI 诊断的准确度。将 MPI 与 CT 冠状动脉造影(computer tomo-graphy coronary angiography,CTCA)的图像进行结合,通过优势互补,扩展心血管核医学的应用领域,实现 MPI 与 CT 单独使用时均无法实现的一些功能。SPECT/CT 融合图像技术的应用明显地提升了 MPI 的临床应用价值。

一、SECT/CT 诊断冠心病的价值及应用

当今,心血管疾病的诊疗越来越依赖于解剖显像和功能显像的融合图像。融合图像可以精确地显示相应冠状动脉及微小的血流灌注缺损。这就使得影像界对 SPECT/CT 的关注程度越来越高。同机同时完成 SPECT 显像和 CRA 显像,可以同时显示病变的解剖结构和功能异常,也可以防止因患者位移导致图像时间和空间配准误差,使两种图像精确融合。就冠心病诊断而言,同机图像融合显像具有更大的价值,通过同机解剖和功能显像真正揭示冠心病的内涵——心肌缺血,将以往根据冠状动脉狭窄程度的解剖信息作为诊断冠心病的模式,转变为将是否存在"FRCAL"的功能信息作为冠心病诊断的依据。

(一)诊断冠心病

相关病变冠状动脉内粥样斑块形成常是广泛而弥漫的,并非所有的冠状动脉病变都会引起心肌血流灌注的功能改变,只有当冠状动脉病变引起心肌缺血时才能诊断为冠心病;对于冠状动脉管腔狭窄程度 25%～70% 的临界病变,通过 SPECT/CT 融合显像,在判断冠脉病变的同时评价其功能状态,可以确定冠心病心脏事件的真正罪魁祸首是"FRCAL"。

OlivrGamperili 等报道,冠状动脉血管及其分支的正常分布与心肌血流灌注区域分布相匹配的仅占 50%～60%。单独应用 SECT 或 CTCA 显像可能使确定"FRCAL"准确性出现偏差,从而影响冠状动脉血管重建术的疗效。SPECT/CT 同机图像融合可以弥补这一不足。单独依赖 CTCA 判断冠状动脉血管受损的程度,诊断冠心病的灵敏性、特异性、阳性预测值及阴性预测值分别为 96%、63%、31% 和 99%,而 SPECT/CT 同机图像融合诊断冠心病的灵敏性、特异性、阳性预测值及阴性预测值分别为 96%、95%、77% 和 99%,提高了评价"FRCAL"和诊断冠心病的准确性。

Fricke 等证实 SPECT/CT 融合图像可以在心脏事件发生后准确快速地识别由于血供不足所导致的心肌损伤部位并分级,有效显示解剖和生理功能间的关系,有助于对诊断信息的理解和病理生理学基础的描述。

(二)冠状动脉旁路移植术后及冠状动脉支架术后疗效评价

随着近年来介入治疗和血运重建术的广泛开展,对其疗效评价越发重要。CTCA 可以清晰显示支架的位置及形态学特征,但不能对其功能进行评价。当支架部位的血管壁有广泛的严重钙化或受支架的金属成分及心脏运动的影响时,单独的 CTCA 对支架的形态结构及支架管腔内的情况显示不满意。SPECT/CT 不仅可以很好地显示支架的位置和形态学特征;通过分析支架内及支架远侧血管内对比剂的充盈情况,对多数支架的血管内膜增生程度和管腔评价;同时通过对心肌血流灌注状态的半定量分析可以评价支架术后的疗效。

对于冠状动脉搭桥术后的患者,SPECT/CT 可以直观地和整体地显示桥血管及其连接关系,清晰地显示桥血管的开通情况和闭塞情况,同时显示冠状动脉及桥血管所支配的心肌区域有无缺血。

(三)确定钙化冠状动脉的功能状况

对于出现弥漫钙化斑块的冠状动脉,通过冠状动脉 CT 血管造影无法准确判断其狭窄程度,通过 SPECT/CT 可以判断有严重钙化斑块的冠状动脉是否导致相应供血区域心肌缺血,可用于明确诊断和指导临床治疗决策。

(四)其他

冠状动脉起源异常、冠状动脉肌桥通过 SPECT/CT 可明确冠状动脉起源异常的解剖形态和冠脉肌桥的部位、范围,同时显示相关冠状动脉供血区域心肌的功能状态、冠状动脉痉挛、冠状动脉微血管病变等,单独应用 CTCA 均显示冠状动脉正常,对相应心肌缺血的病因学无法准确诊断,SPECT/CT 将两种影像信息进行融合并综合评价,可以达到病因学诊断的目的,有利于决定其进一步的治疗策略。

二、MPI 与 CT 冠状动脉血管成像融合图像

MPI 和 CTCA 在诊断冠心病时,可以各自反映冠心病的发生、发展过程中的两个侧面。

MPI 直接反映了心肌缺血的有无、范围、大小和严重程度,但不能直接显示冠状动脉的解剖结构和血管腔内的斑块信息。CTCA 直接显示了冠状动脉管腔的狭窄程度及斑块的数量、分布和性质,提供冠状动脉的结构变化信息,但是无法直接反映心肌灌注血流动力学信息。如果CTCA 提示冠状动脉有狭窄,MPI 提示在相应区域内有心肌缺血,则表明这种狭窄已经使血流动力学发生改变;如果 CTCA 提示冠状动脉有狭窄,而 MPI 在相应区域没有发现心肌缺血,则表明这种狭窄没有使血流动力学发生改变;若 CTCA 表现正常,MPI 发现微小的缺血病灶,则表明有微小血管病变存在。

随着影像设备的快速发展,异机或同机 MPI 和 CTCA 的融合图像已经成为临床工作中常用的、有效的诊断手段,MPI/CTCA 所提供的补充信息已经成为冠心病诊断和预后评价的新模式。MPI/CTCA 融合图像是指将常规方法采集的心肌血流灌注或心肌代谢影像和CTCA影像通过计算机重建,获得心肌血流灌注或代谢的三维立体图像,以及冠状动脉血管树图像,再利用专用的图像融合软件,将心脏立体图和冠状动脉树图融合在一起,显示冠状动脉解剖形态及冠状动脉相应供血区域心肌血流分布、心肌细胞活性、冠状动脉与其供血区域心肌的匹配关系等。配备有诊断 CT,尤其是不少于 16 排的 SPECT/CT,可以获得同机完成的CTCA 图像,实现同机的 MPI/CTCA 图像融合。同机图像采集和融合解决了两种图像采集在时间和空间分辨率上的配准问题,可提高图像的融合精度,缩短检查时间,提供精确的定位、定性甚至于定量分析的影像信息。

由此可见,MPI 与 CTCA 是从两个不同的侧面对冠心病进行诊断,两者之间所反映的信息是互相补充、相互验证的关系,把两者的信息整合后有效地提高了诊断的准确性。MPI/CTCA 融合图像的临床应用价值,主要体现在以下几个方面。

(一)在冠心病诊断和治疗决策中的应用

对于冠心病的诊断,MPI 和 CTCA 单独进行诊断时均不完美,各有其优势和不足。两者所提供的诊断信息是相互补充,而不是相互排斥。对冠状动脉临界性病变(狭窄程度 50%～70%)来说,冠状动脉造影或者 CTCA 可以准确显示冠状动脉的狭窄程度,但是无法确认其是否已经导致了心肌缺血。而 MPI 则可以提供心肌缺血的直接证据。多数情况下这种冠状动脉的临界病变不会导致心肌缺血。随着冠状动脉狭窄程度的增加,心肌血流灌注减低的发生率逐渐增加,MPI 和 CTCA 影像诊断冠心病的结果逐渐趋于一致。当冠状动脉的狭窄程度>75%时,MPI 诊断冠心病的阳性预测值会明显提高,但是当冠状动脉管壁伴有严重钙化时,CTCA 难以准确评估血管腔的狭窄程度。对于冠状动脉微小血管病变引起的心肌缺血,无论是CTCA 还是冠状动脉血管造影,均因成像设备的空间分辨率有限而不能做出明确诊断。此时,只有 MPI 能够明确诊断。如果此时以冠状动脉血管造影为诊断标准评价 MPI 的诊断准确性,即导致所谓的 MPI“假阳性”。但事实上,随着人们认识水平的不断提高,目前已经清楚地认识到这是冠状动脉血管造影的假阴性。因此,MPI/CTCA 融合图像对冠心病提供了“一站式”的诊断模式。

MPI/CTCA 融合图像诊断冠心病对治疗决策具有重要的指导意义。美国的《介入心脏病治疗和核素显像指南》中指出:对于慢性稳定性心绞痛患者在实施血管重建治疗之前应进行无创的冠状动脉形态和功能两方面的评价,当冠状动脉明显狭窄并伴有心肌缺血的证据时,是进行血运重建治疗的确切指征;而对无狭窄、无缺血或者有狭窄而无缺血者,应给予药物保守治疗;无创性地获得冠状动脉解剖形态和功能信息,有助于选择正确的治疗方案,从而使患者最大程度获益。对冠状动脉具有多处狭窄者来说，MPI/CTCA 融合图像可通过确认"罪犯"血管，为治疗决策提供佐证。

(二)"功能相关冠状动脉病变"的确认

"功能相关冠状动脉病变"是近年来提出的新概念，指冠状动脉内引发心肌血供异常和(或)心肌细胞功能改变的粥样硬化性病变。这个概念是基于冠心病的实质——在冠状动脉病变基础上发生的心肌血供异常，且冠状动脉病变与心肌血供异常不成正相关这样一个临床事实而提出的。确认冠状动脉病变所致心肌缺血性改变较单纯评价冠状动脉病变本身更具有临床意义。它是判断冠状动脉病变是否已经导致心肌缺血病理性改变的"分水岭"。SPECT/CT 或 PET/CT 提供了 MPI/CTCA 融合图像技术，为识别"功能相关冠状动脉病变"奠定了基础。借助于 MPI/CTCA 融合图像能够准确评价冠状动脉病变是否已经导致了心肌缺血；有效甄别具有明显的冠状动脉狭窄通过侧支循环的建立，对并无心肌缺血的患者，可使其免除不必要的有创性检查和治疗；同时，还可以有效发现冠状动脉病变程度轻微，却引起明显心肌缺血的患者，使其能够获得及时、有效的治疗。

值得强调的是，MPI 也具有其局限性：因为 MPI 是通过显像剂在左心室壁内的分布状况进行判断和诊断，缺乏外部的参照标准。当冠状动脉三支病变导致全左心室均出现缺血时，MPI 所反映的只能是病变相对严重的一支或者两支"罪犯"血管所供血区域的心肌血流灌注异常；如果三支冠状动脉狭窄的程度较为接近，各支冠状动脉供血区域的心肌血流分布基本相近，即所谓的"均衡性"冠状动脉狭窄，则 MPI 就会表现为假阴性而导致漏诊。此时，借助于 MPI/CTCA 融合图像中的 CTCA 图像，可以明确冠状动脉的狭窄状况，有效地提高对冠心病诊断的准确性，并且可以明晰狭窄的冠状动脉是否为导致心肌缺血的病因所在，尤其是对于冠状动脉具有多处狭窄者来说，它可以指导临床有的放矢地进行血运重建。

(三)血运重建术后的疗效评价

在血运重建术后，如冠状动脉搭桥术(coronary artery bypass graft，CABG)或者是经皮冠脉介入术(percutaneous coronary intervention，PCI)后，心肌缺血是否得到改善是评价手术疗效的重要指标，也是疾病是否得到有效治疗的最为实质性的问题所在。在临床实践中，冠状动脉狭窄是否解除是临床医师和患者均普遍关注的"偏执的热点"问题。因为无论是冠状动脉血管造影还是 CTCA，只能反映冠状动脉狭窄有无解除。此时，需要进一步探究的是狭窄解除之后，患者的症状是否同时得到了有效改善，或者在治疗前患者是否具有与此狭窄密切相关的临床症状。归根到底其核心问题在于狭窄部位是否就是治疗前心肌缺血的"功能相关冠状动脉病变"，以及治疗后心肌缺血是否得到有效改善。值得强调的是，CTCA 在评价治疗后血管腔的通畅状况方面也面临很多的挑战。例如，CABG 术后吻合口的结构变化、支架植入术后导致的密度变化等。MPI/CTCA 融合显像通过 CTCA 评价治疗后病变冠状动脉血管的通畅情况，再结合 MPI 获得左心室各节段心肌血流灌注信息，两者相互补充、彼此验证，达到客观评价的目的。如行 CABG 或者 PCI 术后，相应供血区域心肌无缺血征象，即使 CTCA 不能清晰显示桥血管吻合口、支架内造影剂的充盈情况，也提示桥血管吻合口或冠状动脉血管支架植入后是通畅的；反之，行 CABG 或 PCI 术后，病变血管供血区域心肌有明显的缺血征象，即使 CTCA 中桥血管吻合口或支架内管腔显示通畅，也提示可能发生了再狭窄，或者是支架放置部位的冠脉病变，并非"功能相关冠状动脉病变"。

(四)在非冠状动脉粥样硬化性病变中的应用

除了冠状动脉粥样硬化性疾病能够导致心肌缺血外,其他一些与冠状动脉相关的异常情况也可能会引起心肌缺血,如心肌桥、冠状动脉畸形等。心肌桥是指冠状动脉某一支或一部分走行于心肌纤维下层,在心肌收缩时对该部分冠状动脉形成压迫,导致血管管腔出现不同程度的狭窄,而在舒张期压迫解除,冠状动脉的狭窄可以有一定程度或完全恢复。心肌桥的临床表现无特异性,当引起心肌缺血时,其症状与冠心病无法鉴别,临床诊断有一定的困难。目前,学术界认为冠状动脉造影是心肌桥诊断的"金标准",但是其无法评价该病变是否导致了相应供血区域的心肌缺血,且冠状动脉血管造影是有创性的检查方法。多排螺旋 CT 的应用为心肌桥的检出提供了新方法,其可以直视受压的冠状动脉血管和心肌桥,但同样无法评价心肌桥是否导致心肌缺血。而心肌桥对心肌血供的影响程度,对患者的危险度分层、预后评估及治疗方案的选择有着至关重要的临床意义。利用 SPECT/CT 所获得的 MPI 与 CTCA 的融合图像可以实现对心肌桥进行全面、客观的评估。

冠状动脉畸形是指冠状动脉起源、走行或终止的异常。冠状动脉造影是诊断冠状动脉畸形的"金标准",但其为有创性检查,且只能提供造影血管的二维图像,不能显示与毗邻结构间的解剖关系。对于异常起源的冠状动脉,如果插管位置不准确,常被误诊为该支血管的闭塞或缺如。随着 CT 及其图像后处理技术的发展,借助于 CTCA 能够清晰显示畸形冠状动脉的起源、走行及其与周围结构间的关系,但是无法获得畸形血管是否导致了心肌缺血的相关信息。MPI 与 CTCA 融合图像,可同时获得异常起源冠状动脉的解剖信息和相应心肌血供的功能信息,对冠状动脉畸形治疗方案的确定和预后评估具有重要的价值。

三、SPECT/CT 冠状动脉钙化积分与核素心肌灌注显像的联合应用

随着 SPECT/CT 投入临床使用,因为其不仅能够提供 SPECT 功能成像信息,而且可以提供诊断级的 CT 影像资料,大幅度地提高了核医学显像诊断的灵敏度和特异度,所以 SPECT/CT 已经广泛应用于冠心病的诊断。

冠状动脉钙化(coronary artery calcium, CAC)是动脉粥样硬化发展到一定阶段的特异性病变,且 CAC 与粥样硬化所致的冠状动脉狭窄密切相关。至今,已有 5 项主要研究将冠状动脉钙化评分(coronary artery calcium scoring, CACS)与 MPI 检查出现的灌注缺损相关性进行了研究。各项研究结果一致表明,CACS<100 的患者 MPI 有异常发现的可能性很低(1.3%)。然而,CACS>400 的患者 MPI 出现明显灌注缺损的总体可能性却增加到 35%。"海因茨·尼克斯多夫回顾研究"证明了类似的结果。在此研究中,按照 FRS 风险评分对 4129 例无症状参与者的心血管病风险进行了分层,并随访了 5 年。CACS<100 的临界风险主体被归到低风险组,CACS≥400 的主体被归到高风险组。CACS<100 的无症状患者出现灌注异常的可能性很低,一般认为没必要对这些患者进行进一步的检查;但对于出现严重冠脉钙化等症状、CACS>400 的患者,应当建议进行进一步的检查,毕竟他们出现灌注异常的可能性增加到了 35%。值得注意的是,Tiziano 等的研究表明 CACS 也许能改善 MPI 对于中度风险患者的诊断能力,将 CACS 与 MPI 的功能信息结合形成了互补信息,因为这两种方法反映了 CAC 不同方面的病理生理信息。他们发现 MPI 结果正常的情况下,CACS≥709 是诊断患者 CAC 的最佳临界值。使用此阈值时,CACS 与 MPI 相结合使用能改善 CAC 诊断的敏感性,效果要比单独使用 MPI 好,而且该方法不会显著减少诊断的特异性。

CACS 在 100~400 间,则有可能需要考虑个体患者的风险及其症状。因此,Rozanski 等对 648 例患者组成的随机群体进行了研究。他们发现,造影所示冠状动脉疾病患者及无症状或非心绞痛型胸痛患者的 CACS>400 时确实会出现异常。而且,当出现胸痛症状时,CACS<400,无症状及非心绞痛型胸痛患者出现局部缺血的概率就低,但并不排除 CAC 积分较低的典型心绞痛或非典型心绞痛患者也会出现局部缺血。对于糖尿病患者尤其如此,他们通常比非糖尿病心脏病患者更容易出现冠状动脉钙质沉积和无症状性心肌缺血。Anand 等对 510 例无症状糖尿病患者进行了前瞻性评估,180 例进行了 CACS 检测和 MPI,发现 CACS 在 100~400 的患者,22.9% 出现了灌注异常。甚至 CACS 在 11~100 的患者,SPECT 中出现灌注异常的概率也达到 18.4%,这说明并没有安全的 CAC 下限值适合心肌灌注损伤的预测。

将 SPECT 的 MPI 扫描提供的互补信息用于无症状个体和潜在 CAC 患者的诊断已经得到了临床的认可。Ramakrishna 等对 670 例患者进行了评估,SPECT 心肌灌注成像扫描显示这些患者的预测风险在低风险和中度风险间不等,平均随访期为 4.8 年。风险总负荷评分(SSS>8)和 CACS(>400)积分都高的患者的 10 年病死率是 42%,而只有高 CACS 的患者的病死率是 27%,只有高 SSS 的患者的病死率是 31%。在该项研究中,CACS 和 SSS 在病死率的预测上是有互补性的。研究发现,在风险分层上,与只依靠临床资料相比,SPECT 检查的价值更大,与此同时,CACS 也增加了诊断的可逆性和固定灌注缺损的可靠性。最值得关注的是,所有心脏不良事件初始测试 3 年后以及心肌梗死随访 5 年后的存活曲线也出现了分离。这些数据表明,结合 CACS 和 MPI 检测结果可以做出最优的预后诊断,同时也有助于对潜在CAC 患者的筛查诊断与治疗工作。临床数据还表明,MPI 联合 CACS 检查用于诊断有明显CAC 症状但是 MPI 结果不明确的患者,可能会比单独的 MPI 检查提供更多的诊断信息,并在这种情况下帮助医师树立诊断的信心。

(何　涛)

第四节　肿瘤骨转移与 SPECT/CT 技术

SPECT 骨显像因其能早期诊断、灵敏性高,一次成像就能反映全身骨骼情况,已成为恶性肿瘤患者有无骨转移的首选筛查手段。SPECT 骨显像较 X 线、CT 能早 3~6 个月发现肿瘤骨转移灶,且较灵敏。但 SPECT 也有明显的不足之处,如分辨率较低、图像模糊。怎样提高特异性,降低假阳性率已成为核医学重点研究的方向。在这种情况下,SPECT/CT 由于结合了 SPECT 与 CT 的两种特性,既有 SPECT 的早期诊断、高灵敏性等优点,又有 CT 的高分辨率、图像清晰等优点,临床运用越来越广。

一、肿瘤骨转移的诊断标准

(一)SPECT 的诊断标准

SPECT 的诊断标准:①全身骨显像示 3 个或 3 个以上无规则核素异常浓聚灶,分布以中轴骨为主,排除外伤及结核病史;②单发或多发的放射性核素缺损,伴周围核素稍浓聚或异常浓聚;③肋骨条状核素异常浓聚;④单发局灶性放射性异常浓聚,局部 X 线诊断无明显异常或提示肿瘤转移;⑤超极骨显像示全身骨呈均匀、对称性放射性异常浓聚,软组织活性降低,显影非常清晰,双肾及膀胱不显影。

(二)SPECT/CT 的诊断标准

①SPECT/CT 的诊断标准为局部骨显像核素浓聚,CT 表现为正常,未提示局部骨质破坏、增生或混合性病灶;②局部骨显像核素浓聚,CT 提示成骨性转移,表现为可见斑点状、片状致密影,甚至为象牙质样,骨小梁紊乱、增厚、粗糙、受累骨体积可增大,一般不伴软组织肿块;③局部骨显像核素浓聚或局部核素缺损,周围核素稍浓聚或浓聚,CT 提示溶骨性转移,皮质骨或松质骨的低密度缺损区,边缘清楚,无硬化,多伴软组织肿块;④局部骨显像核素浓聚或局部核素缺损,周围核素稍浓聚或浓聚,CT 提示混合性转移,兼有②③中成骨性、溶骨性病灶的表现。

(三)肿瘤骨转移的最终诊断标准

病理、MRI 检查及 6 个月后随访诊断。

二、骨显像临床应用指南

骨显像是通过注射到体内的亚甲基二磷酸盐在体内分布后,所反映出人体骨骼成骨活性活动的状况对疾病进行诊断。

骨显像的目的:指导核医学医师和技师在成人及儿童患者施行骨显像的过程中如何介绍、操作、解释和报告检查结果。

骨显像的相关定义:具体如下。①全身骨显像的定义:全身骨显像是平面图像,包括中轴骨和四肢骨的前后位像和后前位像。可根据需要增加局部骨平面图、SPECT 图像,或者SPECT/CT 融合图像。②三相骨显像的定义:三相骨显像通常包括血流相、血池相和延迟相。血流相是指注射示踪剂后所获得的感兴趣区的动态、连续采集的一组平面图像。血池相是指包括 1 个或更多个感兴趣区的局部、静态图像,采集的时间窗为血流相后至注射完示踪剂后的10 分钟内。延迟相是指注射放射性药物 2～5 小时内采集的局部平面、断层图像或者全身骨骼的静态平面图像,也可根据需要,采集 24 小时延迟图像。③SPECT/CT 融合图像检查的定义:SPECT/CT 融合图像检查是指将 SPECT 与 CT 置于同一机架内,患者躺在同一检查床上、检查过程中无须变换位置,通过一次采集同时获得局部 SPECT 图像和 CT 图像,以及两者的融合图像。根据所配备 CT 的不同,可将 CT 分为非诊断 CT 和诊断 CT。

骨显像的操作顺序推荐如表 9-1。

表 9-1 骨显像的操作顺序推荐

序号	推荐内容	推荐水平	证据水平
1	检查前应详细告知患者检查的流程和注意事项,并解释其缘由	IIa	B
2	检查前需详细了解病史、近期相关化验检查指标和影像学检查的相关信息	IIa	B
3	在显像之前患者要排空小便	IIa	B
4	全身骨显像需在注射放射性药物后 2～5 小时采集,以最大程度地保证图像的质量	IIa	B
5	注射放射性药物后至检查前,饮水不少于 400 mL,注射放射性药物的 24 小时内,尽可能地多饮水	IIa	B

续表

序号	推荐内容	推荐水平	证据水平
6	采用连续扫描方式时，以胸部计数率为基础进行推算，确保前、后位全身图像的有效计数大于 1.5 M	IIa	B
7	全身骨骼平面显像，采用连续采集模式时，图像矩阵不小于 256×1024×16	IIa	B
8	图像重建：采用滤波反投影法或迭代重建法	I	A
9	衰减校正	IIa	B

(一)患者准备

(1)检查前应详细告知患者检查的流程和注意事项，并解释其缘由。除非有禁忌证，患者在自注射放射性药物之后至延迟显像之间的时间段内，饮水不应少于 400 mL，以确保充分水化。在显像之前患者要排空小便。在放射性药物注射后的 24 小时内，患者要尽可能多地饮水，以最大程度加快体内放射性药物的排泄。

(2)检查前需要充分了解病史以及各种相关信息，具体如下：①检查的目的，即通过骨显像要解决什么问题；②了解相关病史，如是否具有骨折、外伤、骨髓炎、蜂窝织炎、水肿、关节炎、肿瘤等相关病史，是否有骨代谢疾病或功能受限的病史等；③当前症状、查体结果等；④近期完成的核医学显像检查信息：尤其是使用 ^{131}I、^{67}Ca 或 ^{111}In 的显像等；⑤之前完成骨显像检查的结果；⑥之前所完成的其他影像学检查结果；比如常规的 X 线、CT、MRI 等；⑦可能影响骨显像诊断结果的治疗史，例如抗生素、类固醇、化疗、放疗、二磷酸亚或铁剂的应用信息；⑧可能影响骨显像结果判断的整形手术史，如是否有假体植入、假体植入的位置，是否行回肠膀胱融合术等；⑨相关实验室检查结果，如前列腺癌患者的前列腺特异抗原，肾脏解剖或功能异常的相关信息等。

(3)检查前需详细了解病史、近期相关化验检查指标和影像学检查的相关信息。骨显像是临床核医学检查常用的项目之一，检查前详细了解病史可帮助核医学科医师科学、准确地分析和判读图像结果，服务于临床。目前，临床实践中骨显像常用于对骨转移癌的检测及疗效观察，且一次检查可以扫描全身的骨骼情况，具有极高的灵敏度，但特异度较差。同一种影像学表现，可以为多种原因所致，因此充分结合病史，对于准确诊断和评价具有积极的意义，结合 X 线、CT 或 MRI 等影像学检查，可以实现不同影像学检查方法间的优势互补。

(二)与操作程序有关的信息

全身骨显像须在注射放射性药物后 2~5 小时采集，以最大程度地保证图像质量。

^{99m}Tc－MDP 注入机体后 2~3 小时，大部分沉积在骨中，余下的由肾脏排除。正常水化 3 小时以后，有 30%~40% 的放射性物质与骨结合，约 35% 的放射性物质由肾排泄，其他组织内的含量占 10%~15%，还有 5%~10% 的放射性物质仍然残留在血液中。注射后和显像间的间隔时间的重要标准是靶/本底比值，就核素衰变和患者的方便而言，较好的显像时间是 2~5 小时。

(三)注意事项

注射放射性药物后至检查前，饮水不少于 400 mL，注射放射性药物的 24 小时内，尽可能多饮水。放射性药物通过静脉引入人体后,除沉积在骨骼中外,主要通过肾脏排出。注射放射性药物后,给予充分水化,可加速排出血池和软组织内的放射性药物,增加骨/软组织(血池)的放射性计数比,提高图像质量,减少全身(特别是盆腔内脏器)的辐射剂量。目前,学术界对于特别的过量饮水能否增进图像质量尚有分歧。早期的文献认为水合作用并不增进图像质量,但推荐青年人多饮水以减少的膀胱壁的辐射。最新研究指出,特意地大量饮水并不能增进图像质量,但确实可降低膀胱的受照射剂量,而且推荐注射 1 小时后开始饮 1.5 L 左右水,效果最佳。在检查结束后,均推荐大量饮水,以最大程度地加快体内放射性药物的排泄。

(四)放射性药物

骨显像国内普遍使用^{99m}Tc - MDP(亚甲基二磷酸亚)。通常成人静脉注射剂量为 740～1110 MBq(20～30 mCi),对显著肥胖者,注射剂量可被提高到 11～13 MBq/kg(300～350 μCi/kg)。儿童注射的剂量为 9～11 MBq/kg(250～300 μCi/kg),最低为 20～40 MBq(0.5～1.0 mCi)。儿童单次检查的最大注射剂量不应超过成人标准。

骨显像剂易于氧化。对装有多份显像剂的安瓿瓶在反复抽吸的过程中要避免将空气残留在其中。在注射放射性药物之前要进行质量控制。

(五)图像采集

1. 骨平面图像

血流相:探头将感兴趣区包含在视野内,一般采集图像 30 帧左右。当采集数字化图像时,图像采集的矩阵设定为 64×64×16 或者更大,采集速度为 1～3 秒。如果应用胶片采集,则将采集速度设定为 3～5 秒/帧。

血池相:是指继血流相之后即刻采集,速度为 3～5 分/帧。血池相必须在注射示踪剂后的 10 分钟之内采集完成,因为注射 10 分钟之后,骨骼中就会有显像剂沉积。采集矩阵通常为128×128×16 或者更大。图像计数约为 300 K(四肢的推荐采集计数为 150～200 K)。

延迟相:在注射显像剂后 2～5 小时内完成。采用高分辨率或超高分辨率准直器。全身图像可以全身连续采集或者分节段采集。连续采集时,通常是以胸部计数来推算扫描速度,使得前、后位全身图像的有效计数大于 1.5 M,矩阵为 256×1024×16 或更大。分节段采集是多个局部图像,相邻节段间要有充分叠加,以避免遗漏骨骼区域。分节段采集的首选部位为胸部,采集计数为 500～1000 K,其余节段每个视野所采集的时间与此相同,图像的矩阵为 128×128×16 或 256×256×16。

2. SPECT

SPECT 显像能够更好地显示病灶及其特点,有助于对病灶的定位、确定病灶累及范围,SPECT 图像采集的参数应根据生产厂商推荐执行。多数情况下为探头旋转 360°环形采集,如果为步进式采集,共计要采集 60～120 帧图像,10～40 秒/帧,矩阵为 64×64×16 或更大。如果使用连续采集,采集的总计数要与此相当。

三、SPECT/CT 在肿瘤骨转移诊断中的应用

骨骼是恶性肿瘤转移的常见部位。骨转移除了可导致骨痛外,更为严重的是可导致很多并发症,如病理性骨折、脊髓压迫和高钙血症等,这些并发症统称为骨骼相关事件(skeletal related events, SRE)。SRE 的发生会严重影响患者的生存质量。早期发现并明确诊断肿瘤

骨转移,可以指导临床医师及时采取有效措施,预防或延缓 SRE 的发生,有助于提高肿瘤患者的生存质量。

影像学检查是诊断肿瘤骨转移的主要方法,通常包括全身骨平面显像、X 线片、CT、MRI 和 PET/CT 等。各种检查方法均有其优势和不足。骨骼 X 线片所反映的是与钙盐代谢密切相关的骨质密度,其诊断肿瘤骨转移的敏感性低,仅为 $44\% \sim 50\%$。当骨质破坏达 50% 以上,且病灶大小达 $1.0 \sim 1.5$ cm 时,才可能形成 X 线片上可见的骨转移灶。CT 是 X 线的断层影像,对小病灶或者是骨质改变轻微病灶的显示能力以及对病灶定位的准确性明显提升,对肿瘤骨转移诊断的敏感度高于 X 线片。MRI 对于检测骨骼病变非常敏感,且无辐射。相关文献报道,MRI 检测骨转移瘤的灵敏度、特异性和准确性分别为 94.4%、90% 和 92.2%,高于全身骨平面显像的 72.2%、75% 和 73.7%。X 线片、CT 和 MRI 检查的共同特点是局部检查,可探测的视野有限。而且检查部位的确定,往往是基于临床症状而定,病情复杂者,如具有放射疼痛的患者,导致骨痛的病变不在显像视野内时,会造成误诊。PET/CT 主要以 ^{18}F - FDG 为显像剂,其对于肿瘤骨转移具有高灵敏度,但是对于一些较为特殊的以成骨性转移为主的病灶,其敏感性低于骨平面显像。因此,^{18}F - FDG PET/CT 在肿瘤骨转移的诊断方面与骨显像优势互补,但是对于全面评估肿瘤病情(如软组织转移)等具有明显优势。然而,PET/CT 检查费用较高,设备普及率不高,因此不作为骨转移的常规检查方法。

SPECT 全身骨显像是将趋骨性的放射性核素及其标记化合物引入人体内,通过显像剂器从体外显像,获得骨骼形态、血供和代谢状态,以及病变部位和范围的情况。因为血流、代谢和功能改变是疾病的早期表现,出现在形态、结构发生改变之前,所以骨显像较 X 线、CT 等检查敏感。又因为骨显像一次检查就能显示全身骨骼的病理变化,而其他影像学检查一次只能对某一部分或区域进行检查,所以临床已把全身骨显像作为肿瘤骨转移的首选检查手段。但是因为退行性变、关节炎症、结核、骨折及外伤等均可导致局部放射性浓聚,所以全身骨显像解剖图像不佳,总体上定性诊断不如 X 线、CT 和 MRI 等,容易出现假阳性。又因为有些癌症骨转移灶局部骨质破坏快,新生骨慢,显影剂在局部沉积慢,所以会出现假阴性结果。而 CT 有良好的解剖分辨率,特异性高,对溶骨性改变、骨良性病变等具有特征性的影像学改变,对骨密度明显增高的转移灶也能直接给出诊断,但其敏感性较低。SPECT/CT 是把 SPECT 与 CT 结合在一起的显像设备。早期的 SPECT/CT 仪中的 CT 主要是定位、衰减校正,也能初步分辨出骨密度的变化,即便这样,朱广文等仍认为 SPECT/CT 骨显像可降低恶性肿瘤骨转移诊断的假阳性率,提高鉴别诊断骨良、恶性病变的准确性和特异性。16 排螺旋 CT 可以显示病变部位骨密度改变的性质、骨小梁分布、骨皮质有无破坏或中断、病灶周围有无异常软组织病灶、椎体形态是否改变以及病灶内 CT 值,显著提高了局部病变的鉴别诊断能力。除了定位、衰减校正外,最重要的是利用其特异性较强的诊断功能,提高明确诊断的水平。有研究显示,SPECT 全身骨显像与 SPECT/CT 骨显像的特异度分别为 78.7%、7.7%,证实 SPECT/CT 由于在 SPECT 的基础上增加了 CT 功能,骨显像的特异度较 SPECT 全身骨显像大幅提高,阳性预测值由 56.8% 提高至 92.5%。灵敏度(94.5% 与 96.1%)、阴性预测值(98.0% 与 98.8%)比较差异未见统计学意义,但诊断符合率由 82.3% 提高到了 97.3%。

一般情况下,有病理报告是最好的诊断结果。但由于肿瘤骨转移往往是癌症的晚期,取得骨转移的病理结果不仅大多情况下不现实,也无太多必要。临床上总是结合患者的病史、多种影像学报告及血液检测来综合诊断。MRI 具有如下特点:①可三维成像,定位准确;②检查范围比较广,对早期发现和准确诊断四肢、骨盆、脊柱的转移瘤有独到的优点,能显示出纵轴上的侵犯范围、髓腔内的原发灶和转移灶,显示跳跃性转移灶;③正常组织与转移瘤组织显示的对比度好;④骨髓破坏显示比较清楚。临床上最终的诊断标准常为特殊情况下的手术或穿刺活检、MRI 的局部诊断、SPECT/CT 及随后 6 个月的随访。

有学者认为 SPECT/CT 能明显提高全身骨显像在脊柱、肋骨病灶诊断中的特异性,能提高灵敏性,并认为肿瘤骨转移与病变侵犯部位(如椎体或椎弓根)和形状(多呈点状、类圆形或条状核素浓聚)有关。有研究结果显示,SPECT/CT 能明确提高全身骨显像的特异度,而灵敏度无明显提高,考虑到此研究都是基于先行骨显像,发现骨核素浓聚灶后再针对病灶行 SPECT 断层及 CT 断层显像,虽也有因骨痛全身骨显像阴性的病灶进行 SPECT/CT 断层显像,但仅因此多发现 2 个转移灶,差异无统计学意义。骨转移灶与部位密切相关也得到证实,有学者发现,转移灶都是在骨髓活跃的地方,以中轴骨为主,四肢骨的干骺端也会发生,这可能与局部血流丰富,骨代谢活跃有关。形状不一、长条状及不规则形比较有特异性。当骨转移灶为成骨病灶时,因放射性浓聚,病灶可表现为点状、球状或长条状。当为溶骨性转移灶时,病灶局部血供减少,表现为放射性降低,加上 SPECT 分辨率较低,容易漏诊。

全身骨显像可较 X 线检查提早 3～6 个月发现骨转移灶,是临床上筛查恶性肿瘤骨转移的首选方法。在众多的影像学检查方法中,对于全身骨骼病变的全面评价,骨显像具有较高的灵敏度,但其诊断的特异性不高。即使患者有明确的恶性肿瘤病史,骨显像发现放射性异常分布的病灶,还需要与骨骼的退行性病变以及其他原发于骨骼的各种病变相鉴别。在我国 2014 版《恶性肿瘤骨转移及骨相关疾病临床诊疗专家共识》中,将骨扫描作为肿瘤骨转移病灶筛查的手段,通过骨扫描所发现的病灶,再对相应部位进行 X 线、CT 或者 MRI 检查,必要时可考虑骨活检,以确定病灶是否为肿瘤骨转移。基于这样的检查流程,患者需往返于不同的检查部门以完成各种检查,不仅耗时,也给患者增加了诸多不便,更为重要的是难以实现对不同影像学检查信息进行有效整合。彼此独立诊断,遗失了解剖图像与功能影像优势互补的增益价值。配备有诊断 CT 的 SPECT/CT 成像系统的临床应用,以骨平面显像所示病灶为"导航",有的放矢地进行局部 SPECT/CT 检查,既可以减少常规按照解剖部位进行 CT 检查时因小病灶、大范围扫描所造成的不必要的辐射剂,还可以实现一次性检查对多部位、多病灶一次性完成局部病灶的 SPECT 和 CT 扫描,为 SPECT 功能影像与 CT 解剖影像的对比与综合分析奠定了基础,有效地提高了诊断效率。融合图像所示病灶部位局部骨质结构及其代谢信息,较单纯的 SPECT 显像或 CT 检查具有优势,有助于提高对肿瘤骨转移诊断的准确性。Romer 等对 272 例经病理证实的恶性肿瘤患者的全身骨显像资料进行了研究,结果显示,在 112 例全身骨显像不能明确诊断的患者中,有 57 例进行了病灶部位的 SPECT/CT 检查,单纯的 SPECT 图像对其中 44 例患者的 52 处放射性浓聚病灶仍不能明确诊断,结合同机 CT 影像,确定其中 33 处(63%)病灶为良性病变,15 处(29%)病灶为溶骨性或成骨性骨转移,仅 4 处(8%)病灶 SPECT/CT 仍然不能确定诊断。Zhao 等对 125 例恶性肿瘤患者全身骨显像所示的 141 处病灶进行了分析,SPECT、SPECT＋CT 和 SPECT/CT 融合图像诊断肿瘤骨转移的敏感度分别为 82.5%、93.7% 和 98.4%,特异度分别为 66.7%、80.8% 和 93.6%,准确率分别为 73.8%、86.5% 和 95.7%。由此可见,SPECT/CT 的临床应用,使得核医学在肿瘤骨转移的检查方法中,从骨平面显像的初筛手段,跨越到在骨全身平面显像指导下的病灶部位的 SPECT＋CT 双模态检查,同步完成肿瘤骨转移的初筛、诊断以及病灶部位功能评价的新阶段。因此,骨平面显像＋SPECT/CT检查可谓是肿瘤骨转移诊断最为简捷的"一站式"检查方法。

　　按照传统的X线片表现,肿瘤骨转移分为成骨性转移、溶骨性转移和混合性转移。不同类型的原发性肿瘤骨转移的影像学表现特点各异。SPECT/CT在不同肿瘤骨转移的诊断与鉴别诊断中均具有重要的价值。大多数成骨性病灶表现为骨质代谢的增强,或者是溶骨性病灶的周围常伴有不同程度的代谢活跃的环形区域,正是由于这种骨质高代谢的部分能够摄取更多的放射性药物,使得核医学显像能够发现这些病灶的存在。众所周知,骨平面显像在发现骨代谢异常方面具有较高的灵敏度,但是对于病灶诊断的特异性很低。配备有诊断CT的SPECT/CT融合图像检查弥补了其不足,为肿瘤骨转移的诊断和鉴别诊断提供了便捷的方法。

　　SPECT/CT诊断肿瘤骨转移的参考标准如下:SPECT图像放射性分布异常区,在CT图像上表现为溶骨性或(和)成骨性改变,可伴有软组织肿块;CT图像表现为溶骨性或(和)成骨性改变,SPECT图像上未见放射性异常分布者。排除肿瘤骨转移的参考标准:SPECT图像上表现为放射性分布异常区有手术、外伤、放疗史,在CT图像上表现为非病理性骨折、关节脱位、骨岛及其他良性骨肿瘤性病变、骨质增生、硬化、骨赘形成、椎体压缩及其他骨关节退行性病变等。

(于　璟)

第十章

PET/CT 影像诊断

第一节　PET/CT 技术

自 1895 年 Roentgen 发现 X 线,开辟了无创透视体内正常和病理大体解剖的途径后,整个 20 世纪成为各种医学影像技术竞相出现和完善的时代。每种方法由于成像原理不同,各具特点,从不同角度和深度显示病变的表现和本质,在诊治和研究疾病中,起着越来越重要和不可或缺的作用。因为它们也各有限度和不足,所以长期以来,医师和研究人员只能依靠多种影像方法获取各方面的信息,进行综合利用来认识和诊治疾病。

PET 的全称为正电子发射计算机断层显像仪,通常简称为 PET。PET 与 SPECT 根本的不同有两点:一是采用正电子核素标记的放射性药物,使用的正电子核素(例如 ^{18}F、^{15}O、^{13}N、^{11}C)本身为人体组成的基本元素,可标记参与活体代谢的生物活性分子,可提供分子水平上反映体内代谢的影像;二是不使用准直器,而采用符合探测,可以使分辨率及灵敏度同时得到大幅度提高。

PET/CT 是把 PET 与 CT 两种影像设备有机结合在一起形成的一种新设备。PET/CT 的产生是医学影像技术的一次革命,是分子影像学的典型代表,它能将体内功能及解剖信息同时再现。因此,自 2000 年 PET/CT 问世后,立即引起医学界的瞩目,装机量迅速增长。

一、概述

医学影像种类繁多,可归为两大类:一类是解剖学影像(又常称为形态学影像),主要提供正常和疾病的解剖、病理形态学信息,如经典的 X 线摄影、CT、MRI 和超声检查;另一类是功能性影像,主要提供与功能相关的生理信息和分子信息,包括放射性核素显像和近年出现的功能性 MRI、功能性 CT 和超声检查。

解剖学影像开始和成熟得最早,同时由于它所展示的体内影像直接与大体解剖学和大体病理学的形态学知识一一对应,一目了然,极易被广大医师和受检者接受,很快在诊断疾病方面大放光彩,被普遍应用。相比之下,作为功能性影像的放射性核素影像则存在不少困难。放射性核素显像是放射性示踪原理与放射性探测成像技术结合而成的一种医学影像,它开始于 1951 年,这一年 Cassen 等用闪烁扫描机以影像显示甲状腺内放射性碘原子的分布。经历了 50 年的发展和完善,根据所用显像剂中放射性核素的核衰变方式的不同,逐步形成了 SPECT 和 PET 两大类,两者所提供的都是正常和疾病器官的生理信息和(或)细胞内的分子信息,故又称分子影像。其中 PET 因为正电子显像剂的分子示踪性能更佳,种类又多,所以被公认为是目前最成熟的分子影像。但它存在着一些局限,使其较难被广大医师和受检者接受,长期以来其应用的程度远不及形态学影像。

PET 影像是以特定的分子示踪剂(以下简称显像剂)在体内某处聚集的多少,即其影像的浓淡,来显示该处分子的数量、密度和生物活性(包括转运、合成、代谢等)。此影像的浓淡本身无特异性,即无论所用哪种类型的显像剂,都是以这种简单的方式显示,只有具有示踪原理和分子医学知识并联系所用的是哪一种特定的示踪显像剂,才能理解它的深层次内涵。当然,随着分子医学知识的日益普及和深入,这种对分子影像认识和理解上的障碍已在逐渐减少,能看懂的人也随之增加。但不能不说分子影像的这一固有不足仍是经常影响它被人们广为接受的基本障碍。

PET/CT 中的 CT 是多层螺旋 CT,其原理、结构等与单独的多层螺旋 CT 完全相同。4 层以上的螺旋 CT 通常称为多层螺旋 CT,其 X 线球管旋转一周可以获得至少 4 层图像。最早的 4 层螺旋 CT 是在 1998 年的北美放射年会上首次推出的,此后螺旋 CT 技术飞速发展,目前已有 16 排、64 排,甚至是 128 排螺旋 CT 相继投入临床应用,与传统的非螺旋 CT、单层螺旋 CT、双层螺旋 CT 等形成 CT 系列。

PET/CT 是将 PET 和 CT 各自原有的优势有机结合起来的全新系统。在早期的简易 PET/CT 中,CT 仅仅起对病变定位和采用 CT 的 X 线对 PET 图像进行射线衰减校正的作用。随着 PET/CT 的不断改进和完善,其中 CT 的功能和作用已起了质的变化。

(一)PET/CT 的结构特点与原理

PET/CT 具有载有 PET 探测器和多层螺旋 CT 探测器的同一机架、检查床及图像处理工作站。同一机架和检查床是保证同机图像融合的基础。可以采用 X 线进行高精度的 PET 图像衰减校正。PET/CT 的临床检查时间和单独 PET 的临床检查时间相比能够节省一半以上,这也拓展了临床使用超短半衰期示踪剂的范围,使 PET/CT 成为分子影像的最佳成像设备。为了能容纳放射治疗定位系统,现在 PET/CT 几乎无一例外地采用与 CT 同孔径的 70 cm 直径的探测器。虽然 PET 探测器直径的增大必然会牺牲一些 PET 的分辨率,但因为利用 PET/CT 确定放射治疗生物靶区已是 PET/CT 临床应用的重要领域,这种结构设计给 PET/CT 临床应用带来的优势显而易见。

PET/CT 的探头由分离的 PET 探头和 CT 探头组成,CT 探头在前,PET 探头在后,有的设备将 PET 探头和 CT 探头装在同一个机架上,有的设备则将 PET 探头和 CT 探头分别装在不同的机架上,使之能单独移动。

PET/CT 是先进行 CT 扫描,然后检查床自动移动到 PET 视野,进行 PET 扫描。把 CT 扫描得到的图像和 PET 扫描得到的图像通过软件融合在一起,获得 PET/CT 图像。PET/CT 也可以单独进行 PET 扫描和 CT 扫描。其显像原理、性能指标同单独的 PET 或 CT 的显像原理、性能指标是一样的,这里仅介绍 PET/CT 特有的一些性能指标。

1.检查床的移动精度

由于目前的 PET/CT 中,PET 探头和 CT 探头是分离的,要通过检查床的移动,将成像部位置于 PET 和 CT 视野,如果检查床水平重复定位及在 PET 和 CT 视野垂直方向有偏差,会导致 PET 图像和 CT 图像融合时的位置错位。因此,PET/CT 对扫描床的水平偏差及垂直偏差有较高的要求。通常要求承重 180 kg 时水平偏差及垂直偏差小于 0.25 mm。

2.PET 图像和 CT 图像的融合精度

PET 图像和 CT 图像融合精度除与检查床的偏差有关外,还与融合软件及系统的性能有关。

(二)PET/CT 的功能

PET/CT 具有高端 PET 和多层螺旋 CT 各自的独立功能，可以独立使用，同时还有将各种 PET 图像和各种 CT 图像实时融合为一体的独特功能。PET/CT 的工作流程见图 10-1。

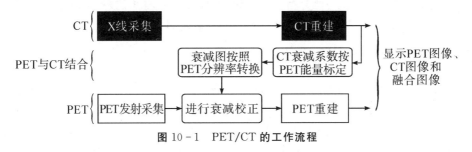

图 10-1 PET/CT 的工作流程

(三)PET/CT 成像所得 PET 图像与单独 PET 成像所得的 PET 图像的主要区别

(1)PET/CT 中 PET 图像的分辨率高于传统 PET 图像的分辨率。PET 图像分辨率的平方等于未衰减校正的 PET 图像分辨率和衰减值图谱分辨率的平方和。CT 进行衰减校正的衰减值图谱分辨率一般为 1 mm，而用 γ 透射源进行衰减校正时，MAP 图的分辨率一般为 8 mm。因此，采用 CT 对 PET 图像进行衰减校正后的 PET 图像的分辨率会明显优于传统 PET 衰减校正后的图像的分辨率。

(2)胸部 PET/CT 成像和单独 PET 成像有明显的区别。单独 PET 采用放射性 γ 源进行穿透衰减校正，每个床位一般需要 2～3 分钟，所用时间与符合成像的发射扫描接近，呼吸运动对穿透扫描和发射扫描的影响基本相同。此时虽然呼吸运动的影响使 PET 衰减校正的精度降低，但它获得的图像在肺底和肝脏中间不会发生线状伪影。PET/CT 衰减校正使用的 CT 图像是在非常短时间内获得的，用于衰减校正的穿透图像和 PET 发射图像会因呼吸造成部分位置误差，在肺底和肝脏中间会出现线状伪影。目前，临床上普遍采用呼吸门控技术来消除线状伪影，提高肺部 PET/CT 图像的质量，这也称为 PET/CT 的四维成像技术。

(3)解剖信息的不同：PET/CT 图像上不仅有 PET 的功能信息，还增加了 CT 的解剖位置信息，CT 对病变具有精确的定位作用，这点对临床诊断很重要。

(4)CT 对 PET 图像衰减校正：单独 PET 采用放射性核素棒源进行衰减校正，由于棒源的活度限制，每个床位一般需要 5 分钟左右的透射扫描，所用时间与发射扫描接近。CT 扫描在数秒内即可获得高分辨率、大信息量的衰减校正图像，提高了衰减校正的精度，缩短了扫描时间。

(5)CT 的诊断信息：充分利用 CT 的诊断信息，与 PET 提供的信息互相印证、补充，对临床诊断如虎添翼，可提高诊断的准确率。

(6)采集时间的缩短：与用 ^{68}Ge 放射源采集透射图像相比，CT 扫描的时间很短，CT 机从颅底到股骨中段的采集可以在 10～20 秒内完成，而使用外部放射源进行透射扫描则需要 20～25 分钟，因此 PET/CT 的采集时间要比常规 PET 缩短 25%～50%。采集时间的缩短，能使患者有更好的耐受性，减少可能出现的由患者的躯体运动造成的伪影。

(四)PET/CT 整体的性能指标

(1)检查床的移动精度。在目前的 PET/CT 中，PET 探头和 CT 探头是分离的，要通过检查床的移动，才能将成像部位置于 PET 和 CT 的视野中。如果检查床水平重复定位或在 PET 和 CT 视野垂直方向有偏差，就会导致 PET 图像和 CT 图像融合时的位置错位。因此，PET/CT对扫描床的水平偏差及垂直偏差有较高的要求。通常要求承重 180 kg 时水平偏差及垂直偏差小于 0.5 mm。

（2）PET 图像和 CT 图像的融合精度。PET 图像和 CT 图像的融合精度除与 PET 探测器、CT 探测器和检查床的配准偏差有关外，还与融合软件及系统的性能有关。

二、PET/CT 显像技术的具体操作

（1）PET/CT 检查必须提前预约。医师应了解检查的目的，详细采集受检者的资料，包括有无糖尿病、妊娠或哺乳情况、年龄、性别、体重等，了解受检者的既往史以及近期的相关检查结果，告诉受检者检查前及检查时的注意事项，包括检查前控制血糖（一般建议将血糖控制在 8.33 mmol/L 以下）、检查前空腹 4～6 小时及检查前 24 小时禁止做剧烈运动、检查时无躁动、平静均匀呼吸及检查时间等情况。

（2）$[^{18}F]$-氟代脱氧葡萄糖｛$[^{18}F]$- fluorodeoxyglucose，$[^{18}F]$- FDG｝是 PET/CT 显像检查中应用最多的显像剂。^{18}F- FDG 需要注射到静脉内进行体内代谢。注射时一般选择非手术侧或非病灶所在侧的上肢静脉注射药物，注射剂量成人一般为 0.1～0.2 mCi/kg，儿童为 0.14 mCi/kg。注射后受检者在安静舒适的候诊环境中等候，等候期间受检者放松并减少运动。头部显像者注药后应该封闭视听，安静休息 30 分钟后上机扫描，全身显像者注药 10 分钟后饮水 500～600 mL，促进药物代谢，安静休息 50～60 分钟后上机检查。上机检查前排空膀胱，再次饮水 500～600 mL。

（3）受检者上机后仰卧位，颅脑显像时双上肢自然下垂于身体两侧，其他部位显像时双上肢上举抱头，图像采集过程中受检者保持体位绝对制动状态，平静均匀呼吸。

（4）CT 数据采集：通过采集定位片确定扫描范围，确保 PET 图像与 CT 图像在轴位上匹配。然后进行 CT 扫描，一般扫描条件：120 kV，50～80 mA/s，层厚 5 mm。根据需要还可以进行局部 CT 扫描。

（5）PET 数据采集：CT 数据采集完成后，受检者被送入机架后端的 PET 扫描野，进行 PET 发射扫描，从腿部到头部采集全身图像，一般采集 5～7 个床位，2.5～3 分钟/床位。

（6）数据处理及图像重建：在 PET 完成第一个床位的数据采集前，CT 的图像重建就已经完成。随着 PET 数据的不断采集，由 CT 数据进行的衰减校正同步进行，完成 PET 数据采集后不久校正后的 PET 图像与 PET/CT 融合图像就自动生成。

（7）扫描完成后，由医师初步浏览图像，确定显像图像达到了检查目的的要求后通知受检者离开。检查后告诉受检者多饮水，以促进显像剂的排出，同时提醒受检者检查后数小时内体内仍然具有少量放射性，注意放射防护。哺乳期女性检查后应该与婴儿隔离，给药 24 小时后方可继续哺乳。

三、PET/CT 的临床应用

PET/CT 的临床应用非常广泛，在肿瘤、心脏病、脑部疾病以及炎症等方面均显示出独特的优越性。因为许多恶性肿瘤和周围的正常组织比较，其无氧糖酵解明显加速，测定标记的 $[^{18}F]$- FDG 的摄取有助于确定肿瘤的恶性程度，并可对肿瘤累及的范围、治疗效果、随访及患

者的预后做出评价,进行肿瘤的分期及治疗计划的确定,所以 PET/CT 广泛应用于肺癌、乳腺癌、结肠癌、卵巢癌和淋巴瘤等多种肿瘤的诊治。

PET/CT 还可用于测定激素、神经受体的数量及亲和能力。对乏氧组织来说,PET/CT 可以应用相应的显像剂来完成乏氧显像,为放疗和化疗的敏感度提供依据。总之,PET/CT 是现代肿瘤基础研究和临床应用中不可缺少的有力工具。随着技术的发展,PET/CT 的图像与单独 PET 相比,有 CT 作为定位标志,使患者的解剖结构更为清楚,同时拥有了所有 CT 的技术,另外,随着灵敏度增高,采集时间缩短,使应用成本进一步下降。

PET/CT 在心脏疾病诊断方面的应用也随之增加。PET 是非侵入方式评估心肌细胞活性的"金标准",通过心肌灌流成像和血管造影成像,可以有效地评估心肌缺血、动脉粥样硬化斑块状况,从而诊断冠状动脉疾病、心肌梗死以及心力衰竭等心脏疾病。PET/CT 还可对脑部肿瘤进行诊断分期评估及对癫痫病灶进行准确定位,同时也是抑郁症、帕金森病、阿尔茨海默病等脑部疾病有效的诊断方法。

四、[^{18}F]-FDG

(一)放射性核素 ^{18}F 的化学性质与标记特点

氟与碘一样,均属周期表中第ⅦA 族卤族元素。氟在常温下是淡黄色气体,化学性质活泼,几乎所有物质都能被其氧化成氟化物。氟与氢原子半径接近,生理行为与氢类似。化合物分子中的氢被氟取代后,如果取代部位不是生物活性中心,则该化合物的生物活性不受影响。

与 ^{11}C、^{13}N 等核素相比,^{18}F 的半衰期相对较长(110 分钟),有利于做一些较复杂的合成标记,因此近年来 ^{18}F 标记化合物发展很快。尽管 ^{18}F 标记化合物种类繁多,但成的过程基本相似,即从回旋加速器生产出来的 ^{18}F 经分离、干燥后在相关催化剂的作用下和含磺酰基等基团的标记前体在加热条件下发生亲核取代反应,从而引入 ^{18}F,再经 HPLC 纯化后得到产品。为了减少对操作人员的辐照剂量,上述步骤可在商业化的自动合成仪中进行。

目前,临床使用最多的 PET 显像剂为[^{18}F]-FDG 及其他化合物。本章将对上述显像剂的合成、生物作用机制及临床应用进行介绍。

(二)[^{18}F]-FDG 的化学合成与质量控制

[^{18}F]-FDG 目前是 PET/CT 和符合线路成像系统临床最常使用的正电子放射性示踪剂。它已经成为对肿瘤、神经系统疾病和心血管疾病进行诊断和疗效观察中最重要的正电子放射性示踪剂,而且[^{18}F]-FDG 占日常使用的正电子放射性示踪剂的 95% 以上。

[^{18}F]-FDG 的合成方法大致可以分为两类:使用有载体的[^{18}F]F_2 的亲电取代法和使用无载体的[^{18}F]F_1 的亲核取代法。亲电取代法因需使用复杂的气体靶系统且核反应产率也不高,同时对合成器的要求高而产率较低,故目前大多数采用亲核取代的方法来合成[^{18}F]-FDG。

其具体合成步骤如下。

(1)[^{18}F]经 Sep-Pak QMA 阴离子柱吸附后,使用含 K_2CO_3 和 $K_{2.2.2}$ 的乙腈水溶液将 ^{18}F-洗脱入反应管,经乙腈两次共沸除水。

(2)加入前体三氟甲基磺酸基甘露糖乙腈溶液,90 ℃加热反应 5 分钟。

(3)氟化反应完成后,升温除去所有乙腈。

(4)冷却。加入 NaOH 溶液,80 ℃水解反应 2 分钟。

(5)反应完成后反应液流经由 Sep - Pak IC - H/C - 18/Al₂O₃ 组成的三联柱,三联柱调节 pH 至中性,分别除去 K$_{2.2.2}$、未水解的中间体和游离[^{18}F]。

(6)使用 10 mL 灭菌注射用水冲洗三联柱,所有洗出液通过 0.22 μm 无菌滤膜过滤除菌后即得成品。

上述工艺使用的前体、吸附柱、灭菌注射用水等已经制成[^{18}F]- FDG 试剂盒方便使用。该药盒适用于北京某公司 FDG 专用模块,氟多功能合成模块,FDG 固相柱合成模块,FDG 四合一模块、F300E、CFN、F300E - 4 模块、CPCU 模块、BQSV、FX - FX、FX - FDG 等合成模块。[^{18}F]- FDG 的合成时间一般在 20～25 分钟,合成效率为 60%～70%(未经衰减校正)。

[^{18}F]- FDG 的质量控制包括性状、鉴别、无菌内毒素等。其中放射化学纯度的测定采用纸层析法进行。取本品适量,以硅胶层析纸为固定相,以乙腈为展开剂进行 TLC 测量,[^{18}F]- FDG 的值约为 0.5,[^{18}F]- FDG 放射化学纯度应不低于 90%。

(三)[^{18}F]- FDG 的生物学机制

葡萄糖是组织细胞能量的主要来源之一。其在细胞内被己糖激酶磷酰化成葡萄糖-6-磷酸,葡萄糖-6-磷酸被多种酶催化生成葡萄糖-1-磷酸或果糖-6-磷酸,进一步生成丙酮酸及乙酰辅酶 A,经柠檬酸循环释放出能量。

[^{18}F]- FDG 是葡萄糖的类似物,可被细胞膜表面分布的葡萄糖转运蛋白摄取入细胞内,在己糖激酶磷酰化成氟[^{18}F]- 2 -脱氧葡萄糖-6 磷酸。由于其不能与酶匹配,不能进一步代谢而"滞留"于细胞内长达数小时。在葡萄糖代谢平衡状态下,氟[^{18}F]- 2 -脱氧葡萄糖-6 磷酸的滞留量与组织细胞葡萄糖的消耗量大体一致。因此,[^{18}F]- FDG 能反映体内葡萄糖的利用情况。

(四)[^{18}F]- FDG 在临床中的应用

[^{18}F]- FDG 的应用非常广泛,主要包括心脏病、肿瘤和中枢神经系统疾病三大方面。它在判断心肌活力、寻找肿瘤病灶和脑部疾病诊断方面有重要价值。在肿瘤显像方面,由于恶性肿瘤细胞异常增生,葡萄糖需求量大,[^{18}F]- FDG 主要被恶性肿瘤细胞摄取,因此,[^{18}F]- FDG 可用于各种肺部肿瘤、脑瘤、消化道肿瘤(结肠癌、直肠癌、食道癌、胃癌)、转移性肝癌、胰腺癌、乳腺癌、卵巢癌、嗜铬细胞瘤、甲状腺癌、甲状旁腺癌、黑色素瘤、淋巴瘤、骨髓瘤等肿瘤的显像,并可用于良、恶性肿瘤的鉴别诊断,肿瘤的分期、分级及全身情况的评估,各种治疗手段的评估(包括手术后癌肿残留情况或复发与瘢痕组织的鉴别,放疗和化疗前后肿瘤的变化)及肿瘤转移的全身监测,还可用于对原发灶不明的转移性肿瘤进行原发灶寻找或全身转移情况判断。在神经系统方面,[^{18}F]- FDG 可用于癫痫、早老性痴呆、精神性疾病的早期诊断,吸毒成瘾性的评估或解读疗效判断,脑外伤后脑代谢状况评估,正常脑功能评价,其他脑代谢功能障碍的判断,脑缺血性疾病的早期诊断,脑氧代谢显像,脑受体显像,肿瘤的氨基酸代谢状况评估等。在心肌显像方面,[^{18}F]- FDG 主要用于心肌代谢显像,可测定心肌对外源性葡萄糖的利用率。

五、PET/CT 应用中存在的问题

(一)外照射防护

防护一般采取下面三种方法中的一种,或几种联合应用:①缩短受照时间;②增大与辐射

源之间的距离;③在人与辐射源之间增加辐射屏蔽。辐射屏蔽在辐射防护领域占有相当重要的地位,最重要的就是要设置好粒子源和粒子探测器,在输入文件中要设定好源项和计数卡,在计数卡设定好粒子探测器的种类和位置。

(二)内照射不容忽视

进行PET/CT检查前需在人体内注入具有辐射性的同位素,虽然半衰期短,但也可能存在低剂量敏感,加之CT扫描,全身都将接受一定剂量的辐射,虽然目前未有明确报告会增加患癌症的可能,但也有一定的造成生物体近期或远期的损害的可能性。总的来说,PET/CT检查依然是安全的检查手段。

(三)技术维护复杂,设备价格昂贵

在使用PET/CT的过程中中需进行复杂的技术校准,对PET需经常校准其线性、均匀性和能量等。医院或附近应具备生产正电子药物的小型医用回旋加速器。该设备价格昂贵,且需专门建造防放射辐射泄漏的加速器机房,配备具有专业知识的专职工程师制药和保障机器的正常运行。

(何　涛)

第二节　冠心病与PET/CT技术

近年,冠心病(coronary artery heart disease,CHD)、高血压的发病率和病死率在我国呈上升趋势,随着人民生活水平的提高,工作、环境压力的加大,心血管病(特别是冠心病)的发病率、病死率明显增高,且发病趋于年轻化。PET诊断冠心病的灵敏度和特异性均优于SPECT,对冠心病的早期诊断、早期预防与治疗有不可替代的价值,特别是在评估顿抑心肌,鉴别心肌梗死(纤维化)与心肌存活(冬眠心肌),选择适合的治疗方法,如冠状动脉旁路移植手术、经皮腔内冠状动脉成形术(PTCA)等。目前,^{18}F-FDG心肌PET显像已被公认为是判断存活心肌的"金标准"。

PET/CT是20世纪90年代末迅速发展的新技术,是近年来核医学诊断技术的重大突破性进展,它能显示组织细胞的生理、生化过程,从功能、代谢等方面全面评价人体的功能状态。PET/CT心肌显像主要包括心肌灌注显像、心肌代谢显像、心肌受体显像、细胞凋亡显像及斑块显像等,但PET设备及其检查项目价格昂贵,使其临床应用受到了经济因素的制约。

一、冠心病概述

冠心病指由于冠状动脉粥样硬化使管腔狭窄、痉挛或阻塞,导致心肌缺血、缺氧或坏死而引起的心脏病,统称为冠状动脉性心脏病或冠状动脉病,有时也被称为缺血性心脏病。它是动脉粥样硬化导致器官病变最常见的类型,由于冠状动脉的完全阻塞常为血栓形成所致,近年又被称为冠状动脉粥样硬化血栓性心脏病。

冠心病这一统称或简称目前虽被普遍应用,但它未表达出动脉粥样硬化这一病因,而可有更广泛的含义。因为其可以导致心肌缺血、缺氧的冠状动脉病,除粥样硬化外,还有炎症(风湿性、梅毒性和血管闭塞性脉管炎等)、痉挛(功能性)、栓塞、结缔组织疾病、创伤和先天性畸形等多种,所有这些情况引起的心脏病变,都可称为冠状动脉性心脏病,但由于绝大多数(95%～99%)患者所患的是冠状动脉的粥样硬化,因此用冠状动脉性心脏病或冠心病来代替冠状动脉

粥样硬化性心脏病,虽然不甚确切,但在临床上还是可行的。

本病的病理解剖为动脉粥样硬化的病理解剖。冠状动脉有左、右两支,开口分别在左、右主动脉窦。左冠状动脉有 $1\sim3$ cm 长的总干,然后分为前降支和回旋支。前降支供血给左心室前壁中下部、心室间隔的前 $2/3$ 及二尖瓣前乳头肌和左心房;回旋支供血给左心房、左心室前壁上部、左心室外侧壁及心脏膈面的左半部或全部和二尖瓣后内乳头肌。右冠状动脉供血给右心室、心室间隔的后 $1/3$ 和心脏膈面的右侧或全部。这三支冠状动脉连同左冠状动脉的主干,合称为冠状动脉的四支。在左、右冠状动脉系统以及单侧冠状动脉各分支之间还存在侧支血管吻合支,但在正常情况下它们一般没有功能。

粥样硬化可累及四支冠状动脉中的一支、两支或三支,也可四支同时受累。其中以左前降支受累最为多见,病变也最重,然后依次为右冠状动脉、左回旋支和左冠状动脉主干。病变在血管近端较远端重,主支病变较边缘分支重。粥样斑块多分布在血管分支的开口处,且常偏于血管的一侧,呈新月形。

心肌的需氧和冠状动脉的供血是矛盾对立统一的两个方面。在正常情况下,通过神经和体液的调节,两者保持着动态的平衡。当血管腔狭窄 $<50\%$ 时,心肌的血供未受到影响,患者无症状,各种心脏负荷试验也无心肌缺血的表现。若冠状动脉管腔狭窄在 $50\%\sim75\%$ 及以上,安静时尚能代偿,而当运动、心动过速、情绪激动造成心肌需氧量增加时,可导致短暂的心肌供氧和需氧间的不平衡,称为"需氧增加性心肌缺血",这是引起大多数慢性稳定型心绞痛发作的机制。在另一些情况下,由于粥样硬化斑块的破裂或出血、血小板聚集或血栓形成、粥样硬化的冠状动脉(也可无粥样硬化病变)发生痉挛致冠状动脉内张力增高,均可使心肌氧供应减少,清除代谢产物也发生障碍,称为"供氧减少性心肌缺血",这是引起大多数心肌梗死和不稳定型心绞痛发生的原因。但在许多情况下,心肌缺血是需氧量增加和供氧量减少两者共同作用的结果。心肌缺血后,氧化代谢受抑制,致使高能磷酸化合物储备降低,细胞功能随之发生改变。短暂的反复缺血发作可对随后的缺血发作产生抗缺血的保护作用,以减少心肌坏死的范围或延缓细胞死亡,称为"心肌预适应"。而短暂的重度缺血后,虽然心肌的血流灌注和耗氧量已恢复,但仍可发生持久的心肌功能异常伴收缩功能的恢复延缓(数日至数周),称为"心肌顿抑"。心肌长期慢性缺血,心肌功能下调以减少能量消耗,维持心肌供氧、需氧之间新的平衡,使心肌存活,不发生心肌坏死;当心肌血流恢复后,心肌功能可延迟(数日或数月)完全恢复正常,此现象称为"心肌冬眠",也是心肌的自身保护机制。持续而严重的心肌缺血则可导致不可逆的细胞损伤和心肌坏死。

二、正常的 PET/CT 图像

(一)心脏的基本结构

心脏位于中纵隔,外面裹以心包,上方连接出入心脏的大血管,下方是膈,两侧借纵隔胸膜与肺相邻。前方平对胸骨体和第 $2\sim6$ 肋软骨,后方平对第 $5\sim8$ 胸椎。约 $2/3$ 位于身体前正中线的左侧,$1/3$ 位于前正中线的右侧。心脏的位置可随生理功能、年龄、体型和呼吸运动的变化而有所变化。心脏似倒置的圆锥体,成人心脏长径为 $12\sim14$ cm,横径为 $9\sim11$ cm,前后径为 $6\sim7$ cm。

心脏由 4 个心腔组成,即薄壁的左、右心房和厚壁的左、右心室,心房与心室由瓣膜隔开,以确保血液朝一定的方向流动。左、右心房内由一层较薄的房间隔分开。在胎儿发育期,房间隔上有一个小孔(称卵圆孔),允许大部分血液直接由此从右心房流入左心房,而少量血液从心房流入心室,如果出生时卵圆孔未闭合,即为先天性房间隔缺损。左、右心室由室间隔分开,正常情况下室间隔是关闭的,但某些先天性心脏病会出现室间隔不完全性关闭。右心房通过三尖瓣将血液排入右心室,右心室收缩使血液通过肺动脉瓣进入肺动脉。在肺内,肺动脉分成左、右两个分支,然后继续分至毛细血管床,血液在此将其中的 CO_2 与肺吸进的新鲜 O_2 交换,交换后的血液通过肺静脉回流到左心房,左心房的血液通过二尖瓣进入左心室。尽管左、右心室输出相同量的血液,但右心室只将血液输入阻力较小的肺内,而左心室需用 6 倍于右心室的收缩力将血液泵入主动脉内。因此,其心肌较右心室发达。

(二)心脏的血液供应

心肌的血液供应主要来自主动脉起始处分出的左、右冠状动脉,心脏的静脉血大部分经冠状动脉回流入右心房,小部分直接汇入右心房。右冠状动脉起于主动脉右窦,向右沿右侧房室沟下行达心脏右缘,其主要分支有后降支、右边缘支、后室间支及左心室后支,主要供应右心房、右心室、室间隔的后 1/3 和左心室后壁。左冠状动脉一般较右冠状动脉粗,起于主动脉左窦,经左心耳与肺动脉根部之间(向)左行,再分为两个主要分支,即前室间支和左旋支。前室间支主要分布在左心室前壁、小部分右心室前壁及室间隔前 2/3 区域,左旋支分布于左心室膈面。

冠状动脉循环的解剖特点:左、右冠状动脉主干走行于心脏表面,其分支垂直于心脏表面穿入心肌,在心内膜下形成网状结构,这种走行方式使冠状动脉在心肌收缩时受压;另外,心肌的毛细血管网分布极为丰富,在心肌横断面上每平方毫米面积内约有 3000 根毛细血管;冠状动脉之间的吻合支较细小,因此当冠状动脉突然阻断时不易很快建立侧支循环,常引起心肌梗死,但如果阻塞进展缓慢,则可建立侧支循环。

(三)心肌代谢显像剂

心脏是一个高耗能器官,其收缩和传导是一个主动耗能过程。心肌代谢显像是心血管核医学的重要研究课题,可以显示心肌细胞的代谢情况,有“生理断层”之称,已成为心血管疾病诊断、治疗和研究的重要手段之一。心肌可以将体内多种物质作为其能量代谢底物,如脂肪、蛋白质、糖类,甚至乳酸、酮体等,并根据体内不同的生理状态选择性地利用这些能量底物。

在心肌代谢活动中,游离脂肪酸是心肌能量最重要的来源,其中长链脂肪酸约提供 70% 心肌所需的能量。在有氧情况下,空腹时脂肪酸的利用增多,在进食状态下,胰岛素分泌增加,血液中脂肪酸水平下降,葡萄糖在心肌代谢能量底物中的比重增大,但即使在给予足够的糖负荷,血糖水平足够高的情况下,葡萄糖对正常心肌能量的贡献仍然不超过 30%～50%。在剧烈运动后或其他特殊情况下,心肌细胞转而利用乳酸作为代谢原料。在心肌缺氧或胰岛素因病理状态而升高时,游离脂肪酸在线粒体中的氧化受到抑制,此时心肌通常以促进糖酵解作用来提高对葡萄糖的利用。因此,心肌的代谢活动,会随时根据生理条件与病理状态而做调整。

1.[^{18}F]-FDG

在正常情况下,心肌活动的能量主要由脂肪酸 β-氧化供应。当心肌缺血时,缺血区氧供应减少,耗氧量较大的脂肪酸 β-氧化受到抑制,由需氧较低的葡萄糖无氧酵解供应心肌能量,葡萄糖成为缺血心肌唯一的能量来源。故用葡萄糖代谢显像方法可以检测缺血但存活的心肌。如果细胞坏死,代谢即停止,不摄取葡萄糖。

$[^{18}F]$-FDG 进入心肌细胞后被己糖激酶催化,转化为$[^{18}F]$-FDG-6-磷酸,并以此形式滞留在心肌细胞内,它在心肌内的浓度基本反映了葡萄糖的代谢状态。$[^{18}F]$-FDG 显像用于诊断心肌缺血,通常是在空腹状态下进行,因为空腹时缺血心肌摄取$[^{18}F]$-FDG 而显示放射性分布浓聚,而正常心肌以脂肪酸代谢供应能量,$[^{18}F]$-FDG 摄取较少。在检测梗死心肌区内的存活心肌时,需在葡萄糖负荷下进行,适量的葡萄糖可刺激机体分泌相应的胰岛素,增加存活心肌摄取$[^{18}F]$-FDG,使之显影增强,而坏死心肌区无放射性分布。

心肌对$[^{18}F]$-FDG 的摄取程度取决于血糖浓度、当胰岛素水平及心肌本身的状态。血糖升高,血胰岛素水平上调,心肌摄取$[^{18}F]$-FDG 就高;当血糖和胰岛素水平低时,心肌摄取减少。但血糖过高,有可能竞争性抑制心肌对$[^{18}F]$-FDG 的摄取。糖尿病患者需在注射$[^{18}F]$-FDG 前 1 小时口服烟酸类药物(如阿昔莫司)250~500 mg,以降低游离脂肪酸,促进心肌细胞对$[^{18}F]$-FDG 的摄取。心肌做功增加,特别是当冠状动脉血流不能完全满足心肌对氧的需求时,心肌葡萄糖代谢增强,对$[^{18}F]$-FDG 摄取增加;但过度运动,血内乳酸浓度升高,心肌转而利用乳酸,对$[^{18}F]$-FDG 的摄取降低。

2.^{11}C-棕榈酸

^{11}C-棕榈酸在体内的代谢过程与自然界中存在的棕榈酸完全一致,大部分通过 β-氧化而进入三羧酸循环,最后代谢为水和CO_2,小部分以甘油二酸、三酰甘油或磷脂方式进入细胞脂池。进入心肌的^{11}C-棕榈酸呈双指数方式清除,其快相代表进入三羧酸循环代谢供能的部分,慢相代表进入细胞脂池的部分。

^{11}C-棕榈酸在心肌内的动态变化反映心肌状态。正常人在禁食状态下,快相比重约占70%,半衰期为 14 分钟左右;而在急性心肌缺血时,比重降至 30%左右,半衰期延长至 30 分钟以上。^{11}C-棕榈酸的心肌首过摄取率接近 50%,这一摄取率使其早期摄取具有反映局部心肌灌注的潜力。^{11}C-棕榈酸在心肌不同节段内的分布均匀,可以更准确地反映心肌代谢状态。正常心肌摄取^{11}C-棕榈酸是均匀的,而缺血心肌摄取减少,清除减慢。因为^{11}C 半衰期短,所以不利于推广。

3.^{11}C-醋酸盐

^{11}C-醋酸盐用于心肌有氧代谢显像。^{11}C-醋酸盐被心肌细胞摄取后,通过合成酶转化为乙酰辅酶 A,然后在线粒体内经三羧酸循环氧化为^{11}C-CO_2,然后被清除。因此,^{11}C-醋酸盐的清除与心肌耗氧量紧密相关,可直接用于评估心肌的有氧代谢。临床上^{11}C-醋酸盐 PET显像主要用于检测存活心肌,功能不良的心肌组织中如存在^{11}C-醋酸盐氧化代谢功能,则可被认为有存活心肌。有人报道,^{11}C-醋酸盐 PET 显像测定存活心肌的准确性可能高于$[^{18}F]$-FDG 心肌代谢显像,但这还有待进一步证实。因为血浆能量底物变化不影响^{11}C-醋酸盐对心肌耗氧量的估测,所以对伴有糖尿病的慢性冠心病患者用该方法可能优于$[^{18}F]$-FDG 心肌代谢显像。

4.适应证

(1)心肌缺血范围与程度的确定。

(2)心肌梗死后存活心肌的判断。

(3)冠心病内、外科治疗适应证的选择及疗效评价。

(4)冠心病患者术后随访及预后评价。

(5)心肌病异常代谢的研究。

5.显像方法

主要介绍检测存活心肌的显像方法。

(1)显像前受检者禁食 12 小时以上。

(2)测定空腹血糖,在显像前 1 小时,血糖正常患者口服葡萄糖 50~75 g。

(3)静脉注射[^{18}F]- FDG 185~296 MBq(5~8 mCi),45 分钟后用 PET 或 FDG/SPECT 行局部断层显像。

(4)对糖尿病患者来说,如血糖过高,可采用胰岛素将血糖调至 7.7~8.8 mmol/L 范围内,40 分钟后进行显像。

6.图像分析

在正常情况下,心肌代谢显像的图像呈现与心肌血流灌注显像相一致的放射性分布,左心室各壁心肌放射性分布较均匀。梗死心肌则在心肌相应节段表现为放射性减低或缺损区。

7.临床应用及鉴别诊断

发生心肌梗死,临床上要对病灶部位的心肌是否存活进行判定,这对于是否进行血运重建术的选择也起着至关重要的作用,若梗死区内仍有存活的心肌,采用积极的血运重建,心室功能可以恢复;若梗死区内完全是坏死心肌和瘢痕组织,则心室功能已不可能恢复,血运重建没有意义。

^{11}C-棕榈酸显像可以帮助鉴别扩张型心肌病和缺血型心肌病。扩张型心肌病表现为心肌对^{11}C-棕榈酸弥漫性的不均匀摄取,反映了心肌利用底物进行代谢的不均匀。对于缺血性心肌病患者,则表现为较大范围的、均匀的对^{11}C-棕榈酸摄取减低。目前,还有一些研究表明,心肌代谢显像对肥厚型心肌病、糖尿病性心脏病等也有一定的诊断价值。

8.注意事项

(1)应嘱咐患者自检查前一天起不要进行过多运动。

(2)应嘱糖尿病患者尽量控制好血糖浓度。

(3)目前学术界公认[^{18}F]- FDG PET 显像是评估心肌是否存活的"金标准"。少数情况下,[^{18}F]- FDG 显像在鉴别坏死与存活心肌时受到限制,如急性心肌梗死早期。若将其与心肌灌注显像联合应用,则诊断心肌活力更为可靠。

(四)显像方法及图像分析

1.^{13}N - NH$_3$ 肌灌注显像

检查前准备:被检者于检查前 48 小时内停用氨茶碱类药物,禁用咖啡类饮料或食物,禁食 1 小时以上。检查方法:患者取仰卧位,检查前记录血压、心率、12 导联心电图。让被检者在检查床上平静休息 15 分钟以上,然后静脉注射^{13}N - NH$_3$ 370~740 MBq(10~20 mCi),静息卧床 5 分钟后,进行静息 PET 显像检查。经计算机激光线定位系统定位后,保持静卧不动,先进行发射采集 20 分钟,再进行透射采集 20 分钟。发射采集和透射采集时患者的位置必须保持一致。采用 2D 采集,采集全部完成后,进行图像重建。

2.[^{18}F]- FDG 心肌代谢显像

被检者禁食 6 小时以上,无糖尿病史,血糖≤6.11 mmol/L,口服 50 g 葡萄糖静息 30 分钟,然后静脉注射[^{18}F]-FDG 185～555 MBq(5～15 mCi),40～60 分钟后行静息 PET 显像;一般先采集 1 分钟发射扫描并重建,以确定被检者的位置,然后进行发射扫描 20～30 分钟及透射扫描 20 分钟。采集结束后用滤波反投影法重建及图像处理,得到垂直长轴、水平长轴和短轴影像和靶心图。

3.图像分析

由于心肌对[^{18}F]-FDG 的摄取个体差异较大,禁食或低血糖状态下约 50% 的受检者有不同程度的心肌显影,且不均匀,一般侧壁较浓。糖负荷后,大多数受检者的左心室心肌各节段放射物分布基本均匀。右心室一般不显影。

心肌灌注与心肌代谢双核素同时显像(dual isotope simultaneous acquisition,DISA)包括心肌灌注和心肌代谢两组,每组影像的上排为心肌灌注,下排为心肌代谢。在做 DISA 显像时先经过糖负荷调节后再注射[^{18}F]-FDG,故在一般情况下,正常受检者的心肌灌注和代谢显影图像均清晰,放射性分布基本均匀。

由于[^{18}F]-FDG 显像只能显示心肌代谢影像,故需再结合心肌灌注影像进行分析。DISA 显像可以直接判断结果,主要采用不匹配、部分不匹配和完全匹配三种方法来判断心肌灌注、代谢显像的图像。①灌注/代谢不匹配:心肌灌注显影图上可见到^{13}N-NH$_3$放射性缺损区,而代谢显像图上在相应部位有明显[^{18}F]-FDG 摄取(即填充),表明该患者有心肌梗死,但梗死部位的心肌为存活的冬眠心肌,经血管重建后可以恢复血流和功能,是血管重建术的绝对适应证。②灌注/代谢部分不匹配:心肌灌注显影图上出现^{13}N-NH$_3$节段性放射性缺损区,而代谢显像图上在相应部位有部分[^{18}F]-FDG 摄取,提示该缺损区有部分存活心肌,可根据[^{18}F]-FDG 摄取的多少进行定性、定量分析。③灌注/代谢匹配:^{13}N-NH$_3$心肌灌注显影图与[^{18}F]-FDG 心肌代谢显影图上相同部位均为放射性缺损,说明该部位心肌已瘢痕化,无存活心肌。

单纯分析[^{18}F]-FDG 心肌显像时,可采取与心肌灌注显像相同的方法,即将心肌的三个轴面影像分为 8 个节段(前壁、心尖、前间壁、后间壁、前侧壁、后侧壁、下壁和后壁),按 5 分法判断心肌的[^{18}F]-FDG 分布,以了解心肌的葡萄糖代谢情况。但是,由于心肌对[^{18}F]-FDG 摄取的个体差异较大及影响因素较多,在判断时要多加分析。

三、PET/CT 对冠心病的诊断

PET/CT 融合技术能同时提供解剖信息和功能信息,提高了诊断冠心病的准确性。CT 冠脉造影在诊断主要血管近段及中段(直径>2 mm)狭窄病变的敏感性很好,而对于远端血管及分支血管其敏感性有所下降,这种局限性会被 PET 的灌注信息弥补,这是因为 PET 灌注显像是不会受狭窄位置影响的。另一方面,与 SPECT 相同,PET 仅能显示最严重狭窄所支配的区域,限制了其对 CHD 的诊断能力,CT 冠脉造影信息可以弥补这种不足。Leschka 等对 67 位患者进行了分析,64 层 CT 可以评价冠脉直径>1.5 mm 的管腔有无狭窄,并且正确诊断了全部无显著冠脉狭窄的 20 例患者,总体敏感性为 94%,特异性为 97%,阳性预测值为 87%,阴性预测值为 99%。但 CT 有一个缺点,当冠脉严重钙化时,钙化导致的伪影使管腔显示不清,不能准确评价冠状动脉的狭窄程度,在其研究中钙化是导致大多数假阴性和全部 24 例假阳性结果的直接原因,在 CT 造影的同时加上 PET 灌注显像信息就可以减少假阳性的数量,Namdar 等对 PET/CT 评价 CHD 做了一份可行性研究,25 例患有 CHD 的患者入选,将 PET/CT 结果与 PET＋X 线冠脉造影结果进行对比,冠脉造影管腔狭窄之 50% 作为诊断标准,其敏感性、特异性、阳性和阴性预测值、准确性分别为 90%、98%、82%、99% 和 97%。这项初步研究显示了 PET/CT 是排除 CHD 的准确的无创检查方法。

PET 融合 64 层 CT 在心血管领域的应用有广阔的空间。首先,它能进行无创冠状动脉造影,了解冠状动脉解剖、形态学信息,还能进行心肌灌注显像,将两者结合诊断冠心病及指导治疗;其次,它提供的钙化积分及冠状动脉血管血流储备为 CHD 的早期诊断提供依据,还可以观察斑块形态、大小及斑块形成的炎症过程,预测发生冠状动脉综合征或心脏事件的风险。另外,使用 PET 代谢显像检测心肌活性,对心肌梗死患者是否行血运重建术有重要指导意义,它提供的心功能信息,对判断预后有很大帮助。

(一)PET/CT 检测斑块性质

随着多层螺旋 CT 空间分辨率的增加,可以探测到由于钙化和非钙化斑块导致的管腔改变,但是很多急性冠脉综合征患者的管腔狭窄<50%,这说明斑块的性质对急性冠脉综合征有很高的预测价值。随着分子影像学的发展,PET 与 CT 相结合,可以增加各个斑块影像之间的差异,从而分辨斑块的性质。Rudd 等第一次用这种方法观察到有症状的颈动脉病变摄取 [18F]-FDG 比无症状者多,在斑块纤维帽附近的脂核周围可以看到 [18F]-FDG 的聚集。这一研究显示在活体可以鉴定粥样斑块的组成成分,研究斑块的生物活性。但是 [18F]-FDG 并不是特异性的分子标志物,标记细胞外蛋白酶及蛋白质的新型放射性示踪剂将是未来的研究方向。目前,针对冠状动脉斑块形成的炎症反应及斑块破裂后血栓形成的分子显像研究正在进行,这些研究都处于临床前期评价,随着 PET/CT 技术的进步,这些研究有望进入临床使用。

(二)指导对冠心病患者的治疗

冠心病的治疗目前主要包括药物治疗、经皮冠状动脉血管成形术及外科冠脉旁路移植术。选择何种治疗方法取决于 CHD 的严重程度,其影响因素有很多,包括斑块性质(形状、偏心率)、心脏血流动力学变化(左室舒张末压及收缩力)、冠脉生理学改变(血管舒缩状态及内膜功能)、狭窄的特点(组成成分、连续性狭窄)以及侧枝血流量等。CT 造影仅能检查管腔的狭窄程度(即管腔直径),而对于影响心肌血流主要因素的冠脉阻力来说,它只能提供相对有限的信息。另外,CT 中由于移动、钙化、金属物体(支架、外科手术时银夹、胸骨钢丝等)会影响影像质量,就会低估或高估冠状动脉狭窄的程度。只有将 PET 与 CT 两种影像融合起来,才能获得更多的参数,并最终确定"罪犯血管"。当 PET 心肌灌注显示存在心肌缺血的情况下,进行冠状动脉血管成形术或冠脉旁路移植术效果好;而对于 PET 灌注显像未发现心肌缺血的患者,即使 CT 可见广泛的冠脉粥样硬化(钙化及非钙化斑块),也可采取积极的药物治疗,而暂不需要进行介入治疗或手术治疗。

还有一些患者的冠状动脉病变比较严重或广泛,不适宜用经皮冠脉成形术,需要外科的冠状动脉旁路移植术,对于陈旧性心肌梗死患者术前需要检测有无存活心肌,因为对于无存活心肌的心肌梗死或心功能降低患者,CABG 手术不但不能使患者受益,还会增加手术风险。[18F]-FDG 心肌代谢显像是大家公认的目前评价心肌活力的"金标准",与静息灌注显像比较,当灌注/代谢不匹配时,表明局部心肌存活,行血运重建术后局部灌注和功能可得到改善;而灌注/代谢匹配时,表明心肌坏死,即使成功接受血运重建术,其局部灌注和功能也无明显改善,已经有很多研究证实了这一点。那么结合 CT 提供的冠状动脉造影数据,可以建立一种无创的检查方法,指导临床的治疗。当有心肌存活时,进行 CABG 手术可改善预后;无心肌存活则不必行血运重建术,保守药物治疗即可。

(三)评价心功能及判断预后

关于心力衰竭的多中心试验结果显示,有接近 50％ 的左心室功能受损的患者有 CHD,那么就需要在评价心功能的同时,判断有无 CHD。PET/CT 在诊断 CHD 的同时,还能判断心肌活性、评价左心室功能。当心功能受损时 CT 造影的准确性会受影响。一方面,当心排血量减低时,对比造影剂的质量下降会影响图像质量;另一方面,当心功能低下时,移动导致的伪影也普遍减低,所以希望新一代多层螺旋 CT 能提高心功能不全患者 CHD 的诊断准确性。$[^{18}F]$-FDG 代谢显像在评价心肌活性方面已经得到确认,心肌存活的范围能预测血运重建后左心室功能的恢复情况。很多研究显示,心肌存活节段合并严重功能不全患者,进行血运重建后,心功能会明显改善。因此,有严重心功能不全的患者,进行 PET/CT 检查,不仅可以了解血管解剖变化、心肌组织活性,还能测定左心室的射血分数,评价局部心肌的功能,为判断预后提供帮助,对患者进行危险性分层。当然,随着新显像剂的临床应用,PET/CT 在心功能评价及判断预后方面的应用必将会更加广泛。

（何　涛）

第三节　肾功能评估与 PET/CT 技术

一、泌尿系统常用的显像方法要点

泌尿系统最为常用的检查方法为 GFR 检测和肾静态显像。在国内,GFR 检测普遍使用的放射性药物 ^{99m}Tc-DTPA。给药前的充分水化是确保测定结果准确的重要因素。饮水量为 300～500 mL,或者按照 5～10 mL/kg 体重标准饮水,饮水后 30～60 分钟开始注射药物,动态采集图像。注射剂量为 111～740 MBq(3～20 mCi),体积<0.5 mL,采用 2 mL 注射器配 7 号针头,通过肘正中静脉注射。除了要建立标准的操作规范外,在检查过程中还应关注以下细节,以便于提高 GFR 检测结果的准确性。

(1)现场实测患者的身高和体重。

(2)记录患者的饮水时间和饮水总量。

(3)检查前确认患者饮水量达标、饮水结束至检查的时间符合要求。

(4)注射前需确认注射侧袖口不能过紧,以免影响注射后的"弹丸"效果;注射后要协助患者举起注射侧上臂,以加速血液回流。

(5)勾画感兴趣区,建议在黑白图像上进行,肾脏、本底区的勾画要符合规范。

(6)检查结束后,将患者手臂上的注射点置于 PET 探头下,确认有无药物外渗或者残留。

对于部分患者,肾脏深度的推算结果欠准确,需要借助其他方法进行校正。PET/CT 在这方面可以发挥重要作用。

二、PET/CT 在肾小球滤过率测定中的应用

对肾小球滤过率(glomerular filtration rate,GFR)的测定,尤其是对肾功能的评价,是核医学的传统优势项目。PET/CT 以其方法简便、无创、可重复性好等特点在临床应用广泛,而

且是目前唯一无创性测定肾功能的检查方法。肾脏的位置、形态和深度等解剖信息是影响放射性核素测定 GFR 结果准确性的重要因素。但核医学平面显像或者是 PET 成像技术是以功能影像为主，直接获得的解剖信息非常有限，因此多年来肾脏深度一直是通过数学公式来间接获得。临床实践的结果显示，对于体重偏重者或者偏瘦者，基于公式推算出的肾脏深度具有明显的偏差，进而影响 GFR 测定结果的准确性。随着 PET/CT 临床应用的日益广泛，通过一体机中的诊断 CT 可准确获得必要的解剖信息，有效地提高了 GFR 检测及肾静态显像结果的准确性，也促进了核医学在泌尿系统疾病诊断中的应用。

三、PET/CT 在测定肾脏深度中的应用

GFR 的测定普遍使用的是 Gates 法。该方法测定的结果受多种因素影响，肾脏深度是其中最为重要的影响因素之一。肾脏深度并非直接获得，而是普遍采用数学回归模型——Tonnesen 公式，结合患者的身高、体重等信息，以及人体组织对伽马光子的衰减等因素获得。Gates 法建立之时，核医学显像设备还处于平面显像时代，无法直接测得肾脏的深度。因此，Tonnesen 公式应运而生。该公式是通过对 55 名健康志愿者取坐位，应用超声测量肾脏的深度，并以此为"金标准"推算得出。该公式虽然解决了肾脏深度的问题，但是还存在以下不足：其一，超声测量的肾脏深度是取坐位时的深度，而 GFR 的测定患者取的是仰卧位，两者之间存在差异；其二，该公式建立的参考样本仅为 55 例，且为非亚洲人种，因此其对于中国人肾脏深度的估算值与实际肾脏深度之间的差异会更加明显；其三，Tonnesen 公式是建立在正常人群的基础之上。若患者的肾脏位置发生偏离，则对肾脏深度的估算值必然会有更大的误差。研究结果显示，按照 ^{99m}Tc 在软组织中的衰减系数为 0.153 计算，肾脏深度每变化 1 cm，GFR 会产生 14%～16% 的偏差。由此时知，获得精准的肾脏深度是确保 GFR 结果准确的必要前提。

为了纠正这种误差，提高 GFR 测算的精确度，Steinmetz 等尝试使用侧位核医学平面图像测量肾脏深度；Taylor 等以 CT 测量肾脏深度为"金标准"，将身高、体重、年龄和性别等因素作为校正因子建立新的数学公式；Inoue 等以日本人为研究对象，建立了与 Taylor 等类似的公式。但是这些方法均未得到普遍认可和广泛使用。

PET/CT 的临床应用与普及，使得患者无须移动即可以在同一台设备上同时获得核医学的功能影像与 CT 解剖影像，为 GFR 检测过程中实测肾脏深度提供了便捷、准确的方法，测量肾脏深度的 CT 影像，只需低剂量、小范围的 CT 扫描即可以满足需求，不会明显增加患者的辐射剂量。

在 CT 图像上测量肾脏深度，应选取肾门层面的图像，分别测量肾脏前、后缘到背部皮肤表面的垂直距离，取两者的平均值即为该侧肾脏的深度。

PET/CT 为实测肾脏深度提供了简便的方法，那么是否每个患者均需要进行 CT 扫描以获得其肾脏深度的精准值？Taylor 等的研究结果显示，Tonnesen 公式估算的肾脏深度与 CT 实测的肾脏深度比较，有 84% 的患者两者间差值小于 1 cm。由此推测部分患者并不需要额外借助 CT 图像测量肾脏深度。有研究对 123 例进行 GFR 检测的患者进行了肾脏部位的局部低剂量 CT 扫描以测量肾脏的深度，同时与 Tonnesen 公式估算的肾脏深度进行比较，结果显示按照 WHO 对亚洲成年人的划分标准，BMI 指数正常组（18.5～23 之间）的患者，CT 图像实测肾脏深度与 Tonnesen 公式估算值之间无统计学差异；BMI 指数小于 18.5 者的偏瘦组、BMI 指数在 23～27.5 之间的超重组以及 BMI 指数超过 27.5 者为肥胖组，两种方法得出的肾

脏深度的差异均具有统计学意义。因此,学术界认为对于 BMI 异常的患者,为保证 GFR 测量的精确性,应使用 CT 实测其肾脏深度代替公式法,以弥补计算公式之不足。

(于　璟)

第四节　肺癌与 PET/CT 技术

一、肺癌的病因学和流行病学

恶性肿瘤是多因素参与,并经过多步骤形成的一类复杂性疾病,其病因和发病机制尚不完全清楚。肺癌和其他恶性肿瘤一样,病因尚不完全明确。目前,已经研究出的肺癌的病因分为外源性因素和内源性因素两种。外源性因素是大多数肺癌发病的重要因素之一。然而,暴露于同样特定致癌物的人群,有些人发病而其他人却不发病;临床还发现,有些肿瘤具有明显的家族聚集现象。因此,自身内在因素在肺癌的发生过程中也占有十分重要的位置。这些事实提示,肺癌的发生是外界环境因素和个人因素共同作用的结果。目前认为,环境因素是恶性肿瘤发生的始动因素,而个人的遗传因素则决定了肿瘤的易感性。

(一)病因

1.吸烟

目前认为吸烟是肺癌的最重要的高危因素,烟草中有超过 3000 种化学物质,其中多链芳香烃类化合物(如苯并芘)和亚硝胺均有很强的致癌活性。多链芳香烃类化合物和亚硝胺可通过多种机制导致支气管上皮细胞 DNA 损伤,使得癌基因(如 Ras 基因)激活和抑癌基因(如 $p53$、$FHIT$ 基因等)失活,进而引起细胞的转化,最终癌变。

2.职业和环境接触

肺癌是职业癌中最重要的一种。约 10% 的肺癌患者有环境和职业接触史。现已证明以下 9 种职业环境致癌物会增加肺癌的发生率:铝制品的副产品、砷、石棉、bis – chloromethylether、铬化合物、焦炭炉、芥子气、含镍的杂质、氯乙烯。长期接触铍、镉、硅、甲醛等物质也会增加肺癌的发病率。空气污染(特别是工业废气)也能引发肺癌。

3.电离辐射

肺脏是对放射线较为敏感的器官。电离辐射致肺癌的最初证据来自 Schneeberg – joakimov 矿山的资料,该矿山内空气中氡及其子体浓度高,诱发的多是支气管的小细胞癌。美国曾有报道,开采放射性矿石的矿工 70%～80% 死于由放射引起的职业性肺癌,其中以鳞癌为主,从开始接触到发病的时间为 10～45 年,平均时间为 25 年,平均发病年龄为 38 岁。当氡及其子体的受量积累超过 120 工作水平日(WLM)时,发病率开始增高,而超过 1800 WLM 则更显著增加达20～30 倍。将小鼠暴露于这些矿山的气体和粉尘中,可诱发肺肿瘤。日本原子弹爆炸幸存者中患肺癌者显著增加。Beebe 在对广岛原子弹爆炸幸存者终身随访时发现,距爆炸中心小于 1400 m 的幸存者较距爆炸中心 1400～1900 m 和 2000 m 以外的幸存者,其死于肺癌的概率明显增加。

4.既往肺部慢性感染

如肺结核、支气管扩张症等患者,支气管上皮在慢性感染的过程中可能化生为鳞状上皮并致使癌变,但较为少见。

5.遗传等因素

家族聚集,遗传易感性以及免疫功能降低,代谢、内分泌功能失调等也可能在肺癌的发生中起重要作用。许多研究证明,遗传因素可能在对环境致癌物易感的人群和(或)个体中起重要作用。

6.大气污染

发达国家肺癌的发病率高,主要原因是由于工业和交通发达地区,石油、煤和内燃机等燃烧后和沥青公路尘埃产生的含有苯并芘致癌烃等有害物质污染大气有关。大气污染与吸烟对肺癌的发病率可能互相促进,起协同作用。

(二)流行病学

1.肺癌的年龄、性别和种族分布特征

肺癌的发病率和病死率均随年龄的增长而上升,一般 40 岁以后肺癌的发病率明显上升,肺癌发病率和病死率到 75 岁左右达到高峰,然后有所下降。几乎所有国家和地区,肺癌的发病率和病死率均是男性高于女性。WHO 的资料显示,居住在同一地区或国家的不同种族间肺癌发病率和病死率也存在明显差异。

2.肺癌的地区分布特征

肺癌发病率和病死率的地区差异很大。WHO 的资料显示:全球肺癌死亡 110 万人,占恶性肿瘤死亡的 18%,病死率为 19/10 万。

我国肺癌的病死率在地理位置上的分布特征是由北向南、由东向西逐渐下降的趋势。大城市、中等城市、东北及东部沿海一带肺癌的病死率比较高,而西北地区和西南地区较低。我国肺癌病死率的城乡差别也十分明显,我国城市肺癌的病死率为 38.1/10 万,农村肺癌的病死率为 19.1/10 万。

3.肺癌的职业分布特征

肺癌是职业癌中最重要的一种。目前,较肯定的职业性肺癌包括石棉、砷及砷化合物、铬及铬化合物、锡及锡化合物、镍及镍化合物、氯甲醚所致肺癌和焦炉工人肺癌等。

芬兰的资料显示,石棉工人患肺癌的危险性是芬兰总人群的 17 倍。我国云南锡业公司 40 岁以上,井下作业 10 年以上的男性肺癌高危人群,肺癌的发病率为 834.6/10 万,是当地一般人群肺癌发病率的 10 倍。究其原因,主要与作业环境中存在放射性氡及其衰变后形成的氡子体有关。我国鞍山钢铁公司的资料显示,焦化厂工人肺癌的病死率为 314.5/10 万,炼钢厂工人肺癌的病死率为 185.7/10 万,钢研所为人员肺癌的病死率为 76.5/10 万,全厂人员肺癌的病死率为 111.5/10 万。由此可见,职业因素在肺癌发病中具有重要作用。

二、肺癌的临床表现

肺癌的临床表现比较复杂,症状和体征的有无、轻重以及出现的早晚,取决于肿瘤的发生部位、病理类型、有无转移、有无并发症,以及患者的反应程度和耐受性的差异。肺癌早期症状常较轻微,甚至可无任何不适。中央型肺癌症状出现早且重,周围型肺癌症状出现晚且较轻,甚至无症状,常在体检时被发现。肺癌的症状大致分为局部症状、全身症状、肺外症状、外侵症

状和转移症状。

（一）局部症状

局部症状是指由肿瘤本身在局部生长时刺激、阻塞、浸润和压迫组织所引起的症状。

1. 咳嗽

咳嗽是最常见的症状，以咳嗽为首发症状者占 35%～75%。肺癌所致的咳嗽可能与支气管黏液分泌的改变、阻塞性肺炎、胸膜侵犯、肺不张及其他胸内合并症有关。当肿瘤生长于管径较大、对外来刺激较敏感的段以上的支气管的黏膜时，可产生类似异物样刺激引起的咳嗽，典型表现为阵发性刺激性干咳，一般止咳药常不易控制。当肿瘤生长在段以下较细小的支气管的黏膜时，咳嗽多不明显，甚至无咳嗽。对于吸烟或患慢性支气管炎的患者，如咳嗽程度加重、次数变频、咳嗽性质改变（如呈高音调金属音时），尤其是老年人，要高度警惕患肺癌的可能性。

2. 痰中带血或咯血

痰中带血或咯血也是肺癌的常见症状，以此为首发症状者约占 30%。由于肿瘤组织血供丰富、质地脆，剧咳时血管易破裂而致出血，咯血也可能由肿瘤局部坏死或血管炎引起。肺癌咯血的特征为间断性或持续性、反复少量的痰中带血丝，或少量咯血，偶因较大血管破裂、大的空洞形成或肿瘤破溃入支气管与肺血管而引发难以控制的大咯血。

3. 胸痛

以胸痛为首发症状者约占 25%。常表现为胸部有不规则的隐痛或钝痛。在大多数情况下，周围型肺癌侵犯壁层胸膜或胸壁，可引起尖锐而断续的胸膜性疼痛，若继续发展，则演变为恒定的钻痛。难以定位的轻度的胸部不适有时与中央型肺癌侵犯纵隔或累及血管、支气管周围神经有关，而恶性胸腔积液患者有 25% 诉胸部钝痛。持续、尖锐、剧烈、不易为药物所控制的胸痛，则常提示已有广泛的胸膜或胸壁侵犯。肩部或胸背部持续性疼痛提示肺叶内侧近纵隔部位有肿瘤外侵的可能。

4. 胸闷、气急

约有 10% 的患者以胸闷、气急为首发症状。胸闷、气急多见于中央型肺癌（特别是肺功能较差的）患者。引起呼吸困难的原因主要包括：①肺癌晚期，当纵隔淋巴结广泛转移，压迫气管、隆突或主支气管时，可出现气急（甚至窒息）症状；②大量胸腔积液压迫肺组织并使纵隔严重移位，或有心包积液时，也可出现胸闷、气急、呼吸困难，但抽液后症状可缓解；③弥漫性细支气管肺泡癌和支气管播散性腺癌，使呼吸面积减少，气体弥散功能出现障碍，导致严重的通气/血流比值失调，引起呼吸困难逐渐加重，常伴有发绀；④其他包括阻塞性肺炎、肺不张、淋巴管炎性肺癌、肿瘤微栓塞、上气道阻塞、自发性气胸及合并慢性肺疾病（如 COPD）。

5. 声音嘶哑

有 5%～18% 的肺癌患者以声者嘶哑为第一主诉，通常伴随有咳嗽。声音嘶哑一般提示有直接的纵隔侵犯或淋巴结肿大累及同侧喉返神经而致左侧声带麻痹。声带麻痹也可引起程度不同的上呼吸道梗阻。

(二)全身症状

1.发热

以发热为首发症状者占 20%～30%。肺癌所致的发热原因有两种。一种为炎性发热,中央型肺癌肿瘤生长时,常先阻塞段或支气管开口,引起相应的肺叶或肺段阻塞性肺炎或不张而出现发热,但体温多在 38 ℃左右,很少超过 39 ℃,抗生素治疗可能奏效,阴影可能吸收,但因分泌物引流不畅,常反复发作,约 1/3 的患者可在短时间内反复在同一部位发生肺炎。周围型肺癌多在晚期因肿瘤压迫邻近肺组织引起炎症时而发热。另一种为癌性发热,多由肿瘤坏死组织被机体吸收所致,此种发热抗炎药物治疗无效,激素类或吲哚类药物有一定疗效。

2.消瘦和恶病质

肺癌晚期由于感染、疼痛所致食欲缺乏,肿瘤生长和毒素引起消耗增加,以及体内 TNF、Leptin 等细胞因子水平增高,可引起严重的消瘦、贫血、恶病质。

(三)肺外症状

在肺癌所产生的某些特殊活性物质(包括激素、抗原、酶等)的作用下,患者可出现一种或多种肺外症状。肺外症状常可出现在其他症状之前,并且可随肿瘤的消长而消退或出现,临床上以肺源性骨关节增生症较多见。

1.肺源性骨关节增生症

肺源性骨关节增生症在临床上主要表现为杵状指(趾),长骨远端骨膜增生,新骨形成,受累关节肿胀、疼痛和触痛。长骨以胫腓骨、肱骨和掌骨为多见,关节以膝、踝、腕等大关节较多见。杵状指(趾)的发生率约为 29%,主要见于鳞癌;增生性骨关节病的发生率为 1%～10%,主要见于腺癌,小细胞癌很少有此种表现。其确切的病因尚不完全清楚,可能与雌激素、生长激素或神经功能有关,手术切除癌肿后其可获缓解或消退,复发时又可出现。

2.与肿瘤有关的异位激素分泌综合征

约 10%的患者可出现此类症状,它可作为首发症状出现。另有一些患者虽无临床症状,但可检测出一种或几种血浆异位激素增高。此类症状多见于小细胞肺癌。

(1)异位促肾上腺皮质激素分泌综合征:由于肿瘤分泌促肾上腺皮质激素或类肾上腺皮质激素释放因子活性物质,使血浆内的皮质醇含量增高。临床症状与库欣综合征大致相似,可有进行性肌无力、周围性水肿、高血压、糖尿病、低钾性碱中毒等,其特点为病程进展快,可出现严重的精神障碍,伴有皮肤色素沉着,而向心性肥胖、多血质、紫纹多不明显。该综合征多见于肺腺癌及小细胞肺癌。

(2)异位促性腺激素分泌综合征:由肿瘤自主性分泌促黄体素及人绒毛膜促性腺激素而刺激性腺类固醇分泌所致,多表现为男性双侧或单侧乳腺发育,可发生于各种细胞类型的肺癌,其中以未分化癌和小细胞癌多见,偶可见阴茎异常勃起,这一点除与激素异常分泌有关外,也可能因阴茎血管栓塞所致。

(3)异位甲状旁腺激素分泌综合征:是由肿瘤分泌甲状旁腺激素或一种溶骨物质(多肽)所致,临床上以高血钙、低血磷为特点,症状有食欲缺乏、恶心、呕吐、腹痛、烦渴、体重下降、心动过速、心律不齐、烦躁不安和精神错乱等,多见于鳞癌。

(4)异位胰岛素分泌综合征:临床表现为亚急性低血糖症候群,如精神错乱、幻觉、头痛等。

其原因可能与肿瘤大量消耗葡萄糖、分泌类似胰岛素活性的体液物质或分泌胰岛素释放多肽等有关。

(5)类癌综合征:是由于肿瘤分泌 5-羟色胺所致,表现为支气管痉挛性哮喘、皮肤潮红、阵发性心动过速和水样腹泻等,多见于腺癌和燕麦细胞癌。

(6)神经-肌肉综合征:是因肿瘤分泌箭毒性样物质所致,表现为随意肌力减退和极易疲劳,多见于小细胞未分化癌。其他尚有周围性神经病、脊根节细胞与神经退行性变、亚急性小脑变性、皮质变性、多发性肌炎等,可出现肢端疼痛无力、眩晕、眼球震颤、共济失调、步履困难及痴呆。

(7)异位生长激素综合征:表现为肥大性骨关节病,多见于腺癌和未分化癌。

(8)抗利尿激素分泌异常综合征:是由癌组织分泌大量的抗利尿激素或具有抗利尿作用的多肽物质所致。其主要临床特点为低钠血症,伴有血清和细胞外液低渗透压(<270 mOsm/L)、肾脏持续排钠、尿渗透压大于血浆渗透压(尿比重>1.200)和水中毒。其多见于小细胞肺癌。

3.其他表现

(1)皮肤病变:黑棘皮病和皮肤炎多见于腺癌,皮肤色素沉着是由于肿瘤分泌黑色素细胞刺激素所致,多见于小细胞癌。其他尚有硬皮病、掌跖皮肤过度角化症等。

(2)心血管系统:各种类型的肺癌均可导致凝血机制异常,出现游走性静脉栓塞、静脉炎和非细菌性栓塞性心内膜炎,可在肺癌确诊前数月出现。

(3)血液学系统:可有慢性贫血、紫癜、红细胞增多、类白血病样反应,可能为铁质吸收减少、红细胞生成障碍寿命缩短、毛细血管性渗血性贫血等原因所致。此外,各种细胞类型的肺癌均可出现 DIC,可能与肿瘤释放促凝血因子有关。肺鳞癌患者可伴有紫癜。

(四)外侵症状和转移症状

1.淋巴结转移

淋巴结转移最常见的是纵隔淋巴结和锁骨上淋巴结,多在病灶同侧,少数可在对侧,多为较坚硬的单个或多个结节,有时可首发的主诉而就诊。气管旁或隆突下淋巴结肿大可压迫气道,出现胸闷、气急,甚至窒息。压迫食管可出现吞咽困难。

2.胸膜受侵和(或)转移

胸膜是肺癌常见的侵犯部位和转移部位,包括直接侵犯和种植性转移。其临床表现因有无胸腔积液及胸水的多寡而异,胸水的成因除直接侵犯和转移外,还包括淋巴结的阻塞以及伴发的阻塞性肺炎和肺不张。常见的症状有呼吸困难、咳嗽、胸闷与胸痛等,也可完全无任何症状;查体时可见肋间饱满、肋间增宽、呼吸音减低、语颤减低、叩诊实音、纵隔移位等,胸水可为浆液性、浆液血性或血性,多数为渗出液,恶性胸水的特点为增长速度快,多呈血性。极为罕见的肺癌可发生自发性气胸,其机制为胸膜的直接侵犯和阻塞性肺气肿破裂,多见于鳞癌,预后不良。

3.上腔静脉综合征

肿瘤直接侵犯或纵隔淋巴结转移压迫上腔静脉,或腔内的栓塞,使其狭窄或闭塞,造成血液回流障碍,出现一系列的症状和体征,如头痛、颜面部水肿、颈胸部静脉曲张、压力增高、呼吸困难、咳嗽、胸痛及吞咽困难,也常有弯腰时晕厥或眩晕等。前胸部和上腹部静脉可代偿性曲张,反映上腔静脉阻塞的时间和阻塞的解剖位置。上腔静脉阻塞的症状和体征与其部位有关。若一侧无名静脉阻塞,头面、颈部的血流可通过对侧无名静脉回流心脏,临床症状较轻。若上腔静脉阻塞发生在奇静脉入口以下部位,除了上述静脉扩张外,尚有腹部静脉怒张,血液以此途径流入下腔静脉。若阻塞发展迅速,可因脑水肿而有头痛、嗜睡、激惹和意识状态的改变等。

4.肾脏转移

死于肺癌的患者约 35％被发现有肾脏转移,肾脏转移也是肺癌手术切除后 1 个月内死亡患者的最常见转移部位。大多数肾脏转移无临床症状,有时可表现为腰痛及肾功能不全。

5.消化道转移

肝转移可表现为食欲缺乏、肝区疼痛,有时伴有恶心,血清 γ-GT 常呈阳性,碱性磷酸酶呈进行性增高,查体时可发现肝大、质硬、有结节感。小细胞肺癌易发性胰腺转移,可出现胰腺炎症状或阻塞性黄疸。各种细胞类型的肺癌都可转移到肝脏、胃肠道、肾上腺和腹膜后淋巴结,临床上多无症状,常在查体时被发现。

6.骨转移

肺癌骨转移的常见部位有肋骨、椎骨、髂骨、股骨等,但以同侧肋骨和椎骨较多见,表现为局部疼痛并有定点压痛、叩痛。脊柱转移可压迫椎管,导致阻塞或压迫症状。关节受累可出现关节腔积液,穿刺可能查到癌细胞。

7.中枢神经系统症状

中枢神经系统症状有以下几种。①脑、脑膜和脊髓转移:发生率约为 10％,其症状可因转移部位的不同而异。常见的症状为颅内压增高表现,如头痛、恶心、呕吐以及精神状态的改变等,少见的症状有癫痫发作、脑神经受累、偏瘫、共济失调、失语和突然昏厥等。脑膜转移不如脑转移常见,常发生于小细胞肺癌患者中,其症状与脑转移的症状相似。②脑病和小脑皮质变性:脑病的主要表现为痴呆、精神病和器质性病变,小脑皮质变性表现为急性或亚急性肢体功能障碍、四肢行动困难、动作震颤、发音困难、眩晕等。有报道称肿瘤切除后上述症状可获缓解。

8.心脏受侵和转移

肺癌累及心脏并不少见,尤多见于中央型肺癌。肿瘤可通过直接蔓延侵及心脏,也可以通过淋巴管逆行播散,阻塞心脏的引流淋巴管而引起心包积液。发展较慢者可无症状,或仅有心前区、肋弓下或上腹部疼痛。发展较快者可呈典型的心脏压塞症状,如心急、心悸、颈面部静脉怒张、心界扩大、心音低远、肝大、腹水等。

9.周围神经系统症状

肿瘤压迫或侵犯颈交感神经可引起 Horner 综合征,其特点为病侧瞳孔缩小、上睑下垂、眼球内陷和颜面部无汗等。当肿瘤压迫或侵犯臂丛神经时可引起臂丛神经压迫征,表现为同侧上肢烧灼样放射性疼痛、局部感觉异常和营养性萎缩。当肿瘤侵犯膈神经时,可造成膈肌麻痹,出现胸闷、气急,X 线透视下可见膈肌矛盾运动。当肿瘤压迫或侵犯喉返神经时,可致声带麻痹,出现声音嘶哑。肺尖部肿瘤(肺上沟瘤)侵犯 C_8 和 T_1 神经、臂丛神经、交感神经节以及邻近的肋骨,可引起剧烈的肩臂疼痛、感觉异常、一侧臂轻瘫或无力、肌肉萎缩,此即所谓的 Pancoast 综合征。

三、孤立性肺结节诊断

孤立性肺结节(solitary pulmonary nodule,SPN)常被定义为边界清楚的、圆形或卵圆形、直径<3.0 cm、周围被正常肺组织包绕的肺部病变。学术界认为直径>3 cm 以上的孤立性肿块常常是恶性肿块,一般不包括在 SPN 之内。在胸部 X 线片和 CT 上约 1/4 的 SPN 不可能通过征象来鉴别其良恶性。

引起肺内最常见的 SPN 有两类病变,即周围型肺癌和良性肉芽肿。因此,应用 PET/CT 的目的就是要弥补其他影像技术的不足,提高鉴别肺部良恶性病变的准确率。

(一)X 线和 CT 的价值与限制

目前,胸部 X 线片和 CT 仍然是评价肺部孤立性结节的最常用的检查方法。在评价 SPN 的诊断中,胸部 X 线片和 CT 起到了非常重要的作用,也积累了丰富的经验,如在胸部 X 线片和 CT 上,SPN 的边缘毛糙,有丛密的短毛刺和(或)有明显的分叶,肿块>3.0 cm,肿块内空洞是厚壁空洞且壁内有结节,肿块内有空泡征象或细支气管空气造影征象等均可提示恶性肿瘤,相反就是良性 SPN。SPN 的钙化对鉴别良恶性病变也有价值,良性钙化多位于 SPN 的中央,密度较高的分层状钙化和弥漫性钙化均提示为良性肿块。一般而言,生长缓慢的肿块属稳定性肿块,提示为良性。然而,也有两年内无明显生长的恶性肿块,对于良性病变来说 X 线片和 CT 的预测值只有 65%。因此,所谓稳定性肿块就是指良性病变的概念应该是相对的,要密切结合临床资料。事实上,很多非钙化性 SPN 仅凭胸部 X 线片和 CT 难以定性。

(二)FDG PET 在肺结节诊断中的作用和限制

PET 或 PET/CT 技术的应用在某些方面弥补了其他影像技术的不足,已经被证实是目前诊断肿瘤最有价值的非侵入性的影像技术。目前的研究表明,应用 PET/CT 在胸部体检时发现肺部 SPN 具有相当的价值,其诊断的准确性明显提高。

1.FDG PET 在评价肺结节中的价值

许多研究已经表明 FDG PET 对 SPN 的评价具有较高的准确性,其敏感性和特异性分别为 83%~97%和 69%~100%,提示该技术在评价 SPN 时的价值是非常大的。最近的文献分析结果表明,FDG PET 在识别良恶性结节和肿块方面的累计敏感性为 96.8%,特异性为 77.8%,然而,在<3 cm 的肺恶性结节诊断方面,FDG PET 是非常可靠的无创性的检查手段。一组研究结果表明,PET/CT 对癌肿性 SPN 显示的阴性率低于 5%。在胸部 X 线片上不能确诊的肺结节,当 SUV 值 2.5 作为恶性肿瘤的阈值时,FDG PET 的敏感性为 92%,特异性为 90%,阳性预测值为 92%,阴性预测值为 0,总的诊断准确性为 91%。因为 FDG PET 具有较高的阴性预测值,所以 FDG 聚集增加不明显或不增加的肺结节和肿块恶性肿瘤的可能性较小。

目前的研究资料显示,PET/CT 评价周围型肺癌更加有用。在 CT 上,当肺结节的表现与周围型肺癌的表现不一致时,行 FDG PET 扫描也是合理的。然而,如果怀疑为肺泡细胞癌或肺类癌时,PET 的使用价值可能有很大的限制,有相当高的假阴性率,尤其是对大小<1.5 cm 的癌肿常表现为假阴性。最近研究表明,FDG PET 在评价<1.0 cm 而 CT 又不能确诊的结节时,还是有一定价值的。在这组病例中,恶性肿瘤的发现率达 39%,敏感性为 93%,特异性为 77%,阳性预测值为 72%,阴性预测值为 94%。因此,FDG PET 在评价 CT 上不能确诊的小肺癌(<1.0 cm)方面是有价值的(图 10-2、图 10-3)。

2.肺良性病变对 FDG 的摄取

已经发现肺多种良性病变对 FDG 的摄取增加,结果导致假阳性。对 FDG 摄取增加的肺良性病主要见于以下情况:①感染性炎性病变;②非感染性炎性病变;③棕色脂肪沉积;④医源性污染或人为的污染。

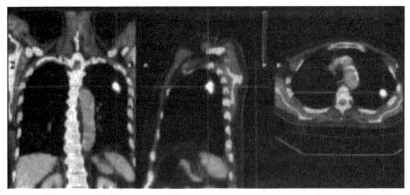

左上肺孤立性肺结节,FDG 呈高代谢,SUV 为 6.8,PET/CT 诊断为恶性肿瘤,术后病理提示为腺癌。

图 10-2　孤立性肺结节 PET/CT 显像

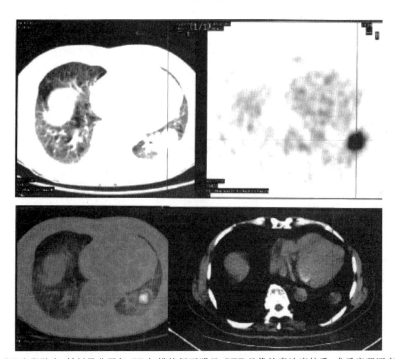

左肺下叶外后基底段肿瘤,低剂量非屏气 CT 扫描特征不明显,PET 显像核素浓度较重,术后病理证实为腺癌。

图 10-3　左肺下叶外后基底段肺癌

　　某些活动性感染性病变常表现为较高的 FDG 摄取,如活动性肉芽肿性感染(结核、组织胞质菌病等)均可表现为非常明显的 FDG 浓聚。在炎性病变中,FDG 也常有浓聚,这些炎性病变包括急性的(含有多形核白细胞)和慢性的(含有巨噬细胞和淋巴细胞)。认识这种特殊情况有助于良恶性病变的鉴别,减少误诊。体外研究已经证明 FDG 摄取的巨噬细胞的数量有明显的相关性,发现几种急性炎症或感染性病变(如细菌和病毒感染性肺部炎性病变)与 FDG 的中等度摄取有一定关系。肉芽肿性病变或慢性炎症常表现为 FDG 有意义的聚集,与恶性病变的 FDG 聚集难以鉴别,特别在鉴别低分化肺部恶性肿瘤方面,如肺泡细胞癌与肉芽肿感染等,是有困难的。

尽管 FDG 在良性病变中摄取增加可能降低 FDG PET 对恶性病变检测的特异性,但熟悉良性病变的这种代谢特点有可能减少假阳性结果。如双侧对称性肺门和(或)纵隔淋巴结的摄取增加而无肺实质异常,提示为炎性或非恶性淋巴结肿大。

3. 双时间点或延迟显像鉴别良恶性结节

因为肿瘤细胞与正常组织细胞相比,其特点是在注射 FDG 后的数小时内仍然对 FDG 有明显的摄取作用,所以延迟显像将使肿瘤和背景组织之间的对比度明显增加,从而使癌肿的可视化程度增强。在以前的研究中,有学者在注射 FDG 后的 1 小时、2 小时、4 小时及 6 小时对非小细胞肺癌进行 PET 显像。他们注意到,在这些患者中一个有意义的变化规律,即恶性肿瘤对 FDG 的摄取量在一定时间内随时间的延长而增加(2 小时、4 小时、6 小时的 FDG 摄取率分别为 136.90%、167.78%、157.97%)。此外,这些学者还发现恶性肿瘤对 FDG 摄取的时间峰值是注药后的 4 小时。这种显像特征非常有价值,因为肺良性病变无此特征,所以 FDG PET 对鉴别肺良、恶性病变非常有用。这些发现证实 FDG 延迟显像将有助于提高非小细胞肺癌患者分期的准确性和 PET 早期检测漏诊恶性肿瘤的敏感性。因此,在检测有无周围型肺癌或确诊为周围型肺癌后进行肿瘤分期时行 FDG PET 检查,必要时要加延迟扫描,延迟 2~3 小时显像是非常必要的,这样会增加检测肺良恶性肿瘤的敏感性和恶性肿瘤分期的准确性。此外,PET 延迟显像还能提高对肺门和(或)纵隔淋巴结检出的特异性,如鉴别恶性肿瘤与炎性病变的准确性。

双时间点 FDG PET 延迟扫描技术鉴别良恶性病变首先被用于评价头颈部恶性肿瘤。这些学者注意到有 12% 的恶性肿瘤患者在第一次和第二次扫描之间 SUV 值平均增加,而炎性病变对 FDG 的生理性摄取(舌根和咽部)则随时间的变化基本呈稳定的摄取或有轻度下降的趋势。在体外、动物及人体内进一步研究均证实随时间的延迟 SUV 值逐渐增加是恶性肿瘤代谢的特征性显像。因此,我们认为双时间点 FDG PET 延迟扫描技术已成为鉴别良恶性病变的有前途的方法。有学者采用动态 PET 显像观察到恶性肿瘤对 FDG 摄取的显像也随时间的延迟而明显增加。肿瘤区的 SUV 值在第一次和第二次扫描之间从 3.66 增加到 4.43,增加了 20.5% ($P<0.01$)。如果把第一次和第二次扫描对 FDG 摄取增加的 10% 作为阈值的话,那么 FDG PET 在检测恶性肺结节方面的敏感性则是 100% 及 89%。

4. 部分容积校准

各种机型的 PET 设备空间分辨率差异较大,在临床应用中绝大多数典型的机器层厚为 5~10 cm。CT、MRI、PET 及 SPECT 之间的分辨率也有非常大的差别,这种分辨率之间的差异在评价疾病的功能和代谢异常时其准确性也有很大的差异。当用较低分辨率的设备诊断小的恶性病变时,这种成像技术的缺点可能导致敏感性的降低。在这种情况下,当病变小于摄片空间分辨率的两倍时,所测量的 SUV 值将不能确定病变真正的代谢活动情况。

还有一种校准分辨率的方法就是应用 CT 扫描确定病变大小,来作为测量 SUV 值的基础。Hickeson 等报道了 42 例 CT 扫描<2.0 cm 的肺部结节,当以 SUV 值 2.5 作为鉴别良恶性病变的阈值时,诊断的准确性从 58% 增加到 89%。由此可见,应用 CT 来校准分辨率所获得的 SUV 值有可能提高 FDG PET 鉴别良恶性肺结节的能力。

四、肺癌

影像学在肺癌诊断中的主要作用就是早期诊断及确诊后的 TNM 分期。在过去的 20 年中,PET 技术的诞生为肺癌诊断开辟了新途径,其真正价值在于从根本上改变了传统的影像技术在肺癌中的诊断模式,即功能和代谢显像,特别在肺癌的 TNM 分期方面发挥了极其重要的作用,是其他任何影像检查方法不能代替的。

(一)PET/CT 显像在肺癌诊断中的价值

对于中央型肺癌,行 CT 或纤支镜活检多可明确诊断,较少进行昂贵的 PET/CT 检查。单独 CT 或 PET 诊断的难点在于那些表现为孤立性肺结节的周围性肺癌。PET/CT 显像的目的就是鉴别 SPN 的良、恶性,从而对恶性结节尽快行手术切除。SPN 的定性诊断是影像诊断中的难点。国外学者报道:原发性恶性结节占 33%,孤立肺转移占 5%,炎性肉芽肿占 54%,错构瘤占 6%,支气管腺瘤占 2%。大部分病变通过平片及 CT 可做出正确诊断,但仍有部分病变定性困难。PET/CT 的出现,弥补了单独 CT 和单独 PET 的缺憾,它从代谢和形态两方面来判断肿瘤的性质,为 SPN 的诊断与鉴别诊断带来了新的生机。Duhaylonsod 等对 81 例肺内单发结节的 PET/CT 研究结果显示:恶性结节的平均标准摄取值(SUV)为 5.9 ± 2.7;良性结节的 SUV 为 2.0 ± 1.7。

以 SUV 大于 2.5 为判断标准,诊断恶性结节的敏感度为 100%,特异性为 79%。SUV 的大小与病变的大小无关,而与结节的倍增时间显著相关。PET/CT 的假阴性率低于 5%。造成假阴性是病灶小于 7 mm 引起的容积效应和分化程度较高的腺癌、类癌及部分细支气管肺泡癌中的葡萄糖转运蛋白低的缘故。对这类患者应密切进行随访复查,及时诊断。假阳性率可达 10% 左右。造成假阳性的主要原因是炎性肉芽肿,如结核、结节病、曲霉病、组织胞质菌病等炎症细胞糖酵解明显增加,磷酸己糖旁路因吞噬作用被激活,比基础值增加 20～30 倍,导致代谢率增高。Demura 等通过延迟显像的方法,即分别于注射[18F]-FDG 后 1 小时和 3 小时成像。有学者对假阳性进行了研究,发现在经病理证实的 50 例恶性结节中,3 h SUV 高于 1 h SUV,而良性结节 SUV 则相反。由此可见,采用延迟显像的方法显著降低了假阳性率。

(二)FDG PET 在肺癌分期中的价值和限制

FDG PET 在肺癌的诊断中尽管有一定的假阳性和假阴性,但对肺癌的早期诊断还是起到了非常重要的作用,有些作用是 CT 和 MRI 所无法代替的。如对于<5 mm 以下的微小肺癌(肺泡细胞癌除外),PET 多数能够确诊,有关 FDG PET 对肺癌本身的定性诊断在肺孤立性结节性病变的诊断中已做了详细的阐述,这里主要介绍 FDG PET 在肺癌分期中的价值和限制。

1.对肺门和(或)纵隔淋巴结侵犯的分期

FDG PET 对肺癌患者的肺门和(或)纵隔淋巴结分期是一种有效的非创性检查方法。目前,有关的研究结果已经确认 PET 在肺癌淋巴结转移的分期中明显优于 CT,其中位敏感性 CT 为 85%,PET 为 90%;其特异性 CT 为 61%,PET 为 79%。

在 CT 和 MRI 上确定有无淋巴结转移最主要的标准之一就是淋巴结的大小。然而,事实证明,因为淋巴结的大小与肿瘤转移的相关性不好,所以 CT 和 MRI 在检测淋巴结转移的敏感性方面意义不大。有学者认为,CT 和 MRI 显示<1 cm 的转移性淋巴结不敏感。根据病理学结果发现只有 30%～40% 的肿大淋巴结(1.5～4 cm)有肿瘤细胞,而这一结论自从螺旋 CT 和高场 MRI 应用近 10 多年来一直没有变化。近年来的研究结果经过分析比较显示螺旋 CT 不如 FDG PET 准确,前者的敏感性和特异性分别是 64%～85% 和 62%～87%,而后者的敏

感性和特异性分别是 85％～95％和 81％～100％。因此,在确定淋巴结有无转移方面,应用 FDG PET 功能成像方法较为准确。据报道,FDG PET 在排除 N_2 或 N_3 方面有较高的阴性预测值,在绝大多数情况下与纵隔镜的结果是一致的(图 10-4、图 10-5)。

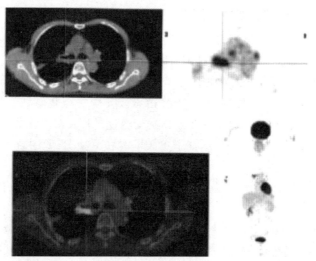

右主支气管变窄,周围见软组织肿块,PET 显像呈高代谢,SUV 为 5.6,右肿外带肺野内见一条形实变影,未见核素浓聚,纵隔内及双侧肺门见肿大淋巴结节呈轻度高代谢。

图 10-4　右肺中央型肺癌

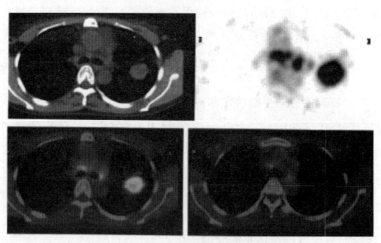

图 10-5　左上肺肺癌伴纵隔淋巴结转移

2.对远处转移的检测

　　FDG PET 除了能准确检测肺门转移和纵隔转移性淋巴结外,还能准确检测出胸外的远处转移。在 PET 检测到的胸外远处转移的患者中,PET 对其中 10％～25％患者的术前 TNM 分期起到了关键作用。胸外转移的部位包括脑、肾上腺、肝、骨髓、软组织及肾脏等部位。除了肾脏和脑外,其他部位的绝大多数转移瘤都能被 PET 准确地诊断。肾上腺是肺癌最常见的转移部位之一,全身 PET 扫描能准确地显示在 CT 上不能确定的,甚至是正常的肾上腺转移瘤。据统计,FDG PET 检测肾上腺转移瘤的敏感性为 100％,特异性为 80％～94％。因此,在 CT 上显示为肾上腺增大,而在 PET 上则表现为阴性者可能没必要再做进一步的检查。FDG

PET在检测骨转移方面也具有较高的特异性（61%～98%），与普通放射性核素骨扫描相比敏感性稍低。骨闪烁法扫描比PET更加敏感，因为所看到的任何异常都被认为是转移性病变，所以它其实具有很高的假阳性率。根据研究结果，学者们相信单纯PET扫描就能准确地检测出软组织及骨结构的转移灶。骨折时可出现假阳性，与骨闪烁扫描相比，PET对FDG的摄取只是在骨折的短期内明显增加，极少有假阳性结果，而前者在骨折后许多年仍然出现阳性结果。这种结果可部分解释为在检测骨转移方面FDG PET具有较高的特异性。

PET在评价某些部位的远处转移时也有一定的限制。如PET在检测脑转移方面，其敏感性、特异性及准确性要比MRI和CT低得多，这是由于PET的空间分辨率有限，且正常脑皮质结构对FDG高摄取率的结果。此外，PET在检测肾脏转移时也远远不如CT和MRI，这是因为几乎所有的FDG都是经过肾脏排泄的，有学者称肾脏为FDG PET检查的盲区是有道理的。PET/CT是将PET图像与CT图像融合在一起形成新的图像，即PET/CT图像，可获得比单一技术所获得的图像对比度更好、可视化程度更高的图像（图10-6、图10-7）。

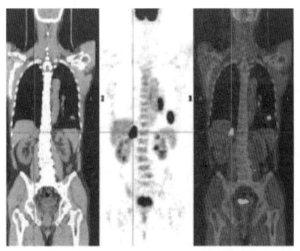

右下肺基底段见软组织肿块，PET显像呈团块状核素浓聚，SUV为8.7；左侧肺门及右侧肾上腺见结节状和团块状核素浓聚；CT显示右侧肾上腺区有软组织密度肿块。

图10-6 左下肺癌伴左肺门淋巴结及右侧肾上腺转移

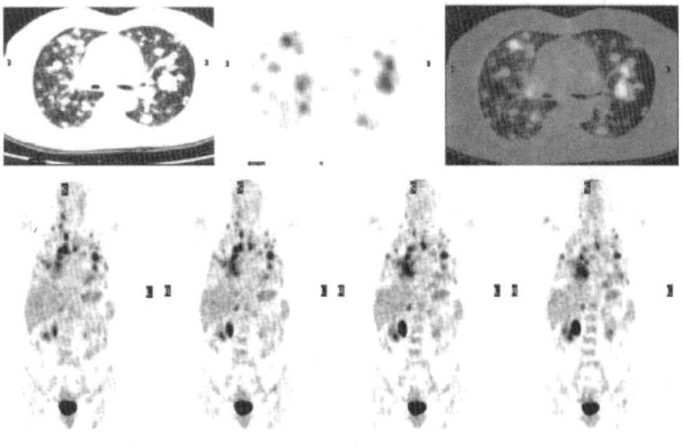

PET全身显像未见原发病灶；CT示双肺大小不同的结节影，PET显像呈不同程度的核素浓聚；右侧颈部及右侧锁骨上窝见核素浓聚的淋巴结影；考虑为淋巴结转移。

图10-7 弥漫性转移性肺癌

(三)FDG PET 在肺癌的治疗计划制订及监测方面的应用

1.对外科治疗计划制定的指导

一组来自美国最近公开发表的文献资料显示,PET 对外科治疗计划的制订具有非常重要的作用,很多被怀疑或被确诊为肺癌的患者由于术前做了 PET 检查使得治疗计划制订得更加合理,避免了盲目的不必要的开胸手术。在 PET 应用之前,肺癌术前的影像学分期主要依靠 CT 和 MRI,然而这两种检查技术在 TNM 方面还是有一定限制的,这一点在前面已经阐述了,不再赘述。自从 PET 应用以来,常可纠正 CT 和 MRI 的不合理(甚至错误)的分期。在一组前瞻性研究中,由于 FDG PET 的应用,使 NSCLC 分期的准确性比 CT 和 MRI 增加了30%。在另一组与其他影像比较的前瞻性研究中发现,FDG PET 检出肿瘤转移的阳性率较其他影像技术高 20%。还有一组前瞻性研究结果显示,FDG PET 能提高 26%的阳性检出率。因此,肺癌最大的 SUV 值可能是预测预后疗效的一个较为准确的指标。

2.PET/CT 在肺癌放射治疗中的应用

PET/CT 在 NSCLC 放疗中的应用,提高了肿瘤分期精确性和靶区勾画的准确性,将肿瘤体积、代谢活性、周围组织及体表解剖及定位标志显示结合起来,进一步优化了靶区的剂量分布,为实现生物适形调强放射治疗奠定了基础。PET/CT 改变了既往影像图像中肿瘤靶区的边界难以确定的不足,保证了放射治疗计划对靶区体积的精确确定,增强了放射治疗的效果。PET/CT 对治疗方法的影响体现在一次扫描可完成全身检查,避免了转移灶的遗漏,通过分析 $[^{18}F]$- FDG 在病灶的浓聚程度及延迟扫描后的变化情况,结合 PET/CT 图像,排除或修正可疑诊断,鉴别组织坏死、瘢痕与复发病灶,使部分患者避免不必要的创伤性诊断,减轻痛苦,确定肿瘤的边界,准确地规划靶区,调整放射治疗的剂量,使患者治疗不当的比例降低,上述作用的基础是 PET 提供的功能信息,CT 提供的解剖信息,提高了诊断的准确性和定位的精确性。PET/CT 对临床分期与术后病理分期的符合率高,应用 PET/CT 勾画靶区(在伴有肺不张和阻塞性肺炎时可明显减小),可更好地保护周围正常肺组织;PET/CT 检测纵隔淋巴结敏感性较高,可避免靶区遗漏;PET/CT 可明显减小 GTV 和 PTV,从而有效地减少放射性肺炎的发生,避免非肿瘤组织的照射。PET/CT 可在保证和符合临床要求的前提下,更精确地确定放疗靶区和制订放疗计划。Ciemik 等应用 PET/CT 对 39 例肿瘤患者制订放疗计划,结果显示 PET/CT 提供的代谢信息改变了 56%的患者 GTV,46%的患者 PTV 的修订>20%。PET/CT 已成为调强放射治疗(intensity - modulated radiotherapy, IMRI)的理想工具。IM-RT 是根据肿瘤三维形状,采取在照射方向上照射野的形状必须与病变(靶区)的投影形状一致,同时要求每一个照射野内诸点的输出剂量率能按要求的方式进行调整,使得剂量分布与靶区形状一致。

PET/CT 可以利用多种不同性质的显像剂,从肿瘤组织的血流灌注、代谢、增生活性、乏氧、肿瘤特异性受体、血管生成及凋亡等方面进行肿瘤生物靶容积的定位,根据边缘受累的体积增加放疗照射野,提高肿瘤靶区的剂量,降低肺及食管等正常组织的毒性反应。采用放射性核素标记的乏氧显像剂进行 PET/CT 显像可以确定乏氧体积及乏氧水平,有助于对调强放疗生物靶体积的制订。

PET/CT 指导放射治疗计划的实施,肿瘤放射治疗计划的优化是 PET/CT 临床应用研究的热点之一,国内已有数家单位开展这方面的研究工作。值得提出的是,要注意与之有关的技术环节,如 PET/CT 的激光定位系统(包括显像机房的激光定位)、专用平板床、计算机工作站硬盘容量足够大、PET/CT 与放疗计划系统间图像传输及格式匹配、放射治疗机器本身的精确度等。

3.对化疗疗效的评价

CT 和 MRI 等影像技术在评价肺癌化放疗后的疗效方面有一些限制。如在 CT 上,对肿瘤的大小、位置可因为肺不张、纤维化或炎症等影响而难以被确定。此外,在 CT 和 MRI 影像上所看到的淋巴结增大也并不能真正作为转移的证据;相反,那些通常被认为是正常大小(<1 cm)的淋巴结实际上是含有肿瘤组织的转移性淋巴结。还有,治疗后肿瘤代谢活性的降低常在肿瘤形态改变之前就已发生,这在 CT 和 MRI 上是显示不出来的,只有通过 PET 才能显示出来。因此,在 PET 上肿瘤代谢活性的降低可能是各种治疗效果的可靠指征。一组57 例Ⅲb 期或Ⅳ期的 NSCLC 化疗研究结果表明,在化疗 1 个疗程后肿瘤内 FDG 活性的降低可能与最终的治疗效果密切相关,因此,研究人员得出的结论是应用 FDG 反应肿瘤的代谢变化可作为评价疗效的依据,根据 PET 能很好地调整化疗方案,以便对肿瘤重新分期和疗效评价。PET 能准确地检测化疗后有活性的肿瘤组织,这在肿瘤治疗过程中极为重要,因为肿瘤存在残余是复发的最根本问题,目前除了 PET 外没有任何一种影像技术能够显示残留肿瘤的存在。肺癌术后应用 PET 进行疗效随访也极为重要。在绝大多数放化疗的肺癌患者中,肿瘤原发部位 FDG 的持续性吸收浓聚可提示有残余肿瘤的存在。

目前,PET 检查肺癌患者的主要限制是价格问题。对于早期肺癌的检查和诊断,PET 的价格确实让患者难以接受,因为对早期肺癌的确诊 CT 可能比 PET 更准,在这个阶段做 CT 可能更加合理。然而,一旦被确诊为肺癌,之后再做 PET 检查就非常合理了。首先,在做任何治疗前都要进行肿瘤分期,对全身情况有个全面的了解,这是其他检查方法做不到的;其次,PET 非常准确的诊断结果可为将来放化疗提供可靠的依据。

在接受手术治疗的 NSCLC 的患者中,约 50% 的患者在整个病程中有可能复发。PET 在检测肺癌患者的复发方面具有重要作用,其敏感性为 98%,特异性为 87%,比其他任何影像检查方法都好。

4.新的放射性示踪剂的应用

在 FDG PET 上,许多炎性病变显示为对 FDG 摄取的活性增加,结果导致 FDG PET 的假阳性,因此研究特异性高的新型示踪剂势在必行。目前,放射性示踪剂归纳起来有三类。

(1)肿瘤糖代谢性药物:20 世纪 70 年代研究人员首先报道了 FDG 作为糖代谢显像剂,其机制是细胞从血液中摄取葡萄糖,然后通过细胞膜上 5 个主要的糖转运蛋白(Glu1、Glu2、Glu3、Glu4、Glu5)将细胞外的葡萄糖摄入细胞内。正常细胞膜上主要是 Glu2、Glu4、Glu5,缺乏 Glu1 和 Glu3,而肿瘤细胞膜上刚好有 Glu1 和 Glu3,所以其摄取葡萄糖比正常细胞高,葡萄糖在恶性肿瘤细胞内的有氧氧化和无氧酵解也比正常细胞快。摄入细胞内的 FDG 在己糖激酶的催化下生成$[^{18}F]$-FDG-6-G-P,但此产物不能被 1,6-二磷酸葡萄糖异构酶催化生成$[^{18}F]$-葡萄糖-1,6-二磷酸继续糖代谢,所以就停滞在细胞内,从而使肿瘤组织显像。当 FDG 在恶性肿瘤细胞内的浓度增加时,就可通过 PET 将其显示出来。根据 PET 的显像程度来鉴别良恶性病变。但在实际用中发现,FDG 具有较高的假阳性率和假阴性率,尽管如此,目前

FDG 仍然是应用最广泛的 PET 药物。

（2）肿瘤氨基酸代谢药物：该类药物报道最多的是^{11}C 标记的甲硫氨酸（又称蛋氨酸），此药主要通过细胞膜上的氨基酸转运体蛋白进入细胞内，因为肿瘤细胞内氨基酸代谢活跃，所以聚集此药多而显影。目前，学术界认为^{11}C - 甲硫氨酸是较为成熟的 PET 药物，但因为该药中^{11}C 物理半衰期短，所以药物标记的时间要相当快，并且甲硫氨酸在细胞内的代谢机制非常复杂，特别是转甲基化途径和生物合成机制还不十分清楚，因此该药的广泛应用受到制约。

（3）肿瘤核酸代谢性药物：^{11}C -胸腺嘧啶是反映细胞 DNA 合成的重要指标，但由于其非常复杂的技术问题，一直没有被临床广泛使用。

（4）肿瘤磷脂代谢药物：反映肿瘤细胞磷脂代谢的药物有^{11}C -醋酸盐、^{11}C -胆碱及^{18}F -胆碱。相关文献将^{11}C - choline 与 FDG 进行比较。①^{11}C - choline 和 FDG 在肿瘤部位的聚集浓度均呈直线相关，但^{11}C - choline 稍高于 FDG。②^{11}C - choline 在肉瘤类肿瘤中有聚集，而FDG 在肉瘤类肿瘤中则不聚集。③^{11}C - choline 属于超短半衰期显像药物，静脉注射后 5 分钟即开始显像，受检者无须等待即可检查。此外，受检者显像时无须排尿，检查骨盆部位不受膀胱干扰。

（5）肿瘤受体药物：16α -[^{18}F]- fluoroestradiol 药物在乳腺癌中有较多的聚集，这是因为乳腺癌细胞内存在有较多的雌激素和黄体酮受体，而 16α -[^{18}F]- fluoroestradiol 显像与这两种激素的受体有很好的相关性。因此，临床上多用此种显像剂诊断乳腺癌。

（四）PET/CT 显像对肺癌治疗的决策

对于 NSCLC 患者，其治疗原则根据临床分期的不同而不同。临床分期处于 Ⅰ期～Ⅱ期者，首选根治性手术；处于 IDA 期者，力争手术治疗，最大可能地行根治手术；处于Ⅲb 期～Ⅳ期者，不宜手术。因此，对 NSCLC 的术前分期评估会直接影响对治疗方式的选择。而对NSCLC 的分期，PET/CT 可以准确定位转移淋巴结，识别肿瘤对周围胸壁、血管或纵隔等的侵犯，鉴别肿瘤和瘤周炎症或肺不张等，使诊断分期更准确，可使一部分 NSCLC 患者的分期上调（发现单独 CT 未发现的转移病灶及单独 PET 假阴性病灶）或下调（排除单独 CT 上可疑的病灶及单独 PET 假阳性病灶）。Amoch 等对 27 例 NSCLC 患者的研究结果显示，1 例患者（5%）的分期上调，7 例患者（26%）的分期下调，影响了 5 例患者（19%）的治疗计划。Keidar等研究发现，PET/CT 提高了对肺癌复发的检出率并能对发现的异常[^{18}F]- FDG 浓聚准确定性、定位，最终改全了 29% 的患者（12/42 例）的治疗计划。25%～40% 的 NSCLC 病例在初诊时即处于中晚期而失去了手术治疗的机会，这部分患者只有接受放、化疗。由于不同类型肿瘤的生物学特性（如生长时相、体积大小、异质性、耐药性及放、化疗敏感性）不同，不同的患者对治疗的反应也不同。如果能早期发现疗效欠佳，甚至无效的患者，便可及早改变治疗方法，对于减轻患者的经济负担、避免不必要的毒副反应、改善预后都是大有裨益的。

（五）PET/CT 显像在肺癌疗效判断、术后残留、复发和转移监测的价值

肺癌经过手术、放疗、化疗等各种治疗后是否有残留、复发和转移，对于判断治疗效果及预后十分重要，而肺癌经治疗后往往形成纤维化、坏死及瘢痕组织，依靠单独 CT、MRI 等很难从形态学上与肿瘤的残留、复发相鉴别。PET/CT 利用肿瘤组织葡萄糖代谢旺盛，坏死纤维化组织葡萄糖代谢极低，甚至没有的特点，能较好地进行鉴别，及时发现复发、转移，调整治疗方案。在部分小细胞肺癌，某些化学药物的治疗可导致癌细胞产生抗药性，这类患者在化疗后虽然胸部 X 线片、CT、MRI 可显示肿瘤范围的缩小，但如果[18F]-FDG 在肿瘤局部的摄取异常增高，则常提示化疗无明显效果，并可能产生肿瘤的抗药性；相反，另一些患者在化疗后肿瘤范围未见明显变化，但局部[18F]-FDG 摄取明显减低，仍提示治疗方案有良好的效果；[18F]-FDG PET/CT 能从细胞代谢水平评价肺癌生物靶向治疗的效果。当肺癌放射治疗后出现肺的纤维化时，单纯 CT 检查较难与肿瘤的残余或复发进行鉴别，[18F]-FDG PET/CT 有助于对两者的鉴别诊断。

Akhurst 等报道 365 例 NSCLC 患者经过多种治疗后，[18F]-FDG PET 显像判断治疗后原发灶残留、复发的阳性预测值为 98%，对远处转移灶诊断的灵敏度高达 100%。但是如果放疗后短期内即做 PET/CT 检查，由于放射性肺炎或肿瘤坏死组织中巨噬细胞糖酵解的影响，可能出现假阳性结果。故一般建议放疗后间隔 2～3 个月接受检查，以便可以正确分析肿瘤活性。Keidar 等报道了 PET/CT 对肺癌复发的诊断价值，在 26 例患者中，PET/CT 对 56% 的患者提供了额外信息，包括定位更精确、鉴别生理性和病理性摄取，发现一些单独 CT 会遗漏的病灶。另外，他们报道 PET/CT 诊断肺癌复发的灵敏性、特异性、阳性预测值、阴性预测值分别为 96%、82%、89%、93%，而 PET 联合 CT 诊断的结果分别为 96%、53%、75%、90%。由此可见，PET/CT 在肺癌复发的监测中具有重要的临床价值。

(六)PET/CT 显像对肺癌预后的评价

SUV 是一个病灶显像剂集聚程度的半定量指标，它是指病灶的放射性摄取量是全身组织平均摄取量的多少倍。SUV 作为[18F]-FDG PET/CT 显像的一个半定量指标，在一定程度上可反映肿瘤组织的葡萄糖代谢水平，即反映肿瘤组织生长、代谢的旺盛程度，可及时反映肿瘤的生长、增生状态。SUV 是 PET 体内评价 NSCLC 的葡萄糖代谢率的预后指标，这可能是由 NSCLC 的[18F]-FDG 代谢与肿瘤细胞的生长率和增生能力相关所致。

PET 对治疗后的患者也有评价预后的价值，相关研究认为对接受初期治疗后的患者，若 PET 结果为阳性，其生存时间中位数为 12 个月，若 PET 结果为阴性，则其存活率达 85%，随访时间中位数为 34 个月($P=0.002$)。Patz 研究了 113 例 NSCLC 患者治疗后 PET 显像对预后的影响。结果显示：阴性结果与阳性结果对患者预后在统计学上有显著的差异。阳性患者的平均生存期为 12.1 个月，而 85% 的阴性患者的平均生存期为 34.2 个月。

五、肺癌 PET/CT 的应用

(一)肺癌 PET/CT 显像技术

1.[18F]-FDG PET/CT 早期显像

患者检查前需禁食 4～6 小时，禁饮含糖饮料，糖尿病患者可继续服降糖药，显像前 2 小时患者口服 1.5%～2.0% 低浓度含碘水溶液 800 mL，扫描前 10 分钟再口服 1.5%～2.0% 低浓度含碘水溶液 200 mL。在平静状态下经三通管于患者外周静脉注射[18F]-FDG 296～560 MBq，患者在暗室静卧 50～60 分钟，排尿后进行胸部或全身 PET/CT 显像。PET/CT 显像包括 CT 透射扫描和 PET 发射扫描，CT 透射扫描电压为 120 kV，电流为 80～200 mA，每环旋转时间为 0.8 秒；PET 发射扫描 3～5 分钟/床位，图像重建采用有序子集最大期望值迭代法，具体技术参数会因机器的不同而发生变化。全身扫描范围为大腿上段至颅顶，胸部为胸锁关节至上腹部。PET 和 CT 采集的图像传送到 Xeleris 工作站进行图像融合、图像分析；放射性浓聚灶感兴趣区由计算机计算 SUV、L/B 值,以此作为半定量诊断分析参考。

2. [^{18}F]-FDG PET/CT 延迟显像

注射[^{18}F]-FDG 显像剂 2～4 小时后,对放射性浓聚灶进行局部 PET/CT 延迟显像,显像参数、图像融合及图像判断与早期显像一致。

3. 高分辨率 CT 扫描

[^{18}F]-FDG PET/CT 显像后,对难判断肺部病灶(<3 cm)进行感兴趣区单一 MSCT 薄层(1.5 mm 或 2.0 mm)扫描和利用高-空间-频率(骨)算法重建图像的技术方法,并采用 MPR 或 3D 等多种后处理技术的应用。高分辨率扫描的主要作用在于优化显示肺内的细微结构(如肺小叶气道、血管及小叶间隔、肺间隔、肺间质及毫米级的肺内小结节内部结构等)。

4. CT 增强扫描及 CT 动态增强扫描

CT 增强扫描及 CT 动态增强扫描是在[^{18}F]-FDG PET/CT 显像后,为诊断做佐证或了解胸部大血管的解剖和确定血管是否受侵而进行的检查。CT 增强扫描是从外周静脉注入含碘对比剂后再做一程胸部连续扫描的方法,通常分为二期扫描:血管浸润期(或称动静脉期)及实质浸润期(或称平衡期)。前者一般在注射 1 分钟内扫描,后者在注射后 2～5 分钟内扫描。CT 动态增强扫描是指以高速率(2～4 mL/s)注射含碘对比剂(约 100 mL)后,在 30～50 秒内注完。在注射开始后 30 秒起,每隔 30 秒～1 分钟,在病灶同一层面连续扫描,连续扫描达注射对比剂后 7 分钟。增强扫描的目的是明确病灶的性质(血管性或非血管性)、监测病灶灌注的动态 CT 值的变化、观察病灶的涉及范围及胸部大血管的解剖。

(二)肺癌 PET/CT 的影像学表现

1. 中央型肺癌

(1)PET 表现:中央型肺癌早期[^{18}F]-FDG PET 显像表现为段以上气管、支气管腔内有结节状放射性异常浓聚灶(图 10-8)。中央型肺癌中晚期表现为肺门有肿块状放射性异常浓聚灶,放射性异常浓聚病灶边界清楚,可呈分叶状,合并阻塞性肺不张时实变肺代谢不增高(图 10-9),阻塞性肺炎代谢呈片状增高。肿瘤液化坏死可呈放射性缺损。早期显像,病灶 SUV >2.5,延迟显像,感兴趣区病灶滞留指数达 20%～30%者。

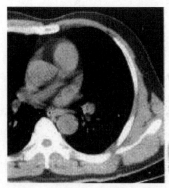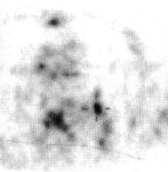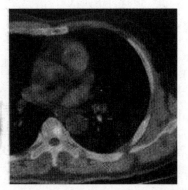

患者,男,50 岁,[^{18}F]-FDG PET/CT 示左肺下叶背段支气管口结节状放射性异常浓聚,SUV 为 4.8。纤维支气管镜病理活检示左肺下叶背段开口处有小细胞肺癌。

图 10-8 早期中央型肺癌的 PET 表现

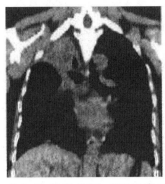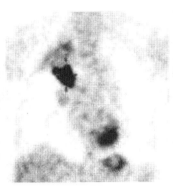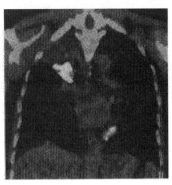

患者，男，65 岁，[18F]–FDG PET 示右肺上叶肺门处有肿块分叶状放射性异常浓聚，SUV 为 18.3；CT 示右肺上叶实变不张影，右肺上叶支气管阻塞。术后病理：右肺上叶鳞癌。

图 10–9　中央型肺癌中晚期的 PET 表现

（2）CT 表现：早期中央型肺癌在薄层或 HRCT 扫描中可发现肺叶支气管内的结节，肺叶及肺段支气管管壁增厚、管腔狭窄或阻塞。肺内有支气管阻塞性改变，可发生肺不张、肺炎及支气管扩张，其程度较轻，也可见肺气肿征象。

中晚期中央型肺癌的直接征象是肺门肿块和支气管狭窄、梗阻、管壁增厚及支气管管腔内结节。位于肺叶支气管周围的肺门肿块一般为管壁型肿块。位于肺段支气管周围的肺门肿块多为管外型肿块，肿块沿肺段支气管长轴生长。肺门肿块边缘较为光滑清楚，可有浅分叶，其密度均匀，也有的肿块内有钙化，多为肺癌发生之前肺门淋巴结原有的钙化。支气管狭窄范围较局限，管腔不规则。支气管梗阻常合并管腔狭窄，或突然截断。支气管管壁在狭窄、梗阻部位有不规则增厚。支气管内软组织结节常合并管壁增厚。

中晚期中央型肺癌的间接征象是支气管继发的阻塞性改变。阻塞性肺炎表现为小叶、叶融合、肺段或肺叶实变影像。与一般肺炎不同的是肺门区密度增高，或有肿块。阻塞性肺不张的肺体积减小，密度增高。增强扫描可见肺不张内的肿块轮廓，其密度较肺不张增强的密度低。增强扫描还能显示肺不张内的"黏液支气管征"，即肺不张内有条状或结节状的低密度影，支气管内潴留有黏液，因不增强而呈低密度，而周围不张的肺组织增强较明显。阻塞性肺气肿表现为肺叶范围的密度减低区，此征象常不易被发现。阻塞性支气管扩张为柱状或带状高密度影，从肺门向肺野方向分布。阻塞性支气管扩张常合并炎症，或轻度肺不张。薄层 CT 或 HRCT 扫描显示支气管的异常表现更为清楚。螺旋 CT 多平面重建及三维立体重建图像可更好地显示支气管肿瘤的部位、范围、程度、病变向管外生长的形态及支气管狭窄的情况。

2.周围型肺癌

（1）PET 表现：周围型肺癌[18F]–FDG PET 显像呈结节状或团块状放射性异常高代谢或低代谢浓聚，少数不代谢。结节或肿块可呈圆形或类圆形，边缘清楚，边缘可呈分叶状（图 10–10）。少数较大的恶性肿瘤，中心可有坏死液化形成，呈中央放射性缺损，壁常较厚且浓聚程度高，呈环状浓聚。早期显像，大多数病例病灶的 SUV＞2.5 或＜2.5，延迟显像，感兴趣区病灶 SUV 增高，通常滞留指数大于 20%～30%。病灶直径＜7 mm，大多不表现为放射性异常浓聚。

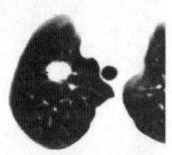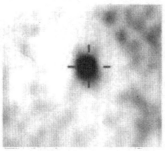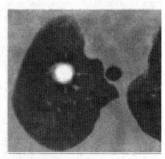

患者,女,62岁,右肺上叶尖段腺癌[18F]-FDG PET 示右肺上叶有结节状放射性异常浓聚,早期显像 SUV 为 3.4,延迟显像 SUV 为 3.5;CT 显示结节状软组织密度影,伴"浅分叶征"和"小毛刺征"。

图 10-10　周围型肺癌的 PET 表现

(2)CT 表现:具体如下。早期周围型肺癌:具体如下。①肿瘤的密度:肺癌的"空泡征"是指结节内有小的透光区,直径约为 2 mm。含气支气管像或细支气管像是结节内的纤细的条状含气影像。这两种征象多见于细支气管肺泡癌和腺癌。直径 2 cm 左右的肺癌很少有钙化,若有钙化则多呈斑点状,位于病灶中心或偏心性,这种肺癌一般被认为是在肉芽肿基础上发生的瘢痕癌。②肿瘤的边缘:肺癌边缘毛糙为常见征象,表现为病变边缘有"毛刺征""分叶征"。③肿瘤的周围征象:"胸膜凹陷征"是肿瘤与胸膜之间的线形影或三角形影,以腺癌和细支气管肺泡癌多见。有的肿瘤的周围血管向肿瘤集中,在肿瘤处中断或贯穿肿瘤,称"血管纠集征"。④肿瘤倍增时间:是指肿瘤体积增长一倍的时间。周围型肺癌的倍增时间一般为3~6 个月,少数病例可为较短或较长时间。⑤肺癌的增强特征:增强扫描用于早期周围型肺癌的鉴别诊断。肺癌增强后的 CT 值比平扫增加 20~80 Hu,最大可达 100 Hu,但一般不小于 20 Hu。在 CT 强化的形态上,肺癌多表现为完全强化。在动态 CT 增强扫描检查中,肺癌的时间-密度曲线呈慢升慢降的形态,4~5 分钟达峰值。MSCT 的多平面重建便于膈上、纵隔旁及肺尖部肿瘤的定位。螺旋 CT 的三维立体成像可显示"胸膜凹陷征"、"分叶征"及肿瘤与周围结构的立体关系,如肿瘤与血管、支气管及胸膜的关系。

中晚期周围型肺癌:具体如下。①瘤体的密度:多数肿瘤的密度均匀。肿瘤空洞的洞壁厚薄不均,内壁可有结节,外缘清楚,有分叶。较大的肿瘤可有钙化。钙化的形态为斑片状及结节状。②瘤体边缘:肿瘤"分叶征"较常见,少数肿瘤边缘光滑或呈多个浅弧形。"分叶征"与肿瘤各部位生长速度的不同有关,并可在支气管、血管进出肿瘤及胸膜陷入的部位形成明显的凹陷。多数肿瘤边缘毛糙、有毛刺或模糊,但也可边缘清楚。

3.弥漫型肺癌

(1)PET 表现:病灶表现为整个肺叶或整个肺段呈明显的放射性弥漫性浓聚,或多个小结节状浓聚灶弥漫地占据 1 个或 1 个以上肺段,甚至 1 个肺叶。病灶 SUV>2.5,有的结节病灶呈低代谢或不代谢,表现为假阴性。

(2)CT 表现:为两肺多发病灶及肺段、肺叶的实变影像。两肺多发病灶为结节状或斑片状影像,结节大小不等,其密度相似,以两肺中下部较多,HRCT 有助于对病变形态、分布的显示。肺叶、肺实变的密度不均匀,合并有小结节影像,有的可见空气、支气管像,为肺泡实变而支气管内仍有气体。含气的支气管不规则狭窄、扭曲及具有僵硬感,细小分支消失截断。进行 CT 增强扫描检查时在肺叶及肺段实变病变中出现血管强化的影像,称为"血管造影征"。

4.肺癌的转移

(1)胸部转移:具体如下。

1)PET表现:肺癌淋巴结转移可见肺内、肺门、纵隔单个或多个、较大的、同侧性或不规则分布、结节形或团块形放射性异常浓聚,放射性浓聚明显高于正常纵隔的血池(图10-11)。病灶直径＞7 mm,SUV＞2.5;病灶直径＜7 mm,SUV＜2.5,或无放射性异常浓聚。肺内血行、淋巴转移病灶可显示为高代谢结节病灶或不能显示粟粒样病灶和癌性淋巴管炎。胸膜转移可见条片状、整个胸膜状或结节状放射性异常浓聚,较小的转移灶可无放射性异常浓聚。纵隔炎症增生性淋巴结可表现出轻度放射性浓聚,延迟显像,病灶代谢可增高或减低,通常病灶多发,分布规则对称,需与淋巴结转移鉴别。

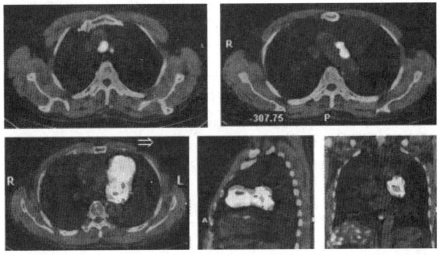

[18F]-FDG PET/CT示左肺门及左肺上叶舌段肿块分叶状放射性异常浓聚,SUV为15.1,肿块中央呈放射性缺损。主动脉弓左旁淋巴结放射性异常浓聚,示左肺上叶肺癌伴肺门、纵隔淋巴结转移。

图10-11　肺癌转移的PET表现

2)CT表现:胸内淋巴结转移引起肺门及纵隔淋巴结肿大。淋巴结短径＞1.0 cm。胸内淋巴结转移可发生于任何一组淋巴结,以气管分支下、主动脉弓旁、上腔静脉后、主肺动脉窗、气管旁及两肺门多见。可为一组或多组淋巴结肿大。增大的淋巴结可为单发,或数个淋巴结融合成较大肿块。增强检查淋巴结强化不如血管明显,可与血管鉴别。肿瘤在肺内血行转移形成多发结节,结节边缘光滑,或呈粟粒状。肿瘤经淋巴结转移形成癌性淋巴管炎,表现为支气管血管束增粗,有小结节及细线影、网状影。胸膜转移的CT表现为胸膜结节和胸腔积液,胸膜结节为多发性,可发生于胸膜的各个部位,胸腔积液以中等积液及大量积液多见。肺上沟瘤易引起胸椎及肋骨破坏。CTA可显示肿瘤对血管的侵犯,如肺静脉、上腔静脉及肺动脉受侵。

(2)胸外转移:具体如下。

1)骨转移瘤:具体如下。

PET表现:[18F]-FDG PET/CT显像显示溶骨性转移松质骨和皮质可呈[18F]-FDG异常浓聚(图10-12),坏死缺损区呈放射性低代谢或代谢缺损。成骨型转移通常呈低代谢或不代谢(图10-13),少数表现[18F]-FDG高代谢。溶骨型转移病灶放射性异常浓聚高于成骨型转移病灶。混合型则呈[18F]-FDG异常浓聚,以介于上述两型之间多见。肺癌以溶骨型和混合型多见。肺癌患者经造血生长因子治疗后,特别是使用粒细胞生成因子后的骨髓代谢可明显增强。注意与^{18}F 离子致骨显像，或肿瘤广泛转移致超级骨髓显像表现鉴别。

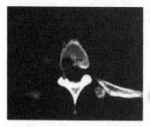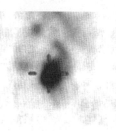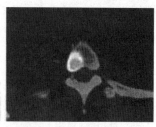

右肺上叶肺癌溶骨性骨转移，CT 示胸椎溶骨性低密度影，$[^{18}F]$-FDG PET 显示相应部位放射性异常浓聚，SUV 为 5.3。

图 10-12　骨转移瘤的 PET 表现

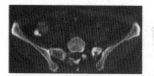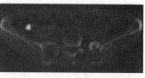

右上肺癌骨转移。CT 示左髂骨呈混合性破坏，$[^{18}F]$-FDG PET 于相应部位未见放射性异常浓聚。

图 10-13　成骨型骨转移瘤的 PET 表现

CT 表现：CT 扫描见溶骨性转移表现为松质骨或皮质骨的低密度缺损区，边缘较清楚，无硬化，常伴不大的软组织肿块。成骨型转移为松质骨内有斑点状、片状、绵团状或结节状边缘模糊的高密度灶，一般无软组织肿块，少数有骨膜反应。混合型转移则兼有上述两型病灶的表现。

2）脑转移瘤：具体如下。

PET 表现：$[^{18}F]$-FDG PET 显像脑转移灶可以表现为高、低代谢活性或与正常脑皮质活性相同（图 10-14）。病灶中央坏死呈代谢缺损区，可表现为环状高代谢灶。病灶周围水肿表现为低代谢或代谢缺损，可多发或单发。较小的脑转移灶（<5 mm）和部分病例呈等代谢或低代谢的转移灶，$[^{18}F]$-FDG 显像难以显示，应用^{11}C-胆碱、^{11}C-蛋氨酸显像剂进行 PET/CT 脑显像，有助于脑转移瘤的显像。

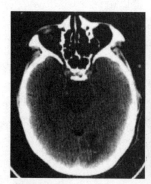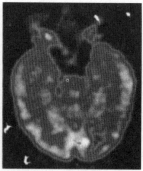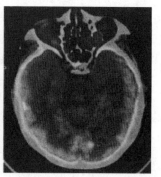

右肺上叶腺癌脑转移。$[^{18}F]$-FDG PET，于左枕叶见结节状代谢增高影，周围代谢减低；CT 于相应部位见等密度小结节影，周围伴低密度水肿影。

图 10-14　脑转移瘤的 PET 表现

CT 表现：CT 平扫肿瘤密度不等，高、等、低或混杂密度均有。60%～70%的病例为多发，也可为单发。肿瘤小者为实性结节，大者中间多有坏死，呈不规则环状。87%的病例有脑水肿。CT 增强扫描显示，94.4%的病例有强化，多为环形强化，坏死、出血病灶不强化。

3）肾上腺转移瘤：具体如下。

PET 表现：[18F]- FDG PET/CT 显像表现为双侧或单侧肾上腺肿块状、结节状、类圆形、椭圆形或分叶状[18F]- FDG 异常浓聚，病灶 SUV>2.5，转移病灶代谢高于肝代谢。

CT 表现：CT 平扫表现为双侧或单侧肾上腺肿块，肿块呈类圆形、椭圆形或分叶状，大小为 2～5 cm，也可较大，肿块密度均一，类似肾的密度，肿瘤内有坏死的低密度区。CT 增强扫描示肿块呈均一或不均匀强化。

4）肝转移瘤：具体如下。

PET 表现：[18F]- FDG PET/CT 显像显示为多发或单发孤立的[18F]- FDG 浓聚灶，可呈圆形或类圆形，边缘清楚。

CT 表现：CT 平扫可见肝实质内有小而多发的圆形或类圆形的低密度肿块，少数也可为单发，肿瘤密度均匀。当发生出血和钙化时，可见高密度灶。当肿瘤液化坏死、囊变时肿瘤中央呈水样密度影。CT 增强扫描动脉期可出现不规则边缘强化，门脉期可见整个病灶呈均匀或不均匀强化，平衡期强化消退。少数肿瘤中央可见无强化的低密度影，边缘强化消退。少数肿瘤中央可见无强化的低密度影，边缘强化呈高密度，外周有一稍低于肝密度的水肿带，构成所谓的"牛眼征"。

六、肺部良性疾病

（一）肺部良性肿瘤

肺部良性肿瘤的种类很多，包括错构瘤、支气管腺瘤、脂肪瘤、软骨瘤、纤维瘤、平滑肌瘤和血管瘤等。错构瘤和支气管腺瘤相对更为常见。良性肿瘤可发生在大支气管内，或在肺内。发生在大支气管内的良性肿瘤可有咳嗽、咯血、发热、胸痛等症状，影像上可见支气管腔内结节，以及由肿瘤阻塞引起的肺炎和肺不张。肺内肿瘤一般无明显的临床症状，多于体检时偶然发现；较大肿瘤可引起胸闷、气短等肿瘤压迫症状。

1. PET/CT 表现

肺内良性肿瘤多表现为孤立结节病灶，病灶呈类圆形，多数边缘光滑清晰，部分可有浅分叶；错构瘤和软骨瘤内可有钙化；错构瘤在组织学上主要由软骨构成，混杂有纤维结缔组织、平滑肌和脂肪等组织，因此如发现脂肪密度则有重要诊断意义。CT 增强检查示大多数肿瘤无明显强化。

良性肿瘤病程较长，肿瘤发展缓慢，[18F]- FDG PET/CT 显像多无摄取或为轻度放射性摄取，SUV 多在 2.5 以下（图 10 - 15）。

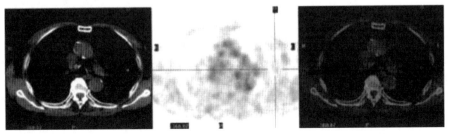

患者，男，46 岁，[18F]- FDG PET/CT 显像示左肺结，内有钙化和脂肪密度影，未见放射性浓聚。

图 10 - 15　左肺上叶错构瘤

2.临床意义

肺内 SPN 样病变，一般是指直径<3 cm 的肺内单发结节。患者通常无明显的临床症状，多数为偶然或体检发现。对肺内单发结节良恶性的鉴别诊断一直是临床关注的焦点，因为它关系到治疗方案的选择和预后。如果是恶性结节，则应该尽快进行手术切除；反之，如果是良性结节，且患者年龄较大，同时有心脏病和其他疾病，就没有必要承受开胸手术的风险。目前，评价 SPN 的方法包括 CT、MRI、细针穿刺活检、支气管镜和直视下胸腔镜检查等。CT 是常规方法，尤其是螺旋 CT，可以详细观察结节的位置、大小、形态、边缘、密度（钙化、脂肪）及邻近胸膜、血管的改变等形态学特点，使一部分 SPN 获得定性诊断。但 CT 对于一部分无形态学特点的病灶，则诊断困难。MRI 与 CT 相比在 SPN 诊断上没有明显优势。纤维支气管镜活检和经胸穿刺活检，受取材部位或活检样本较小所限，有一定的假阴性率，而且存在气胸、出血等的并发症，不适宜所有患者。PET/CT 的出现为这部分患者提供了一种准确性较高的无创性诊断方法。如果在 PET/CT 上肺内单发结节无明显放射性摄取，又无恶性结节的形态学特点，则多为良性病变，可以暂时不进行临床干预。

3.诊断要点

肺内结节样病变，边缘光滑，密度均匀或伴有钙化、脂肪等成分，增强扫描无强化，无明显 $[^{18}F]$-FDG 摄取者，可诊断为肺内良性肿瘤。但需注意将其与肺内孤立转移瘤进行鉴别。

如果肺内结节无钙化及脂肪，边缘不光滑或有毛刺等征象，即使无 $[^{18}F]$-FDG 摄取，也不能排除有恶性病变的可能，此时需进一步做穿刺活检等检查。

(二)肺感染及肺炎症性病变

1.肺炎

肺炎指包括终末气道、肺泡腔及肺间质等在内的肺内炎症，病因以微生物感染最常见。急性肺炎的基本病变为渗出；慢性肺炎多见于老年人，可有不同的病因、不同的发病机制、不同的病理解剖变化。肺炎可由急性炎症演变而来，有急性发病过程，也可原发即为慢性，而无急性发病过程。慢性肺炎的基本病理变化包括变性、增生和渗出，一般渗出比较轻微，以增生硬化为主或以化脓、破坏为主。

肺炎常见的临床症状有发热、咳嗽、咳痰、胸痛、气促等。急性炎症起病急，以高热为主要症状，常伴有白细胞计数增加；慢性肺炎及其他性质的肺炎通常无明显的急性过程，白细胞计数改变不明显。

PET/CT 表现：一般肺部感染通过胸部 X 线片或 CT 可以准确诊断。急性肺炎因渗出累及的结构、范围不同，而形成影像上不同的形态，如累及肺段、肺大叶，则可形成节段性、大叶性阴影；如累及小叶，则可形成斑片状阴影；如累及间质，则可形成网状影、条状影。渗出液中成分的不同可形成不同的密度，以浆液性为主的渗出，可形成较淡密度、磨玻璃密度；以有形成分为主及纤维素为主的渗出可形成实变密度。慢性肺炎可分为弥漫型和局限型。弥漫型表现为肺纹理增强、粗糙，腺泡结节和斑片影、索条影，同时可伴有支气管扩张影像以及肺气肿影像。局限型表现为肺叶、肺段实变和团块影；病变肺叶、肺段体积缩小，病变内可有"空气支气管像"，也可为柱状或囊状支气管扩张，以化脓为主的慢性肺炎内可见单发或多发的大小不等的脓腔；团块状的慢性肺炎可单发或多发，一般形态不规则，边缘较清楚，有时其内可见空洞或扩张支气管的管腔。小空洞、支气管扩张或支气管气像有助于炎症的诊断，而团块状肺炎需与肺癌鉴别。

当 CT 不能确定肺内病变的性质的,可通过 PET/CT 鉴别良恶性。一般肺内感染的[18F]- FDG 摄取程度不高,特别是在局部炎性细胞浸润不重的情况下,可以表现为无[18F]- FDG 摄取。但肺内感染的炎性反应剧烈,特别是当有肉芽肿形成时,可出现[18F]- FDG 的浓聚。肺内感染的[18F]- FDG 浓聚特点为多形性、边界不清楚。多数情况下肺内感染灶呈片状、索条状、网状,[18F]- FDG 摄取强弱不一。注意观察病灶的形态,常可以提供区别炎症和肿瘤的诊断信息:肿瘤的炎性改变多因瘤体压迫引起肺不张和血液回流障碍,其较淡的炎性摄取位于摄取较强的瘤灶的远心侧,形成以肿瘤为核心向肺外周弥散的"彗星征";而炎性病变,受胸腔压力的作用和肺小叶结构的影响,最高浓聚点常位于肺的外围,呈"提兜征"。此外,延迟 2 小时显像,炎性病变[18F]- FDG 摄取多数有明显减低,有助于诊断的确立(图 10 - 16)。

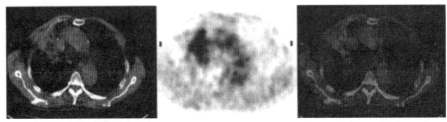

示右肺上叶节段肺实变,体积缩小,内部支气管扩张,PET 呈三角形轻度18F - FDG 摄取。

图 10 - 16　肺炎改变的表现

2.肺脓肿

肺脓肿是由于多种病原菌引起的肺部化脓性炎症,其早期为肺组织的感染性炎症,继而坏死、液化,由肉芽组织包绕形成脓肿。肺脓肿的发展阶段不同,可形成多种影像表现,早期可类似肺炎,肉芽肿形成后可类似肿块,而脓腔形成并与支气管相通后可形成空洞样病变,典型的影像表现为肺实质内有圆形空腔伴气-液平面。肺脓肿的临床特征为高热、咳嗽、脓肿破溃进入支气管后咳大量脓痰。由于抗生素的广泛应用,肺脓肿的发病率明显减低,其病程及临床表现可不典型,当其形成肿块样或不规则的空洞样影像时,则需与肺癌鉴别。当进行[18F]- FDG PET/CT 显像时,由于脓肿肉芽组织中炎性细胞(包括中性粒细胞、单核细胞、巨噬细胞、淋巴细胞以及浆细胞)、增生的纤维母细胞等对能量的需求剧增,导致[18F]- FDG 摄取增加,可呈现与肿瘤类似的表现,此时需要结合患者的临床表现、仔细分析 CT 表现的特点,以及动态变化,必要时可进行穿刺活检。

3.肺炎性假瘤

肺炎性假瘤在本质上为肉芽肿、增生性炎症,由多种细胞组成并有纤维化,增生的组织形成一个肿瘤样团块,故称为炎性假瘤;发病年龄以 30～40 岁多见,男性多于女性。其常见症状为咳嗽,痰中带血少见,部分无症状,仅在体检时发现。炎性假瘤边缘可有假包膜,因此与周围肺组织的界限清楚;而无假包膜的炎性假瘤边缘可有增生性炎症和轻微的渗出性炎症,因此与周围肺组织的界限不清楚。根据炎性假瘤的组织成分的不同可将炎性假瘤分为以下 5 型。①组织细胞增生型:以组织细胞的增生为主。②乳头状增生型:以肺泡上皮的乳头状增生为主。③硬化血管瘤型:主要成分为血管增生和上皮乳头状增生。④淋巴细胞型:以淋巴细胞为主。⑤浆细胞型:以浆细胞为主。

影像学上炎性假瘤表现为类圆形结节,直径多为 2～4 cm,也可大于 5 cm;一般为中等密度,密度多均匀,硬化血管瘤型可有斑点状钙化;边缘可清楚、可模糊,也可有类毛刺样改变;较大的炎性假瘤可使周围肺组织受压、肺纹理移位;位于胸膜下者,其邻近胸膜可局限性增厚、粘连,或有粘连带。

肺炎性假瘤[18F]-FDG PET/CT 显像可呈现无摄取或低摄取,延迟显像摄取程度进一步降低;但有部分炎性假瘤可呈中、高度放射性浓聚,与肺癌鉴别困难。

4.肺结核

肺结核是由结核分枝杆菌引起的慢性传染性疾病。结核病的临床表现与入侵的结核分枝杆菌的数量、毒力及机体的免疫力和变态反应状态有关,也与病变的发展阶段有关。其基本病理改变包括:①渗出性病变;②增生性病变;③变质性病变。在影像表现上,肺结核可形成渗出、增生、纤维化、钙化、肿块以及空洞等影像表现,并且以多发病灶、多叶累及和多种病变同时存在为影像特点。肺结核的诊断主要以临床症状、痰检(结核分枝杆菌相关检查)为主。

(于　璟)

第五节　肝癌与 PET/CT 技术

一、肝癌的 CT 表现

(一)平扫 CT 表现

平扫时,肿瘤一般呈低密度改变,少数呈等密度改变,若无边缘轮廓的局限性突出,则很难发现,极少数为高密度改变。结节型肝癌与周围肝组织界限清楚,肿瘤呈类圆形,结节可以单发或多发,部分结节周围可见到更低密度的环状带(即假包膜),肿瘤缺血或坏死,其内部出现更低密度的区域。巨块型肝癌可占据肝脏一叶或一叶的大部分,因向周围浸润而边缘不锐利,肿瘤内多有坏死,呈不规则的低密度区,周围常有子灶。弥漫型肝癌为弥漫性小结节,平扫难以显示,可见肝脏呈弥漫性肿大、肝硬化及门静脉内瘤栓形成。

(二)增强 CT 扫描表现

肝癌血供丰富,动态扫描、螺旋 CT 扫描的动脉期可见肿瘤明显增强。小肝癌常为均一增强浓染(图 10-17);大肝癌由于内部形成间隔,有不同的血管结构而呈不均匀增强效果,其差别较大(图 10-18)。当肝实质被造影剂增强时(即门静脉期),肿瘤呈低密度改变,病变范围比平扫略小,但边界较为清楚。这主要是因为肝癌 90%~99% 由肝动脉供血,而周围肝实质约 80% 由肝静脉供血,两者表现的增强效应因时相不同所致。典型者于造影剂注入后 30 秒内肝细胞癌与周围正常肝实质的 CT 值即发生逆转。

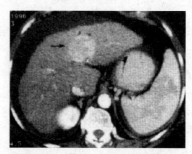

动脉期增强 CT 显示肝左叶外侧段有类圆形相对均匀明显的增强,但与正常肝实质强化对比形成明显反差,并可见明显的腹水征象。

图 10-17　肝左叶外侧段肝癌

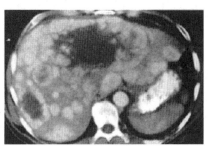

动脉增强 CT 显示肝内弥漫分布多发结节状或类圆形明显强化的病灶,其中左叶和上叶各有一处较大的病灶,其内分别可见明显的低密度坏死区。

图 10-18 全肝多灶弥漫型肝癌

(三)肝细胞癌的其他 CT 表现

当肝细胞癌向门静脉、肝静脉、下腔静脉浸润生长时,可形成肿瘤瘤栓,CT 平扫表现为血管内低密度区域,增强扫描后表现为血管内充盈缺损征象,相应血管常伴有扩张。肿瘤向胆管内直接浸润可形成胆管内瘤栓,CT 可显示肝总管或大分支内瘤栓,伴周围扩张的胆管,多合并有门静脉及肝静脉内瘤栓。肝细胞癌肝内转移的方式有经门静脉肝内转移和经肝动脉肝内转移两种,表现为肝内两叶有大小不等的转移灶,易发生在近肝被膜部位,结节型及巨块型均可伴肝内转移灶,也称为子结节,平扫及增强扫描后病变密度变化的特点基本与原发灶的相同。肝细胞癌破裂,CT 平扫可见肿瘤内有斑片状高密度新鲜出血灶,也可为腹腔内广泛性出血,还可以形成肝被膜下血肿,CT 可见肝被膜下沿肿瘤表面的"门牙状"血肿征象。肝细胞癌中约 80% 合并有肝硬化,CT 可见伴随肝硬化的表现。肝细胞癌的远处转移,早期发生率低,晚期可发生血行转移,最多见的部位为肺、肾上腺和骨骼系统。

二、肝癌[18F]-FDG PET 影像表现和鉴别诊断

肝癌[18F]-FDG PET 显像最初始于 9 例肝癌患者治疗前和治疗过程中的疗效判断,研究结果显示,肿瘤对[18F]-FDG 摄取程度随治疗的进行而降低,在 3 例肝癌患者中,肿瘤部位[18F]-FDG 摄取程度的改变较 CT 影像变化评价肿瘤的治疗效果更为有效。但在另一组 23 例肝癌患者的[18F]-FDG PET 显像研究中,由于肝癌细胞内葡萄糖-6-磷酸酶活性(动力率常数 k_4)增高或脱磷酸化过程的加速,近 50% 的肝癌与周围正常组织相比,肿瘤并未表现出放射性分布浓聚现象,临床应用[18F]-FDG PET 图像的生理学腔室模型做肝癌的定量分析,对肝癌的定性诊断的准确率较单一静态或延迟[18F]-FDG PET 像好。若肝癌患者的 k_4/己糖激酶活性(动力率常数 k_3)值较高,则患者的预后一般都很好。对一组 35 例术前肝癌患者进行[18F]-FDG PET 显像,并与术后病理结果相对照,发现 k_3 常数与肿瘤细胞内己糖激酶的活性有关;若局部肝实质内 k_3 常数>0.25,则多伴有肝癌细胞,这对于患者预后的估计非常有帮助。另一组研究也指出,相当数量的肝癌病灶表现为较低的[18F]-FDG 摄取或浓聚,肿瘤的放射性分布在正常范围内。临床应用的实际情况是,与其他部位或脏器的恶性肿瘤不同,肝癌[18F]-FDG PET 显像时,部分肝癌病灶与正常肝实质的放射性摄取相同或相对为低,这在分析判断肝癌病灶显像结果时可能会造成假阴性的结果,相比之下,[18F]-FDG PET 显像检出肝癌病灶的阳性率为 55%,阴性率为 45%,而 CT 检出病灶的阳性率为 90%,阴性率为 10%。

由此可见,肝癌细胞摄取[18F]-FDG 的程度变化范围较大,不同分化程度的肝癌其[18F]-FDG PET 图像表现不同,这与不同分化程度肿瘤的代谢动力学不同有关,特别是与 k_3 和 k_4 两个因素的表达高低有关。在分化差的肝癌病灶,[18F]-FDG 被"代谢性滞留"于肝癌细胞

内,主要受肝癌细胞内葡萄糖-6-磷酸酶浓度或表达相对较低的影响,该型肝癌细胞的 k_3/k_4 值低,在[^{18}F]-FDG PET 显像时与其他恶性肿瘤一样表现为高摄取,容易辨认,检出率较高。而在分化好的肝癌细胞中,k_3/k_4 值与正常肝组织相近或增高,在[^{18}F]-FDG PET 显像时,表现为正常肝实质放射性分布相同或表现为比肝脏放射性分布还低。相关文献报道,[^{18}F]-FDG PET 图像诊断肝癌的假阴性率高达 40%～50%,有学者建议,对肝癌患者应增加注射[^{18}F]-FDG 后 2 小时或 3 小时的延迟显像,以提高肿瘤病灶的检出阳性率,同时也可发现更多的肝内原发或继发恶性病灶。对肝细胞癌局部葡萄糖代谢与氧代谢的初步研究结果显示,肿瘤局部葡萄糖代谢与氧代谢成负相关,而氧代谢与局部肿瘤的血流或供血状况相关性较好有动物实验证实,肝脏乏血肿瘤中心区域由于肝动脉供血下降可以导致局部[^{18}F]-FDG 代谢增强。对于肝细胞癌手术后随访的患者,当常规影像学检查结果阴性而 AFP 持续升高时,[^{18}F]-FDG PET 显像有重要价值。同时,肝细胞瘤对[^{18}F]-FDG 的浓聚程度越高,肿瘤的侵袭性表现越明显或恶性程度越高,患者的预后越差。有资料提示,当肿瘤局部的 SVU 超过 7.0 时,患者的生存期在多数情况下短于 4 个月。

对肝癌肝外转移病灶的检测[^{18}F]-FDG PET 显像有较大优势,对于直径大于 1 cm 的转移病灶,[^{18}F]-FDG PET 图像优于常规的影像检查方法。尽管[^{18}F]-FDG PET 显像对肝癌原发病灶显像可能为假阴性结果,但对阳性检查结果患者的治疗决策有重要的临床指导意义。在警惕肝脏恶性肿瘤[^{18}F]-FDG PET 显像假阴性结果的同时,对肝脏假性肿瘤样肉芽肿性阳性图像也要注意进行鉴别诊断。

三、肝癌[^{18}F]-FDG PET/CT 图像的综合诊断价值

肝癌[^{18}F]-FDG PET/CT 显像检查中是否能够最大程度地发挥 PET 和 CT 的优势互补作用,是提高整体诊断效能的关键所在。一方面,[^{18}F]-FDG PET 显像对原发性肝癌的阳性检出率并不理想,阳性率在 50%～70%,尤其是在分化较好或细胞中葡萄糖-6-磷酸酶活性表达增高的部分肝癌和少见的透明细胞癌中,[^{18}F]-FDG PET 图像阳性率或灵敏度并不高。同时,[^{18}F]-FDG PET 双时相或延迟显像在提高肝癌诊断效率上的临床价值也有限。目前,公认的是,[^{18}F]-FDG PET 图像的优势在于评价肝癌的分化程度、优化治疗方案、探测肝癌的肝外转移病灶和评价肝癌局部治疗后疗效等方面,并初步为临床所认同。另一方面,功能性影像学的研究证实,血供的变化在肝癌的发生和发展中扮演着重要角色,直径 2 cm 以下的肝癌中,约有 94% 的病灶动脉血供多于周围的肝组织,而门静脉血供显著减少或消失,肝癌的这一病理生理特点已经成为功能性 CT 研究早期肝癌重要的理论基础。[^{18}F]-FDG PET/CT 图像由于整合了[^{18}F]-FDG PET 代谢图像而有多层 CT 诊断信息,使 PET 与 CT 两者各自的优势得到加强互补,综合诊断效果明显优于单纯[^{18}F]-FDG PET 显像或淡出多于 CT,特别是近年来多层螺旋 CT 多期增强扫描和 CT 功能成像在肝脏病变中的应用,使得 CT 诊断技术在肝内结节的定性诊断和早期小肝癌的检查等方面有了较大进展,这无疑对肝癌[^{18}F]-FDG PET/CT 显像综合诊断效能提高有较大的促进作用。

多层螺旋 CT 通过使用增强对比剂,不仅可以显示肝癌的形态学特征,更重要的是能够反映肝癌的血供特点,双期增强扫描(动脉期、门静脉期)或三期增强扫描(动脉期、门静脉期、延迟或肝实质期)可以反映肝癌病的灶血流及血容量,分析局部病灶的肝动脉和门静脉的血流组成,肝癌病灶常表现为"速升速降"或"快进快出"的典型增强形式或动态变化特点,与周围正常肝组织形成明显的对比。而肝内病灶性结节增生或腺瘤在门静脉期迅速成为等密度的特点,可以与动脉期富血供肿瘤(肝细胞癌或某些转移瘤)鉴别,其 CT 增强或灌注的特点对[^{18}F]-

FDG PET显像呈阴性结果的肝内低密度或稍低密度结节病灶的定性诊断非常重要。在肝内不典型增生结节或分化不良结节向肝细胞癌的转化、发生、发展的渐进性过程中,门静脉供血不断减少,异常动脉血供不断增加,在小肝癌或肝癌早期阶段,肝癌细胞分化程度较好,[^{18}F]-FDG PET显像对病灶的检测并不敏感,而增强CT或CT灌注提示的局部病灶肝动脉血供增加而门静脉血供减少的特点对病灶的检出和定性诊断有决定性的诊断意义,结节动脉期强化或无明显强化的结节中出现明显强化的小结节,即"结节中结节",应高度怀疑为早期小肝癌的可能。有文献报道,37%的病灶≤1.5 cm的肝脏恶性肿瘤仅能在动脉期显示。此外,通过后处理软件将动脉期的CT数据以最大密度投影法、容积成像法和多平面重组技术进行肝血管二维、三维重建的CT血管成像技术有利于检出肝癌的肿瘤结节状染色、肿瘤血管、供血动脉、门静脉癌栓及动静脉分流。上述征象均是诊断肝癌的有力证据。

在有的医院,对临床怀疑肝内早期肝癌的病例,当常规[^{18}F]-FDG PET/CT图像为阴性结果,肝内放射性分布相对均匀、未见异常高代谢病灶时,如果CT窄窗观察到低密度或稍低密度的病灶,若无特殊禁忌应再次增加局部(肝脏)CT增强扫描或CT灌注检查,以最大程度地避免[^{18}F]-FDG PET显像假阴性漏诊的可能性。反之,对[^{18}F]-FDG PET图像呈阳性结果的肝内病灶,应尽量摄取延迟[^{18}F]-FDG PET图像,必要时也要进行局部CT增强扫描,以排除肝内炎性病灶(如肝脓肿)或良性肿瘤的可能性。当然,有条件的单位也可采用多种正电子核素标记的显像药物(如乙酸盐、胸腺嘧啶、胆碱、蛋氨酸等)联合显像,以求诊断准确无误。

四、[^{18}F]-FDG PET/CT显像在肝肿瘤疗效监测中的应用

(一)治疗响应与疗效评估

总体上讲,[^{18}F]-FDG PET/CT显像对肝恶性肿瘤的治疗响应和疗效评估大致可以从以下几个方面综合考虑。

(1)肿瘤局部治疗前后[^{18}F]-FDG代谢水平的变化趋势与走向,[^{18}F]-FDG PET显像定量分析指标较治疗前明显下降是治疗显效的一个标志,但要求做到治疗前后两次[^{18}F]-FDG PET显像的条件基本一致,例如考虑到患者治疗前后的体重变化按实际千克体重注射显像剂等。病理类型、细胞分化程度或恶性程度不同,则其治疗后的肿瘤代谢变化规律不同。据有关文献报道的经验,化学药物治疗后SUV下降20%~45%可以作为初步治疗响应的评价指标。一般情况是肿瘤恶性程度越高,治疗后SUV变化的幅度越大,分化程度越好的恶性肿瘤,则变化越不明显。

(2)肝恶性肿瘤局部介入灭活治疗(如经动脉栓塞、射频消融、超声聚焦和内生场热疗等方法)后,病变周围正常组织会存在不同程度的炎性反应,[^{18}F]-FDG PET显像可表现为病灶周围不规则环形放射性浓聚,这种现象可出现在局部介入肿瘤灭活治疗后1或2周内,对判断局部肿瘤是否残留有干扰,应注意选择评价疗效的时机。有初步文献报道局部介入肿瘤失活治疗后24小时内是评价局部肿瘤有无残留的最佳时机,而治疗3周后可以准确评价局部肿瘤有无复发。

(3)CT增强扫描或CT灌注检查:判断局部肿瘤治疗前后的血供变化,结合[^{18}F]-FDG PET显像所见对判断治疗效果有重要的补充作用,肿瘤局部失活后的重要征象之一是局部血供明显下降,尤其是对肿瘤的周边部位[^{18}F]-FDG显像假阳性的甄别有价值。尽管[^{18}F]-FDG PET显像提示局部代谢水平增高,但当与局部治疗后血供明显减低形成明显不一致时,则更需要慎重诊断。

(4)CT平扫的诊断信息也应引起足够重视,对多数失去手术机会的肝恶性肿瘤,临床上

多采用局部放射或肿瘤介入失活治疗等综合手段,肿瘤治疗前后 CT 平扫的密度变化(并非大小和形态变化)有一定的提示作用,肿瘤局部明显坏死可见到 CT 值的明显减低,甚至出现囊性变。

研究表明,肝恶性肿瘤局部放射治疗 3 或 4 个月后,若局部病变[18F]-FDG 的摄取增加,反映局部肿瘤的复发,这种判断方法也可以应用到肿瘤局部放射治疗的过程中,若治疗对肿瘤有效的话,局部肿瘤均不同程度地表现为[18F]-FDG 的摄取降低现象,肿瘤在治疗结束后几星期至几个月内的[18F]-FDG 摄取明显降低,说明治疗的效果显著,患者预后好;反之,肿瘤部位[18F]-FDG 的摄取未见降低,甚至较前增高,尽管临床上对肿瘤的治疗刚结束,但局部仍有肿瘤残留。需要注意的是[18F]-FDG PET/CT 显像可能漏诊小于 5 cm 的病变和显微镜下可见的肿瘤病变,[18F]-FDG PET/CT 显像阴性结果不能完全排除局部有肿瘤残留的存在,似肿瘤组织持续存在的[18F]-FDG 高摄取现象肯定是治疗失败的标志。

(二)肝癌术后复发及转移灶的检测和分期

1.诊断复发

[18F]-FDG 和 C-acetate 联合 PET 显像可在早期通过检测肿瘤组织代谢的变化来判断坏死与存活的瘤组织,坏死瘤组织的代谢水平明显低于存活瘤组织,而治疗后肿瘤的形态变化往往迟于代谢变化。因此,PET 扫描已成为诊断肝癌复发的非常灵敏的方法。但对于较小的瘤体(<7 mm),在 SUV 测定的部分容积效应的影响下,则容易漏诊。不过,在 PET/CT 扫描中,借助 MSCT 可提高对小病灶的显示能力。因此,根据 PET/CT 扫描中 CT 上显示的低密度灶,加上 C-acetate 轻度高代谢,则诊断的灵敏度和特异性高于任何一项单一的检查方法。

2.分期价值

Zealleyl A 等认为,PET 在检查肝内、肝外转移灶方面具有独特的优势,Iwata Y 等对包括 53 例原发性肝癌(包括 48 例肝细胞癌、5 例胆管细胞癌)进行了 PET 检查,结果显示 PET 可以早期发现转移病灶,再结合 CT、MRI,可对肿瘤进行更为有效的分期。

有文献报道,PET 诊断肝癌淋巴结转移与远处转移的灵敏度和特异性相差较大。这主要源于肝癌的不同病理类型,即使同一病理类型的不同分化程度也会对[18F]-FDG 与[11]C-acetate 的摄取有很大的差异,因此 PET 对胆管癌淋巴结转移和远处转移的诊断价值就更为有限了。有文献报道称,即使对非硬化型胆管癌局部淋巴结转移,[18F]-FDG 的灵敏度也低至 13%,但[18F]-FDG PET 探测远处转移(如肺及网膜转移)的灵敏度可达 70%。

因为[18F]-FDG 全身 PET/CT 检查对恶性程度高、分化差的淋巴结转移和远处转移敏感,而[11]C-acetate 全身 PET/CT 检查对恶性程度较低的、分化较好的淋巴结转移和远处转移更敏感,所以,联合应用[18F]-FDG 和[11]C-acetate 的 PET/CT 检查,可明显提高对肝癌的转移淋巴结与远处转移灶检测的灵敏度和特异性。

3.疗效评判

肝癌的手术、放疗、化疗、TACE 等各种治疗后疗效的评判问题一直是临床医师非常关心的事情。肿瘤切除边缘部分是容易残留或复发的区域,术后或射频消融治疗后的 CT 增强扫描发现是非特异性的。联合应用[18F]-FDG 和[11]C-acetate 的 PET/CT 扫描作为一种特异的敏感的方法正在发挥着重要的作用。商健彪等对 35 例患者共 52 个病灶进行的研究结果显示,经动脉造影和临床随访 6 个月以上及部分病理检查结果证实,有肿瘤残留病灶 31 个,[18F]-FDG PET 显像检出 28 个,碘油 CT 检出 19 个;无肿瘤残留病灶 21 个,[18F]-FDG PET 显像检出 20 个,碘油 CT 检出 20 个。[18F]--FDG PET 显像诊断肝癌介入治疗后肿瘤残留病灶的灵敏度和准确性(分别为 90.3％、92.3％)明显高于碘油 CT 的(分别为 61.3％、75.0％),差异有显著性($P=0.01$)。Zhao S 的动物实验研究表明,对于肝脏的恶性肿瘤,服药 24 小时后 30％的肿瘤细胞被杀死。Torizuka T 等对肝癌介入治疗后进行了评价,发现介入治疗后的肝脏显像可以分成三种类型。A 型肿瘤摄取[18F]- FDG 增加(SUV 值为 1.07～2.66),B 型肿瘤与非肿瘤区摄取相同(SUV 值为 1.77～1.04),C 型肿瘤摄取减少或缺损(SUV 值为 0.13～0.58)。A 型肿瘤和 B 型肿瘤说明肿瘤细胞还有活性,而 C 型肿瘤说明肿瘤细胞已经丧失了活性或已经坏死,PET 在评价介入治疗的效果方面起到了 CT 不可替代的作用。Anderson 对肝癌进行射频消融治疗的效果研究表明,PET 显像对肿瘤治疗效果的评价明显优于 CT 和 MRI。对于联合应用[18F]- FDG 和 C - acetate 的 PET/CT 扫描的价值,目前报道的文献极为有限。

　　总之,PET 对肝癌术后复发及转移灶的检测和分期,以及疗效评判具有很大价值。联合应用[18F]- FDG 和 C - acetate 的 PET/CT 检查,可明显提高对肝癌诊断的灵敏度和特异性。目前,如何解决任何单一示踪剂的特异性不高及扫描中假阴性、假阳性的问题,是学者们研究的重点。

五、PET/MRI 在肝癌检查中的应用

(一)PET/MRI 技术和检查方案

　　目前商品化的 PET/MRI 有两种:一种是同时采集 PET 图像和 MRI 图像;另一种是顺序采集图像。按照常规的检查方法,注射[18F]- FDG 60 分钟后采集 PET 图像。PET/MRI 有两种检查方案:一种是注射[18F]- FDG 后 60 分钟,进行 PET/MRI 检查;另一种是注射示踪剂后,60 分钟的时间先进行 MRI 扫描,然后再进行 PET 检查。

　　根据临床上的具体情况,决定具体的检查方案。

1. 全身

　　PET/MRI 检查包括肝脏,但不进行专门的肝脏 MRI 扫描。当不需要专门的肝脏 MRI 扫描时,扫描序列主要针对发现病灶进行检查,并显示病变的异常表现,因此建议使用以下序列:①全身 2 点 Dixon,它除了能够提供同步扫描的 MRI 衰减校正(MRAC)外,还与 PET/CT 具有相同的解剖定位能力;②全身 STIR 序列,冠状位,用于发现骨骼病变;③全身 DWI 序列,有助于显示异常病灶,尤其是明确可疑病变,有助于提高淋巴结诊断的准确性;④其他非全身序列,根据患者临床诊断对特异器官进行诊断序列扫描。

2. 全身 PET/MRI 和专门肝脏 MRI 扫描序列

　　MRI 肝脏成像有多种序列能够应用于一体化 PET/MRI 扫描,通常各医院使用的序列也不相同。

　　MRI 检查与 PET/MRI 扫描方案整合,可以在等待示踪剂分布的时间进行 MRI 扫描,只要时间＜60 分钟,或者如果需要扫描时间长,则应在 PET 采集后再进行。无论哪种扫描方法,都必须扫描全身序列,以用于进行衰减校正。

(二)影像学表现

　　原发性肝癌是我国常见的恶性肿瘤之一,高发于东南沿海地区。我国肝癌患者的中位年龄为 40～50 岁,男性比女性多见。其病因和发病机制尚未确定。随着原发性肝癌早期诊断、早期治疗的开展,总体疗效已有明显增强。

1.病因

目前,学术界认为原发性肝癌与肝硬化、病毒性肝炎、黄曲霉素等化学致癌物质及环境因素有关。

2.临床表现

(1)肝区疼痛:半数以上患者肝区疼痛为首发症状,多为持续性钝痛、刺痛或胀痛,这主要是由肿瘤迅速生长,使肝包膜张力增加所致。位于肝右叶顶部的癌肿累及横膈,则疼痛可牵涉至右肩背部。当肝癌结节发生坏死、破裂时,可引起腹腔内出血,出现腹膜刺激征等急腹症表现。

(2)全身症状和消化道症状:主要表现为乏力、消瘦、食欲缺乏、腹胀等。部分患者可伴有恶心、呕吐、发热、腹泻等症状。晚期则可出现贫血、黄疸、腹水、下肢水肿、皮下出血及恶病质等。

(3)肝大:呈进行性,质地坚硬,边缘不规则,表面凹凸不平,呈大小结节或巨块。

(4)肝癌转移症状:肝癌如发生肺、骨、脑等处转移,则可产生相应症状。少数患者可有低血糖症、红细胞增多症、高钙血症和高胆固醇血症等特殊表现。原发性肝癌的并发症主要有肝性昏迷、上消化道出血、癌肿破裂出血及继发感染等。

3.检查

1)肝癌血清标志物检测

(1)血清甲胎蛋白测定:本法对诊断本病有相对的特异性。放射免疫法测定持续血清甲胎蛋白≥400 $\mu g/L$,并能排除妊娠、活动性肝病等,即可考虑为肝癌。临床上约30%的肝癌患者甲胎蛋白为阴性。如同时检测甲胎蛋白异质体,可使阳性率明显提高。

(2)血液酶学及其他肿瘤标志物检查:肝癌患者血清中 γ-谷氨酰转肽酶及其同功酶、异常凝血酶原、碱性磷酸酶、乳酸脱氢酶同功酶可高于正常,但缺乏特异性。

2)影像学检查

(1)超声检查:可显示肿瘤的大小、形态、所在部位以及肝静脉或门静脉内有无癌栓,其诊断符合率可达90%,是有较好诊断价值的无创性检查方法。

(2)CT:CT 具有较高的分辨率,对肝癌的诊断符合率可达90%以上,可检出直径1.0 cm左右的微小癌灶。

(3)MRI:诊断价值与 CT 相仿,对良、恶性肝内占位病变(特别是与血管瘤)的鉴别优于 CT。

(4)选择性腹腔动脉或肝动脉造影检查:对血管丰富的肿瘤,其分辨率低限约为1 cm,对直径<2.0 cm的小肝癌其阳性率可达90%。因为它属于创伤性检查,所以在必要时才考虑采用。

(5)肝穿刺行针吸细胞学检查:在 B 超导引下行细针穿刺,有助于提高阳性率,适用于经过各种检查仍不能确诊,但又高度怀疑者。

4.比较影像学

目前,肝癌检查或检测的方法包括超声、CT、MRI、DSA 及常用的实验室甲胎蛋白检测等。

平扫加多期动态增强扫描的 CT 和 MRI 检查是目前诊断肝癌最有效、最安全、最可靠的检查手段,尤其是薄层扫描,对小肝癌的检出率明显较其他方法高。CT是目前诊断肝癌最常用的方法。螺旋CT对小肝癌的检出率在动脉期为86%～90%,在门静脉期为60%～67.3%,在双期为92%。CT动脉-门静脉造影可灵敏地诊断直径<1 cm的病灶,灵敏度为94%,阳性预测值为96%。动脉碘油CT扫描发现,肝癌可摄取碘油,此法可发现直径小至5 mm的病灶,灵敏度、特异性和准确度分别为86%～99%、90%～93%和50%～94%。Jang等总结和比较了肝动脉造影CT、动脉-门静脉造影CT和三期扫描在肝癌检查中的作用,认为CT三期增强扫描已足够检出和诊断病灶,术前不必进行肝动脉造影CT和CT动脉-门静脉造影检查,毕竟这两种检查均为有创性检查且费用高,同时假阳性率也相对较高。

超声对肝癌也具有一定的诊断价值,由于检查方便、价格便宜,可作为普查和初筛的首选方法。DSA尽管是有创性检查,但可行经导管肝动脉化疗栓塞术而兼具有治疗作用,其诊断灵敏度达96%,但在对再生性结节、小病灶和硬化伪影的诊断和鉴别诊断上仍有难度。常用的实验室甲胎蛋白检测对肝癌的诊断及治疗疗效的监测均有很重要的价值。

六、肝转移瘤

肝是恶性肿瘤最常见的转移部位,特别是消化系统的原发肿瘤,经门静脉转移至肝脏。原发结直肠癌(colorectal cancer, CRC)患者早期诊断,术后2年内30%～40%发生肝转移;全部CRC患者中约50%会发生肝转移。

临床必须鉴别两种CRC肝转移患者,因为两者的临床治疗方案完全相同:可以进行部分肝切除患者和无法手术切除的患者。50%的CRC发生肝转移的患者,其中仅20%～25%的患者能够行手术切除。腹部影像检查对临床极其重要,将这些技术应用于诊断和随访,能够显著提高CRC患者的生存率。只有发现肝转移灶,才有可能进行手术切除。对于非手术适应证的患者,可以进行其他治疗,如经导管肝动脉栓塞术、经肝动脉化疗栓塞术、射频消融术及肝动脉^{90}Y微球放射性栓塞等,对于这些患者,检查的主要目的不再是发现病变,而是观察治疗反应。

对于有手术指征的肝转移患者,影像检查主要是早期发现病灶,这是因为手术治疗可以明显提高治愈率和生存率。目前,虽然CT三期增强扫描是临床最常用的手段,但已经证明PET/CT对发现肝内、肝外转移病变来说更加敏感。此外,MRI诊断肝转移瘤较CT更准确,随着肝细胞及肝特异性对比剂的应用(钆酸、超顺磁性氧化铁微粒等),MRI检测直径<10 mm病灶的准确性明显优于CT三期增强扫描和PET/CT检查。据报道,对患肝转移瘤而不能进行手术切除的患者,影像学检查的主要目的是了解治疗是否有效,以及病变有无复发。尽管CT三期增强扫描并非最佳手段,但因为其简单易行,而且具有较高的敏感性和特异性,所以是临床常用的检查方法。目前,MRI多参数成像、DWI和表观弥散系数对这些患者的有效性仍处于研究阶段,但^{18}F-FDG PET/CT已经显示患者的化疗反应与生存率明显相关,对射频消融治疗后患者残余肿瘤的检出率可达65%。

另外一类经常发生肝转移的肿瘤为胰腺和胃肠道的神经内分泌肿瘤,其生长缓慢,代谢率较低,由于肿瘤生长缓慢,因此临床通常无明显症状,大多数肿瘤晚期才能明确诊断,此时往往已经发生了转移。由于肿瘤生长缓慢,代谢低,[^{18}F]-FDG PET不是此类肿瘤诊断和分期的最佳手段,但是有助于判断患者预后,因为其他放射性示踪剂,如研究显示[^{18}F]-FET(氟脱氧胸苷)有助于发现肝转移瘤,并且可以评价治疗反应。因为FET在肝脏组织内代谢为FLT-

葡萄糖苷酸,导致生理性摄取增高,对评价肝肿瘤患者的增生有局限性,所以其效果尚需要进一步研究。

七、肝脏良性疾病

(一)肝囊肿

肝囊肿是肝脏的常见病,多发生于成年女性,男女之比为1:4,左右叶之比约为1:2,生长缓慢。囊肿大小不一,从数毫米至数十厘米。囊壁菲薄,肉眼不易看清,由单层立方上皮及其下方的薄层纤维基质构成,内含浆液性液体,与胆管不相通,周围可有一层薄的纤维基质。多发者常散在分布。通常所指的肝囊肿主要为先天性,有多发和单发两种类型,多发者又称多囊肝,囊肿遍布全肝,其中有半数合并有肾、胰、脾等脏器的多发囊肿。体积小的囊肿,常无症状或症状轻微,多在体检时偶然发现。当囊肿体积明显增大时,在右上腹可扪及包块,可引起周围脏器压迫症状,胃肠受压,可引起恶心、胀满、上腹隐痛;胆管受压后可出现轻度黄疸。继发感染者,症状与肝脓肿相似。继发出血者,可有明显的上腹痛。外力打击时囊肿破裂可引起腹腔积液,甚至积血。

肝囊肿在CT平扫时呈圆形或椭圆形的均匀的低密度影,边缘光滑,分界清楚,CT值在0~20 Hu,囊壁薄而不能显示。小的肝囊肿,由于部分容积效应,CT值常偏高,此时需通过加做薄层扫描来鉴别。另外,当囊内有出血或感染时,往往容易与实质性肝占位混淆。但增强扫描示肝囊肿无强化。

$[^{18}F]$-FDG在囊肿中无摄取,因此在PET图像上表现代谢缺损区,诊断较明确。

(二)肝血管瘤

肝血管瘤是最常见的肝脏良性肿瘤,好发于女性,可见于任何年龄。血管瘤是一种先天性血管畸形,肿瘤以单发居多,一般无包膜,切面呈囊状或筛孔状,犹如海绵,又称为海绵状血管瘤。在时间较长的血管瘤中可见新鲜的或陈旧的机化血栓或瘢痕组织,约2%的病例可见钙化。这种退行性变发展到最后,血管瘤形似纤维瘢痕,又称硬化性血管瘤。组织学上,海绵状血管瘤由衬以扁平内皮细胞的大小不等的血管腔构成。血管瘤多无症状,且并发症极少,大多不需要手术切除。

血管瘤在CT平扫图像上可呈低密度或等密度,密度均匀。大的血管瘤直径通常在4 cm以上,病灶中央可见更低密度区,呈裂隙状、星形或不规则形。CT增强扫描肝血管瘤具有显著的特点,即"早出晚归",可以与其他非血管源性的肝脏肿瘤加以区分,具体区别包括以下几点:平扫呈低密度;早期病灶边缘强化,呈结节状;增强区域进行性向中心扩展;延迟扫描病灶呈等密度充填,病灶增强的密度逐步减退,但仍高于或等于正常肝。病灶越大,则强化消退所需时间越长。直径小于3 cm的血管瘤在动脉期可呈均匀强化。

$[^{18}F]$-FDG和C-acetate显像血管瘤病灶无异常浓聚表现,PET图像常与周围肝实质代谢相似,部分病灶$[^{18}F]$-FDG分布较周围正常实质稀疏。因此,肝血管瘤的诊断主要以CT(尤其是CT增强扫描)的特点来诊断。

(三)肝脓肿

肝脓肿多见于老年人,有糖尿病史或合并胆石症者更为常见。其感染途径主要有三种:①肠道致病菌经胆管或门静脉逆行入肝,致病菌以大肠埃希菌为主;②血源性肝脓肿,继发于全身的败血症或脓毒血症,以金黄色葡萄球菌感染为主;③邻近组织感染直接蔓延至肝脏,如膈下脓肿直接波及肝脏。近年来继发于糖尿病的肝脓肿所占比例呈上升趋势,病原菌以克雷伯菌多见。由于肝脏血供丰富,一旦发生化脓性感染,可迅速出现明显的全身症状,并在短期内明显加重。临床上先有某些先驱的化脓性感染,如胆道炎症、化脓性阑尾炎,继而出现寒战、高热、肝区疼痛、肝脏迅速肿大、内细胞增高,并伴乏力、食欲缺乏、呕吐,重者可出现全身脓毒症状。其中肝区疼痛是比较有定位价值的症状,其大多由肝脏迅速肿大、肝包膜膨胀造成,故以钝痛较多,呈持续性;但也有表现为胀痛、灼痛、跳痛,甚或绞痛者。如脓肿刺激右侧膈肌,则可出现右肩、背痛。发热常为张弛型,多伴寒战、出汗,但也有 15% 左右无发热。多发性脓肿症状常明显重于单发脓肿。重症患者可出现黄疸。肝脓肿尚可穿破肝脏包膜,进入邻近腔隙而导致胸腔或肺部感染、膈下脓肿、腹膜炎、盆腔脓肿等。

肝脓肿会出现 $[^{18}F]$-FDG 高摄取,因此在诊断肝脏恶性肿瘤时应密切结合临床症状加以鉴别。一般来说,高代谢区主要集中在脓肿壁,SUV 较高,延迟扫描也会出现进一步升高,如脓肿出现液化,则液化部分呈 $[^{18}F]$-FDG 代谢稀疏或减低区。

CT 是诊断肝脓肿的最佳方法。平扫多数病灶呈圆形或类圆形的低密度区,CT 值在 20 Hu 左右,边缘模糊,合并产气菌感染时腔内可见气体。增强扫描脓肿一般表现为多房或蜂窝状的低密度区,边缘及分隔有明显的强化。典型的表现包括:①"簇状征"或"花瓣征",常见于大肠埃希菌感染的早期阶段;②"靶环征",随着病变进展,脓腔增大伴有脓肿壁的修复,增强扫描可出现"单环征""双环征"或"三环征";③病灶内气体,被认为是肝脓肿的特异性征象,表现为多个小气泡或气-液平面;④病变所在肝段的一过性强化多见于病变的早期和中期,表现为动脉期病灶所在肝段的一过性均匀强化,一般认为是炎症刺激肝动脉扩张引起肝实质供血增加所致。

(四)肝局灶性结节增生

局灶性结节增生(focal nodular huperplasia,FNH)是肝内少见的良性肿瘤样病变,自然病史不清,没有典型的临床症状,多于体检时偶然发现,好发于 30～50 岁,女性稍多,男女比例接近 1:2。仅约 20% 的患者出现临床症状,无恶变,少有出血倾向。在大体标本上,FNH 为质地坚硬的肿块,呈分叶状,通常位于肝表面,没有包膜。结节中心可见星芒状瘢痕,瘢痕内含有大的动脉和静脉。肿瘤内可见 Kupffer 细胞。

在 CT 平扫图像上,FNH 表现为等或稍低密度的类圆形肿块,中心星状瘢痕相对于周围病灶来说呈低密度。因为肿块由中心瘢痕的动脉供血,所以在进行动态增强扫描时,动脉期肿瘤实质部分多呈明显均匀强化,约 1/3 的病例可显示中心瘢痕,而中心瘢痕多为无强化或轻微强化;在 70～90 秒的门静脉期,肿块呈等密度,中心瘢痕仍呈较低密度。120 秒以后的延迟期,肿块呈等密度,而中心瘢痕则呈延迟增强。如能做 5 mm 以下的薄层扫描,则中心瘢痕显示率还会提高。

典型的局灶性结节增生没有异常的 $[^{18}F]$-FDG 摄取,只有轻度的 ^{11}C-醋酸盐代谢增加。

(五)肝细胞腺瘤

肝细胞腺瘤简称肝腺瘤,由分化良好的肝细胞组成,在国内比 FNH 更少见,多见于年轻女性,与口服避孕药关系密切,80% 为单发。它在组织学上表现为分化良好的肝细胞排列成条索状,细胞内富含脂肪和糖原,无肝腺泡结构。肝腺瘤可有或无包膜,表面血管丰富,质地软,切面为浅褐色或黄色,内有暗红色或棕色的出血或梗死区,有时可见坏死遗留的瘢痕组织。一般无肝硬化背景。肿瘤往往没有明显的症状,在体检时偶然发现,肿瘤易出血,可以破裂,表现为右上腹痛,有时可合并失血性休克。

肝腺瘤在 CT 平扫时呈略低密度影或等密度影,为类圆形,边界清楚。因为肝腺瘤极易出血,所以可见斑点状、片状高密度影。通常新旧出血混合,因此相当一部分病灶内密度混杂。有时肿瘤破裂,在肝包膜下形成血肿。大多数肝腺瘤病例在动态增强扫描时可见动脉期明显均匀强化,随后迅速消退,密度接近正常肝组织的密度,出血区表现为无强化的低密度。延迟扫描一般表现为相对肝实质的低密度,部分病灶可显示强化的包膜。

肝腺瘤[18F]-FDG PET 图像上表现为摄取正常,甚至呈稍低摄取,根据这一点可以与其他肝脏恶性肿瘤相鉴别。但相关文献报道,有少部分肝腺瘤也会出现[18F]-FDG 摄取增加,这一点须结合相关影像资料来判断。

八、假象与伪影

PET/MRI 肝成像的假象与伪影主要与呼吸运动有关,如果不对呼吸运动采取相应的措施,高达 2/3 的患者将会出现运动伪影。呼吸运动伪影引起 PET 图像与 MRI 病灶的错配,或者影响 PET 的衰减校正。理想的情况是 PET 图像与 MRI 图像的肝脏位置完全一致,但实际上 PET 图像和 MRI 图像的采集略有差异,因此完全准确配准面临着挑战。如 PET/CT 检查,PET 每个床位扫描时间为1～3 分钟,患者为自由呼吸,因此采集的是平均呼吸的中间位置。MRI 图像采集通常是单次屏气,对整个肝脏进行扫描。

CT 或 MRI 解剖成像的肝位置,与 PET 图像的位置会产生错配。PET/CT 检查的 CT 扫描只需要几秒钟,可以通过指导患者吸气或呼气时采取屏气的方法,从而避免出现呼吸伪影。MRI 肝检查多应用屏气采集,可以采用与 PET/CT 相似的方法,但 MRI 扫描患者一次屏气需要20～30 秒,通常多次采集才能完成肝检查。

由于 2 点 Dixon 和 3D 扫描均为衰减校正序列,为容积数据采集,无法应用呼吸门控,但是可以通过呼吸指令帮助患者缩短屏气时间,如增加采集次数,减少每次采集的层数,从而进行覆盖全肝的扫描。

呼吸运动伪影不仅会影响病灶定位,而且会影响 PET 的 SUV 值,这是因为需要应用解剖图像对 PET 进行校正。PET 与 CT 或 MRI 图像的错配,可能导致将肝组织的光子误认为肺组织的光子,由于两种组织的衰减校正系数不同,从而可能会低估 SUV 值,形成摄取减低区。

虽然呼吸运动伪影是成像技术问题,但是与图像采集方法有关,其他伪影可能是由患者的生理因素所致,如组织对[18F]-FDG 的生理性摄取增高。有研究报道指出,血清葡萄糖水平增高后,注射[18F]-FDG 显像会导致肝 SUV 值增高,尤其是在延迟显像时(>1 小时)。因此,学术界建议在检查时将患者的血糖水平控制在<120 mg/dL,这是为了避免肝[18F]-FDG 摄取增高而影响病灶观察。

CRC、乳腺癌、黑色素瘤或其他肿瘤发生肝转移,MRI 检查能够明确诊断;同时 PET 检查可以筛查肝外转移灶。对肝脏原发肿瘤患者来说,进行 MRI 多参数成像与 PET 的较多。

(于　璟)

第六节　乳腺癌与 PET/CT 技术

一、概述

乳腺癌是严重影响女性身心健康,甚至是危及生命的常见病与多发病,已成为女性的主要死因之一,约占女性肿瘤总数的 31%。我国城市的乳腺癌发病率呈明显上升的趋势,在女性恶性肿瘤的死因排序中,乳腺癌居第 1 位。我国已成为乳腺癌发病率增长最快的国家之一。中国抗癌协会公布的统计数据显示,近年来乳腺癌发病率正以每年 3% 的速度递增,成为城市中病死率增长最快的癌症,发病年龄也呈逐渐年轻化的趋势。中国主要城市十年来乳腺癌发病率增长了 37%,病死率增长了 38.9%,农村病死率增长了 39.7%。相关资料显示,西方妇女乳腺癌的发病年龄高峰期为 50~55 岁。中国女性的乳腺癌发病年龄比西方女性的乳腺癌发病年龄小 10 岁左右。因此,早期诊断、提高诊断准确性、预防并控制远处转移、提高疗效是乳腺癌治疗中亟待解决的问题。

乳腺癌是一种全身病,对其诊断和治疗应从更广泛和更深入的角度进行研究,特别是从功能、代谢、分子、受体等方面对乳腺癌进行个体化的诊断和基于这方面诊断的治疗,提高诊断的准确性和治疗的针对性。

乳腺癌靶向治疗手段的增加和治疗的个体化对影像学提出了更高的要求,如治疗靶位的定性、定量,探查治疗抵抗因子是否存在,测量对治疗的反应程度等。临床上通过评价肿瘤体积来判断疗效往往需要数周时间;而核医学显像却可以在短期内对受体表达以及病灶代谢水平等进行评价,能更灵敏地和更准确地体现出治疗后的反应程度。

近年来,随着核医学与分子生物学、影像学的发展和相互交叉,利用放射核素标记特定的显像剂在乳腺肿瘤诊断、治疗等方面发挥着越来越大的作用。PET/CT 乳腺显像的主要目的:一方面是通过提供定性和定量的信息,帮助诊断和鉴别诊断乳腺癌原发灶,探测腋窝淋巴结和远处转移,对乳腺癌进行分期;另一方面提供乳腺癌的生物学行为信息,对乳腺癌患者进行预后分析和疗效评价。根据显像剂的不同分为[^{18}F]-FDG)乳腺显像和除[^{18}F]-FDG 以外的乳腺显像,[^{18}F]-FDG 是 PET/CT 乳腺显像最常用的显像剂。

二、乳腺癌[^{18}F]-FDG PET/CT 显像的临床应用指南

详细的乳腺癌[^{18}F]-FDG PET/CT 显像的临床应用指南见表 10-1。

表 10-1　[^{18}F]-FDG PET/CT 显像的临床应用指南

序号	推荐内容	推荐水平	证据水平
1	[^{18}F]-FDG PET/CT 用于乳腺癌治疗前远处转移的判断(M 分期)	Ⅰ	A
2	[^{18}F]-FDG PET/CT 用于乳腺癌治疗后的再评估	Ⅱ	A
3	[^{18}F]-FDG PET/CT 用于乳腺癌疗效判断	Ⅱ	A
4	[^{18}F]-FDG PET/CT 用于乳腺癌的淋巴结分期	Ⅱ	B
5	[^{18}F]-FDG PET/CT 用于乳腺癌的复发监测	Ⅱ	B
6	[^{18}F]-FDG PET/CT 用于乳腺占位病变的鉴别诊断	Ⅱ	B
7	[^{18}F]-FDG PET/CT 用于乳腺癌的早期发现	Ⅲ	C
8	[^{18}F]-FDG PET/CT 用于乳腺癌的预后判断	Ⅲ	C

(一)乳腺癌的早期发现和鉴别诊断

乳腺癌的早期影像学筛查目前仍以 B 超、X 线及 MRI 等影像学手段为主。目前的证据不支持将核素扫描等检查作为乳腺癌筛查方法。美国国家综合癌症网络(NCCN)专家组不建议

将 PET 用于 Ⅰ、Ⅱa 或 Ⅱb 期乳腺癌患者,原因在于 PET 扫描在检测较小(<1 cm)和(或)低级别病灶时的假阴性率高,发现腋窝淋巴结转移的敏感性低,对于存在可检测转移病灶患者的先验概率低,以及假阳性率高。但是《NCCN 亚洲共识》声明则强调,虽然目前还缺乏证据,但在临床普遍实践中,PET 或 PET/CT 已经应用于 T_2 和 T_3 期患者,特别是在寻找肿瘤原发灶及鉴别诊断时非常有帮助。欧洲肿瘤学校(ESO)2011 年 11 月举行的晚期乳腺癌国际共识指南会议(ABC)认为关于用于分期的最佳成像方式尚未达成共识。但与会者认为,当怀疑有病变但初始检查不能确定或者转移病变较小时,PET 检查可以进行。美国医疗保险与公共医疗补助服务中心(CMS)2013 年 6 月发布了新的 PET 医疗保险覆盖框架,也将初始诊断作为"初始治疗策略",并将其纳入新型的国家医疗保险政策的覆盖范围内。

(二)淋巴结转移(N 分期)和远处转移(M 分期)的判断

对于局部晚期或晚期乳腺癌患者,如炎性乳腺癌患者($T_4dN_{0\sim3}M_0$)、Ⅳ 期乳腺癌的初次检查,NCCN 指南推荐进行以下检查:[18F]- NaF 和[18F]- FDG PET/CT 检查(Ⅱb 类)。其中,如果已行[18F]- FDG PET/CT 检查,且能清楚地显示出骨转移,则不必行[18F]- PET/CT 检查。PET 或 PET/CT 扫描并不适用于临床 Ⅰ、Ⅱ 或可切除的 Ⅲ 期乳腺癌的分期,但在常规分期检查结果难以判断或者存有疑问,特别是在局部晚期或转移性患者中,[18F]- FDG PET/CT 还可以很有效地协助诊断。[18F]- FDG PET/CT 联合常规的分期检查方法还能够检测出局部晚期乳腺癌病例中未被怀疑的区域淋巴结转移和(或)远处转移,关于 PET/CT 扫描可以结合标准的影像学检查用于炎性乳腺癌患者确有一些有限的证据,因为此类患者的区域淋巴结受累风险和疾病远处转移的风险较高,然而在可能的条件下,对于通过 PET/CT 扫描或者其他影像学检查方法发现的模棱两可或可疑的部位,应当进行活检,以明确是否为 Ⅳ 期疾病。2013 年欧洲肿瘤内科学会(ESMO)也发布了《原发性乳腺癌的诊断、治疗与随访临床实践指南》。期和风险评估来说,当认为常规方法不明确时,[18F]- FDG PET/CT 这种功能信息与解剖信息结合的方法或许更有价值。对于乳房切除术及腋窝分期手术(>4 个阳性腋窝淋巴结)的乳腺癌患者,NCCN推荐[18F]- FDG PET/CT(Ⅱb 类)作为影像检查系统分期的方法。[18F]- FDC PET/CT 检查可与诊断性 CT 检查同时进行,并且可以通过 PET/CT 检查进一步分期。在 CMS 新的 PET 医疗保险覆盖框架中,将转移性疾病的初始分期划入了初始治疗策略评价的范畴,并免除了对实体肿瘤[18F]- FDC PET/CT 评估资料的收集要求。

(三)疗效评估

研究表明,分子影像定量成像法可以作为肿瘤疗效预测或治疗效果评价的生物学标志。2009 年,Wahl RichardL 在回顾 WHO、RERCIST 实体瘤治疗疗效评价标准的基础上,结合[18F]- FDG PET 和 PET/CT 在肿瘤治疗效果预测和评价研究的大量数据,提出实体瘤疗效 PET 评估标准 1.0 版本框架草案——PERCIST 标准。它是建立在 PET/CT 分子影像基础上的对实体瘤治疗疗效评价的标准。该标准同样适用于对乳腺癌疗效的评价。当显示乳腺肿瘤和淋巴结[18F]- FDG 的摄取值降低时,则说明治疗是有效的。相反,如果[18F]- FDGR 的摄取值下降很少或者没有下降,则说明治疗没有效果。那些[18F]- FDG 摄取值持续降低的患者在治疗结束后都经组织学证实获得了病理治疗反应。当然,功能影像用于疗效评价还面临着许多挑战。用 PET 监测转移病灶最主要的挑战就是没有一个可重复的明确的被广泛接受的疾病评价标准。根据 PERCIST 标准,只有进展期疾病一个新的部位出现高摄取可以用 PET 评估,还没有证据表明 WHO 和 PERCIST 标准允许将 PET 用于确定疗效评价、疾病稳定、疾病进展。2011 年,欧洲肿瘤内科学会(ESMO)的《临床实践指南》中也指出:PET、PETCT 对疗效的评价仍有待研究,但是它可被用于预测疾病进展。

(四)复发监测和复发后的再评估

有研究显示,在肿瘤标志物升高而传统显像方法结果示阴性或模棱两可的乳腺癌患者中,[18F]- TDG PET/CT 扫描对其再分期起到了重要的作用,从而对这些患者的下一步治疗决策起到了非常重要的影响。如果功能影像 PET/CT 检查发现异常,则可考虑疾病有了新的发展。《中国抗癌协会乳腺癌诊治指南与规范(2011 版)》对局部、区域淋巴结复发乳腺癌的诊治指出:如果复发患者既往曾接受术后放射治疗,则诊断复发时的影像学检查还需要增加对有无放射性肺损伤的评估。如接受过术后放疗的患者出现臂丛神经症状或上肢水肿,且临床无明显淋巴结肿大,则推荐行增强 MRI 或 PET/CT 扫描,以利于鉴别复发和放射性纤维化。[18F]- FDG PET/CT 对于复发患者评估复发的完整范围、有无远处转移,以及术后改变与放射性损伤之间的鉴别都有优于传统影像的优势。此外,对于晚期乳腺癌患者出现骨转移的检查,《中国抗癌协会乳腺癌诊治指南与规范(2011 版)》指出:PET/CT 可以直接反映肿瘤细胞对葡萄糖的摄入,已有临床研究提示[18F]- FDG PET 具有与骨扫描相似的灵敏度及更高的特异度,对乳腺癌骨转移治疗后病情的跟踪优于骨扫描,但是专家组认为目前 PET/CT 在骨转移诊断的价值仍有待进一步研究,临床上并不作为常规推荐。

NCCN 指出,对于 III 期浸润性乳腺癌复发的检查及治疗后的监测和随访来说,除非有症状或其他检查异常结果,那些诸如乳腺 MRI、骨扫描(IIb 类)、腹部 CT(包括或不包括盆部 CT)、超声或 MRI 检查(均为 IIa 类)均为备选检查,PET/CT 扫描同样包含在备选检查项目中(IIb 类)。对于 IV 期转移或复发乳腺癌,专家组一般不推荐在评估复发患者时常规使用 PET 或 PET/CT 扫描,除非其他分期方法的结果模棱两可或存有疑问。尽管有一些有限的、多为回顾性研究的证据支持 PET/CT 扫描对于部分出现复发或肿瘤转移的患者可通过确定肿瘤的浸润范围来指导治疗方案的制订,但专家组仍认为对可疑部位的活检可能会提供比 PET/CT 扫描更多的有助于分期的信息。

2008 年,美国核医学与分子影像学会(SNMM)认为[18F]- FDG PET 应该作为一种常规检查用于检测临床怀疑转移以及复发的乳腺癌患者是否有转移和复发。2011 年,欧洲肿瘤内科学会的《临床实践指南》也认为当临床怀疑有局部复发或转移性时应行 PET/CT 等检查进行证实。这项检查能够非常早期地发现肿瘤转移性疾病。PET、PET/CT 能够非常有效地鉴别复发病灶,特别是当传统的显像方法模糊或矛盾时,它能有效地鉴别或证实远处孤立病灶的位置或转移病变,使部分侵袭性病灶患者从多学科方法中获益。对于穿刺到达不了的地方,PET/CT 这种功能影像或许能够证实这些病灶的恶性特征。作为"后续治疗策略",CMS 同样也把再分期与治疗监测纳入了国家医疗保险政策的覆盖范围。

(五)预后判断

核医学分子影像技术可以提供独特的、与生物学相关的、不可能通过解剖成像技术获得对肿瘤治疗预后的重要信息。ESMO 的《临床实践指南》认为,PET 及 PET/CT 评价疗效虽然有待研究,但是它能会预测疾病的进展。有研究显示,乳腺癌患者化疗前后 PET 显像原发肿瘤及腋窝淋巴结的 SUV 的减低率与病理学分级 5 年无瘤生存率成正相关。作为术前非侵袭性生物学代谢参数与乳腺癌的其他已知的预后因素结果是一致的。但是,关于 PET 及 PET/CT 预测乳腺癌预后的效果仍缺乏大样本的研究,各指南均未提出相关建议。

三、[^{18}F]- FDG PET/CT 乳腺显像

(一)适应证

该方法的适应证包括:①乳腺癌的分期;②治疗后病情的监测及随访;③局部进展期的过程中肿瘤或有转移的患者经常规检查(如 CT、全身骨显像)诊断不清或可疑时;④对乳腺癌患者进行随访的过程中,若常规检查(如 CT、全身骨显像)诊断不清或可疑时。

(二)禁忌证

该方法无绝对禁忌证。如患者怀孕(疑似或确诊),则应均衡检查,对患者临床决策的利弊进行评估;哺乳期妇女停止母乳喂养 24 小时以上;尽量避开月经周期。

(三)检查前的准备和注意事项

(1)按规范介绍并签署 PET/CT 显像检查知情同意书。

(2)嘱受检者携带既往的检查资料,详细询问患者的发病过程(包括现病史、既往史、家族史、职业、吸烟史等)及诊断与治疗经过(如肿瘤标志物和病理活检结果,是否行手术、放疗和化疗等,是否应用骨髓刺激因子及激素,以及目前的治疗情况等),尤其应注意询问患者是否有糖尿病史、近期接触史、感染史并询问患者的血糖控制情况。

(3)确认是否有幽闭恐惧症,能否耐受双手臂上举平卧 15～20 分钟。

(4)注射[^{18}F]- FDG 前禁饮食 4～6 小时,显像前 24 小时内适量多饮水,并避免剧烈活动。

(5)检查前常规测量身高、体重,并测血糖。血糖浓度原则上应<11.1 mmol/L,血糖浓度升高会降低肿瘤对[^{18}F]- FDG 的摄取率,并增加本底。血糖浓度>11.1 mmol/L 的患者可另行预约检查时间。对于注射胰岛素治疗的患者,注射[^{18}F]- FDG 的时间应延迟至胰岛素注射 2 小时后,具体情况视胰岛素的类型与给药途径而定,以免造成肌肉显影明显。

(6)避免服用止咳糖浆、双胍类药物,避免静脉输入含葡萄糖的液体。

(7)注射[^{18}F]- FDG 时及注射后嘱患者放松,对于精神过度紧张的患者,检查前可给予镇静剂。注射[^{18}F]- FDG 后,患者取卧位或坐位,安静避光休息。

(8)注意保暖,以便减少棕色脂肪对[^{18}F]- FDG 的摄取。可在注射[^{18}F]- FDG 前口服氯羟安定或地西泮,减少棕色脂肪和骨骼肌对[^{18}F]- FDG 的摄取;β 受体阻滞药也可减少棕色脂肪对[^{18}F]- FDG 的摄取。

(9)注射[^{18}F]- FDG 24 小时内应远离婴幼儿及孕妇。

(10)当需要静脉注射 CT 增强对比剂时,应按有关要求进行处置。如患者近期接受过钡剂造影,则应将摄像安排在 1 周之后进行。

(四)图像采集

(1)静脉注射[^{18}F]- FDG 的剂量为 2.96～7.77 MBq/kg,若为儿童,则应酌情减量。可根据显像仪器的不同,对[^{18}F]- FDG 的剂量进行适当调整。注射部位宜选择已知病变的对侧肢体,注射药物后安静休息.避免与人交谈和肌肉紧张。

(2)显像一般选择在注射药物 60 分钟后进行。

(3)进行 PET/CT 检查前排空膀胱。

(4)上检查床前取下体表的高密度物(如腰带、钥匙、项链、首饰、胸罩、硬币等)。

(5)进行乳腺检查时,嘱受检者取俯卧位,双上肢举过头顶,利用乳腺悬垂架,将乳腺充分向下悬垂。

(6)CT 扫描:选择适宜的管电压、管电流、层厚、层距等参数,进行较低剂量的 CT 扫描。受检者平静自由呼吸,尽可能保持 CT 图像与 PET 图像融合的一致性。

(7)PET 扫描:行二维或三维采集;不同型号的 PET/CT 设备,扫描条件的具体参数可有不同。

(8)进行放射治疗计划定位时,应注意与 CT 模拟定位的匹配、标志点和成像参数,进行精确放射治疗时可以应用定位专用床、激光定位系统以及呼吸门控技术。

(9)为评价放疗和化疗的疗效而行再次显像时,再次显像和图像处理的条件应尽可能保持一致。

(五)注意事项

(1)对病灶较小(直径<1 cm)、近期接受过大剂量化疗和血糖过高的患者来说,结果可能出现假阴性。

(2)对乳腺感染或炎症、乳腺增生、部分良性肿瘤(如纤维腺瘤、错构瘤)及乳腺假体患者来说,结果可能出现假阳性。

(3)对诊断不明确者,需行进一步的检查或随访。

(4)当进行乳腺俯卧位显像时,应尽量保证乳腺在采集野内,受检者应尽量避免活动,否则图像模糊,会出现"假象匹配"。

(5)因为血糖浓度会直接影响$[^{18}F]$- FDG 的摄取与分布,所以应严格控制血糖浓度和影响血糖浓度变化的各种相关因素。

(6)进行放疗定位时,PET 扫描体位应与放疗的体位一致。

四、PET/CT 在乳腺癌原发灶诊断中的应用

(一)PET/CT 的表现

目前临床上乳腺 PET/CT 显像多采用$[^{18}F]$- FDG 作为显像剂,其次是雌激素受体显像剂(16α-氟-17β-雌二醇,$[^{18}F]$- FES)。$[^{18}F]$- FES 显像可以为临床提供乳腺癌组织及转移灶内的雌激素受体分布、密度变化及活动状态等信息,对于乳腺癌患者是否采用激素治疗和预后判断非常有价值。本节主要对$[^{18}F]$- FDG 在乳腺癌中的应用加以介绍。

1.乳腺癌原发灶的表现

尽管不同组织类型的乳腺癌生物学行为不尽相同,但绝大部分的恶性肿瘤均表现为摄取$[^{18}F]$- FDG 增高。乳腺内局限性$[^{18}F]$- FDG 浓聚,CT 相应部位为软组织密度影,是乳腺癌原发灶的基本表现。大部分进展期乳腺癌在 CT 上可见软组织肿块,肿块可呈类圆形、分叶状或不规则形,边缘可见长短不等、粗细不均的毛刺或表现为部分边缘模糊。部分乳腺癌(特别是浸润性小叶癌)在 CT 上可无明显肿块,而在乳腺某一区域出现密度增高或两侧乳腺比较出现不对称性致密影,PET 上同样可见$[^{18}F]$- FDG 异常放射性浓聚。

2.淋巴结转移的表现

淋巴结转移是乳腺癌最常见的转移方式。它在 PET/CT 上表现为淋巴结肿大、代谢增高。多发密集的转移淋巴结在 PET 的 MIP 投影图上可表现为从腋下至锁骨上成串的浓聚结

节。发生于外侧象限的肿瘤多转移至腋窝淋巴结,并引起淋巴回流及静脉回流障碍,造成上肢水肿;发生于内侧象限者则易有内乳区或锁骨上淋巴结转移,然后扩展至纵隔淋巴结。肿瘤也可通过两乳之间丰富的淋巴交通转移至对侧腋窝或锁骨上淋巴结。

3.远处转移的表现

乳腺癌常远处转移至胸膜、肺和骨骼等器官。胸膜转移表现为胸膜代谢增高,呈单发、多发的结节状或条状放射性浓聚,CT见胸膜增厚、胸膜结节及胸腔积液。肺转移途径可为经淋巴途径转移至胸膜下,在CT上表现为胸膜下的结节或不规整形实变,也可经血行途径而来,在CT上见数个或多发的圆形病灶。PET上直径0.7 cm左右的肺转移灶可表现出[18F]-FDG的浓聚,较小的结节一般无明显的放射性摄取,主要依据CT表现和动态观察来明确诊断。乳腺癌的骨骼转移绝大多数表现为溶骨性骨质破坏,多发生于脊柱和肋骨,PET/CT表现为骨质密度减低伴代谢增高,或骨髓密度增高伴代谢增高,这些都是骨转移的可靠征象。

(二)临床意义

1.发现乳腺癌及鉴别乳腺肿块的良、恶性

目前,乳腺X线钼靶检查仍是临床进行乳腺癌筛查的首选方法,但乳腺钼靶检查对于40岁以下致密型乳腺癌患者来说,定位、定性诊断困难,常需结合活检和其他检查。[18F]-FDG显像反映的是不同组织的糖代谢状况,只要肿瘤局部呈高代谢,就可清晰地显示出病灶,而不受乳腺内部的组织结构和密度等因素的影响,因此可作为此种类型乳腺癌X线钼靶检查的补充手段。需指出的是,乳腺钼靶检查可以发现乳腺癌内的微小钙化,而微小钙化是诊断乳腺癌的一个重要X线征象,一部分乳腺癌可以仅表现为微小钙化而无结节及其他结构异常。近年来,数字化乳腺钼靶技术提高了微小钙化的检出率,对此类型的乳腺癌诊断价值较大。而单纯CT及PET/CT检查无法发现这些微小钙化,这也是PET/CT在诊断乳腺癌方面的一个缺陷。

乳腺癌的不同组织学类型对PET/CT显像准确率会造成一定影响,一些缓慢生长的肿瘤(如小叶原位癌)和非侵袭性的肿瘤(如导管内癌)有时与良性病变也难以鉴别。多项研究显示PET/CT显像检出乳腺浸润性导管癌的灵敏度高于浸润性小叶癌,且[18F]-FDG摄取也明显高于后者;乳腺恶性程度高的肿瘤要比恶性程度低的肿瘤摄取[18F]-FDG高;p53水平高者[18F]-FDG摄取要高于水平低者;浸润性生长方式肿瘤的SUV明显低于边界清晰的肿瘤。其次是肿块体积的大小也会影响PET/CT对乳腺癌的诊断。若乳腺原发病灶直径>2 cm,则PET诊断的灵敏度和特异性均较高,但随着病灶体积的缩小,PET显像的灵敏度和特异性下降。直径<1 cm的乳腺癌检出率较低是PET/CT假阴性的主要原因。有文献报道,乳腺的双时相显像可提高肿瘤SUV和非肿瘤SUV的比值,从而提高小乳腺癌和部分低度恶性乳腺癌的诊断准确性。

乳腺的良性肿瘤或良性病变多数不摄取[18F]-FDG,或摄取程度较轻,与正常腺体差别不大。值得注意的是,活动性感染或炎性病灶也可出现[18F]-FDG摄取增加,进行外科活检、放射性治疗、隐球菌病结核病变、曲菌病和其他特异性感染后,也可出现[18F]-FDG浓聚;普通炎症的摄取多较弥漫、不均匀,双时相显像摄取多有下降,或结合手术、放疗病史鉴别不难;乳腺癌与特异性感染、结核、肉芽肿性病变鉴别较难,此时鉴别诊断须综合临床、CT及其他手段进行。

2.PET/CT对乳腺癌淋巴结转移的诊断价值

有无腋窝淋巴结转移是乳腺癌预后的重要影响因素,也是术后放疗和化疗的重要参照标

准之一,而传统影像学方法仅仅根据淋巴结的大小无法准确判断是否有局部淋巴结转移。以往对腋窝淋巴结的准确评价主要依靠对腋窝清扫组织的筛选和病理检查来获得,因此几乎所有的乳腺癌患者均需行腋窝淋巴结清扫术。术后病理表明仅有25%～30%的患者存在腋窝淋巴结转移,但腋窝淋巴结清扫术常常导致患者出现上肢水肿、上肢运动障碍及臂丛神经损伤等并发症,因此术前能否准确评价腋窝淋巴结将直接影响患者的预后和治疗策略的选择。

[^{18}F]-FDG PET/CT显像对转移性腋窝淋巴结的检出与病理学结果高度相关,诊断准确率为77%～96%,对胸小肌内侧、锁骨上及内乳淋巴结转移的临床价值较大。对于原发病灶较大的患者,尤其是病灶直径＞2 cm的进展期乳腺癌患者,PET/CT诊断腋窝淋巴结转移的灵敏度和特异性均较高。但PET/CT对于直径正常的淋巴结转移存在假阴性,特别是对微小及镜下浸润转移的淋巴结,无法取代腋窝淋巴结活检。

3. PET/CT对乳腺癌远处转移的检测

PET/CT显像作为全身成像的影像学技术,除可观察肿瘤局部外,还可提供身体其他部位的更多信息以及常规影像学不易观察到的远处转移灶。

PET/CT显像对乳腺癌全身转移灶的检出优于CT,MRI在探测肺转移(尤其是纵隔淋巴结转移略)优于胸部CT,对肝转移灶的检出要早于腹部增强CT及MRI。在判断骨转移方面,PET/CT显像与核素骨显像的灵敏度相似,但其特异性更高,对于溶骨性转移灶(对患者的预后影响明显高于成骨性转移灶)的探测要明显优于核素骨显像。在PET/CT图像上溶骨性病变的SUV往往高于成骨性病变。部分成骨性病变因呈低代谢而不易被PET探测,但结合CT图像的改变也不难做出正确的诊断。

尽管PET/CT显像在发现转移灶方面具有其他影像学方法无法比拟的优势,但在以下几方面存在一定的局限性:因为脑实质呈高放射性本底,不易显示小或代谢低的脑转移灶及脑膜转移灶,所以检出率低于强化MRI;受设备空间分辨率的限制和呼吸运动的影响,PET/CT对较小的肺转移灶显示不理想。

4. PET/CT对预后的评估及疗效的观察

影响乳腺癌预后的因素较多,其中乳腺癌原发灶恶性程度和淋巴结转移是影响预后的两个重要因素。PET/CT显像能在活体状态下提供乳腺癌组织的生物学信息,因此越来越多地被临床用于乳腺癌患者的预后分析。多项研究提示肿瘤局部高[^{18}F]-FDG摄取与临床上更具侵犯性有关,同时还预示该病灶对辅助化疗不敏感,预后较差。此外,也有研究显示治疗后PET/CT显像[^{18}F]-FDG阳性患者的生存期明显短于阴性患者。

在临床中常采用解剖影像学技术来观察肿瘤的形态学变化,以对治疗反应做出评价。然而,肿瘤体积变化较难反映治疗早期肿瘤病理组织的改变。在治疗过程中,肿瘤代谢活性的变化常明显早于形态学的改变,当接受有效治疗后,坏死的肿瘤细胞很快表现出代谢活动消失,而此时肿瘤的体积往往缩小不明显。离体细胞培养和动物的活体研究显示,病灶[^{18}F]-FDG的摄入反映了肿瘤细胞的数量和每个肿瘤细胞的葡萄糖代谢率。因此,以代谢为基础的PET/CT显像能较传统影像学检查更早、更准确地反映病灶的治疗变化。临床研究表明,PET/CT显像对于预测肿瘤的生物行为和预测肿瘤对化疗或内分泌治疗的生物活性反应具有极其重要的意义,其监测辅助化疗反应的敏感度、特异性和准确性分别达到了81%、98%和92%。

进展期乳腺癌患者术后常需进行化疗以延长生存期,化疗后70%～80%的患者表现为临床缓解,但实际仅有 20%～30% 的患者出现病理上的缓解,此外还有 20%～30% 的患者对化疗不敏感。在治疗前和治疗 1～2 个周期后行 PET/CT 显像,并据此及时调整化疗方案,可避免无效化疗,提高化疗的疗效,降低化疗毒性和化疗费用。相关文献报道,几乎所有化疗有效的患者,在治疗开始的早期表现为局部病变对[18F]-FDG 摄取明显减低;而对化疗无效的患者,局部[18F]-FDG 摄取不变;如果病灶内[18F]-FDG 浓聚增加,则提示病情有进展。

5. PET/CT 对肿瘤复发的诊断

初期诊断与治疗后,乳腺癌局部和区域性的复发率为 7%～30%,且多累及乳腺和胸壁。早期探测出乳腺癌局部复发和转移病灶对患者的进一步治疗有明显影响。乳腺癌局部复发通常表现为胸壁皮肤或皮下的单发或多发结节,典型者位于手术瘢痕内或邻近瘢痕处。与传统影像学方法相比,PET/CT 显像根据手术区域局限放射性浓聚的存在,能轻松从手术和放疗后的乳腺组织改变中识别出复发结节。此外,PET/CT 显像对那些肿瘤血清学指标升高而无明显症状的乳腺癌患者复发的确诊也具有明显优势。PET/CT 显像判断乳腺癌治疗后复发的敏感度、特异性和准确性分别达 80%、85% 和 82%。

(三)诊断要点

对那些临床或常规影像学检查难以进行或高度怀疑而无明确结论的患者(特别是那些不愿接受创伤性诊断的患者),[18F]-FDG PET/CT 应作为其乳腺肿块定性诊断的选择。乳腺内局限[18F]-FDG 浓聚,CT 相应部位为软组织密度,结节是乳腺癌原发灶基本的 PET/CT 表现。如同时出现腋窝淋巴结转移,则诊断就很明确了,如果 CT 上无结节或结构异常,则需要结合钼靶及其他检查以进一步确定。PET/CT 可发现其他检查难以发现的胸小肌内侧、锁骨上及内乳淋巴结转移,还在致密型乳腺癌患者肿瘤探查、多中心病灶、早期复发和转移以及对化疗的监测等方面具有明显的优势。

五、疗效监测

目前临床中常常使用 CT 对病灶大小的评估,以评价疗效及进行随访。但是往往需要较多疗程,病灶的大小在影像学上才能有明显改变。另外,一些特殊的病灶(如骨转移、胸膜侵犯等)情况下对治疗效果的评价在常规影像学检查中较为困难。肿瘤组织的代谢率降低早于肿瘤体积的缩小,尤其是靶向治疗。全身 PET/CT 可以早期评价治疗效果,且可以评价全身病灶对治疗的非一致性反应。欧洲肿瘤研究组织认为,通过数疗程治疗,SUV 较基线下降 25% 可以被认为部分缓解,而 SUV 上升至少 25%,或视觉上肿瘤摄取[18F]-FDG 代谢明显增加(20% 的肿瘤最大径增长),以及新出现的[18F]-FDG 摄取可以认为疾病有进展。但这一标准在临床中未被广泛使用。不单单是 PET,结合 CT 部分的新标准也需建立。总之,PET/CT 在化疗中的疗效监测方面颇具潜力,但其标准制订仍然需要更多的研究结果来支撑。

乳腺癌的新辅助治疗(neoadjuvant chemotherapy, NAC)可在术前降低肿瘤分期,使不可手术的患者变为可以手术的患者,其作用在临床工作中越来越受到重视。虽然是否行 NAC 对肿瘤患者的整体生存获益尚未得到肯定的证实,但人们普遍认为行 NAC 后手术证实病理完全缓解的患者有较好的无病生存期及总生存时间。据统计,13%～26% 的患者可以通过 NAC 获得病理完全缓解。早期 NAC 疗效监测可以筛选通过 NAC 可能受益的患者,鉴别治疗可能无效的患者,从而减少不必要的化疗。NAC 疗效的评价应该选什么方法一直是大家争论的热点。有研究报道汇总了[18F]-FDG PET 评价乳腺癌原发灶的新辅助治疗疗效的 16 篇文献,含 786 例患者,荟萃分析显示 PET 的汇总灵敏度为 84%,特异性为 66%,特异性的异质性较大。许多研究关注早期(经过 1 或 2 个疗程)SUV$_{max}$ 的变化来预测最终的病理完全缓解,在这些研究中,CT 的结果并不影响疗效判断,因此在评价 NAC 疗效方面 PET/CT 并不优于单独的 PET。许多研究显示,SUV 降低的程度可以用于鉴别治疗无效的患者。但是不同的研究中采用了不同阈值,并未得到统一。

其次,何时行 PET 检查较好仍然颇有争议。一些研究团队认为在第 2 个疗程后行 PET 检查可以有效判定化疗的疗效,并且不耽误对治疗方案进行早期修改,以确保其后续疗效。但是如果可行,第 1 个疗程后的评价可能较有意义。

再次,治疗前的肿瘤 SUV 值必须足够高,以确保后续治疗后减低值显著。这些要求限制了 PET 在低 SUV 肿瘤患者中的应用。应该注意的是,肿瘤在治疗前的低代谢可能预示着对化疗的抵抗。另外,乳癌癌患者可分为不同的亚组,其化疗效果、复发风险以及治疗决策都可能有所差别。因此,早期的 FDG 代谢监测化疗疗效需要分不同亚组分别测量。另外,在激素治疗第1个疗程后,FDG 的摄取增加可能预示着激素治疗反应良好。这一现象被称作代谢反跳。其中一种解释认为激素治疗最初的促进作用大于其拮抗作用。但是这一现象仅在少数患者中出现,需要更多研究分析这一现象产生的原因。

总之,[18F]- FDG PET/CT 在确诊或临床怀疑复发的乳腺癌患者中,比单独 PET 检查更有优势。在局部进展型乳腺癌患者及炎性乳腺癌患者中,[18F]- FDG PET/CT 作用较大,可用于检测是否发生腋窝外淋巴结转移及远处转移。临床分期 Ⅱb 到 Ⅲa 的患者中,PET/CT 也能发挥一定优势。但是,PET 有限的空间分辨率(5~6 mm)并不足以发现早期腋窝淋巴结转移或其他微转移。PET 提供的代谢信息可以用于早期评价化疗疗效(新辅助化疗及转移后化疗)。

(刘 超)

第七节 淋巴瘤与 PET/CT 技术

一、概述

淋巴瘤是一组起源于淋巴结或其他淋巴组织的恶性肿瘤,可分为霍奇金淋巴瘤(hodgkin lymphoma,HL)和非霍奇金淋巴瘤(non - hodgkin lymphoma,NHL)两大类。

WHO 将 HL 主要分为两型:淋巴细胞为主型霍奇金淋巴瘤(lymphocyle predominant hodgkin lymphoma,LPHL)和经典型霍奇金淋巴瘤(classical hodgkin lymphoma,CHL)。CHL 占绝大多数,分为 4 个亚型:结节硬化型、混合细胞型、少淋巴细胞型、富于淋巴细胞型。NHL 是一组多样化的淋巴增生性疾病,起源于 B 淋巴细胞、T 淋巴细胞或自然杀伤细胞。2008 年 9 月,WHO 分类再次进行更新,加入了过去十年间发现的新的疾病和亚型,并且基于最新进展,更好地确定了一些异质性和不明确的分类,按 ArmArbor 分期系统,淋巴瘤可分为 Ⅰ~Ⅳ 期。

二、淋巴瘤[18F]- FDG PET/CT 显像的临床应用推荐

详细的淋巴瘤[18F]- FDG PET/CT 显像的临床应用推荐见表 10 - 2。

表 10-2　淋巴瘤[18F]-FDG PET/CT 显像的临床应用推荐

序号	推荐内容	推荐水平	证据水平
	[18F]-FDG PET/CT 用于淋巴瘤的诊断、最初分期		
1	HL 和 NHL 中 DLBCL	I	A
2	NHL 中的滤泡性淋巴瘤、与艾滋病相关的 B 细胞淋巴瘤、外周 T 细胞淋巴瘤	II a	A
3	NHL 中的淋巴结外自然杀伤/T 细胞淋巴瘤(鼻型)、套细胞淋巴瘤、淋巴母细胞淋巴瘤、非胃 MALT 淋巴瘤、结内边缘区淋巴瘤、脾边缘区淋巴瘤等	II b	A
4	NHL 中的 CLL/SLL	III	C
	[18F]-FDG PET/CT 用于淋巴瘤中期再次分期和疗效评估		
5	HL	I	A
6	NHL 中的 DLBCL、外周 T 细胞淋巴瘤	II a	A
7	NHL 中的 CLL/SLL	III	C
	[18F]-FDG PET/CT 用于淋巴瘤治疗结束时再次分期、疗效评价		
8	HL 和 NHL 中的 DLBCL	I	A
9	NHL 中的原发性纵隔大 B 细胞淋巴瘤、外周 T 细胞淋巴瘤	II a	A
10	NHL 中的滤泡性淋巴瘤、淋巴母细胞淋巴瘤	II b	A
11	NHL 中的 CLL/SLL	III	C
	[18F]-FDG PET/CT 用于淋巴瘤的复发监测		
12	HL	II a	A
13	NHL 中的 DLBCL	II b	C
	[18F]-FDG PET/CT 用于淋巴瘤干细胞移植前评估		
14	HL	II a	A
15	NHL	II b	C

(一)淋巴瘤的诊断和最初分期

淋巴瘤患者初治方案的确定依据淋巴瘤的组织学亚型、治疗前是否伴有危险因素以及准确的疾病分期等。[18F]-FDG PET 及[18F]-FDG PET/CT 检查在淋巴瘤的初始分期以及再分期时显示出很高的诊断灵敏度及特异性。研究显示,将[18F]-FDG PET/CT 显像与常规的 CT 显像相比,两者对淋巴瘤分期的灵敏度分别为 94%、88%,特异性分别为 100%、86%,这是由于部分病灶,尤其是结外病灶葡萄糖代谢增高,而解剖学无异常表现。

目前,[18F]-FDG PET 显像是 HL 以及多数侵袭性 NHL 治疗前评估的一部分,尤其是对 HL 和 DLBCL 则更应强力推荐,并且对其他组织学类型的部分患者也有助于诊治。根据新的疗效评价标准,治疗前[18F]- FDG PET 显像对疗效评价有着极其重要的作用。治疗前[18F]- FDG PET 显像可检测出部分常规显像未显示的病灶,改变了 15%~20% 的患者的临床分期,并且 8% 的患者的治疗方案也会随之改变。

大多数亚型的淋巴瘤中,在治疗前应用 PET 显像探查淋巴结和淋巴结外病灶都具有高灵敏度。在进行 HL、DLBCL 的诊断时,[18F]- FDG PET 显像几乎普遍呈阳性,大约 90% 的滤泡性淋巴瘤、外周 T 细胞淋巴瘤[18F]- FDG PET 显像呈阳性,伯基特淋巴瘤和 DLBCL 是全身型 HIV 相关淋巴瘤的最常见类型,治疗前的 PET 显像推荐为常规项目。多数套细胞淋巴瘤、淋巴母细胞淋巴瘤在 PET 上也呈阳性。PET 显像对淋巴结外边缘区淋巴瘤(尤其是胃 MALT 淋巴瘤)的灵敏度较差。而非胃 MALT 淋巴瘤、淋巴结内边缘区淋巴瘤、脾边缘区淋巴瘤等,PET 显像不属于基础显像,在某些情况下对于部分病例有助于诊断。PET 对于慢性淋巴细胞白血病(chronic lymphocytic leukemia,CLL)无用,但如果怀疑出现 Richter's 转化,则可以协助引导淋巴结活检。

[18F]- FDG PET 或[18F]- FDG PET/CT 显像并不推荐作为伯基特淋巴瘤的常规应用,因为其结果不太可能改变新诊断为 HL 患者的治疗方案。PET/CT 显像对于部分 T 细胞幼淋巴细胞白血病病例的诊治可能有帮助。PET/CT 显像和脑 MRI 对于部分移植后淋巴增生性疾病病例的诊治可能有帮助。PET/CT 在寻找皮肤 B 细胞淋巴瘤患者的隐匿性全身性病变时可能有较高的灵敏度,但这一点未经证实,而且假阳性率较高,可能会造成混淆。

参照[18F]- FDG PET 显像检查结果进行诊断和分期时,应始终持谨慎态度,结节病、感染以及炎症在内的许多良性疾病均能导致 PET 结果的假阳性,增加了解读难度,与淋巴瘤病灶鉴别也并不容易。在已确定病灶之外发现 PET 阳性部位,或者当[18F]- FDG PET 阳性病灶部位与淋巴瘤常见的临床表现不一致时,建议再追加临床评估或病理评估。

(二)[18F]- FDG - PET/CT 显像用于淋巴瘤中期再次分期和治疗反应评估

PET 及 PET/CT 显像在淋巴瘤的再分期时确实显示出了很高的诊断灵敏度及特异性,但在选择 PET 显像进行复查时要注意,治疗基础显像为阳性的才考虑应用,基础显像为阴性一般不推荐。

[18F]- FDG PET 及[18F]- FDG PET/CT 显像对 HL 的再分期有很高的诊断准确性,越来越多地被应用于评估 HL 治疗期间的疗效。研究指出,2 或 3 个疗程化疗后 PET 显像显示的 HL 代谢改变能够预测治疗结束后的反应和患者的无进展生存期(progression - free survival,PFS)。NCCN 指南(2014 年第 2 版)指出化疗 2 周期后 PET/CT 比其他检查有更好的预测 PFS 率的价值,建议对中期 PET 显像结果以 Deauville 标准进行评分,对不同 Deauville 评分的患者推荐不同的临床处理方案。但是,该指南同时指出部分回顾性研究表明中期 PET 检查对于早期 HL(Ⅰ、Ⅱ 期)患者无显著的预后价值。例如,Hutchings 等报告,中期 PET 扫描呈阳性的 7 名 Ⅰ、Ⅱ 期患者中有 5 名(71%)在 3 年中位随访时间内仍保持缓解状态,然而 PET 扫描阳性的晚期患者(Ⅲ、Ⅳ 期)均在 2 年内复发。因此,必须强调在某些临床情况下中期 PET 显像的价值尚不明确,对 Ⅰ、Ⅱ 期患者尤是如此,治疗决策时应考虑采取所有可使病情缓解的措施,目前并没有确切的证据证实基于 PET 显像改变治疗方案能够带来更好的预后。因此,专家组基本同意推荐进行 HL 的中期再次分期和治疗反应评估,但是制订治疗决策时应考虑多种应对措施。

DLBCL 中期再分期是为了确定诱导治疗无效或疾病进展的患者。PET 对明确残余病灶是纤维化组织还是含有存活肿瘤组织可能非常有帮助。多个研究显示，2～4 个周期诱导化疗之后的 PET 显像阴性提示预后较好，多数研究包括各种侵袭性的淋巴瘤，但绝大多数为 DLBCL 患者。经一线含蒽环类药物诱导化疗（41% 的患者使用利妥昔单抗）治疗的侵袭性淋巴瘤患者（$n=90$）中，经 2 周期诱导治疗后的 PET 阴性的患者（$n=54$）与 PET 阳性的患者（$n=36$）相比，2 年无事件生存率（82% vs. 43%，$P<0.001$）和总生存率（90% vs. 61%，$P=0.006$）均显著增高。在另一项研究中，侵袭性淋巴瘤患者（$n=103$）使用一线 CHOP 或类似 CHOP 方案（49% 的患者使用利妥昔单抗），4 周期诱导治疗后的 PET 阴性的患者（$n=77$）的 5 年无事件生存率显著高于 PET 阳性的患者的（80% vs. 36%，$P<0.0001$）。但是，中期 PET 可能提供假阳性结果，一些经过化学免疫治疗的患者虽然中期 PET 为阳性，但长期的结局也较好。一项对于 DLBCL 患者的前瞻性研究，通过对中期 PET 阳性患者活检评价了中期 PET（4 个周期 CHOP 治疗后）的意义，在 37 例中期 PET 阳性的患者中，仅有 5 例活检显示疾病持续，中期 PET 阳性、活检阴性患者的 PFS 与中期 PET 阴性患者的相同。因此，专家组基本同意推荐进行中期 PET 检查，但如果将 PET 显像结果直接用于指导治疗的更改，推荐对残余病灶再次活检以确认阳性结果。如果计划在短疗程治疗后放疗，因放疗的剂量会受再分期结果的影响，所以应当在放疗之前进行再分期，包括复查 PET。对于完整疗程治疗，如果中期再分期显示缓解，则完成全部计划疗程。

对于外周 T 细胞淋巴瘤，在初始治疗后，所有患者（除免疫表型 ALK 阳性的间变性大细胞淋巴瘤患者外）均需接受对先前全部阳性病变的复查，进行中期再分期。如 PET/CT 结果为阳性，则推荐在更改治疗疗程前再次活检。随后根据治疗缓解情况（完全缓解、部分缓解、疾病稳定、疾病复发或进展），可将患者分为四组，之后治疗方案的选择需结合患者最初的疾病分期来进行。

但是，必须引起注意的是，目前并没有确切的证据证实在进行中期评估时，基于 PET 显像改变治疗方案能够为患者带来更好的预后，因此还需要更多的前瞻性研究来证实。在相关研究中，包含其他类型的 NHL 例数较少，缺乏系统性研究，目前暂不做建议。

（三）[^{18}F]- FDG PET/CT 显像用于淋巴瘤治疗结束时再次分期、疗效评估

在治疗完成时，对患者进行治疗结束再分期。但一般推荐应用于出现以下情况的患者，包括之前 PET 显像出现阳性结果、中期再分期中肿瘤 FDG 摄取有改变、同时（或）之前 FDC/活性恢复正常但仍有较大病灶残留。治疗结束后再分期的最佳时机仍不明确，然而，专家组推荐化疗结束后等待 6～8 周、放疗结束后等待 8～12 周，再行 PET 检查。

PET 及 PET/CT 显像是 HL 患者治疗结束后疗效评估的重要工具，可评估治疗结束时的残余病灶。早期及晚期患者在治疗结束时 PET 阳性为显著预后不良的因素。一项对 73 例患者（大多数处于 Ⅰ～Ⅱa 期）的研究中，Sher 等报道治疗结束后 PET 阴性组和 PET 阳性组的 2 年无进展生存率分别为 95% 和 69%。

对所有获得完全缓解或部分缓解的 HL 患者在受累野放射治疗（IFRT）结束后使用 PET/CT 进行治疗结束后再分期。对治疗结束后 PET 阴性患者建议随访，对 PET 阳性患者应按进展期病变处理。接受额外治疗后对 PET 阳性患者建议行组织活检以确定组织学分型。对初始治疗后病变稳定或进展的所有患者，均应按进展性病变进行治疗。对适合行单独化疗的患者结束后再分期和评估，如果额外治疗有效（PET 阴性或 PET 阳性但活检阴性）则无须进行进一步治疗。

与其他 NHL 相比,PET 或 PET/CT 的价值在部分 DLBCL 病例中更为明确。在疗效评价中,PET 可以鉴别残存肿块为纤维化或仍有存活肿瘤组织。由于 PET 已被列入疗效评价标准,需要进行基线检查,以实现治疗后监测的最佳解释。当治疗结束时,对之前 PET 显像阳性的病例进行复查,如果仍为阳性,在改变治疗方案前仍推荐进行再次活检。

原发纵隔大 B 细胞淋巴瘤(primary mediastinal large B-cell lymphoma, PMBL)是 NHL 的一个独特亚型,组织学上可能与 DLBCL 无法鉴别,PMBL 治疗后常见纵隔残留包块,必须进行 PET/CT 检查;如果治疗结束后 PET/CT 结果为阴性,则可对患者进行停药观察,如果 PET/CT 结果为阳性,则需要考虑做进一步治疗,推荐对患者进行活检。对外周 T 细胞淋巴瘤、淋巴母细胞淋巴瘤患者推荐进行治疗结束后评估,尤其是对之前 PET 显像阳性的患者更应如此。

对淋巴结外 T 细胞淋巴瘤(鼻型)患者在诱导治疗结束后要进行重新分期。重新分期应当包括基于初始检查的检查类型而确定合适的影像学检查(CT、MRI 或 PET/CT)、可视内镜检查、重复活检以及 EBV DNA 测定,应注意的是,在该病中 PET 的作用还没有明确。相关研究中包含其他类型 NHL 的例数较少,缺乏系统性研究,目前暂不做建议。

(四)[^{18}F]-FDG PET/CT 显像用于淋巴瘤的复发监测

NCCN 推荐,当 HL 治疗结束后进行随访时,对原受累部位重复进行影像学检查很重要,第一个 2 年内每隔 6~12 个月应做一次胸部检查(胸部 X 线片或胸部 CT),以及腹部 CT 或盆腔 CT。对缓解中的 DLBCL 患者,前 2 年中每 6 个月进行一次再分期 CT 扫描,之后无须进行常规影像学监测,除非出现临床体征或症状。由于 PET 存在假阳性风险,目前也没有充分证据提出其能作为常规检测。

但是,一项前瞻性研究在诱导治疗淋巴瘤后取得完全缓解的患者中,对 PET(诱导治疗完成后 6、12、18 和 24 个月)的作用进行了评估,发现使用 PET 有助于检出早期复发的病灶。在一项包含 183 例淋巴瘤患者的研究中,随访 PET 对复发的检出率分别为 6 个月时为 10%,12 个月时为 5%,18 个月时为 11%;假阳性率非常低,约为 1%(包括惰性和侵袭性 NHL 患者),但在 8 例(4%)PET 结果不确定的病例中,6 例活检确定为复发。另一项研究发现,在诱导化疗后取得完全缓解的 DLBCL 患者($n=75$)中,PET/CT 检测复发的阳性预测值为 0.85。

因此,目前没有证据提出 PET 能作为复发后监测的常规显像,一般使用 CT 检查作为常规显像。当具有 HL、侵袭性或中间亚型的 NHL 病史的患者,通过体格检查、实验室检查或常规显像方法发现有明确的或可疑的复发时,推荐进行 PET 显像。当治疗后病情缓解的患者复发时,尤其是当转化为侵袭性更强的类型时,可以使用 PET 联合增强 CT(包括胸、腹、盆部)评估。对某些持续存在的 CT 病灶也可使用 PET 显像,以明确是否有淋巴瘤病灶。

(五)[^{18}F]-FDG PET/CT 显像用于滤泡性淋巴瘤、蕈样肉芽肿、Sezary 综合征进展时可疑转化的检测

PET 有助于确定滤泡性淋巴瘤隐匿的病变部位或是否有组织学转化。PET 不能代替组织学检查;但是,如果某些部位有异常[^{18}F]-FDG 高代谢,那么这些部位最有可能发生了转化,研究显示惰性淋巴瘤转化患者中的[^{18}F]-FDG PET 标准摄取值高于非转化患者[^{18}F]-FDG PET 影像中出现 SUV 值较前升高,应怀疑惰性淋巴瘤转化为侵袭性淋巴瘤,应在其引导下进行最佳部位的活检,进行组织学确认。

　　蕈样肉芽肿(又称蕈样真菌病)和 Sezary 综合征是皮肤 T 细胞淋巴瘤最常见的类型,对具有不良特征(包括 T_2 期或更高、大细胞转化型、亲毛囊型、有淋巴结肿大或实验室检查异常)的患者应进行颈部、胸腔、腹腔和盆腔的 CT 或全身 PET/CT 显像,从而改变治疗方案。

三、临床应用

(一)颅内淋巴瘤

　　颅内淋巴瘤多数位于幕上,以两侧大脑半球深部白质为主,其中额叶、额顶叶交界区较为多见,也可见于颞顶交界区、颞叶或枕叶;颅内淋巴瘤少数位于基底核区、丘脑及脑室周围;尚有颅内淋巴瘤发生在小脑和脑干的报道,也可侵犯脑膜。肿瘤的主要成分是 B 细胞,少数报道以 T 细胞成分为主。既往对其特点认识不足,多数病例被误诊为胶质瘤、转移瘤、脑膜瘤、炎症及脱髓鞘等疾病。对颅内单发淋巴瘤病变可行手术切除,但是术后复发的可能性很大,对放射治疗和皮质类固醇治疗均极敏感,可在短期内收到显著疗效。

1.CT 表现

　　通常行 CT 平扫及增强扫描,可基本确定病变部位、并初步判定病变性质,但淋巴瘤的 CT 表现复杂多样,可表现如下。

　　(1)单发团块状病灶:此类病灶较多见,多位于脑皮质下或白质深部,为圆形或类圆形,可略呈分叶状,大小 4~5 cm,肿瘤的边界多清楚,密度均匀,为等或稍高密度,周围可有轻中度的低密度水肿带,占位效应相对较轻;增强扫描示病灶呈显著强化。

　　(2)多发结节状病灶:通常较单发者略小,可位于一侧或(和)双侧半球,或皮髓质交界区及脑深部,边界通常不如单发灶清楚,平扫呈等密度或稍高密度,占位效应及肿瘤周围脑水肿较轻;增强扫描示病灶有轻至中等度强化。

　　(3)囊实性病灶:肿瘤的主体为较大的低密度囊变区、囊壁呈等密度或稍高密度,肿瘤周围脑水肿及占位效应明显,增强扫描示肿瘤的实性部分明显强化。

　　(4)混杂密度病变:病变形态不规则,呈多发不规则低(坏死或囊变)、等或稍高密度(实性部分)区,肿瘤周围脑水肿及占位效应多较明显,增强扫描可见病灶呈不均匀强化。

　　(5)多发片状低密度病灶:肿瘤多呈多发片状低密度区,边界不清楚,无明显的占位效应,增强扫描无或仅有轻微小灶性强化。

　　(6)脑室壁匍匐状病灶:肿瘤沿脑室壁或室壁旁分布,呈串珠状或结节状等或稍高密度,少数病灶同时向脑实质内蔓延生长,脑室通路可因肿瘤阻塞而扩大积水,增强扫描示明显强化。

　　(7)脑膜瘤样病灶:肿瘤病灶呈均匀稍高密度,边界清楚,位于脑表面或脑实质外,侵蚀邻近颅板,并向颅外发展,肿瘤周围有轻度脑水肿及占位效应,增强扫描示病灶呈均匀强化。

2.MRI 表现

　　MRI 扫描显示实体性病灶在 T_1WI 多呈低信号,在 T_2WI 呈高信号,形态学表现同 CT 相似,Gd‑DTPA 增强扫描病灶多明显强化,增强 MRA 显示肿瘤为无血管区。

3.[18F]‑TDG PET 表现

　　葡萄糖是脑的唯一能量物质,因此[18F]‑FDG PET 的脑部皮质呈高代谢,而白质呈低代谢或代谢缺损。因此,脑部的淋巴瘤[18F]‑FDG PET 可以呈高代谢、低代谢或代谢缺损,根据淋巴瘤的形态和部位、病变的恶性程度的不同而表现不同,如脑功能细胞密集处淋巴瘤可表现为[18F]- FDG 高代谢或等代谢以及代谢缺损,而乏功能细胞(如半卵圆中心、胼胝体)处多呈[18F]-FDG 高代谢。

(二)胸部淋巴瘤

1.纵隔内淋巴瘤

纵隔内淋巴瘤以 HL 多见,占 2/3,NHL 约占 1/3,增大的淋巴结可压迫气管、食管、上腔静脉等,出现相应症状,如咳嗽、吞咽困难和上腔静脉阻塞综合征等。除了 HL 和 NHL 在淋巴结的侵犯和分布上略有不同外,胸内淋巴结增大的影像学表现基本是一致的:淋巴结可以融合成块,也可以分散存在,边界可清楚,但淋巴结外浸润而边界模糊不清;淋巴结的侵犯和分布以前纵隔和气管旁组织常见,其次为气管与支气管组和隆突下组,后纵隔、纵隔下部、心旁组和胸背后组较少见;肿瘤常侵犯两侧纵隔或肺门淋巴结,多呈对称性,很少单独侵犯肺门淋巴结;HL 常累及相邻的多组淋巴结,如血管前和气管旁淋巴结,而 NHL 多累及中纵隔和肺门淋巴结;明显增大的淋巴结(特别是融合成团的淋巴结)易侵犯肺动脉、上腔静脉等大血管以及气管、支气管等;当肿块很大时,可出现坏死和延性变,尤其是放疗后,肿块内偶可见到钙化,钙化一般发生在放疗后;注射造影剂后,受侵犯的淋巴结可有轻度到中度强化,与明显强化的血管造影形成鲜明的对比;淋巴瘤可同时合并或侵犯胸膜,心包表现为胸腔积液,心包积液或呈结节状不规则增厚;肺部受侵犯表现为从纵隔向肺内伸展的浸润阴影,肺部淋巴瘤也可侵犯纵隔。局限于前纵隔的淋巴瘤或者胸腺淋巴瘤应与侵袭性胸腺瘤相鉴别。

[18F]- FDG PET 多表现为纵隔内多发淋巴结放射性摄取增高,部分可相互融合,需要与结节病、淋巴结结核、转移性肿瘤相鉴别。

2.肺淋巴瘤

肺淋巴瘤主要侵犯肺的间质和支气管黏膜下组织,可在支气管腔内形成息肉或肿块。原发性肺淋巴瘤罕见,多为淋巴结外黏膜相关淋巴组织淋巴瘤(MALT 淋巴瘤),其 CT 表现大多与继发性肺淋巴瘤相似(只是几乎没有粟粒型肺结节表现)。

肺淋巴瘤绝大多数为继发性淋巴瘤,可分为 4 型。

(1)结节肿块型:最为常见,常为多发,也可单发,单侧或双侧肺均可受累,以中下肺多见。结节或肿块多为圆形成椭圆形,和肺癌、肉瘤或转移性肿瘤的结节相比,边界不甚清楚,呈放射状的毛刺或卫星状小结节。结节的密度较低,其内可见充气的支气管影,此为本病的特征性表现。在有些结节内可出现空洞,空洞为薄壁或厚壁,可与纵隔或胸膜相连。

(2)支气管-血管-淋巴管型:在 NHL 中较为多见,肿瘤组织浸润沿支气管、血管周围分布并播散,依其位置和病变程度的不同而有不同的 CT 表现。在中央或肺门周围时,表现为自肺门向外的放射状粗线状影或网状结节影。病变加重表现为斑片状的浸润影似支气管肺炎。支气管周围的侵犯可产生线样分布的多发的支气管周围小结节,并勾画出支气管影,这一表现是肺淋巴瘤的特征。

(3)肺炎肺泡型:在 CT 图像上表现为叶或段的实变,单侧或双侧均可发生,实变不伴体积缩小,有时实变没有明确的边界,与肺水肿相似,但通过 CT 可发现支气管是通畅的。

(4)粟粒型:极为罕见,主要见于全身播散性 NHL 和 HL,当 NHL 和 HL 复发时,CT 表现为双肺有弥漫分布的粟粒结节。

[^{18}F]-FDC PET 显像可发现肺部局部或弥漫性放射性摄取,并可见片状的炎性病变。

(三)DLBCL

DLBCL 是 NHL 中的一种,为成人淋巴瘤中最常见的类型,约占所有 NHL 的 1/3。我国 2011 年一项由 24 个中心联合进行、共收集10002例病例样本的分析报告指出,在中国 DLBCL 占所有 NHL 的 45.8%,占所有淋巴瘤的 40.1%。

作为一种侵袭性 NHL,DLBCL 的自然病程相对较短,在临床表现、组织形态及预后等方面具有很大异质性。以往 DLBCL 的治疗方案以化疗为主,患者在接受包含蒽环类药物的联合化疗后,约 1/3 患者的生存期在 5 年以上。立妥昔单抗联合化学治疗方案环磷酰胺、多柔比星、长春新碱、泼尼松(R-CHOP)的出现进一步将 DLBCL 患者的长期生存率明显提高。60%~80%的患者在接受 R-CHOP 方案化疗第 1 个疗程后可达到完全缓解,但仍有1/3的患者在获得完全缓解后复发。如能在化疗期间对患者的化疗反应做出客观评价,有利于个体化治疗方案的实施,早期判断病患预后,对于治疗策略的调整至关重要。

[^{18}F]-FDG PET 在恶性淋巴瘤的治疗前分期、重分期、疗效监测、疾病随访和预后判断方面有着广泛的应用。DLBCL 是典型的[^{18}F]-FDG 高亲和性淋巴瘤,而[^{18}F]-FDG 的摄取与肿瘤的代谢活性直接相关。在 2008 年的《ESMO 弥漫大 B 细胞淋巴瘤诊断、治疗和随访的临床推荐》及 2012 年的《NCCN 肿瘤学临床实践指南(非霍奇金淋巴瘤分册)》中,PET/CT 尚未被纳入病情随访的常规手段,检测手段主要是血常规、病理检查及全身 CT 扫描。但随着 PET 在临床的广泛应用及其较高的阳性预测率,2012 年欧洲肿瘤协会首次将 PET 作为随访工具写入 DLBCL 的治疗指南中,2013 年我国将 PET 作为临床随访工具纳入 DLBCL 的诊疗指南。早期的 PET 主要使用定性的方法判定显像结果,常用方法为视觉判断等,它对于淋巴瘤随访监测具有一定价值。但在引入立妥昔单抗以来,过去的临床数据不再适用于现在的患者。

1.[^{18}F]-FDG PET/CT 的判断标准

[^{18}F]-FDG PET/CT 显像不仅能检测出病灶代谢改变,提供其形态学信息及范围变化,而且能预测患者的预后,其中最重要的是治疗后病灶"阳性"及"阴性"判定标准。

目前 PET 检查所采用的是视觉判断。

(1)针对不同部位、不同大小的肿瘤,产生了相对应的 Deauville 法,其基于 FDG 摄取,1 分为无摄取,2 分为摄取小于纵隔,3 分介于纵隔与肝之间,4 分为略大于肝,5 分为远大于肝。这种方法在一定程度上减低了因诊断医师主观判断带来的错误阳性值。

(2)国际协调项目委员会在此基础上加以改进:根据病变的大小判定纵隔血池代谢率并将之作为基础代谢率。在小于 2 cm 的肿块或淋巴结周围的代谢率被视作判断基础,检查结果被写为阴性或阳性。Cashen 等在治疗早期使用国际协调项目委员会的标准评估高级别 DLBCL 病患,得到高的阴性预测值和低的阳性预测值。他们认为合适的评判标准尚未建立,国际协调项目委员会的标准并不适合用于做预后评估。

(3)五分法(5-PS):最初是在一个伦敦多中心研究里得出的概念,运用了半定量视觉判断的方式。肿块的摄取率以肝脏摄取为标准,得分达到 4 或 5 分被视作阳性。相比于国际协调项目委员会的标准,它排除了基于肿块大小的干扰,提高了评判的准确率。但值得注意的是,Horning 等指出伦敦实验中 3 个核医学科医师结论一致的情况只有 71%。在第一届国际淋巴瘤中期 PET 工作会议上,5-PS 被推荐为 DLBCL 中期 PET 视觉判断的标准。在 Kajary 等的一项研究中,他们对上述三种评判标准进行了比较。在平均为 54 个月的随访期内,66 例患者的病史得到了回顾性分析,最终结论为 5-PS 法所得结果更为准确。

　　Casanovas 等认为半定量分析技术要比 5-PS 法优越。当计算 ΔSUV_{max} 时,需要在治疗前测定摄取浓度最高的病变,将其摄取值与治疗中期 PET 同个病变摄取值相减,再与治疗前的浓度相比,百分值即为 ΔSUV_{max}。Lin 等以 65.7% 作为 2 周期治疗后评判预后的最佳 ΔSUV_{max} 值。在 Itti 等的试验中,ΔSUV_{max} 的运用被认为相比视觉判断降低了中期 PET 的假阳性率,并提高了预后准确度。Yoshimi Ishii 以 $\Delta SUV_{max}=83\%$ 为界,回顾 DLBCL 患者接受 R-CHOP 治疗前后的 PET 图像,得出结论为中期 PET 对于预测疾病进展和存活性是有显著作用的。以此可以看出,同时比较治疗前后的同一病灶的 SUV_{max} 值,既保证了报告的一致性,并可根据受试者的工作特征曲线选取最优值,还可根据治疗结束后的同部位 SUV_{max} 值进行随访。

　　有学者收集 DLBCL 病例的发病情况、治疗前及治疗中的代谢水平、治疗方案及其后一段时间内的疾病转归情况,以判断 $[^{18}F]$-FDG PET 是否对于 DLBCL 的患者预后有较好的预测价值。试验所得到的 ΔSUV_{max} cut-off 为 75%,根据此值求得预测患者预后的敏感度为 76.2%,特异度为 91.9%,NPV 为 93.2%。PPV 为 72.7%,正确指数为 68.1%($P<0.001$)。

　　随着 3D 技术在诊断方面的不断成熟和发展,PET 在定量分析方面也有了新的突破。病灶糖酵解总量(total lesion glycolysis, TLG)作为 PET 的定量分析参数,已经在淋巴瘤和胸部肿瘤中被应用为独立的无进展生存及复发 r 预测指标。它是 SUV_{mean} 及肿瘤代谢容积的乘积。肿瘤代谢容积以一定的 SUV 值为界,在手动圈画感兴趣区间后于其中选取高于 SUV 阈值部分,以 x、y、z 三轴相乘累计计算肿瘤的完整体积。TLG 兼顾了病灶的代谢与大小。在 Esfahani 等的一项前瞻性研究中,20 位入组患者在化疗前,完成 2 周期及全部 R-CHOP 化疗后分别接受无进展生存期检查。SUV_{mean}、SUV_{max}、TXG 分别作为 PET 参数来评判 PFS,其中 TLG 最为可靠。随着大量相关临床工作的展开,定量分析以其高预测精度为优势,未来 PET 参数的发展趋势必然是向定量分析方面发展。

　　2.$[^{18}F]$-FDG PET/CT 评价化疗的疗效及预后

　　近年来,有关应用中期 FDG PET/CT 评估 DLBCL 预后的问题逐渐被众多医疗工作者所热议,但相关结论仍存在争议性。部分研究者认为,DLBCL 患者通常在 2~4 周期标准化疗后行中期 PET/CT 检查,一方面可以在早期了解患者淋巴瘤病灶对化疗的反应性及敏感性,以尽早更换治疗策略或早期进行强化治疗,最终达到疾病缓解状态;另一方面也可早期评估患者预后。还有一些研究者则认为对于中期 PET/CT 的结果至今仍没有统一的判断标准,首先这就会因主观因素的存在,导致在判断其是否为阳性的过程中产生偏差(即假阳性和假阴性),也因此制约了中期 PET/CT 在评估 DLBCL 患者预后方面的意义,使得预测预后的结果不准确。

　　Deok-Hwan 等分析了 186 例新诊断的 DLBCL 患者的中期 PET/CT 与其无进展生存之间的关系,并研究相关参数以总结出基于中期 PET/CT 结果的预后评价模式,结果表明,5-PS 法(1~3 分为阴性,4 或 5 分为阳性)判定患者中期 PET/CT 阳性的复发率为 38.3%,而中期 PET/CT 阴性患者的复发率为 14.4%,两者间有显著性差异($P=0.001$);ΔSUV_{max} 的最佳临界值为 91.8%,且 $\Delta SUV_{max}\geqslant91.8\%$ 的患者 2 年无进展生存率为 93.3%,$\Delta SUV_{max}<91.8\%$ 的患者 2 年无进展生存率为 73.5%,两者间有显著性差异($P=0.002$);平均肿瘤代谢

容积 2.5(以 $SUV_{max}=2.5$ 为界限的肿瘤代谢容积)的最佳临界值为 99.3%,且平均肿瘤代谢容积 2.5>99.3% 的患者的 2 年无进展生存率为 84.2%,平均肿瘤代谢容积 2.5<99.3% 的患者的 2 年无进展生存率为 64.9%,两者间有显著性差异($P<0.005$)。因此,该项研究再一次证实了应用 5-PS 法判断中期 PET/CT 结果阳性与否与 ΔSUV_{max} 对预测 DLBCL 患者预后方面的意义,同时结合基于中期 PET/CT 结果的平均肿瘤代谢容积 2.5,三者均对 DLBCL 患者预后有一定的预测价值,且将三者结合起来效果更佳,这是因为利用 5-PS 法判断中期 PET/CT 仍不可避免假阳性结果的产生,此时结合 ΔSUV_{max} 及平均肿瘤代谢容积 2.5 可大大减少这种情况的发生,更有利于准确预测 DLBCL 患者的预后。

Chow 等对 76 例 DLBCL 患者的化疗中期 FDG PET/CT 检查结果进行回顾性分析,显像结果阴性患者的 2 年总生存率与无进展生存率明显高于阳性患者(70.8%、60.0% 对 36.4%、36.4%),差异有统计学意义(P 值分别为 0.0001 和 0.0008),表明化疗中期 PET/CT 的结果是总生存率和无进展生存率预后的独立危险因素。

Pregno 等回顾性分析了 88 例依据病理诊断的 DLBCL 患者,且均在诊断后(化疗前)以及进行 2~4 个疗程标准 R-CHOP 方案化疗后进行了基线及中期 PET/CT 检查。研究者分析了基线、中期 PET/CT 之间的 ΔSUV_{max} 与患者预后之间的相关性,结果发现发生疾病进展的患者的中位 ΔSUV_{max} 值为 80.3%,而没有发生疾病进展的中位 ΔSUV_{max} 值为 84.1%,两者不具有统计学差异($P=0.113$)。另外,中期 PET/CT 结果阴性和阳性患者的 2 年无进展生存率分别为 85%、72%($P=0.047$),两者之间仅有微弱的统计学差异,再通过 Cox 回归分析得出,中期 PET/CT 结果与 DLBCL 患者无进展生存率之间无相关性($P=0.691$)。最后,研究者认为中期PET/CT结果无法准确评估 DLBCL 患者的预后情况,阴性结果可以提示患者预后良好,而阳性结果不一定就代表患者预后不良,这主要是因为中期 PET/CT 容易出现假阳性的情况,比如感染、炎性反应等都会造成局部组织或器官[18F]-FDG 摄取增高,此外,利妥昔单抗的应用造成炎性介质向肿瘤病灶集中,造成病灶部位[18F]-FDG 摄取增高,也会出现中期 PET/CT 假阳性,因而影响其对患者预后的评估价值。

3.[18F]-FDG PET 对评价 R-CHOP 治疗下 DLBCL 预后的价值

(1)IPI 对于评判 R-CHOP 治疗下 DLBCL 预后价值的比较:早在 20 年前的 CHOP 时代,IPI 已被用于 DLBCL 患者的风险评估治疗方案。IPI 包含:年龄、体能状况、血清 LDH、疾病分期以及淋巴结外侵犯位点数等 5 个独立预测因子。每项因子按照标准计 0 分或 1 分,总分为 5 分。0 或 1 分为低危,2 分为低中危,3 分为高中危,4 或 5 分为高危。2010 年,Ziepert 等回顾分析了包含 1062 位患者的三个临床研究,其中均使用了利妥昔单抗治疗。他们得出的结论为 IPI 对于判断研究终点时的无进展生存率和总生存率是有意义的。

2014 年,北美的一项大型多中心联合调查对已有的 5 项评分提出了改良 IPI:NCCN-IPI,其对于年龄及 LDH 更加细分,年龄以 40 岁、60 岁及 75 岁为界,最高计 3 分,LDH 以 1 倍及 3 倍于正常值为界,最高计 2 分,改良后的 NCCN-IPI 最高可计 8 分。0 或 1 分为低危,2 或 3 分为低中危,4 或 5 分为中高危,6~8 分为高危。1650 例患者于 10 年间在 NCCN 癌症中心得到评估,相比于 IPI,NCCN-IPI 能更好地预测低危组及高危组的预后。其后这项结果又在 BCCA 中心的 1138 例患者中得到了验证。随后,数位台湾的研究人员在接受 R-CHOP 治疗后的 100 例 DLBCL 患者身上证实了 NCCN-IPI 对于 IPI 的优越性。试验中,3 年总生存率均通过 NCCN-IPI 得到了更好的预测。且 IPI 无法区分的低危组别(低危及低中危组)及高危组别(高中危组及高危组),经 NCCN-IPI 可得到有意义的结果。NCCN-IPI 相对于传统 IPI 的优势在于,对于 DLBCL 更存在风险因素的年龄进行三层细分,且对于 LDH 提出了更具临床预判意义的分层分析法,而大样本量及多中心的临床试验也是其更具优势的地方。

(2)PET 与 IPI 对于评判 R-CHOP 治疗下 DLBCL 预后价值的比较:PET 与 IPI 分别属于影像学与临床的预测指标,一个侧重于肿瘤代谢及大小,一个侧重于患者的基础情况及疾病的相关指标。比较两者的预测价值,可以从价/效方面为患者选择最优方式。为了验证 TLG 的预测价值,Kim 等于 2012 年为 140 个患者进行了前瞻性研究。所有患者在接受 B-PET 后得到了一线 R-CHOP 治疗,平均随访期为 28.5 个月。SUV_{max}、TLG 分别被标注用于预测结果,TLG 被分为 TLG25、TLG50 及 TLG75 三个界限。其中 TLG50 作为独立风险因子,在预测总生存率及无进展生存率上均优于其他指标,且 IPI 无法单独预测无进展生存率。研究者认为,SUV_{max} 应结合肿瘤代谢容积方能更好地预测接受过立妥昔单抗治疗的患者的预后,这其中 TLG50 是最佳的预测指标。IPI 在立妥昔单抗时代不应作为单独的预测指标。Adams 等回顾了 73 例接受 R-CHOP 治疗的 DLBCL 患者,SUV_{max}、MTV、TLG 分别在治疗前的 PET 中被测得。这些患者的平均随访期为 994 天,其中 24 例患者死亡。最终对于总生存率,SUV_{max} 及 TLG 都无法得出有意义的结果,而 MTV 及 NCCN-IPI 则与之相反。在 Cox 综合风险模型中,只有 NCCN-IPI 是独立的无进展生存率及总生存率的预测因子。这两个试验选取了不同侧重的病例组,且前者选用的是传统 IPI,故无法简单地从这两个模型中判断两者的优劣。

(3)PET 联合 IPI 对于评判 R-CHOP 治疗下 DLBCL 预后的价值:在利妥昔单抗时代,由于病灶代谢值的变化,独立的预测方法或许并不能较好地预测结果。在 2012 年首尔的一项独立研究中,57 例入组患者接受了 B-PET 和 2 或 3 个 R-CHOP 疗程后的 I-PET,标准 IPI 在诊断时得到评分,平均随访期为 21 个月。在全部患者中,B-PET 的 SUV_{sum} 对于无进展生存率和总生存率有意义,而在 I-PET 中,SUV_{max} 和 SUV_{sum} 都有意义。对于中低级别的患者(1P1＝1~3)来说,SUV_{max} 和 SUV_{sum} 有更大的统计学意义。TLG 总和(TLG_{sum})在总体患者水平上无预测价值,但是在低 IPI(<4)的患者中,对于预测无进展生存率有价值。研究人员因而认定 PET 的预测功能在低 IPI 人群中更能体现。PET 的阴性准确率现已被认定价值高于阳性准确率。对于 PET 阴性结果的验证,Chow 等将中期 PET 与 IPI 结合起来,得到了更高的预后正确率。他们回顾了 76 例做过 I-PET 检查的接受 R-CHOP 治疗的 DLBCL 患者,平均随访期为 32.5 个月。I-PET 在 3 或 4 个周期化疗后进行,以视觉评判为依据,经过 Kaplan-Meier 分析后,阴性 PET 对于总生存率预测的能力有限。经过 Cox 回归分析,IPI 和中期阴性 PET 对无进展生存率的预测有意义(准确度分别为 0.75 及 0.63)。若将两者合并预测,准确率会得到显著提升(C＝0.81)。因而研究者指出,将中期 PET 与标准 IPI 结合,可有效提高两因素对于疗效的预测价值。同时研究者也承认研究规模有限,入组患者 IPI 分普遍偏高,存在选择偏倚。

(刘　超)

第八节　结直肠癌与 PET/CT 技术

一、概述

结直肠癌（colorectal cancer，CRC）统称大肠癌，包括结肠癌和直肠癌两部分。我国结直肠癌的发病率在所有恶性肿瘤中排第 4 位，且呈逐年上升之势，我国结直肠癌的最好发部位是直肠，占 56%～70%，其中约 3/4 发生在中下段，乙状结肠占 12%～14%，其次为盲肠和升结肠，再次为结肠肝区、降结肠、横结肠、结肠脾曲。在所有的直肠癌患者中，10%～15% 的患者年龄小于 30 岁。在世界范围内，CRC 的年发病人数大于 100 万人，约占所有新发肿瘤的 9%，在欧美等发达国家，CRC 的病死率在所有肿瘤中居第 2 位。结直肠癌最常见的组织学类型为腺癌，约占 95%，少见的组织学类型为腺鳞癌和鳞癌。腺鳞癌和鳞癌分化程度多为中-低分化，主要见于直肠下段和肛管。结直肠腺癌的癌细胞主要是柱状细胞、黏液分泌细胞和未分化细胞。结直肠腺癌可分为乳头状腺癌和管状腺癌、黏液腺癌、印戒细胞癌和未分化癌。直结肠癌的组织学特征是在一个肿瘤中可出现两种或两种以上的组织类型，且分化程度并非完全一致。

结直肠均为与外界相通的腔道，对结直肠全程检查进行观察的"金标准"是结肠镜检查。结肠镜会对患者造成不适，有出血、穿孔和麻醉意外的危险性，其中严重并发症的发生率在未行活检的患者为 0.8%，而在行活检或息肉切除术的患者为 7%。钡剂灌肠和气钡双重造影是常用且行之有效的 X 线检查方法，当结肠镜未能成功显示盲肠或患者不能耐受结肠镜检查时，可以考虑使用钡剂灌肠和气钡双重造影。气钡双重造影使肠道病变在气体和钡剂的双重衬托下显示得更为清晰，但研究显示，这种检查方法对所有息肉的发现率为 39%，对直径大于 10 mm 的息肉的发现率为 50%，并且研究显示气钡双重造影可漏诊 15%～22% 的结直肠癌。CT 对结直肠癌的诊断有一定的价值，主要应用于发现结直肠内较小而隐蔽的病灶，并对肿瘤进行分期，此外，应用螺旋 CT 仿真结肠镜技术可观察肠腔内的情况，一旦怀疑有肿瘤，需行结肠镜活检以明确诊断。

MRI 可从不同方位观察盆腔，对直肠癌的显示非常理想，并且使用小视野和直肠内线圈可观察到肿瘤的局部侵犯情况及肠周淋巴结转移情况。此外，MRI 还是用来评价有无肝转移的常用检查方法。经直肠超声检查常被用来评价结直肠癌的局部侵犯及肠周淋巴结转移情况，并且与 MRI 一样，超声也被用来评价有无肝转移。

目前，建议将[18F]- FDG PET/CT 应用于初始分期时发现肝脏或肝外转移灶、对被常规影像学检查发现但不能确定性质的病变定性、鉴别瘢痕和复发、对复发性疾病做术前分期以排除其余部位转移及评价术后癌胚抗原水平升高的原因。

二、结直肠癌 PET/CT 显象的临床应用指南

详细的结直肠癌 PET/CT 显像临床应用建议见表 10 - 3。

表 10-3　结直肠癌 PET/CT 显像的临床应用建议

序号	推荐内容	推荐水平	保证水平
1	[^{18}F]-FDG PET/CT 用于对结直肠癌进行分期,发现肝或其他部位转移灶,进行有手术切除可能的术前评估	Ⅰ	A
2	[^{18}F]-FDG PET/CT 对结直肠癌术后癌胚抗原水平升高而常规影像学检查阴性患者,探测肿瘤复发定位	Ⅰ	A
3	[^{18}F]-FDG PET/CT 用于结直肠癌疗效的评估	Ⅱa	B
4	[^{18}F]-FDG PET/CT 用于结直肠癌的淋巴结分期	Ⅱa	B
5	[^{18}F]-FDG PET/CT 用于结直肠癌的早期诊断	Ⅱb	C
6	[^{18}F]-FDG PET/CT 用于结直肠癌的预后	Ⅱb	C

（1）行 PET/CT 术前评估[^{18}F]-FDG PET/CT 对结直肠癌的 T 分期的依据主要是 CT。[^{18}F]-FDG PET/CT 对结直肠癌远处转移评估的准确性可达 91%,对结直肠癌的 M 分期明显优于其他影像技术,对于结直肠癌邻近的淋巴结分期[^{18}F]-FDG PET/CT 的灵敏性为 66%,特异性为 60%,准确性为 63%,CT 分别为 87%、29% 和 59%。对远处淋巴结分期[^{18}F]-FDG PET/CT 和 CT 相当(87% vs. 88%)。因此,对于结直肠癌首次分期,尤其是肝或其他部位转移有可能需要手术切除者来说,可行 PET/CT 术前评估。

（2）结直肠癌患者若癌胚抗原水平升高则提示有复发的可能,[^{18}F]-FDG PET/CT 可用于复发灶的定位。对结直肠癌患者,若治疗后癌胚抗原水平升高有复发可能时,[1^{18}F]-FDG PET/CT 可用于复发灶的诊断与定位,有较高的灵敏度(90.3% ~ 95.6%)和准确性(92.1%),Anqin Hanf 等报道,对结肠癌复发来说,[^{18}F]-FDG PET/CT 的灵敏度为 96.30%,特异性为 94.87%,而 CT 增强扫描分别为 70.37% 和 87.18%;对结肠癌转移[^{18}F]-FDG PET/CT 的灵敏度为 95.35%,特异性为 82.61%,而 CT 增强扫描分别为 61.90% 和 75%,[^{18}F]-FDG PET/CT 优于其他影像技术。

（3）结直肠癌治疗后的疗效评估:[^{18}F]-FDG PET/CT 显像可清楚地显示结直肠癌病变及转移情况,可从分子代谢水平评估结直肠癌的治疗效果,可显示病变代谢完全缓解、部分缓解、无变化和病情进展等情况。多数研究表明,[^{18}F]-FDG PET/CT 显像可准确评估结直肠癌的治疗效果,但应注意对化疗后检查时机的选择。

（4）[^{18}F]-FDG PET/CT 对结直肠癌的诊断和预后判断:[^{18}F]-FDG PET/CT 对结直肠癌的诊断有一定的价值,也可偶尔早期发现结直肠癌,但对早期结直肠癌的诊断仍有不确定性,易受生理性摄取、腺瘤或息肉、溃疡等影响。因此,在对结直肠癌的早期诊断方面,[^{18}F]-FDG PET/CT 不作为常规推荐。对于结直肠癌的预后判断[^{18}F]-FDG SUV 值有一定的意义,但仍需大样本进一步研究。

三、检查技术

目前结直肠癌仍以手术治疗为主,但手术后两年内发生远处转移的比例较高,提示现行的方法在术前分期方面不够准确。早期诊断和准确分期对于治疗效果的预测、提高患者的生存质量来说具有重要意义。结直肠癌分期主要应关注区域淋巴结和肝脏转移。

CT是目前探查淋巴结转移的主要方法,它主要依据淋巴结的大小、数目和形态的改变来判断是否发生了转移,是比较实用的分期方法。但是CT存在一定的局限性。相关研究报道,CT探测淋巴结转移的灵敏度为22%～73%。[^{18}F]-FDG PET显像在判断淋巴结转移的价值方面,不同的研究结果差异较大,但总体来看要优于CT。Mukai等发现[^{18}F]-FDG PET显像诊断淋巴结转移的灵敏度仅有22.2%,原因是[^{18}F]-FDG PET显像不能很好地显示在原发病灶周围的淋巴结转移,出现这种漏诊并不会影响治疗,因为常规的外科手术方法都会同时去除病灶周围的肠系膜。[^{18}F]-FDG PET/CT显像在判断淋巴结转移方面的优势,除了集两种手段的各自优势外,还可以减少PET显像的假阳性率与假阴性率,提高诊断准确率。

肝脏是结直肠癌血行转移最常见的部位,也是结直肠癌可疑转移时主要考虑的部位。考虑到结直肠癌的生物学特征(多数结直肠癌分化程度较高、恶性度相对低、病程长、转移较晚)与其他恶性肿瘤(如肺癌)不同,即使发生肝脏转移,只要转移局限于肝的一个叶(转移灶少于4个)且没有其他部位转移时,则可考虑对肝脏转移灶进行切除,以延长患者的生存期。CT平扫对于肝内小转移灶容易漏诊,团注造影剂薄层动态扫描可明显提高检出率。[^{18}F]-FDG PET显像对于发现肝转移灶来说很准确,探查能力与病灶大小为明显的正相关,假阳性罕见,一般仅见于肝脓肿。一项Meta分析图比较了常用影像手段(超声、CT、MRI和[^{18}F]-FDG PET显像)在探测消化道肿瘤(结直肠癌、胃癌和食管癌)肝转移方面的价值,超声、CT、MRI等检查方法的灵敏度分别为55%、72%、76%,[^{18}F]-FDG PET显像的灵敏度为90%,而各种检查的特异性均超过85%。[^{18}F]-FDG PET显像与CT增强扫描在诊断肝脏转移方面相比,灵敏度为91%对97%,特异性为95%对50%,结果认为[^{18}F]-FDG PET显像探测消化道肿瘤的肝转移具有较高的准确性,多数的研究也支持这一结论。但[^{18}F]-FDG PET显像不能准确定位肝内转移灶。总之,结直肠癌肝转移的定性诊断、定位诊断均很重要,可直接影响进一步的治疗计划。[^{18}F]-FDG PET/CT显像可有效达到这一目的。

结直肠癌血行转移除肝脏常见外,其他部位依次为肺、肾上腺、卵巢、脑、肾及皮肤。由于PET显像是全身检查,使得[^{18}F]-FDG PET/CT显像能够发现传统的影像学方法检测不到的转移灶,从而改变患者的分期和治疗方案。Rosa对58例结直肠癌已发生肝转移的患者进行全身[^{18}F]-FDG PET显像及传统影像学检查的比较,结果[^{18}F]-FDG PET显像显示有12例患者出现肝脏以外的转移,但传统影像检查均未发现。[^{18}F]-FDG PET/CT显像可以提供更多的信息,如早期肾上腺转移CT上无明显形态异常,[^{18}F]-FDG PET/CT显像上的异常高代谢缺乏定位,说服力差,同机融合图像则进一步提高了诊断的准确性。

四、治疗效果的监测和评估

疗效监测通常是指对结直肠癌放、化疗效果的评价,有关利用[^{18}F]-FDG PET/CT显像进行疗效评价的报道少见。在结直肠癌的术后辅助治疗中,术后放疗对生存率影响不大,但可以提高局部控制率;而术后放疗＋化疗的治疗具有提高局部控制率与生存率的作用。Larson等报道了对15例结直肠癌患者进行放、化疗前后短期内的[^{18}F]-FDG PET显像变化,均表现为代谢水平升高。感染和炎症所伴随的巨噬细胞数量增加会导致[^{18}F]-FDG摄取增加,所以放射治疗下的炎性变化也会导致病灶局部[^{18}F]-FDG摄取增加。目前,尚无系统研究阐明放疗后[^{18}F]-FDG PET显像在病灶摄取的变化规律,但有报道显示,多数炎症反应在6个月后消失,因而认为[^{18}F]- FDG PET 显像在放疗后 6 个月能准确评价治疗效果。目前的研究热点为疗效好的化学药物及化疗的时间、放疗计划和放疗剂量,[^{18}F]- FDG PET 显像作为评价疗效的应用基础,在上述热点研究领域可提供更加详细的信息。

　　PET 对于肝转移术前和术后综合治疗疗效评估有重要作用。术前新辅助化疗可能带来患者的生存获益,在一定程度上扩大了根治性手术的适应证,使许多既往认为不能手术的患者得到根治性手术的机会,并获得更高的生存率,因此,治疗后的影像学评估也十分重要。Seshadri 等发现使用 PET 可以预测肝转移灶对化疗的完全反应,甚至提出也许化疗肿瘤全部抑制后可以不手术的新观点。Burger 等发现使用 SUV$_{max}$ 的化疗前后下降百分比>41% 可以有效预测化疗有效。Small 等对经基于奥沙利铂或伊立替康的新辅助化疗及行根治性手术切除的结直肠癌肝转移患者在化疗前、化疗中及化疗后的随访过程中行 PET/CT,多因素综合分析,结果显示 PET/CT 评价化疗反应的程度可以用来预测行新辅助化疗的结直肠癌肝转移患者的预后,而传统的临床评分系统则不能。Goshen 等报道,结直肠癌肝转移患者于手术治疗前先用贝伐单抗联合伊立替康进行新辅助治疗,在新辅助治疗之前以及经 4 个周期的治疗后(手术前)分别行 PET/CT 以评价肝转移的治疗反应,使用手术病理结果证实,PET/CT 可成为预测新辅助治疗病理学反应的工具。Zhang 等对结直肠癌肝转移患者新辅助治疗后 PET 评价的疗效进行荟萃分析,并使用手术病理结果证实,PET/CT 可成为预测新辅助治疗病理学反应的工具,并且治疗中期使用 PET 评价的敏感度和特异度较高。

　　治愈转移性结直肠癌最好的方法是完整切除,然而,由于转移灶的数目、部位及切除后仍需保留足够的肝功能等原因,并不是所有的患者均适合手术切除。尽管对患者生存的积极影响尚待确定,局部消融治疗依然是一种可供选择的治疗方法。肝转移灶射频消融后会因为受到病灶边缘强化的妨碍,使形态学显像监测肿瘤局部复发变得困难,PET/CT 有助于评价射频消融治疗疗效和射频消融治疗后肝转移灶局部复发的早期诊断。Langenhoff 等发现,通过鉴别治疗后改变和残留/复发,局部肿瘤消融治疗后早期(3 周内)行 PET 检查可为临床提供有关治疗效果的额外信息。如以病灶部位放射性分布稀疏为无肿瘤残留/复发的诊断标准,其阴性预测值为 100%,阳性预测值为 80%。在所有患者中,PET 发现肿瘤复发的时间早于CT,两者分别为 3.8 个月和 8.5 个月。Joosten 等研究 43 例患者共 104 处病灶后发现,CT 并不能在局部消融治疗后发现治疗失败,但 3 周内 PET 扫描的阳性预测值可达 88%,3 个月时PET 扫描的阴性预值可达 100%。

　　此外,Travaini 和 Veit 等研究发现,PET 较常规随访方法(如 CT 和血 CEA 检查)能够更早地发现肿瘤的复发和残留,并且通过精确定位活性肿瘤组织所在区域,PET 可为重复的射频消融术提供早期信息。不可避免的是,射频消融术治疗后的炎性反应可干扰图像的判读,Veit等的小样本($n=11$)研究显示,4/6 的肿瘤残留患者在消融治疗后 2 天时表现为消融边缘的[^{18}F]- FDG 浓聚。研究者推测随访 PET 检查应该在射频消融术后 2 天内执行,此时组织再生尚未发生。也有研究者建议在射频消融术后 2~24 小时内,也就是在任何明显炎性改变发生之前,或 6~8 周后作为 PET 检查的最佳时间点。虽然炎性反应可能导致[^{18}F]- FDG 在消融边缘的分布,但一般呈环状,而活性肿瘤组织摄取常较局限。

五、治疗后复发和扩散的诊断

(一)结直肠癌术后局部复发的诊断

　　在结直肠癌手术切除后的 2 年内,有 40% 的患者复发,5 年生存率仅为 35%。25% 的结直肠癌术后复发仅局限于原手术区域,且可通过再次手术而达到治愈,早期检出复发是最大程度减少转移的关键。结直肠癌术后无症状局部复发可达 18%～39%,一旦出现症状才就诊者,往往已错过治疗的最佳时机。对于可疑复发的患者需要进行局部复发与手术后或放疗后瘢痕的鉴别诊断,以便实施及时、恰当的治疗。

由于手术改变了脏器的结构及脏器间相互的毗邻关系,放疗可引起局部组织的炎症、水肿和纤维化等,这些变化干扰了超声、MRI、CT 等手段对术后复发诊断的准确性。结直肠癌术后、放疗后瘢痕与复发的鉴别诊断一直是困扰临床的难题,大部分结直肠癌术后会在骶前手术区域形成纤维性瘢痕,而放疗会引起盆腔组织炎症及直肠周围软组织的增厚,这些改变可能长期存在。超声或 CT 引导下的穿刺活检有助于对复发的诊断,但活检阴性并不能排除复发,且对盆腔内肿块的活检也并不容易进行。

[18F]-FDG PET 显像可通过代谢状态反映病变的生物学行为,可在形态学改变之前更早地发现复发。Whiterford 等回顾性地分析比较了[18F]-FDG PET 显像和强化 CT 在结直肠癌术后、放疗后瘢痕与复发的诊断与鉴别诊断中的价值,80% 的病例通过 CT 诊断为不能确定或可疑,而 PET 明确诊断的准确性达 90% 以上;其前瞻性研究也表明,PET 显像对局部复发诊断的特异性高于强化 CT,29 例结直肠癌术后患者中有 26 例在 CT 上可见到盆腔局部肿块,PET 显像发现其中 21 例示踪剂异常浓集,考虑为复发,5 例未见示踪剂浓集,诊断为术后瘢痕。病理检查或影像检查随访证实 PET 显像均做出了正确判断。Huebner 等采用 Meta 分析方式计算 5 项研究中 PET 显像对结直肠癌术后局部复发诊断的准确性,共 366 例患者,其整体灵敏度为 94.5%,95% 可信区间为 90.8%～98.2%,特异性为 97.7%。[18F]-FDG PET 显像对于判断肿瘤复发来说较 CT 具有更高的准确性。

(二)结直肠癌术后血清癌胚抗原水平升高的随访

血清癌胚抗原作为结直肠癌的诊断指标,灵敏度和特异性均不理想。但结直肠癌术后定期监测癌胚抗原是判断术后复发或转移比较敏感的指标,可在其他随访手段(肠镜、超声、CT 等)出现异常前,更早地提示肿瘤复发或转移,但特异性不高,也不能判断复发转移的部位及范围。在结直肠癌术后复发或转移的患者中,其癌胚抗原水平可在临床出现复发症状前 5～8 个月就升高,5%～20% 的患者常规影像学检查在癌胚抗原水平升高后 3～9 个月才发现确切异常,此外,还有 30%～50% 发现异常,但不能明确诊断。

[18F]-FDG PET 显像在结直肠癌术后癌胚抗原水平升高的患者(特别是常规影像检查未能明确有无复发转移的患者)中作用尤为重要,且应用价值肯定。有研究者对 50 例结直肠癌患者的术后随访发现,癌胚抗原水平升高的患者,其中 31 例常规影像检查未见异常,19 例不能明确诊断,最终经病理检查或影像检查随访证实 43 例复发或转移;[18F]-FDG PET 显像正确诊断 34 例,灵敏度为 79%,9 例为假阴性,其原因是复发或转移灶较小,低于 PET 显像检出的分辨率;在 7 例无复发转移者中,[18F]-FDG PET 显像正确诊断 3 例,4 例为假阳性,术中 2 例为原手术区域的慢性炎症,1 例为肝包膜下脓肿,1 例为肺门淋巴结的反应性增生。在一项前瞻性研究中,32 例术后癌胚抗原水平升高而 CT 检查阴性的患者中,[18F]-FDG PET 显像的灵敏度为 90%,特异性为 92%。与传统诊断手段比较,对于癌胚抗原水平升高、可疑结直肠癌复发或转移患者的诊断,[18F]-FDG PET 显像具有明显的优势。

(三)[18F]-FDG PET 显像治疗后再分期对临床处置的影响

尽管结直肠癌术后复发转移率及病死率高,但事实证明一些局限的复发或转移可通过再次手术而延长生存期,例如局灶的肝、肺转移手术切除后 5 年生存率可达 20%～30%。在 Lonneux 等的回顾性研究中,51 例结直肠癌术后患者经常规检查,其中 8 例患者诊断仅有 1 个部位复发或转移欲行手术,而[18F]-FDG PET 显像发现已有广泛播散使得分期上调且避免了手术;另外 7 例患者诊断 1 个部位以上复发或转移,[18F]-FDG PET 显像示阴性而继续随访,12 个月以上患者无复发征象,避免了不必要的治疗。在 Whiterfbrd 等的研究中,cf 76 例结直肠癌术后患者行常规检查及[18F]-FDG PET 显像以明确有无复发转移并了解肿瘤局部情况,最终证实[18F]-FDG PET 正确更改了 26 例患者的再分期,且对临床处理产生了积极的正面影响,其中 14 例患者常规检查后欲行手术切除局部复发,因[18F]-FDG PET 发现已有转移而接受系统的化疗;4 例患者因[18F]-FDG PET 显像发现常规影像检查未发现但可切除的并发小肠、淋巴结、骨及肾上腺转移而改变了具体的手术方案;8 例患者 PET 显像排除了 CT 怀疑的局部复发及肺或淋巴结的转移,避免了不必要的手术。但是[18F]-FDG PET 显像也对 4 例盆腔脓肿做出假阳性诊断而导致手术。另一项研究结果指出,[18F]-FDG PET 显像使得 79 例中的 33 例再分期得到修正,15 例临床处置发生改变,但研究者认为受固有空间分辨率的限制,[18F]-FDG PET 显像在判断局部复发的浸润程度、与周围结构关系方面不如 CT。Simo 等评价了[18F]-FDG PET 显像对 120 例结直肠癌治疗后患者临床处理的影响,经病理检查或影像检查随访证实,共对 42 例患者临床处理产生了正确的影响,其中 16 例患者由原来的继续随访变为手术切除;18 例患者由手术切除或局部化疗转为临床随访;8 例患者由手术转为系统化疗。

Huebner 等分析了 7 篇有关[18F]-FDG PET 显像对临床处理影响的文章,共 577 例患者,计算其总的临床处置更改率平均为 29%,95% 可信区间为 25%～34%。

(四)PET/CT 较单独 PET 的优势

[18F]-FDG PET 显像时,腹部本底较高且非特异摄取较多,经常可以见到胃肠道(特别是结肠)的生理性摄取,这种现象需注意与局部恶性肿瘤的摄取相鉴别,一般认为这种摄取是由平滑肌运动、肠道内细菌活跃、肠道炎症所致。此前有报道称检查前给予普鲁苯辛类药物可减少生理性摄取。此外,由于膀胱中的[18F]-FDG 可能会干扰对盆腔内病灶的观察和解释,有研究者建议在评价盆腔病变时应进行导尿。PET/CT 的出现,由于解剖定位精确,使得 PET 上所示的示踪剂浓集灶在 CT 上得到很好的对应,很容易辨认生理性摄取,但应注意 PET 与 CT 扫描时间不同步引起的融合图像的配准误差。

PET/CT 融合显像对于腹部病变及盆腔病变的诊断尤为重要。结直肠癌术后和放疗后,正常脏器(主要是小肠、膀胱、精囊、前列腺、子宫)可发生位移,这些结构的非肿瘤性摄取,单独 PET 难以做出正确判断。Even 等对 62 例直肠癌经腹联合会阴切除术后盆腔内 81 个示踪剂浓集灶的性质进行分析,经手术病理证实 44 个为肿瘤复发,PET 显像真阳性 36 个,PET/CT 显像真阳性 43 个;37 个非肿瘤浓集灶,PET 显像真阴性 24 个,PET/CT 显像真阴性 32 个;PET/CT 显像对 7 个 PET 假阴性及 8 个假阳性病灶均做出了正确的判断。在 Votrubova 等的研究中,84 例结直肠癌术后患者均行 PET 及 PET/CT 检查,其对照结果表明 PET 对复发转移诊断的灵敏度、特异性及准确性分别为 80%、69% 及 75%,而 PET/CT 的为 89%、92% 及 90%,特异性及准确性均明显高于 PET。其研究中 6 例 CT 上所示直径小于 1 cm 的肺、肝脏及腹腔淋巴结的转移,因病变过小未见示踪剂浓集而被 PET 漏诊,但被 PET/CT 检出。但作者认为 PET 显像的主要局限在于假阳性,炎性病变及生理性摄取是其产生的主要原因,研究中有11例患者经穿刺活检病理证实为肺结核球、肝脏或骶前脓肿、造瘘口炎症、窦道及肠道的非特异性炎症的病变被 PET 误诊为复发或转移,但在 CT 上均有较典型表现而纠正了 PET 的诊断。PET/CT 显像在不同程度上避免了单独 PET 检查的缺陷,在保持较高诊断灵敏度的同时提高了特异性。

（刘　超）

参 考 文 献

[1] 张志强. 当代影像诊断学[M]. 长春:吉林科学技术出版社,2019.

[2] 刘俊峰,杨贺,刘伟亮. 超声波影像学[M]. 长春:吉林科学技术出版社,2019.

[3] 何正平. 实用医学影像诊疗指南[M]. 长春:吉林科学技术出版社,2019.

[4] 黄浩. 医学影像技术与诊断应用[M]. 长春:吉林科学技术出版社,2019.

[5] 辛春,陈地龙. 医学影像解剖学[M]. 北京:人民卫生出版社,2019.

[6] 王建. 现代医学影像诊断[M]. 北京:科学技术文献出版社,2019.

[7] 涂朝霞. 现代医学影像学[M]. 天津:天津科学技术出版社,2019.

[8] 郑娜. 实用医学影像基础[M]. 北京:科学技术文献出版社,2019.

[9] 姜玉新,吕珂. 胰腺超声检查规范[M]. 北京:人民卫生出版社,2018.

[10] 周军,崔立刚. 超声医学临床实践基础[M]. 北京:科学出版社,2018.

[11] 赵佳琦,章建全. 超声诊断学习手册[M]. 2版. 上海:第二军医大学出版社,2018.

[12] 陈懿,刘洪胜. 基础医学影像学[M]. 武汉:武汉大学出版社,2018.

[13] 王彩环. 新编医学影像学[M]. 天津:天津科学技术出版社,2018.

[14] 朱晓宁. 现代影像诊断与鉴别[M]. 上海:上海交通大学出版社,2018.

[15] 刘兴光,庄儒耀,徐荣. 当代影像医学技术与诊断[M]. 天津:天津科学技术出版社,2018.

[16] 甘甜. 影像学基础与临床诊断要点[M]. 北京:科学技术文献出版社,2018.

[17] 张震,王学梅. 消化系统急症的超声诊断[M]. 沈阳:辽宁科学技术出版社,2017.

[18] 罗心平,施海明,金波. 实用心血管内科医师手册[M]. 2版. 上海:上海科学技术出版社,2017.

[19] 段宗文,王金锐. 临床超声医学[M]. 北京:科学技术文献出版社,2017.

[20] 周俊. 现代胸部影像诊断与技术[M]. 长春:吉林科学技术出版社,2017.

[21] 任庆云. 临床影像诊断技术[M]. 北京:科学技术文献出版社,2017.

[22] 冯晓源. 现代医学影像学[M]. 上海:复旦大学出版社,2016.

[23] 程志伟,胡亚飞. 实用医学影像学诊断[M]. 长春:吉林大学出版社,2016.

[24] 侯键,许茂盛. 医学影像学[M]. 北京:中国中医药出版社,2016.

[25] 师毅冰. 新编医学影像学[M]. 长春:吉林科学技术出版社,2016.

[26] 吴晓伟. 医学影像学[M]. 北京:中医古籍出版社,2014.

[27] 王振常. 中华临床医学影像学·头颈分册[M]. 北京:北京大学医学出版社,2016.

[28] 李坤成. 中华临床医学影像学·心血管分册[M]. 北京:北京大学医学出版社,2016.

[29] 冯晓源. 全身综合性疾病分册中华临床医学影像学[M]. 北京:北京大学医学出版社,2016.

[30] 邢健,刘挨师. 医学影像学[M]. 北京:中国医药科技出版社,2016.

［31］孟悛非.医学影像学［M］.3 版.北京:高等教育出版社,2016.

［32］冯晓源.现代医学影像学［M］.上海:复旦大学出版社,2016.

［33］师毅冰.新编医学影像学［M］.长春:吉林科学技术出版社,2016.

［34］陆云升.医学影像诊断基础［M］.3 版.北京:人民卫生出版社,2016.

［35］郭启勇.中华临床医学影像学·消化分册［M］.北京:北京大学医学出版社,2015.

［36］徐霖,罗杰,陈平有.实用医学影像学手册［M］.武汉:华中科技大学出版社,2015.

［37］金征宇,龚启勇.医学影像学［M］.北京:人民卫生出版社,2015.

［38］刘秀平,赵江民.医学影像解剖学［M］.北京:人民卫生出版社,2015.

［39］王利顺,魏书恒,吕文静,等.现代医学影像学［M］.北京:科学技术文献出版社,2015.

［40］郭凌飞,李跃群,梁晓燕等.实用医学影像诊断学［M］.长春:吉林科学技术出版社,2015.

［41］李培成,何庆.医学影像技术与超声诊断实训手册［M］.北京:人民卫生出版社,2015.

［42］管玥.新编医学影像学［M］.北京:中医古籍出版社,2014.

［43］贾惠惠.医学影像实践［M］.长春:吉林科学技术出版社,2014.